대한의학회

장애평가기준

-해설과 사례 연구-

손명세 · 이경석 · 박동식
원종욱 · 정양국 외

대 한 의 학 회
장애평가기준개발위원회

박영사

발 간 사

대한의학회는 우리나라에 필요한 각가지 의학적 표준을 제공하고 있습니다. 세계의 의학을 선도하는 국가 중 하나인 우리나라 의학 수준에 비추어, 의학적 표준 제공은 우리나라 사회가 필요로 하는 의학 분야의 전문성에 대한 요구에 부응하는 방식입니다. 이번 대한의학회 장애평가기준도 그러한 표준의 제시입니다.

과거의 장애평가 분야는 다른 의학 분야만큼 선진적이지도 체계적이지도 못했습니다. 특히 과거의 틀에서 벗어나지 못하고, 여러 가지 평가기준이 혼재하는 등 혼란스러웠습니다. 과거의 평가기준은 과거의 진단기술을 바탕으로 하였기 때문에 새로운 의학 발달을 반영하지 못하여 현실적으로 적용하기 어려운 부분이 있었습니다. 또한 의료기기의 발전으로 과거의 장애를 극복할 수 있는 기구들이 개발되었고, 치료 기술의 발달로 장애에 대한 개념의 변화가 불가피하였습니다. 이러한 불가피한 변화에도 불구하고 장애평가기준은 평가결과의 보상이나 배상 등의 광범위한 파급효과로 인하여 변화에 대한 두려움과 거부감 그리고 당사자들의 첨예한 이해관계의 대립가능성 등으로 선뜻 손을 대기 어려운 분야였습니다.

대한의학회는 이 분야의 정리를 위하여 2005년부터 새로운 장애평가체계를 구축하고자 행정부의 각 부처 그리고 사법부의 도움을 받아 지금까지 계속 노력해 오고 있습니다.

대한의학회 장애평가기준에 참여한 모든 전문가들은 우리나라 현실을 고려한 한국형 장애평가기준을, 최신 의학 지식을 바탕으로, 어느 일방의 입장을 대변하기보다는 합리적이고 과학적이며 객관적인 관점에서 만들고자 노력하였습니다. 특히 손해배상과 산재보상까지 활용할 수 있도록 직업에 따른 노동능력상실률을 개발하여 기존에 활용하였던 맥브라이드 장애평가기준의 단점을 개선하고자 하였습니다.

그 결과 이번에 장애평가기준을 책으로 출간하게 되었습니다. 이는 전임 대한의학회 회장님의 임기 때 출범한 사업을 사명감을 가지고 꾸준히 추진해 온 노력의 결과입니다. 현 의학회 부회장이신 최종상 초대 위원장과 손명세 2대 위원장이 수고하여 주셨고, 이경석 장애평가담당 이사가 최선을 다해 수고하여 주셨습니다. 그리고 이 사업에는 약 200여 명의 전문가가 참여하였습니다. 이들의 노력이 없었다면 이 기준은 빛을 볼 수 없었을 것입니다.

앞으로 대한의학회는 이 새로운 장애평가기준을 장애평가를 하는 모든 의사들이 사용할 수 있도록 노력할 것입니다. 또한 주기적인 개정 작업을 통하여 항상 최신의 의학기술을 바탕으로, 과학적이고, 객관적인 장애평가기준이 되도록 노력할 것입니다.

대한의학회 장애평가기준을 만드는 데 수고해 주신 모든 분들께 감사와 축하를 드리며, 이 대한의학회 장애평가기준이 우리나라 장애평가 분야에 새로운 장을 여는 주춧돌로 널리 활용될 수 있기를 기대합니다.

2011년 8월

대한의학회 회장 김 성 덕

편집인서

합리적 장애평가기준의 개발은 한국 사회가 우리 의학계에 던진 오랜 숙제였다. 이 작업은 사회가 의학계에 진지하게 요구한 사회기준설정 의제에 대한 의학계 전체의 의견을 결집한 답변이자 동시에 사회를 향한 의미심장한 약속이다. 10년 이상의 천착과 집단의사결정과정을 통해 이룩한 결정(結晶)이며, 반성적 성찰을 통해 의학계가 사회의 작동원리를 만들어 가는 역할의 수행 선언이기도 하다.

사회의 작동원리는 구성원 모두가 자신이 처한 입장에서 자신의 역할을 성실하게 수행하는 것이며, 그럴 경우 사회는 생산성과 공정성이 작동하는 체계를 갖는 것이다. 의학 분야의 역할은 사회의 구성원들의 건강을 유지시킬 수 있는 학문 체계와 전문성을 사회에 맞도록 발전시켜야 하는 것이리라.

현재 한국 사회에서 의학전문가들은 최소한 임상의학 실천의 측면에서는 가히 상당한 수준 이상의 업적을 달성하고 있는 것으로 보인다. 물론 의학과 의료의 생산성이 사회 전체의 지도적 선도집단의 역할로 민족국가의 경제적 위치를 상향시켜야 한다는 의무를 부여하고, 사회가 공급하는 청소년 인재들의 수준에 걸맞느냐를 평가한다면 주저할 부분이 있겠으나, 의학전문가 집단에 부과된 역할의 상당 부분은 썩 잘 수행하는 것으로 평가할 수 있다.

의학 분야 전문가에게 한국 사회를 포함한 선진사회가 요구하고 있는 기능 중 대단히 중요한 기능은 사회에서 정상적 건강상태를 유지하고 있지 못한 사람들이 얼마만큼의 건강수준을 유지하고 있으며 사회의 정상 기능을 수행하는 데 어느 정도 부족한지를 객관적으로 평가·검증해 달라는 것이다. 그래야 사회가 발전과정을 반영하여 그에 상응한 대접을 할 수 있으니, 의학 전문가 개개인들은 개별적 입장에서 의뢰받은 평가에 전문성을 개별적으로 발휘해 왔다. 그런 과정에서 미국 사회 등의 기준을 암묵적으로 준용하거나 전문가 개개인의 전문성으로 사회의 여러 필요에 대응할 수밖에 없었다. 그 과정에서 한국 사회는 의학전문가의 집단적 노력에 의한 한국 사회 전체를 관통하는 일관된 모든 경우의 장애현상과 기능을 평가할 수 있는 체계는 존재할 수 없었다. 이에 따라 개별 전문가들과 학회들은 각 정부 부처의 수요와 손해보험협회 등의 요구에 수동적으로 반응하여 왔다.

1930년대에 미국인 맥브라이드가 만든 장애평가기준을 해석적으로 적용하는 방식을 나름대로 발전시켰고 노동부가 산재보험을 도입하면서 그 목적에 맞도록 공무원에 자문하여 그 기준을 설정하는 데 기여하였으며, 보건복지부가 장애인 복지서비스를 개시하는 데 필요한 만큼만 정부의 자문에 반응해 온 것이다. 행정부의 10여 개 부처에서 약 20개 가량의 서로 다른 법률 등에서 따로 정한 장애평가기준은 지난 4~50여 년간 압축성장해 온 한국 사회의 발전상을 담아내기에는 역부족이었다. 이것은 의학전문가들의 집단적 전문성의 결집에 대한 필요성을 제기하였고, 이에 많은 의학 전문가들이 합의를 거쳐 새로운 통일된 기준이 필요하다는 데 인식을 같이하였으나 결실을 맺기까지는 여러 난관을 극복해야만 했다.

의학 전문가들 중 이 문제에 대해 가장 선구적 문제의식을 가진 모임은 한국배상의학회였다. 이 학회는 대한의학협회와 함께 1990년대 초반까지 장애평가기준 정립을 위해 많은 노력을 경주하였으나 무르익지 못한 사회 분위기로 체계정비작업은 후일을 기약하였다. 그 후 사회의 요구에 따라 2000년 초반 국무총리실이 정비의 필요성을 느끼고 시도하였으나 이 또한 진행되지 못하였다. 다수의 의학 전문가들의 반성적 성찰이 무르익을 즈음 배상의학회의 선도적 활동과 함께 신진 소장 학자들이 대한의료감정학회를 출범시키자 정부의 대응은 노동부에서 최초로 시작되었다. 대한의학회가 일부 의학 전문가들의 산재보험의 장애평가체계의 합리화 노력을 받아들이자 노동부가 공식적으로 이를 포용하는 정책을 실시하였고, 보건복지부는 한국장애평가기준 개발을 국가사업으로 승격시켜 의학 전문가의 필요보다는 사회에 필요에 대응하는 장애평가기준개발을 진행하게 되었다.

이렇게 2006년 노동부를 시작으로 2007~2010년 보건복지부, 2009년 대법원, 2010~2011년 국토해양부와 법원행정처 등이 발주한 연구의 모든 결과를 대한의학회가 집대성하였다. 그 결과 약 200여 명의 의대교수 등 전문가가 5년 이상의 개발 연구를 진행하고, 장애인과 이해당사자들이 참여한 공청회 등을 통하여 집단의사결정을 거친, 대한의학회의 장애평가기준과 그 해설이 태어나게 되었다.

2006년 초 연구를 시작으로, 대한의학회는 한국형 장애평가기준을 개발하고자 3년 이상 지속적으로 연구진행을 추진하여 초판을 개발하며, 이 기준이 한국 실정에 적합하고 학문적 전문성과 가치중립성을 갖추어야 한다고 정하였다. 또한 정부(보건복지부 등)와 사법부 등과의 협력도 필수적이었다. 그리하여 대한의학회는 각 회원 학회에 연구원 추천을 의뢰하였으며, 한국 사회에 적합한 장애평가기준 개발 연구에 참여할 전문가 약 200여 명을 추천받아 강화도 워크샵을 시작으로 구체적인 연구를 진행하였다. 강화도 워크샵에서 미국의학협회의 영구장애지침 체계를 원용하여 전신장애율을 선정하되 한국 사회에 적합한 가치중립적인 체계를 만들기로 기본원칙을 설정하였다. 더불어 의견이 대립하는 사항에 있어서 고문·자문위원 등의 의견을 수렴하기로 하였다. 각 장애영역별 전신장애율 선정에 있어 부각된 주요 쟁점사항은 상지장애와 하지장애의 비율 설정, 통증장애의 수록 여부, 중추신경계장애와 정신 및 행동장애 간의 관계 설정 등이다.

연구 초기 한국 사회에서는 장애인의 이동권 보장 인식 때문에 하지장애가 상지장애에 비해 높게 평가되었다. 그러나 한국 사회의 의학과 사회 인프라 발전에 따라 의학적인 관점에서 하지장애보다 상지장애가 발생될 경우의 생활의 제한 등 상지장애의 전신장애율이 더 높다는 의견이 대두되었다. 이에 사회적 인식과 의학적 관점의 간극을 축소하기 위한 의료진 대상의 설문조사 및 연구진 사이의 수차례 회의 결과 상지장애와 하지장애의 전신장애율의 논란은 단계적으로 5:5를 거쳐 6:4로 최종 결정되었다.

통증장애의 수록 여부에 있어서, 객관적인 검사 결과에 관한 이견 및 이로 인한 평가방법의 인정에 대한 이견, 통증장애 인정에 따른 사회적인 부작용(등록 장애인 부정 수급 등) 등을 우려하여 장애평가기준 마련에 관련 학회 관계자들 및 연구진 사이의 이견이 나뉘었다. 통증의 객관적 평가가 가능한 기준에 대한 논란에 대해 국제통증연구학회(International Association for the Study of Pain; IASP)의 기준이 객관적이라는 학자군과 연구용이므로 임상에 직접 적용하기에는 부적절하여 객관성 확보가 어렵다는 학자군으로 나뉘었으며, 이 과정에서 미국의학협회 영구장애평가지침 5판과 6판 중 택일하자는 논의와 함께 독립적으로 새롭게 만들자는 의견이 첨예하게 대립하였다. 관련 학회 관계자들 및 연구진 간의 2년여 동안 10여 차례의 회의 그리고 원로의학 전문가를 모신 고문자문회의를 거치는 진통을 통해 최종 조율한 결과, 통증장애 중 비교적 객관적인 검사 및 평가결과의 활용이 가능한 복합부위통증장애의 경우만으로 범위를 한정하며, 미국의학협회 영구장애평가지침 5판의 기준을 상지장애와 하지장애의 세부 구성으로 구분하여 수록하기로 결정하였다.

또한 같은 양상의 정신(감정) 및 행동장애의 전신장애율 선정방법이 중추신경계장애와 정신 및 행동장애에서 각각 평가할 수 있기에 중추신경계장애와 정신 및 행동장애를 담당하는 팀 간의 최대 전신장애율 선정에 이견 차이가 컸다. 정신장애인 간병의 어려움에 대한 인식 등 우리나라의 여건을 고려하여 정신(감정) 및 행동장애를 기질성 뇌병변에 의한 장애는 중추신경계장애에서, 비기질성 뇌병변에 의한 장애는 정신 및 행동장애에서 평가하도록 두 가지로 구분하였다. 또한 이 두 가지로 구분한 평가결과 및 타 장애영역과의 형평성을 감안하여 기질성 뇌병변으로 평가할 경우 정신 및 행동장애로 평가한 전신장애율 결과의 80%만 인정하고, 비기질성 뇌병변에 의한 정신 및 행동장애의 전신장애율은 최대 전신장애율을 최종 75%로 조정하였다.

이 외 미국의학협회의 영구장애지침을 근간으로 하여 심장장애는 장애인복지법의 기준을, 외모피부장애는 산업재해에 의한 장애평가기준 등 우리나라에서 사용하고 있는 장애평가기준을 반영하고, 중추신경계장애, 선천성 심장장애 등 일부 영역은 소아에 대한 평가기준을 추가하여 우리나라에 적용함에 현실성을 높이고자 하였다.

산업재해보상이나 자동차사고 배상 또는 손해배상 사건에 있어 배상이나 보상의 기준은 일반적으로 신체장애율이 아닌 노동력상실률이다. 그동안 우리나라에서는 맥브라이드 장애평가기준에 있는 직업에 따른 노동능력상실률을 이용해 왔지만, 맥브라이드 방식의 신체장애평가는 물론이고, 직업에 따른 노동능력상실률 또한 우리나라 현실에 맞지 않는다. 이번 연구에서 직업에 따른 노동능력상실률은 미국 캘리포니아주의 직업에 따른 노동능력상실률 평가 방법을 참고하여 우리나라에 적합한 방법을 고안하였다. 우선 우리나라의 표준직업분류에 따라 직업을 분류하였고, 한국직업사전과 산업의학 전문의들의 경험 등을 토대로 직업군을 분류하였다. 이 방법은 대한의학회 신체장애율을 기본으로 하고 있으며, 장애 종류가 각 직업에 있어 얼마나 중요한 역할을 하는지에 따라 노동능력상실률을 더해 주었다. 노동능력상실률 지수는 1부터 7까지의 값을 가지며, 지수 1은 신체장애율과 동일하고, 이는 장애가 직업을 유지하는 데 중요하지 않은 것을 의미하고, 7은 제일 중요함을 의미한다. 직업에 따른 노동능력상실률은 신체장애율이 아주 낮거나 높은 곳에서는 크게 차이나지 않지만, 신체장애율 50% 부근에서는 최대 18%까지 차이가 날 수 있도록 고안되었다.

이와 같이 많은 전문가들의 이러한 열정과 헌신으로 대변되는 극도의 의견합의의 고통이 없었다면 이 기준은 이렇게 제시될 수 없었다. 앞으로도 이 기준은 필요에 따라 주기적으로 수정하고 보완할 것이다. 그때마다 대한의학회 산하의 학회들이 다수 참여하여 과학적으로 타당하며 사회적으로 실효성을 갖는 기준으로 개선되어 나갈 것이다.

이 기준은 각 전문가 간의 치열한 논쟁과 합의를 통해 도출된 것으로 장애인복지 급여, 산업재해 보상, 교통사고 배상, 민사 및 형사소송 등에 다양하게 활용될 수 있을 것이다. 국내 장애평가기준은 장애평가 결과에 따른 이해관계, 장애평가의 복잡성, 노동능력상실률과 신체능력상실률 개념 등의 혼재, 너무 많은 평가기준, 세부규칙이나 규정 미비, 장애평가교육 결여, 표준화 작업 부재 등 여러 문제점을 조정해 왔다. 대한의학회 장애평가기준은 이러한 문제점을 현저히 개선한 명실상부한 한국의 표준적인 장애평가기준으로 자리매김하기를 바란다. 또 이 기준은 각 법률에서 제시한 장애평가기준의 기본 지침으로도 활용 가능할 것이며, 의사들에게는 공정한 장애평가에 관한 교과서 역할을 수행할 것이다. 또 법관들이 사회문제(분쟁)에 대한 최후의 해결책을 제시할 때 위원회에서 합의한 이 기준을 원용할 수 있을 것이다.

이 연구에 기여한 모든 분들에게 진심으로 감사드린다. 그러나 몇 분들에게는 특별히 기록을 통해 감사드리고 싶다. 노동부의 국장으로 재직 중 대한의학회와 산재장애평가 개선 공동작업에 도움을 주신 이상석 님께 감사드린다. 당시 고윤웅 대한의학회장님과 김건상 차기회장님께서 이 작업을 적극 지지하셨기 때문에 가능한 일이였다. 그리고 장애평가기준의 정립이 장애복지전달체계의 기본임을 파악하고 장기간의 연구를 결정 · 지원해 준 당시 노길상 국장, 김강립 과장에게도 감사의 뜻을 전하고 싶다. 우리나라 최초로 약 200여 명의 연구원이 참여하는 대한의학회의 대규모 연구사업은 정부차원의 지원이 없었다면 불가능한 것이었다. 그런 의미에서 2007년 3월 2일 강화도 워크샵은 우리나라 장애평가에서 역사적인 날이다.

대법원에서도 그 필요성을 절감하고 적극적으로 격려해 주었다. 함윤식, 고범석 판사의 지원 또한 반드시 기록해야 한다.

그러나 누구보다도 우리나라 장애평가 분야 도입을 위해 의학계, 법조계, 보험계의 협력으로 세워진 배상의학회의 노력을 이어받아 장애평가기준 정립 작업을 처음부터 기획하고 실천해 온 이경석 교수(대한의학회 장애평가이사)에게 경의를 표한다. 그는 장애인평가 체계의 난맥상에 우려를 피력하면서 우리나라의 통일된 장애평가기준 필요성을 역설하였고 체계정립의 서원을 평생의 보람으로 삼았다. 필자는 10여 년 전부터 그를 도와 이 체계를 정립하는데 도움을 주고자 하였다. 이경석 교수 이외에도 이 책의 대표저자로 기록된 박동식, 원종욱, 정양국 교수와 집필자와 200여 명의 연구참여자 모두의 5년 여에 걸친 기여가 없었다면 이 기준과 책은 세상에 태어날 수 없었을 것이다. 대한의학회 김성덕 회장님과 최종상 부회장님께 감사드리며 오랜 숙제를 내려놓는다. 끝으로 출간을 결정하고 꼼꼼한 편집과정을 담당해 준 박영사의 모든 분들께도 감사드린다.

2011년 8월

손 명 세

목 차

제1부 총 론

제1장 총 론

제2부 각 론

제1장 중추신경계장애

제 3 장 청각, 후각 및 평형관련 장애

제 4 장 시각장애

제 5 장 언어장애

제 6 장 심장장애

• 제 7 장 호흡기장애

• 제 8 장 소화기장애

제 9 장 신장장애

제10장 비뇨생식기장애

제11장 종양혈액장애

제12장 내분비장애

제13장 근골격계장애

제14장 외모피부장애

제 3 부 직업에 따른 노동능력상실률

제 1 장 직업에 따른 노동능력상실률 평가방법

부 록

편집위원회

편집위원장: 손명세(연세대학교 의과대학)

이경석(순천향대학교 의과대학)
원종욱(연세대학교 의과대학)
박동식(한림대학교 의과대학)
정양국(가톨릭대학교 의과대학)

연 구 진

○ 가정의학

김병성(경희대학교 의과대학)
김선미(고려대학교 의과대학)
박영규(분당제생병원)
오한진(제일병원)
홍승권(가톨릭대학교 의과대학)

○ 내 과 학

– 내분비내과

김병준(을지대학교 의과대학)
김여주(순천향대학교 의과대학)
오기원(강북삼성병원)
이우제(인제대학교 의과대학)

– 소화기내과

김홍수(순천향대학교 의과대학)
류수형(인제대학교 의과대학)
문종호(순천향대학교 의과대학)
이동호(서울대학교 의과대학)
정승원(순천향대학교 의과대학)
최 황(가톨릭대학교 의과대학)

– 순환기내과

김용진(서울대학교 의과대학)
유규형(건국대학교 의과대학)
임홍의(고려대학교 의과대학)
최경훈(연세대학교 의과대학)
한성우(건국대학교 의과대학)

– 신장내과

강윤정(인제대학교 의과대학)
김상현(인제대학교 의과대학)
김순배(서울아산병원)
손승환(손승환내과의원)
조성균(인제대학교 의과대학)

– 혈액종양내과

박준성(아주대학교 의과대학)
김봉석(서울보훈병원)

– 호흡기내과

김호중(삼성서울병원)
박성우(순천향대학교 의과대학)
박인원(중앙대학교 의과대학)
어수택(순천향대학교 의과대학)

윤형규(가톨릭대학교 의과대학)
윤호주(한양대학교 의과대학)
이계영(건국대학교 의과대학)
임재준(서울대학교 의과대학)
최재철(중앙대학교 의과대학)

○ 마취통증의학

김용철(서울대학교 의과대학)
조대현(분당차병원)
최상식(고려대학교 의과대학)

○ 법 의 학

이숭덕(서울대학교 의과대학)
이윤성(서울대학교 의과대학)

○ 병 리 학

최종상(고려대학교 의과대학)

○ 비뇨기과학

곽경원(성균관대학교 의과대학)
김하영(한림대학교 의과대학)
박종관(전북대학교 의과대학)
유지형(인제대학교 의과대학)
이선주(경희대학교 의과대학)
정재용(인제대학교 의과대학)
한준현(한일병원)

○ 사 회 학

염유식(연세대학교)

○ 산부인과학

고지경(인제대학교 의과대학)
김명환(인제대학교 의과대학)
김　탁(고려대학교 의과대학)
류기성(가톨릭대학교 의과대학)
전종관(서울대학교 의과대학)
조용균(인제대학교 의과대학)

○ 산업의학

권영준(한림대학교 의과대학)
김용규(선병원)
노상철(단국대학교 의과대학)
성낙정(가천의과학대학교)
원종욱(연세대학교 의과대학)
유재영(안동 성소병원)
이철호(창원터의원)

○ 성형외과학

김우섭(중앙대학교 의과대학)
김진수(광명성애병원)
박명철(아주대학교 의과대학)
유대현(연세대학교 의과대학)
홍인표(국립중앙의료원)

○ 소아과학

고태성(서울아산병원)
백경훈(삼성서울병원)
장기영(고려대학교 의과대학)
– 소아신경과
김흥동(연세대학교 의과대학)
이준수(연세대학교 의과대학)
서동수(서울특별시 시립어린이병원)

이승구(근로복지공단, 가톨릭대학교 의과대학 정형외과)

이은우(국민연금공단 정형외과)

임홍철(손해보험협회, 고려대학교 의과대학 정형외과)

정상섭(손해보험협회, 분당차병원 신경외과)

최길수(손해보험협회, 한국배상의학회 회장 신경외과)

한태희(근로복지공단 신경외과)

○ 사법부 자문진

고범석(전주지방법원 정읍지원)

고승환(서울중앙지방법원)

김상준(법원행정처)

김윤선(서울중앙지방법원)

김윤종(서울중앙지방법원)

윤성원(서울중앙지방법원)

원정숙(서울중앙지방법원)

이경희(서울중앙지방법원)

이성복(서울중앙지방법원)

최희준(서울중앙지방법원)

함윤식(법원행정처)

황중연(서울중앙지방법원)

○ 학회 대표진(참여 연구원 제외)

고재환(대한산부인과학회)

김성완(대한이비인후과학회)

김세훈(대한신경외과학회)

김영인(대한신경과학회)

김창휘(대한소아과학회)

문성환(대한정형외과학회)

문동언(대한마취과학회)

민승기(대한비뇨기과학회)

민양기(대한신경과학회)

박건우(대한신경과학회)

박귀영(대한피부과학회)

박정율(대한신경외과학회)

배선환(대한소아과학회)

배학근(대한신경외과학회)

성인경(대한소아과학회)

손덕승(대한암학회)

송은섭(대한치과의사협회)

안철우(대한내분비학회)

이승림(대한정형외과학회)

이강우(대한재활의학회)

이미경(대한마취과학회)

이상헌(대한재활의학회)

이 일(대한심장학회)

이종복(대한비뇨기과학회)

이준영(대한피부과학회)

이치규(대한이비인후과학회)

이평복(대한마취과학회)
이하범(대한안과학회)
정성호(대한재활의학회)
정순섭(대한외과학회)
정희정(대한소아과학회)
조건현(대한흉부외과학회)
조태준(대한정형외과학회)
한경림(대한마취과학회)
허 륭(대한신경외과학회)

○ 실무자문

김상은(보험개발원)
김상용(노동부)
김창호(한국소비자원)
김현욱(한국교통장애인협회)
김효정(국토해양부)
노길상(보건복지부)
박금해(국토해양부)
박미라(보건복지부)
박중영(보험개발원)
박희용(교통안전공단)
서종석(교통안전공단)
설수찬(보건복지부)
안경남(손해보험협회)
윤병철(보건복지부)
윤수정(손해보험협회)
윤태기(보건복지부)
이영라(전국화물자동차공제조합)
이임주(손해보험협회)
주재삼(자동차보험진료수가분쟁심의회)
최종균(보건복지부)

실무참여자

○ 연구진행

유인실(연세대학교 보건대학원 산업의학 전공의)
이동현(연세대학교 의료법윤리학연구원)
이미진(연세대학교 의료법윤리학연구원)
이연호(연세대학교 의료법윤리학연구원)
이정배(연세대학교 보건대학원 산업의학 전공의)
정인철(연세대학교 보건대학원 산업의학 전공의)

○ 모의적용사업

김경란(한국장애인개발원)
김지혜(한국장애인개발원)
박제연(국민연금공단)
변용찬(한국보건사회연구원)
윤상용(한국보건사회연구원)
이민경(한국보건사회연구원)
이승은(국민연금공단)

대한의학회

장애평가기준

- 해설과 사례 연구 -

손명세 · 이경석 · 박동식
원종욱 · 정양국 외

제 1 부

총 론

제1장 총 론

제 1 장 총 론

이경석 · 박동식 · 원종욱 · 정양국 · 손명세

제 1 절 장애의 개념과 범주

1. 장애의 개념

장애의 개념과 정의, 그리고 그 범주는 한마디로 정의하기 어렵다. 누가 언제 어디에서 어떤 목적으로 정하느냐에 따라 달라지기 때문이다. 1970년대 이전까지는 어느 나라에서나 의사를 비롯한 의료 전문가들이 장애를 평가하고 정의하였다. 그리고 이러한 시각은 지금까지도 계속 유지되어 오고 있다. 1975년에 국제연합(Unitied Nations; UN)은 장애인의 보편적인 인권 목록을 정리한 '장애인 권리선언'을 채택하면서, 장애인은 "선천적이든 후천적이든 신체적이나 정신적 능력이 완전하지 못하여 일상의 개인 또는 사회생활에서 필요한 것을 자기 자신으로서는 완전히 또는 부분적으로 할 수 없는 사람"으로 정의하였다. 이 정의는 장애를 질병으로만 보던 기존의 시각에서 사회적 측면을 일부 포함하였지만, 여전히 장애를 개인의 '불완전함' 또는 '결함'으로 보았다. 그러나 차별반대 장애인연맹(Union of the Physically Impaired Against Segregation; UPIAS)과 같은 단체는 1970년대부터 전문가가 주도하는 장애 정의에 반대하고, 장애인 문제는 장애인 당사자가 가장 잘 알고 있다고 주장하면서, 신체결함이나 불완전성 때문에 장애가 되는 게 아니라 사회가 차별하기 때문에 장애가 된다고 주장하였다(〈그림 1-1-1-1〉). 즉, 장애의 발생원인을 개인의 결함이나 불완전이 아니라 사회의 차별로 보았다. 이러한 개념의 변화는 장애를 전통적인 의료적 모형(medical model)이 아니라 사회적 장애모형(disability model of society)으로 파악하는 이론적 배경이 되었다.

1980년 세계보건기구(World Health Organization; WHO)에서는 이들의 주장을 일부 반영하여 신체장애(身體障碍; physical impairment), 능력상실(能力喪失; disability), 그리고 사회적 불리(不利; handicap)에 대한 국제 분류(International Classification of Impairments, Disabilities,

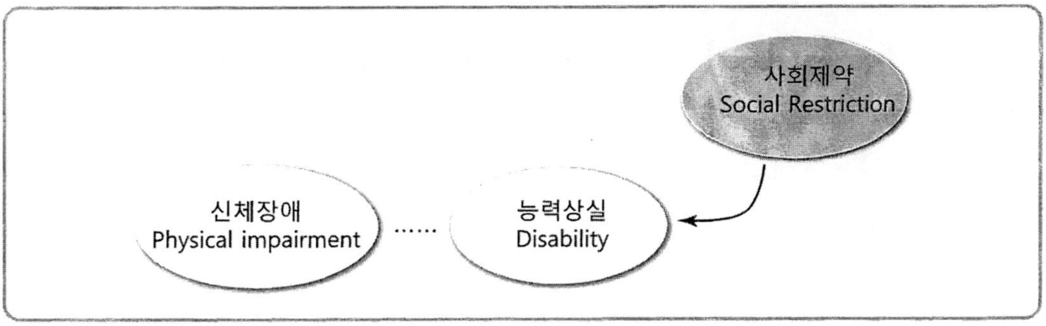

〈그림 1-1-1-1〉 신체장애 때문에 장애가 되는 게 아니라 사회차별 때문에 장애가 된다는 주장

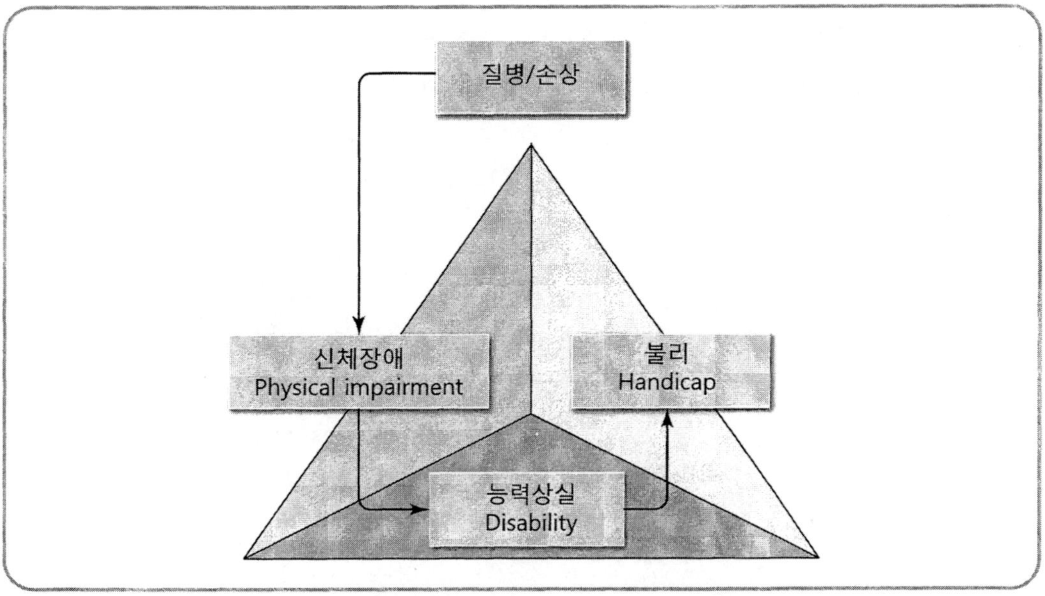

〈그림 1-1-1-2〉 장애의 세 가지 측면과 사회적 차별의 발생과정

and Handicaps; ICIDH)를 제안했는데, 이 분류에 따르면 질병이나 손상으로 인한 장애는 신체장애, 능력상실, 그리고 불리의 세 가지 측면이 있다(〈그림 1-1-1-2〉).

신체장애란 해부학적, 생리적 또는 심리적 기능(機能; function) 또는 구조(構造; structure)의 이상(異常)을 말한다. 곧, 나이와 성별 또는 직업의 종류에 관계없이 정상인 사람에 비해 갖는 어려움을 신체장애라 한다. 능력상실은 신체장애로 인한 개개인의 능력의 제한 또는 결함을 말한다. 어떤 특정한 일을 할 때, 신체장애로 인해 그 일을 하기 어려움을 능력상실이라

하며, 특히 재화(財貨)를 만드는 노동의 어려움을 노동능력상실이라 한다. 그리고 사회적 불리란 신체장애나 능력상실로 인해 사회활동이 제한되거나 방해됨을 말한다. 즉 신체장애는 신체장기 각각을 기준으로 한 기능소실 또는 변형(變形)을 의미하고, 능력상실은 여러 신체장기가 모인 사람(人間)을 기준으로 할 때, 개인이 갖는 어려움을 의미하며, 사회적 불리란 여러 개인이 모여서 이룬 사회를 기준으로 하여 개인이 받게 되는 사회생활의 제한을 의미한다고 하겠다.

국제연합(UN)은 1981년을 '세계 장애인의 해'로 선포하였으나, 1982년 국제장애인연맹(Disabled Peoples International; DPI)은 장애를 환경적, 사회적 장벽으로 인한 기회의 상실이나 제약으로 해석하면서, 장애의 개념이 의료적 측면 이외에 사회와 환경적 측면까지 포함하는 방향으로 바꾸어야 한다고 주장하였다. 1997년 세계보건기구(WHO)는 이렇게 바뀐 장애의 개념을 반영한 새로운 장애 분류표인 ICIDH-2를 제시하였는데, 미국사회보장법(Social Security Act; SSA)과 세계보건기구(WHO), 그리고 미국의학협회(American Medical Association; AMA)의 신체장애와 능력상실의 정의(〈표 1-1-1-1〉)는 근본적으로 ICIDH(International Classification of Impariments, Disabilities and Handicaps)의 개념을 따르고 있다.

〈표 1-1-1-1〉 신체장애와 능력상실에 대한 정의

구분(연도)	신체장애(physical impairment)	능력상실(disability)
SSA(1995)	의학적으로 허용된 임상과 진단적 검사로 확인할 수 있는 해부학적, 생리적, 정신적 이상	의학적으로 판정 가능한 신체적이나 정신적으로 1년 이상 일을 할 수 없거나 죽음을 앞두고 있는 사람
WHO(1999)	심리적 또는 해부학적 구조 또는 기능의 이상이나 소실	신체장애로 인해 정상적인 사람이 하는 방식으로 행하는 활동의 제한이나 무능
AMA(2000)	신체부분, 장기 또는 장기 기능의 소실 또는 사용불가	신체장애로 인한 개인적, 사회적 또는 직업적 요구를 수행할 수 있는 능력의 변화

* SSA = Social Security Act(미국사회보장법); AMA = American Medical Association(미국의학협회).

세계보건기구(WHO)는 능력상실(Disability; 무능)이라는 용어가 부정적인 인상을 주기 때문에 중립적인 용어인 활동제한(Activity Limitation)이란 용어로 바꾸는 등, 장애의 개념과 분류기준을 새로 만들어 가고 있다.[1)] 그리고 2001년 5월에 세계보건위원회(World Health

1) WHO는 국제질병분류 10판(International Statistical Classification of Diseases and Related Health Problems 10th Revision; ICD 10)과 병행해서 상호 보완적으로 사용하도록 ICIDH를 ICIDH 2(International Classi-

Assembly)에 의해 장애 분류기준을 기능, 능력상실, 그리고 건강에 대한 국제 분류(International Classifi-cation of Functioning, Disability and Health; ICF)로 바꾸었다.

2006년 UN 장애인 권리협약에는 장애인은 장기적인 손상(신체적, 정신적, 지적 또는 감각적)과 여러 장벽과의 상호 작용으로 인해 다른 사람들과 동등한 수준에서 완전하고 효과적인 사회 참여가 제한된 사람을 포함한다고 정의하였다. 곧, 의료장애(장기적 손상)는 물론 노동 또는 경제장애(장벽과 상호 작용)와 사회장애(사회참여 제한)까지 포함하는 개념으로 바뀌었다. 그리고 2007년 우리나라에서 공포된 장애인 차별금지법에서는 장애라 함은 신체적·정신적 손상 또는 기능상실이 장기간에 걸쳐 개인의 일상 또는 사회생활에 상당한 제약을 초래하는 상태라고 정의하여 일상생활은 물론 사회생활의 제약도 모두 장애에 포함하고 있다.

2. ICF의 기본 개념과 구조

장애가 신체의 기능이나 구조의 이상에 의해서만 생기는 게 아니라 활동의 제약이나 참여 제한과 같은 사회적 차별이 중요하다는 인식에 의해 ICIDH의 기본 개념이 2001년 ICF에서는 신체기능과 구조, 활동, 그리고 참여라고 하는 세 가지 측면에서 장애를 파악하는 포괄적 개념으로 바뀌었다(〈그림 1-1-1-3〉).

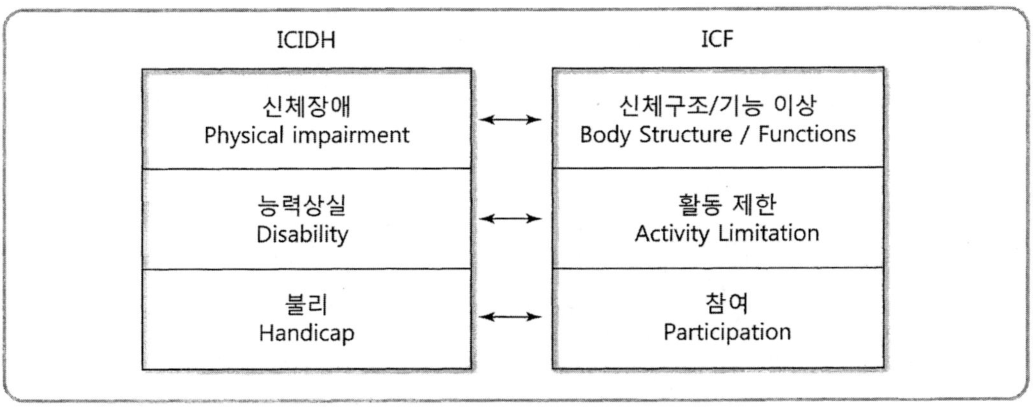

〈그림 1-1-1-3〉 ICIDH와 ICF의 개념 비교

fication of Impairments, Disabilities, and Handicaps 2)로 바꾸었다가, 다시 WHO DAS(Disability Assessment Schedule Ⅱ(WHO DAS Ⅱ)로 바꾸었다. 2001년 ICF를 새 기준으로 승인하였으며, 기본적인 개념과 구조는 http: //www.who.int/classifications/icf/en/에서 알아볼 수 있다.

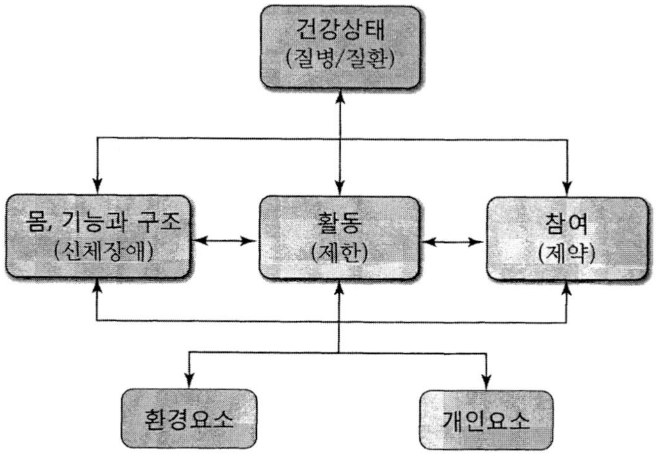

ICF의 장애 개념은 한 사람의 신체적인 이상뿐만 아니라 그 사람이 속한 사회와 환경의 영향까지 장애에 포함한 포괄적 개념이다.

〈그림 1-1-1-4〉 ICF의 장애 개념

ICF는 신체적 장애의 측면보다는 기능적 장애의 측면을 강조하고, 보편적 시각에서 접근하여 장애 그 자체보다는 그로 인한 건강과 활동 수준에 역점을 두어 설계되었다(〈그림 1-1-1-4〉[2]).

ICF는 크게 두 부분과 4개의 구성요소로 이루어져 있다. 두 부분은 기능(functioning)과 장애(disability)를 포괄하는 부분과 기능과 장애에 영향을 미치는 배경요소(contextual factors)들로 구성된다(〈표 1-1-1-2〉).

제 1 부는 신체의 기능과 구조, 활동과 참여, 그리고 제 2 부는 환경요인과 개인요인으로 구성되어 있다. 신체기능이란 신체의 생리적, 심리적 기능을 말하며, 신체구조란 장기와 사지를 구성하는 신체의 해부학적인 부분을 말한다. 이런 신체기능과 구조에 이상이 생기면 이를 신체장애(impairment)라고 하였다. 활동이란 개인의 행동을 뜻하며, 참여란 사회생활과 관련된 것을 말한다. 이런 활동과 참여에 이상이 생기면 활동 제한 또는 참여 제약이라 하였다. 배경요인에는 환경요인과 개인요인이 있는데, 환경요인은 사람이 삶을 영위하고 있는 물리적, 사

2) http: //www.who.int/classifications/icf/training/icfbeginnersguide.pdf 2010. 8. 18. 접속.

〈표 1-1-1-2〉 ICF의 구조

<table>
<tr><th>구 분</th><th colspan="2">제 1 부: 기능과 능력상실</th><th colspan="2">제 2 부: 배경요인</th></tr>
<tr><td>구 성 요소들</td><td>신체기능과 구조</td><td>활동과 참여</td><td>환경요인</td><td>개인요인</td></tr>
<tr><td>영 역</td><td>신체기능(b)
신체구조(s)</td><td>생활영역
(업무, 일상행위)</td><td>기능과 능력상실에 외적 영향을 미치는 요소</td><td>기능과 능력상실에 내부적 영향을 미치는 요소</td></tr>
<tr><td>구성물</td><td>• 신체기능상의 변화 (생리학적 변화)
• 신체구조상의 변화 (해부학적 변화)</td><td>• 능력(capacity): 표준환경에서 과제수행능력
• 수행(performance): 현재 환경에서 과제 수행정도</td><td>물리적 · 사회적 · 인식적 측면의 특징들이 미치는 촉진효과 혹은 저해효과</td><td>개인의 특성이 미치는 효과</td></tr>
<tr><td rowspan="2">긍정적 측 면</td><td>기능적, 구조적으로 완전함</td><td>활동과 참여</td><td rowspan="2">촉진요인</td><td rowspan="2">적용불가</td></tr>
<tr><td colspan="2">기능</td></tr>
<tr><td rowspan="2">부정적 측 면</td><td>신체장애</td><td>활동 제한/참여제한</td><td rowspan="2">방해요인/저해요인</td><td rowspan="2">적용불가</td></tr>
<tr><td colspan="2">능력상실</td></tr>
</table>

회적, 심리적 환경을 말하며, 개인요인은 성별, 인종, 연령 등 개인의 특성을 말한다. 환경요인의 방해요인은 평가항목에 들어 있으나, 개인요인의 평가에는 적용하지 않았다.

이들 구성요소들은 신체기능은 b, 신체구조는 s, 활동과 참여는 d, 환경요인은 e와 같은 부호로 표시하며, 그 뒤에는 제 1 단계부터 4단계까지 더 자세한 분류가 가능하다. ICF 제 1 단계에는 신체기능 8개, 신체구조 8개, 활동과 참여 9개, 그리고 환경요인 5개로 총 34개의 범주로 구성되어 있다. 제 2 단계는 각각의 부호에 대한 세부내용이 기술되어 있으며 총 362개의 부호로 이루어져 있고, 4단계까지 나누면 총 1,424개의 부호로 나눌 수 있다.

그 다음에는 모든 부호에 하나 이상의 평가치(qualifiers)를 요구한다. 평가치란 손상의 범위나 정도를 가리키는 부정적인 척도를 말한다. 여기에는 장애 없음(XXX.0)(0%)부터 완전장애(XXX.4)(96~100%)까지 5단계와 분류되지 않음(XXX.8)과 적용불가(XXX.9) 2개를 추가하여 모두 7개로 분류되어 있다(〈그림 1-1-1-5〉).

ICF의 장애개념은 매우 새롭고 혁신적인 이상을 제시하고 있으나, 아직 구체적 평가방법과 기준, 그리고 적용지침이 마련되어 있지 않다. 또한 개개인의 특성을 되도록 많이 반영하는

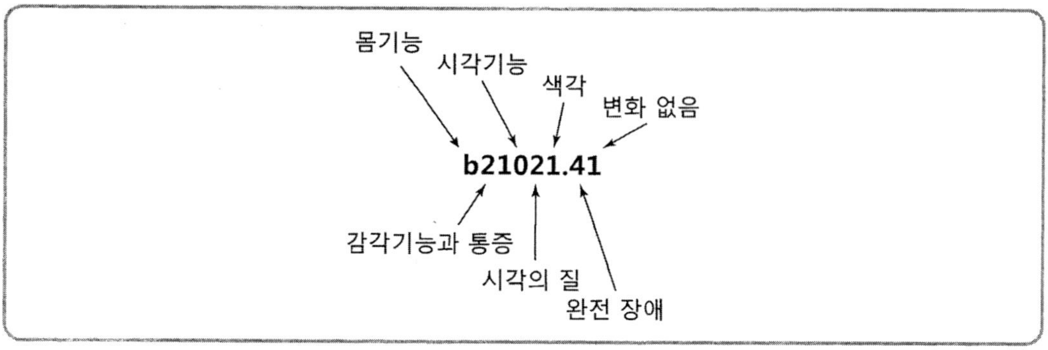

〈그림 1-1-1-5〉 ICF 분류와 기호

만큼 평가하는 사람의 시각이나 태도에 따라 서로 다른 분류가 가능하다는 적지 않은 문제가 있다. 세계보건기구(WHO)가 공인한 ICF는 건강과 건강관련 상태의 넓은 범위의 정보를 기록하고 정리하기 위해 만들어졌다. 그러나 여기서 반드시 알아두어야 할 중요한 사실 하나를 강조하고자 한다. 장애에 대한 개념이나 정의 또는 범주가 어떻게 바뀌든 세계보건기구(WHO)가 제안한 ICIDH나 ICF는 모두 장애를 분류하기 위한 분류기준이지, 장애정도를 평가하거나 측정하기 위한 평가도구나 기준이 아니다.

3. 장애의 정의와 범주

장애의 개념과 정의는 물론 장애의 범주나 평가기준은 누가 어떤 목적으로 정하느냐에 따라 다르다. 당연히 장애인의 정의(〈표 1-1-1-3〉)나 범주(〈표 1-1-1-4〉)도 나라마다 다르다.

장애의 정의와 범주가 나라마다 다른 이유는 그 나라의 여러 여건과 환경, 그리고 문화에 따라 장애의 개념과 시각이 다르기 때문이다. 그리고 이러한 이유로 장애평가를 과학만으로 보지 않고, 과학과 여론의 합으로 본다.

〈표 1-1-1-3〉 국가별 장애인의 정의

국 가	장애인의 정의
대한민국	신체적 · 정신적 장애로 인하여 장기간에 걸쳐 일상생활 또는 사회생활에 상당한 제약을 받는 자(장애인복지법, 2000)
미 국	사람의 주요 일상활동의 한 가지 또는 그 이상에 실질적 제약을 갖는 신체적 혹은 정신적 손상이나 손상의 기록 또는 그러한 손상이 있는 것으로 간주되는 경우(장애인법, 1990)
독 일	보통에서 벗어난 신체적, 정신적, 심리적 상태에서 기인하는 6개월 이상의 지속적인 기능저하 상태(장애인법)
영 국	정상적인 일상생활을 하기 위한 개인의 능력에 지속적이고 장기적으로 불리한 영향을 주는 신체적 또는 정신적 손상(장애인차별금지법, 1992)
일 본	신체장애, 정신박약 또는 정신장애가 있기 때문에 장기간에 걸쳐 일상생활 또는 사회생활에 상당한 제한을 받는 자(장애인기본법, 1995)
대 만	시각장애, 청각 또는 평형기능장애, 음성기능 또는 언어기능장애, 지체장애, 지능장애, 중복장애, 주요 기관기능상실자, 안면장애, 식물인간 치매노인, 자폐, 기타 중앙기관이 인정하는 장애인(장애인복지법, 1990)

〈표 1-1-1-4〉 장애범주의 국제비교

국 가	장애범주
대한민국	• 신체장애: 지체장애, 시각장애, 청각장애, 언어장애, 뇌병변장애, 안면기형 • 정신장애: 정신지체, 정신장애 • 내부장애: 심장, 신장, 호흡기, 간, 장루와 요루, 간질
미 국	• 신체장애: 지체장애, 시각장애, 청각장애, 언어장애, 외형적 추형, 신경계, 근골격계, 감각기관 장애 • 정신장애: 정신질환, 정서장애, 학습장애, 알코올중독 • 내부장애: 생식기, 소화기, 비뇨기, 피부, 혈액, 내분비계, 암, 에이즈
프랑스	• 신체장애: 지체, 시각, 청각, 언어, 기형, 추형(미관장애) • 정신장애: 정신지체, 정신질환, 정서장애 • 내부장애: 심장, 신장, 호흡기, 소화기, 비뇨기, 내분비, 신진대사
스웨덴	• 신체장애: 지체장애, 시각장애, 청각장애, 언어장애 • 정신장애: 정신지체, 정서장애, 학습장애, 약물, 알코올중독 • 내부장애: 폐질환, 심장질환, 알레르기, 당뇨 • 사회적 장애: 의사소통에 장애가 있는 외국 이민자, 타인의존, 노동력 감소자
호 주	• 신제장애: 지체장애, 시각장애, 청각장애, 언어장애, 안면기형 • 정신장애: 정신지체, 정서장애, 알코올 중독, 약물중독 • 내부장애: 심장, 신장, 호흡기, 당뇨, 암, 에이즈 등
독 일	• 신체장애: 지체장애, 시각장애, 청각장애, 언어장애, 안면기형 • 정신장애: 정신질환, 정신지체, 정서장애 • 내부장애: 호흡기, 심장 순환기, 소화기, 비뇨기, 신장, 생식기, 신진대사, 혈관, 피부

4. 장애정도(障碍程度)의 평가

장애유무나 정도를 객관적으로 평가하기 위해서는 그만큼 객관적이고 과학적인 장애평가 기준이 있어야 한다. 하지만 손가락 하나가 절단된 경우라도 장애정도는 엄지와 인지가 다르고, 왼손과 오른손이 다르며, 사무직 종사자인 경우와 피아노 연주자인 경우가 다르다. 또한 본인이 느끼는 장애정도와 다른 사람들이 인정할 수 있는 정도가 다르다. 여러 신체부위의 다양한 정도의 장애를 개개인의 연령과 성별, 그리고 직업 등을 고려하여 객관적인 기준을 만들기란 쉽지 않다. 다양한 신체장기를 어느 한 분야에 전문인 의사 한 사람의 연구에 의해 장애평가기준을 만들거나, 국민들의 신체장애에 대한 개념만으로 평가기준을 만들어서도 안 된다. 여러 전문가들이 다양한 국민들의 생각을 조사하여 함께 기준을 만들어야 할 것이다. 이를 위해 2007년부터 대한의학회가 주관하여 대한의학회 산하 전문의학회에 연구원 추천을 의뢰하였다. 대한가정의학회, 대한내과학회(호흡기, 순환기, 소화기, 신장, 내분비, 혈액종양), 대한산부인과학회, 대한직업환경의학회, 대한성형외과학회, 대한소아과학회, 대한신경과학회, 대한신경외과학회, 대한안과학회, 대한의료감정학회, 대한이비인후과학회, 대한외과학회, 대한재활의학회, 대한신경정신의학회, 대한정형외과학회 등 장애평가와 관련된 여러 전문 학회에서 추천된 120여 명의 연구원이 공동으로 참여하여 위원회를 구성하였다. 위원회를 중심으로 미국의학협회 영구장애평가지침(Guides to the Evaluation of Permanent Impairment) 5판을 비롯한 여러 자료를 참고하여 여러 장애평가기준과 방법에 대한 교육, 연구, 토론, 설문조사 등을 통해 대한의학회 장애평가기준을 개발하였다. 장애평가기준 개발의 배경과 목적, 장애의 기본 개념과 장애평가방법과 원칙에 대한 교육을 받고, 미국의학협회가 2000년에 개정하여 발표한 영구장애평가지침 5판을 분석하였고, 이어 2008년에 발간된 미국의학협회 영구장애평가지침 6판에서 진보된 내용을 받아들여 분석하여 대한의학회 장애평가기준 개발에 반영하였다. 이 기준을 적극 활용하여 우리나라 사람들의 사고방식이나 문화여건 등 국내 여건과 맞지 않은 점들은 유럽이나 미주 또는 아시아 여러 나라의 제도를 참조하여 우리나라 여건에 맞게 조정하여, 우리나라 여건에 적합한 장애평가기준을 개발하였다.

제 2 절 장애평가기준의 일반원칙

1. 기본원칙

대한의학회 장애평가기준(Korean Academy of Medical Science Guides for Impairment Evaluation; KAMS Guides)은 다음과 같은 원칙에 따라 개발하였다.

과학성, 객관성, 편이성, 합리성 그리고 현실성을 갖추도록 노력하였다.

과학성을 갖추기 위해 가장 공신력이 있는 미국의학협회 영구장애평가지침을 기본모형으로 삼았다. 객관성을 갖추기 위해 주관적 증상에 의한 판단을 줄였다. 이를 위해 객관적 징후와 검사소견에 따라 항목별로 점수를 매기고, 그 점수를 이용하여 장애정도를 평가하는 방법을 적극적으로 개발하였다. 편이성을 위해 지나치게 세세한 항목의 평가에 얽매이지 않고, 전체적인 기능을 고려한 평가가 가능하도록 종합적인 평가방법을 도입하였다. 합리성을 갖추기 위해 특정 부위의 다양한 장애의 합이 해당 부위 기능 전 소실보다 크지 않도록 하고, 우리나라 사람들의 장애인지도를 고려하였다. 현실성을 갖추기 위해 우리나라 장애인 이동시설과 같은 장애환경과 의료환경을 고려하고, 주기적인 개정과 보완을 통해 현실성을 보완할 수 있도록 하였다. 의료환경은 과학적인 장애평가를 위해서는 정밀검사가 필요할 수 있으나, 보통의 병원에는 없는 고가의 희귀 장비로만 판정이 가능한 것은 유용성이 크게 낮아지게 되므로, 보통의 장비로 가능하도록 하되, 필요한 경우에는 정밀검사를 활용할 수 있도록 하였다. 위와 같은 다섯 가지 원칙 중에서 객관성 확보를 가장 중요한 요소로 다루었다.

2. 장애평가시기

장애평가는 증상이 고정된 상태에서 평가해야 하며, 현재는 증상이 고정된 경우라도 앞으로 증상의 변화가 예상되는 경우에는 반드시 2년 뒤에 다시 평가하도록 한다. 증상이 고정되었다 함은 향후 1년이 지난 뒤에도 증상의 변화가 거의 없을 정도로 고정된 경우를 말한다. 증상 고정은 보통 치료가 종결된 뒤에 판단하지만, 반드시 치료가 종결된 뒤에 평가해야 하는 것은 아니고, 치료를 받는 중이라도 악화 또는 호전 가능성이 희박할 때에는 증상 고정으로 볼 수 있다.

3. 장애평가 자격과 대상

장애를 평가하는 사람은 해당 장애평가기준과 방법을 아는 의사여야 한다. 한편, 장애평가는 직접 진료를 했던 의사가 장애정도를 가장 잘 알 수 있다는 장점이 있지만, 객관성을 담보하기 어려운 경우가 있다. 따라서 직접 진료를 했던 의사는 장애정도를 평가는 하지만 직접 판정하지 않아야 하며, 장애평가에 필요한 소견들을 자세히 기록하되 판정은 진료하지 않았던 의사가 하는 게 바람직하다. 장애평가는 해당 장애평가기준과 방법을 아는 의사면 할 수 있다. 특정 장애는 특정 전문 과목의 전문의만 평가할 수 있도록 자격을 엄격히 제한함은 특정 자격에 한해서만 배타적 독점을 인정하는 폐쇄적 운용으로 인한 문제가 생길 수 있다. 한 사람이 최종 등급을 결정하는 방법 대신 주치의는 소견을 적고, 판정하는 의사가 등급을 결정하도록 한다면, 일부러 의사의 자격을 제한할 필요가 없기 때문에 장애평가 원칙과 요령을 아는 의사라면 장애를 평가할 수 있도록 개방적 운용이 더 바람직하다.

한편, 장애평가는 모든 나이의 사람들에 대해 할 수 있으나, 유아나 노인의 경우에는 특기할 만한 육체적 또는 정신적 결함이 없는 상태에서도 일상생활을 혼자서 할 수 없는 경우가 있으며, 이를 특별히 비정상적인 것으로 볼 이유가 없기 때문에, 유아나 노인은 장애를 일부러 평가할 필요가 없다는 견해도 있다. 그러나 대한의학회 장애평가기준은 건장한 성인을 기준으로 한 평가가 아니라, 장애가 없는 같은 나이의 신체기능을 기준으로 한 평가로 모든 나이의 사람들을 대상으로 평가할 수 있다. 다만 장애상태가 변화할 때에는 장애를 평가하지 않으며 고정된 장애에 대해 객관적인 장애평가가 가능한 시기라면 어느 나이에든 장애평가가 가능하다고 본다.

의학적으로 평가할 수 있는 장애는 원칙적으로 치료가 종결된 뒤에도 회복되지 않고 남은 고정된 증상을 대상으로 한다. 그러나 장애는 반드시 그 원인이 외상이어야만 하는 것은 아니고, 선천성 질환이나 질병에 의한 고정된 증상도 포함한다.

의학적으로 평가하는 장애는 다음과 같은 16개 분야로 나누어 연구하였다. 각 분야별 장애의 범주는 다음 〈표 1-1-2-1〉와 같다.

장애는 주관적이고 사회경제적 영향을 크게 받기 때문에 이를 객관적으로 입증하기 위해서는 현대 의학의 여러 가지 진단 방법을 이용하여 정상과 다름을 증명할 수 있는 객관적 증거가 확인되어야 한다. 객관적 증거에는 해부학적 또는 형태적인 이상만이 아니라 기능상의

〈표 1-1-2-1〉 장애인복지법과 대한의학회의 장애범주 분야

<table>
<tr><th colspan="3">장애인복지법</th><th colspan="2">대한의학회 새 기준</th></tr>
<tr><td rowspan="17">신체적 장애</td><td rowspan="8">외부 신체 기능의 장애</td><td rowspan="3">지체장애</td><td rowspan="3">근골격계장애</td><td>상지장애</td></tr>
<tr><td>하지장애</td></tr>
<tr><td>척추, 골반장애</td></tr>
<tr><td>뇌병변장애</td><td colspan="2">중추신경계장애</td></tr>
<tr><td>시각장애</td><td colspan="2">시각장애</td></tr>
<tr><td>청각장애</td><td colspan="2">청각, 후각 및 평형관련 장애</td></tr>
<tr><td>언어장애</td><td colspan="2">언어장애</td></tr>
<tr><td>안면장애</td><td colspan="2">외모피부장애</td></tr>
<tr><td rowspan="9">내부 기관의 장애</td><td rowspan="2">신장장애</td><td colspan="2">신장장애</td></tr>
<tr><td colspan="2">비뇨생식기장애</td></tr>
<tr><td>심장장애</td><td colspan="2">심장장애</td></tr>
<tr><td>간장애</td><td colspan="2">소화기장애</td></tr>
<tr><td>호흡기장애</td><td colspan="2">호흡기장애</td></tr>
<tr><td>장루 · 요루장애</td><td colspan="2">소화기장애, 비뇨생식기장애에 포함</td></tr>
<tr><td>간질장애</td><td colspan="2">중추신경계장애에 포함</td></tr>
<tr><td rowspan="2">–</td><td colspan="2">내분비장애</td></tr>
<tr><td colspan="2">종양혈액장애</td></tr>
<tr><td rowspan="3">정신적 장애</td><td colspan="2">정신지체</td><td colspan="2" rowspan="3">정신 및 행동장애</td></tr>
<tr><td colspan="2">정신장애</td></tr>
<tr><td colspan="2">발달장애(자폐증)</td></tr>
</table>

이상도 포함한다.

의학적으로 입증된 객관적 증거는 반드시 학자들 사이에서 의견이 일치된 경우에 한하는 것은 아니나, 최소한 70% 이상의 지지를 받아야 하며, 논란이 되는 장애에 대해서는 특별위원회의 의결에 의해 결정한다.

〈표 1-1-2-1〉에서 보는 바와 같이 신체, 정신의 대부분의 장애에 대해서 평가하도록 하였다. 장애인복지법의 장애유형과 다른 점은 간질장애를 중추신경계장애에 포함하였으며, 척수손상에 대해서 평가방법이 명확하지 않았던 단점을 보완하기 위해 중추신경계장애에서 척수손상에 의한 사지마비, 배변/배뇨장애를 평가하도록 하였다. 즉, 장애인복지법에서의 뇌병변장애를 중추신경 손상에 따른 제반장애를 포함하여 평가하도록 하였다. 장루/요루는 소화기장애, 비뇨생식기장애에서 평가하도록 장기별로 새롭게 구성하였다. 소아에 대한 평가는 장

애평가가 가능한 부분에 대해서도 별도의 장이나 절을 삽입하여 소아에 대한 적절한 평가가 가능하도록 하였다.

4. 장애종류별 장애율의 원칙

간, 폐, 심장 등과 같이 한 장기나 기관의 기능 소실이 사망을 초래할 수 있을 때에는 해당 장기의 기능 전 소실을 모두 100% 장애라고 볼 수 있으나, 100% 장애인 사람은 생존이 불가한 상태이므로 생존한 사람이 100%가 되기는 불가능하리라 본다. 미국의학협회 영구장애평가지침 5판에서는 내부 장기의 최대 장애율을 100%로 설정하였으나, 6판에서는 최대 장애율을 65%로 낮추었다. 이는 현대 의학의 발달로 내부 장기의 장애를 상당 부분 조정 또는 관리할 수 있기 때문에 최대 장애율을 100%가 아니라 65%로 낮춘 것으로 보인다. 그러나 우리나라에서도 최대 장애율을 65%로 적용하기엔 조금 무리가 있을 것으로 보인다. 우리나라의 의료여건은 미국보다는 조금 나쁘다고 보아 최대 장애율을 우리나라에서는 75%로 적용하기로 하였다.

장애 상태에 따른 장애율은 기능 전 소실에 대한 상대적 비율에 따라 정하였다. 장애정도는 원칙적으로 5군을 기준으로 하였으나, 경우에 따라 4~8군의 구분도 가능하도록 하였고, 군별 급간은 가급적 〈표 1-1-2-2〉처럼 일정하도록 하였다. 정신 및 행동장애의 경우에도 가급적 내부 장기장애와 같은 군으로 군과 구간을 똑같이 설정하였다.

한편 각 군의 장애율은 대표 장애율을 장애평가 결과로 제시한다. 단, 의사의 판단에 따라 대표 장애율에서 ±3% 부여가 가능하고, 구간 내에서 최대값이나 최소값을 부여할 수 있다. 또한 의사 판단에 의한 ±3% 부여 결과는 각 군 내 범위(최대값 또는 최소값)를 벗어날 수 없다. 장애율을 제시할 경우 이에 상응하는 이유를 기록하도록 한다.

〈표 1-1-2-2〉 장애율 구분의 일반 원칙

군	1군	2군	3군	4군	5군
장애율	61~75	46~60	31~45	16~30	0~15
대 표	68	53	38	23	7
최 대	75	60	45	30	15
최 소	61	46	31	16	0

눈, 코, 귀, 입(먹기, 말하기), 팔, 다리, 외모, 등은 기능을 모두 잃더라도 그 자체로는 사망에 이르지 않으며, 이런 장기의 기능소실은 크게 두 가지 참고자료를 고려하여 정하였다. 첫 번째 참고자료는 미국의학협회 영구장애평가지침이다. 미국의학협회 영구장애평가지침의 장애율은 세계 표준(global standard)으로 통용될 수 있을 정도의 과학성과 공신력을 갖고 있다. 대한의학회가 만드는 장애율은 의학적으로 평가한 신체장애율이며, 미국의학협회 영구장애평가지침도 신체장애율이다. 신체장애율은 그 사람의 직업이나 업무를 무시하고 사람으로서 당연히 갖추고 있는 건강에 비해 어느 정도의 결함이 있는가를 말한다. 따라서 미국 사람이든 한국 사람이든, 남자든 여자든, 직업이 무엇이든지, 신체장애율은 거의 비슷하다고 본다. 두 번째 참고자료는 우리나라 사람들의 장애인지도다. 장애는 사회와 문화의 영향을 받는다. 장애란 한 개인에게 객관적인 사실로서 존재하는 것이 아니라 사회적인 가치판단에 의해 필요에 따라 규정된다. 다시 말해서 장애인이 되고 안 되고는 그 사람 자신의 자격 문제가 아니고 어떤 사람이 다른 사람과 다르다는 사실에 대해서 사회적으로 불리한 제재를 가하게 되는 조건 때문이다. 또한 장애와 비장애의 구분은 사회의 문화적 기대에 따라 기준이 다르고, 장애상태는 환경에 의해 영향을 많이 받으며 언제든지 변화할 수 있다. 따라서 장애에 대한 개념과 평가기준은 나라마다 다르다. 당연히 우리나라에서는 우리나라에서 정한 장애인의 기준과 조건에 합당해야 장애인으로 등록을 하게 된다. 따라서 우리나라 사람들의 일반적인 장애인지도를 세계표준과 함께 고려하여 적정장애율을 정하였다.

5. 장애계열과 중복장애

장애계열은 가장 최근에 국제적으로 공인을 받은 〈표 1-1-2-3〉과 같은 ICF의 분류체계를 따름이 가장 적절하리라 본다.

장애평가는 대한의학회 장애평가기준안의 분류에 따라서 장애율을 평가한다. 중추신경계 장애, 정신 및 행동장애는 ICF 계열의 정신기능에 해당하며, 시각장애, 청각/평형장애는 ICF 계열의 감각기능과 통증에 해당하며, 언어장애는 ICF 계열의 음성과 언어기능이며, 심장/혈관장애, 폐/호흡장애는 ICF 계열의 심혈관, 혈액, 면역 및 호흡기 계통에 해당하고, 소화기장애는 소화, 대사 및 내분비에 해당하며, 신장장애, 비뇨생식기장애는 ICF 계열의 비뇨와 생식에 해당하고, 근골격계는 ICF 계열의 신경근육과 운동관련 기능과 같으며, 외모피부장애는

〈표 1-1-2-3〉 ICF의 8개 계열과 대한의학회 기준 비교

신체기능	신체구조	대한의학회 기준
정신기능(mental function)	신경계구조	정신/신경
감각기능과 통증	눈, 귀와 관련 구조	감각기능
음성과 언어기능	발성과 언어관련 구조	음성/언어
심혈관, 혈액, 면역, 및 호흡기계통	심혈관, 면역, 호흡기	심혈관/호흡/면역
소화, 대사 및 내분비	소화기, 대사, 내분비	소화/대사/내분비
비뇨와 생식	비뇨와 생식기	비뇨생식
신경근육과 운동관련 기능	운동관련 구조	근골격계(상지/하지/척추, 골반)
피부와 관련된 구조물	피부와 관련된 구조	외모피부

ICF 계열의 피부와 관련된 구조물에 해당한다(〈표 1-1-2-3〉).

여러 장애가 동시에 존재하는 중복장애에 대해서는 〈표 1-1-2-3〉에 제시한 ICF의 계열을 우선한다. 즉, 원칙적으로 장애는 같은 ICF의 계열 중에서는 가장 심한 장애 하나만 인정하고, ICF의 계열이 다를 때 병산한다. 하지만 같은 계열의 장애라도 각각의 장애가 독립적으로 발생할 수 있으며, 작은 장애가 큰 장애의 부분집합이 아닐 때에는 병산할 수 있다. 예를 들어 시각과 청각/평형장애는 같은 계열이지만 서로 독립적으로 발생하는 경우이므로 각각에 대해서 장애율을 구하고 병산하여 최종장애를 평가한다. 마찬가지로 상지장애, 하지장애, 척추장애의 경우에도 같은 ICF계열에 포함되어 있지만 서로 독립적으로 발생하므로 각 장기별로 장애를 평가하여 병산한다. 한편 계열이 다르더라도 큰 장애가 생기면 90% 이상의 확률로 당연히 동반되는 장애는 병산하지 않으며, 큰 장애 하나만 인정한다.

A와 B, 두 장애의 병산은 "A+(100−A)×B"와 같은 수식에 따라 큰 장애부터 순서대로 계산하거나 〈표 1-1-2-5〉 장애율병산표에 따른다. 장애율병산표는 A+B(1−A)의 개념으로 중복장애평가를 위하여 평가 의사가 요약장애율을 이용하여 중복장애의 결과를 설명할 수 있도록 고안되었다. 표준공식을 사용하면 평가대상자의 장애가 여러 건이 겹치더라도 요약장애율이 100%를 넘지 않는다. 장애율병산표에 따라 중복장애를 합산하면 신체장애율은 개별장애율을 모두 합산한 값과 동등하거나 그 보다 약간 작게 산출된다.

장애율은 해당 장기장애율을 병산할 때 소수점 이하는 반올림하고, 전신장애율로 환산한 뒤 전신장애율 최종값도 반올림하여 정수로 나타낸다. 예를 들어 상지장애율 47%와 11%를 병산하면, [47+(100−47)×0.11]=52.8%이며, 52.8%를 소수점 이하 반올림하여 53%를 상

〈표 1-1-2-4〉 장애평가 관련 각 기준별 분류체계 비교

대한의학회 장애평가기준안	국제 기능·장애·건강 분류(ICF)	미국의사협회 장애평가기준 6판
1. 중추신경계장애	Ⅰ. 정신기능	13. 중추/말초 신경계
2. 정신 및 행동장애		14. 정신/행동
3. 청각, 후각 및 평형관련 장애	Ⅱ. 감각기능과 통증	11. 귀, 코, 인후와 관련 구조물
4. 시각장애		12. 시각계
5. 언어장애	Ⅲ. 음성과 언어기능	11. 귀, 코, 인후와 관련 구조물
6. 심장장애	Ⅳ. 심혈관, 혈액, 면역, 및 호흡기계통	4. 심혈관계
7. 호흡기장애		5. 호흡기계
8. 소화기장애	Ⅴ. 소화, 대사, 및 내분비	6. 소화기계
9. 신장장애	Ⅵ. 비뇨와 생식	7. 비뇨/생식기계
10. 비뇨생식기장애		
11. 종양혈액장애	Ⅳ. 심혈관, 혈액, 면역, 및 호흡기계통	9. 조혈계
12. 내분비장애		10. 내분비계
13. 근골격계장애	Ⅶ. 신경근육과 운동관련 기능	15. 상지 16. 하지 17. 척추/골반
14. 외모피부장애	Ⅷ. 피부와 관련된 구조물	8. 피부 11. 귀, 코, 인후와 관련 구조물

지장애율이라고 하며, 전신장애율로 환산하면 53%×0.6=31.8%로, 소수점 이하 반올림하면 전신장애율은 32%이다.

중복장애를 모두 합산하는 최선의 방법을 보여주는 정확한 공식은 아직 없다. 장애의 다양성과 병산작업에 내재하는 큰 폭의 변화 가능성 때문에 모든 경우에 적용되는 공식을 만드는 일은 어렵다. 다른 중복장애를 병산할 경우에도 단순가산이 아닌 다른 방법을 사용하는 것이 보다 적절하다. 장애율을 병합할 때 같은 부위 내에 발생한 장애율은 다른 부위의 장애율과의 병산에 앞서 먼저 병산하는 것이 일반적인 경우이며, 예를 들면 운동 이상, 신경계 손상, 사지의 부분 절단 등을 수반한 중복장애의 경우 먼저 사지 부위의 장애를 병산한 후 호흡계통과 같은 다른 부위의 장애와 병산한다.

〈표 1-1-2-5〉 장애율병산표

	1	2	3	4	5	6	7	8	9	10	11	12	13	14	15	16	17	18	19	20	21	22	23	24	25	26	27	28	29	30	31	32	33	34	35	36	37	38	39	40	41	42	43	44	45	46	47	48	49	50
1	2
2	3	4
3	4	5	6
4	5	6	7	8
5	6	7	8	9	10
6	7	8	9	10	11	12
7	8	9	10	11	12	13	14
8	9	10	11	12	13	14	14	15
9	10	11	12	13	14	14	15	16	17
10	11	12	13	14	15	15	16	17	18	19
11	12	13	14	15	15	16	17	18	19	20	21
12	13	14	15	16	16	17	18	19	20	21	22	23
13	14	15	16	16	17	18	19	20	21	22	23	23	24
14	15	16	17	17	18	19	20	21	22	23	23	24	25	26
15	16	17	18	18	19	20	21	22	23	24	24	25	26	27	28
16	17	18	19	19	20	21	22	23	24	24	25	26	27	28	29	29
17	18	19	19	20	21	22	23	24	24	25	26	27	28	29	29	30	31
18	19	20	20	21	22	23	24	25	25	26	27	28	29	29	30	31	32	33
19	20	21	21	22	23	24	25	25	26	27	28	29	30	30	31	32	33	34	34
20	21	22	22	23	24	25	26	26	27	28	29	30	30	31	32	33	34	34	35	36
21	22	23	23	24	25	26	27	27	28	29	30	30	31	32	33	34	34	35	36	37	38
22	23	24	24	25	26	27	27	28	29	30	31	31	32	33	34	34	35	36	37	38	38	39
23	24	25	25	26	27	28	28	29	30	31	31	32	33	34	35	35	36	37	38	38	39	40	41
24	25	26	26	27	28	29	29	30	31	32	32	33	34	35	35	36	37	38	38	39	40	41	41	42
25	26	27	27	28	29	30	30	31	32	33	33	34	35	36	36	37	38	39	39	40	41	42	42	43	44
26	27	27	28	29	30	30	31	32	33	33	34	35	36	36	37	38	39	39	40	41	42	42	43	44	45	45
27	28	28	29	30	31	31	32	33	34	34	35	36	36	37	38	39	39	40	41	42	42	43	44	45	45	46	47
28	29	29	30	31	32	32	33	34	34	35	36	37	37	38	39	40	40	41	42	42	43	44	45	45	46	47	47	48
29	30	30	31	32	33	33	34	35	35	36	37	38	38	39	40	40	41	42	42	43	44	45	45	46	47	47	48	49	50
30	31	31	32	33	34	34	35	36	36	37	38	38	39	40	41	41	42	43	43	44	45	45	46	47	48	48	49	50	50	51
31	32	32	33	34	34	35	36	37	37	38	39	39	40	41	41	42	43	43	44	45	45	46	47	48	48	49	50	50	51	52	52
32	33	33	34	35	35	36	37	37	38	39	39	40	41	42	42	43	44	44	45	46	46	47	48	48	49	50	50	51	52	52	53	54
33	34	34	35	36	36	37	38	38	39	40	40	41	42	42	43	44	44	45	46	46	47	48	48	49	50	50	51	52	52	53	54	54	55
34	35	35	36	37	37	38	39	39	40	41	41	42	43	43	44	45	45	46	47	47	48	49	49	50	51	51	52	52	53	54	54	55	56	56
35	36	36	37	38	38	39	40	40	41	42	42	43	43	44	45	45	46	47	47	48	49	49	50	51	51	52	53	53	54	55	55	56	56	57	58
36	37	37	38	39	39	40	40	41	42	42	43	44	44	45	46	46	47	48	48	49	49	50	51	51	52	53	53	54	55	55	56	56	57	58	58	59
37	38	38	39	40	40	41	41	42	43	43	44	45	45	46	46	47	48	48	49	50	50	51	51	52	53	53	54	55	55	56	57	57	58	58	59	60	60
38	39	39	40	40	41	42	42	43	44	44	45	45	46	47	47	48	49	49	50	50	51	52	52	53	54	54	55	55	56	57	57	58	58	59	60	60	61	62
39	40	40	41	41	42	43	43	44	44	45	46	46	47	48	48	49	49	50	51	51	52	52	53	54	54	55	55	56	57	57	58	59	59	60	60	61	62	62	63
40	41	41	42	42	43	44	44	45	45	46	47	47	48	48	49	50	50	51	51	52	53	53	54	54	55	56	56	57	57	58	59	59	60	60	61	62	62	63	63	64
41	42	42	43	43	44	45	45	46	46	47	47	48	49	49	50	50	51	52	52	53	53	54	55	55	56	56	57	58	58	59	59	60	60	61	62	62	63	63	64	65	65
42	43	43	44	44	45	45	46	47	47	48	48	49	50	50	51	51	52	52	53	54	54	55	55	56	57	57	58	58	59	59	60	61	61	62	62	63	63	64	65	65	66	66
43	44	44	45	45	46	46	47	48	48	49	49	50	50	51	52	52	53	53	54	54	55	56	56	57	57	58	58	59	60	60	61	61	62	62	63	64	64	65	65	66	66	67	68
44	45	45	46	46	47	47	48	48	49	50	50	51	51	52	52	53	54	54	55	55	56	56	57	57	58	59	59	60	60	61	61	62	62	63	64	64	65	65	66	66	67	68	68	69
45	46	46	47	47	48	48	49	49	50	51	51	52	52	53	53	54	54	55	55	56	57	57	58	58	59	59	60	60	61	62	62	63	63	64	64	65	65	66	66	67	68	68	69	69	70
46	47	47	48	48	49	49	50	50	51	51	52	52	53	54	54	55	55	56	56	57	57	58	58	59	60	60	61	61	62	62	63	63	64	64	65	65	66	67	67	68	68	69	69	70	70	71
47	48	48	49	49	50	50	51	51	52	52	53	53	54	54	55	55	56	57	57	58	58	59	59	60	60	61	61	62	62	63	63	64	64	65	66	66	67	67	68	68	69	69	70	70	71	71	72
48	49	49	50	50	51	51	52	52	53	53	54	54	55	55	56	56	57	57	58	58	59	59	60	60	61	62	62	63	63	64	64	65	65	66	66	67	67	68	68	69	69	70	70	71	71	72	72	73
49	50	50	51	51	52	52	53	53	54	54	55	55	56	56	57	57	58	58	59	59	60	60	61	61	62	62	63	63	64	64	65	65	66	66	67	67	68	68	69	69	70	70	71	71	72	72	73	73	74
50	51	51	52	52	53	53	54	54	55	55	56	56	57	57	58	58	59	59	60	60	61	61	62	62	63	63	64	64	65	65	66	66	67	67	68	68	69	69	70	70	71	71	72	72	73	73	74	74	75	75

	1	2	3	4	5	6	7	8	9	10	11	12	13	14	15	16	17	18	19	20	21	22	23	24	25	26	27	28	29	30	31	32	33	34	35	36	37	38	39	40	41	42	43	44	45	46	47	48	49	50
51	51	52	52	53	53	54	54	55	55	56	56	57	57	58	58	59	59	60	60	61	61	62	62	63	63	64	64	65	65	66	66	67	67	68	68	69	69	70	70	71	71	72	72	73	73	74	74	75	75	76
52	52	53	53	54	54	55	55	56	56	57	57	58	58	59	59	60	60	61	61	62	62	63	63	64	64	64	65	65	66	66	67	67	68	68	69	69	70	70	71	71	72	72	73	73	74	74	75	75	76	76
53	53	54	54	55	55	56	56	57	57	58	58	59	59	60	60	61	61	61	62	62	63	63	64	64	65	65	66	66	67	67	68	68	69	69	69	70	70	71	71	72	72	73	73	74	74	75	75	76	76	77
54	54	55	55	56	56	57	57	58	58	59	59	60	60	60	61	61	62	62	63	63	64	64	65	65	66	66	66	67	67	68	68	69	69	70	70	71	71	71	72	72	73	73	74	74	75	75	76	76	77	77
55	55	56	56	57	57	58	58	59	59	60	60	60	61	61	62	62	63	63	64	64	64	65	65	66	66	67	67	68	68	69	69	69	70	70	71	71	72	72	73	73	73	74	74	75	75	76	76	77	77	78
56	56	57	57	58	58	59	59	60	60	60	61	61	62	62	63	63	63	64	64	65	65	66	66	67	67	67	68	68	69	69	70	70	71	71	71	72	72	73	73	74	74	74	75	75	76	76	77	77	78	78
57	57	58	58	59	59	60	60	60	61	61	62	62	63	63	63	64	64	65	65	66	66	66	67	67	68	68	69	69	69	70	70	71	71	72	72	72	73	73	74	74	75	75	75	76	76	77	77	78	78	79
58	58	59	59	60	60	61	61	61	62	62	63	63	63	64	64	65	65	66	66	66	67	67	68	68	69	69	69	70	70	71	71	71	72	72	73	73	74	74	74	75	75	76	76	76	77	77	78	78	79	79
59	59	60	60	61	61	61	62	62	63	63	64	64	64	65	65	66	66	66	67	67	68	68	68	69	69	70	70	70	71	71	72	72	73	73	73	74	74	75	75	75	76	76	77	77	77	78	78	79	79	80
60	60	61	61	62	62	62	63	63	64	64	64	65	65	66	66	66	67	67	68	68	68	69	69	70	70	70	71	71	72	72	72	73	73	74	74	74	75	75	76	76	76	77	77	78	78	78	79	79	80	80
61	61	62	62	63	63	63	64	64	65	65	65	66	66	66	67	67	68	68	68	69	69	70	70	70	71	71	72	72	72	73	73	73	74	74	75	75	75	76	76	77	77	77	78	78	79	79	79	80	80	81
62	62	63	63	64	64	64	65	65	65	66	66	67	67	67	68	68	68	69	69	70	70	70	71	71	72	72	72	73	73	73	74	74	75	75	75	76	76	76	77	77	78	78	78	79	79	79	80	80	81	81
63	63	64	64	64	65	65	66	66	66	67	67	67	68	68	69	69	69	70	70	70	71	71	72	72	72	73	73	73	74	74	74	75	75	76	76	76	77	77	77	78	78	79	79	79	80	80	80	81	81	82
64	64	65	65	65	66	66	67	67	67	68	68	68	69	69	69	70	70	70	71	71	72	72	72	73	73	73	74	74	74	75	75	76	76	76	77	77	77	78	78	78	79	79	79	80	80	81	81	81	82	82
65	65	66	66	66	67	67	67	68	68	69	69	69	70	70	70	71	71	71	72	72	72	73	73	73	74	74	74	75	75	76	76	76	77	77	77	78	78	78	79	79	79	80	80	80	81	81	81	82	82	83
66	66	67	67	67	68	68	68	69	69	69	70	70	70	71	71	71	72	72	72	73	73	73	74	74	75	75	75	76	76	76	77	77	77	78	78	78	79	79	79	80	80	80	81	81	81	82	82	82	83	83
67	67	68	68	68	69	69	69	70	70	70	71	71	71	72	72	72	73	73	73	74	74	74	75	75	75	76	76	76	77	77	77	78	78	78	79	79	79	80	80	80	81	81	81	82	82	82	83	83	83	84
68	68	69	69	69	70	70	70	71	71	71	72	72	72	72	73	73	73	74	74	74	75	75	75	76	76	76	77	77	77	78	78	78	79	79	79	80	80	80	80	81	81	81	82	82	82	83	83	83	84	84
69	69	70	70	70	71	71	71	71	72	72	72	73	73	73	74	74	74	75	75	75	76	76	76	76	77	77	77	78	78	78	79	79	79	80	80	80	80	81	81	81	82	82	82	83	83	83	84	84	84	85
70	70	71	71	71	72	72	72	72	73	73	73	74	74	74	75	75	75	75	76	76	76	77	77	77	78	78	78	78	79	79	79	80	80	80	81	81	81	81	82	82	82	83	83	83	84	84	84	84	85	85
71	71	72	72	72	72	73	73	73	74	74	74	74	75	75	75	76	76	76	77	77	77	77	78	78	78	79	79	79	79	80	80	80	81	81	81	81	82	82	82	83	83	83	83	84	84	84	85	85	85	86
72	72	73	73	73	73	74	74	74	75	75	75	75	76	76	76	76	77	77	77	78	78	78	78	79	79	79	80	80	80	80	81	81	81	82	82	82	82	83	83	83	83	84	84	84	85	85	85	85	86	86
73	73	74	74	74	74	75	75	75	75	76	76	76	77	77	77	77	78	78	78	78	79	79	79	79	80	80	80	81	81	81	81	82	82	82	82	83	83	83	84	84	84	84	85	85	85	85	86	86	86	87
74	74	75	75	75	75	76	76	76	76	77	77	77	77	78	78	78	78	79	79	79	79	80	80	80	81	81	81	81	82	82	82	82	83	83	83	83	84	84	84	84	85	85	85	85	86	86	86	86	87	87
75	75	76	76	76	76	77	77	77	77	78	78	78	78	79	79	79	79	80	80	80	80	81	81	81	81	82	82	82	82	83	83	83	83	84	84	84	84	85	85	85	85	86	86	86	86	87	87	87	87	88
76	76	76	77	77	77	77	78	78	78	78	79	79	79	79	80	80	80	80	81	81	81	81	82	82	82	82	82	83	83	83	83	84	84	84	84	85	85	85	85	86	86	86	86	87	87	87	87	88	88	88
77	77	77	78	78	78	78	79	79	79	79	80	80	80	80	80	81	81	81	81	82	82	82	82	83	83	83	83	83	84	84	84	84	85	85	85	85	86	86	86	86	86	87	87	87	87	88	88	88	88	89
78	78	78	79	79	79	79	80	80	80	80	80	81	81	81	81	82	82	82	82	82	83	83	83	83	84	84	84	84	84	85	85	85	85	85	86	86	86	86	87	87	87	87	87	88	88	88	88	89	89	89
79	79	79	80	80	80	80	80	81	81	81	81	82	82	82	82	82	83	83	83	83	83	84	84	84	84	84	85	85	85	85	86	86	86	86	86	87	87	87	87	87	88	88	88	88	88	89	89	89	89	90
80	80	80	81	81	81	81	81	82	82	82	82	82	83	83	83	83	83	84	84	84	84	84	85	85	85	85	86	86	86	86	86	86	87	87	87	87	87	88	88	88	88	88	89	89	89	89	89	90	90	90
81	81	81	82	82	82	82	82	83	83	83	83	83	83	84	84	84	84	84	85	85	85	85	85	86	86	86	86	86	87	87	87	87	87	87	88	88	88	88	88	89	89	89	89	89	90	90	90	90	90	91
82	82	82	83	83	83	83	83	83	84	84	84	84	84	85	85	85	85	85	85	86	86	86	86	86	87	87	87	87	87	87	88	88	88	88	88	88	89	89	89	89	89	90	90	90	90	90	90	91	91	91
83	83	83	84	84	84	84	84	84	85	85	85	85	85	85	86	86	86	86	86	86	87	87	87	87	87	87	88	88	88	88	88	88	89	89	89	89	89	89	90	90	90	90	90	90	91	91	91	91	91	92
84	84	84	84	85	85	85	85	85	85	86	86	86	86	86	86	87	87	87	87	87	87	88	88	88	88	88	88	88	89	89	89	89	89	89	90	90	90	90	90	90	91	91	91	91	91	91	92	92	92	92
85	85	85	85	86	86	86	86	86	86	87	87	87	87	87	87	87	88	88	88	88	88	88	88	89	89	89	89	89	89	90	90	90	90	90	90	90	91	91	91	91	91	91	91	92	92	92	92	92	92	93
86	86	86	86	87	87	87	87	87	87	87	88	88	88	88	88	88	88	89	89	89	89	89	89	89	90	90	90	90	90	90	90	90	91	91	91	91	91	91	91	92	92	92	92	92	92	92	93	93	93	93
87	87	87	87	88	88	88	88	88	88	88	88	89	89	89	89	89	89	89	89	90	90	90	90	90	90	90	91	91	91	91	91	91	91	91	92	92	92	92	92	92	92	92	93	93	93	93	93	93	93	94
88	88	88	88	88	89	89	89	89	89	89	89	89	90	90	90	90	90	90	90	90	91	91	91	91	91	91	91	91	91	92	92	92	92	92	92	92	92	93	93	93	93	93	93	93	93	94	94	94	94	94
89	89	89	89	89	90	90	90	90	90	90	90	90	90	91	91	91	91	91	91	91	91	91	92	92	92	92	92	92	92	92	92	93	93	93	93	93	93	93	93	93	94	94	94	94	94	94	94	94	94	95
90	90	90	90	90	91	91	91	91	91	91	91	91	91	91	92	92	92	92	92	92	92	92	92	92	93	93	93	93	93	93	93	93	93	93	94	94	94	94	94	94	94	94	94	94	95	95	95	95	95	95
91	91	91	91	91	91	92	92	92	92	92	92	92	92	92	92	92	93	93	93	93	93	93	93	93	93	93	93	94	94	94	94	94	94	94	94	94	94	94	95	95	95	95	95	95	95	95	95	95	95	96
92	92	92	92	92	92	92	93	93	93	93	93	93	93	93	93	93	93	93	94	94	94	94	94	94	94	94	94	94	94	94	94	95	95	95	95	95	95	95	95	95	95	95	95	96	96	96	96	96	96	96
93	93	93	93	93	93	93	93	94	94	94	94	94	94	94	94	94	94	94	94	94	94	95	95	95	95	95	95	95	95	95	95	95	95	95	95	95	96	96	96	96	96	96	96	96	96	96	96	96	96	97
94	94	94	94	94	94	94	94	94	95	95	95	95	95	95	95	95	95	95	95	95	95	95	95	95	96	96	96	96	96	96	96	96	96	96	96	96	96	96	96	96	96	97	97	97	97	97	97	97	97	97
95	95	95	95	95	95	95	95	95	95	96	96	96	96	96	96	96	96	96	96	96	96	96	96	96	96	96	96	96	96	97	97	97	97	97	97	97	97	97	97	97	97	97	97	97	97	97	97	97	97	98
96	96	96	96	96	96	96	96	96	96	96	96	96	97	97	97	97	97	97	97	97	97	97	97	97	97	97	97	97	97	97	97	97	97	97	97	97	97	98	98	98	98	98	98	98	98	98	98	98	98	98
97	97	97	97	97	97	97	97	97	97	97	97	97	97	97	97	97	98	98	98	98	98	98	98	98	98	98	98	98	98	98	98	98	98	98	98	98	98	98	98	98	98	98	98	98	98	98	98	98	98	99
98	98	98	98	98	98	98	98	98	98	98	98	98	98	98	98	98	98	98	98	98	98	98	98	98	99	99	99	99	99	99	99	99	99	99	99	99	99	99	99	99	99	99	99	99	99	99	99	99	99	99
99	99	99	99	99	99	99	99	99	99	99	99	99	99	99	99	99	99	99	99	99	99	99	99	99	99	99	99	99	99	99	99	99	99	99	99	99	99	99	99	99	99	99	99	99	99	99	99	99	99	100
	1	2	3	4	5	6	7	8	9	10	11	12	13	14	15	16	17	18	19	20	21	22	23	24	25	26	27	28	29	30	31	32	33	34	35	36	37	38	39	40	41	42	43	44	45	46	47	48	49	50

	51	52	53	54	55	56	57	58	59	60	61	62	63	64	65	66	67	68	69	70	71	72	73	74	75	76	77	78	79	80	81	82	83	84	85	86	87	88	89	90	91	92	93	94	95	96	97	98	99	100
51	76																																																	
52	76	77																																																
53	77	77	78																																															
54	77	78	78	79																																														
55	78	78	79	79	80																																													
56	78	79	79	80	80	81																																												
57	79	79	80	80	81	81	82																																											
58	79	80	80	81	81	82	82	82																																										
59	80	80	81	81	82	82	82	83	83																																									
60	80	81	81	82	82	82	83	83	84	84																																								
61	81	81	82	82	82	83	83	84	84	84	85																																							
62	81	82	82	83	83	83	84	84	84	85	85	86																																						
63	82	82	83	83	83	84	84	84	85	85	86	86	86																																					
64	82	83	83	83	84	84	85	85	85	86	86	86	87	87																																				
65	83	83	84	84	84	85	85	85	86	86	86	87	87	87	88																																			
66	83	84	84	84	85	85	85	86	86	86	87	87	87	88	88	88																																		
67	84	84	84	85	85	85	86	86	86	87	87	87	88	88	88	89	89																																	
68	84	85	85	85	86	86	86	87	87	87	88	88	88	88	89	89	89	90																																
69	85	85	85	86	86	86	87	87	87	88	88	88	89	89	89	89	90	90	90																															
70	85	86	86	86	87	87	87	87	88	88	88	89	89	89	90	90	90	90	91	91																														
71	86	86	86	87	87	87	88	88	88	88	89	89	89	90	90	90	90	91	91	91	92																													
72	86	87	87	87	87	88	88	88	89	89	89	89	90	90	90	90	91	91	91	92	92	92																												
73	87	87	87	88	88	88	88	89	89	89	89	90	90	90	91	91	91	91	92	92	92	92	93																											
74	87	88	88	88	88	89	89	89	89	90	90	90	90	91	91	91	91	92	92	92	92	93	93	93																										
75	88	88	88	89	89	89	89	90	90	90	90	91	91	91	91	92	92	92	92	93	93	93	93	94	94																									
76	88	88	89	89	89	89	90	90	90	90	91	91	91	91	92	92	92	92	93	93	93	93	94	94	94	94																								
77	89	89	89	89	90	90	90	90	91	91	91	91	91	92	92	92	92	93	93	93	93	94	94	94	94	94	95																							
78	89	89	90	90	90	90	91	91	91	91	91	92	92	92	92	93	93	93	93	93	94	94	94	94	95	95	95	95																						
79	90	90	90	90	91	91	91	91	91	92	92	92	92	92	93	93	93	93	93	94	94	94	94	95	95	95	95	95	96																					
80	90	90	91	91	91	91	91	92	92	92	92	92	93	93	93	93	93	94	94	94	94	94	95	95	95	95	95	96	96	96																				
81	91	91	91	91	91	92	92	92	92	92	93	93	93	93	93	94	94	94	94	94	94	95	95	95	95	95	96	96	96	96	96																			
82	91	91	92	92	92	92	92	92	93	93	93	93	93	94	94	94	94	94	94	95	95	95	95	95	96	96	96	96	96	96	97	97																		
83	92	92	92	92	92	93	93	93	93	93	93	94	94	94	94	94	94	95	95	95	95	95	95	96	96	96	96	96	96	97	97	97	97																	
84	92	92	92	93	93	93	93	93	93	94	94	94	94	94	94	95	95	95	95	95	95	96	96	96	96	96	96	96	97	97	97	97	97	97																
85	93	93	93	93	93	93	94	94	94	94	94	94	94	95	95	95	95	95	95	96	96	96	96	96	96	96	97	97	97	97	97	97	97	98	98															
86	93	93	93	94	94	94	94	94	94	94	95	95	95	95	95	95	95	96	96	96	96	96	96	96	97	97	97	97	97	97	97	97	98	98	98	98														
87	94	94	94	94	94	94	94	95	95	95	95	95	95	95	95	96	96	96	96	96	96	96	96	97	97	97	97	97	97	97	98	98	98	98	98	98	98													
88	94	94	94	94	95	95	95	95	95	95	95	95	96	96	96	96	96	96	96	96	97	97	97	97	97	97	97	97	97	98	98	98	98	98	98	98	98	99												
89	95	95	95	95	95	95	95	95	95	96	96	96	96	96	96	96	96	96	97	97	97	97	97	97	97	97	97	98	98	98	98	98	98	98	98	98	99	99	99											
90	95	95	95	95	96	96	96	96	96	96	96	96	96	96	97	97	97	97	97	97	97	97	97	97	98	98	98	98	98	98	98	98	98	98	99	99	99	99	99	99										
91	96	96	96	96	96	96	96	96	96	96	96	97	97	97	97	97	97	97	97	97	97	97	98	98	98	98	98	98	98	98	98	98	98	99	99	99	99	99	99	99	99									
92	96	96	96	96	96	96	97	97	97	97	97	97	97	97	97	97	97	97	98	98	98	98	98	98	98	98	98	98	98	98	98	99	99	99	99	99	99	99	99	99	99	99								
93	97	97	97	97	97	97	97	97	97	97	97	97	97	97	98	98	98	98	98	98	98	98	98	98	98	98	98	98	99	99	99	99	99	99	99	99	99	99	99	99	99	99	100							
94	97	97	97	97	97	97	97	97	98	98	98	98	98	98	98	98	98	98	98	98	98	98	98	98	99	99	99	99	99	99	99	99	99	99	99	99	99	99	99	99	99	100	100	100						
95	98	98	98	98	98	98	98	98	98	98	98	98	98	98	98	98	98	98	98	99	99	99	99	99	99	99	99	99	99	99	99	99	99	99	99	99	99	99	99	100	100	100	100	100	100					
96	98	98	98	98	98	98	98	98	98	98	98	98	99	99	99	99	99	99	99	99	99	99	99	99	99	99	99	99	99	99	99	99	99	99	99	99	99	100	100	100	100	100	100	100	100	100				
97	99	99	99	99	99	99	99	99	99	99	99	99	99	99	99	99	99	99	99	99	99	99	99	99	99	99	99	99	99	99	99	99	99	100	100	100	100	100	100	100	100	100	100	100	100	100	100			
98	99	99	99	99	99	99	99	99	99	99	99	99	99	99	99	99	99	99	99	99	99	99	99	99	100	100	100	100	100	100	100	100	100	100	100	100	100	100	100	100	100	100	100	100	100	100	100	100		
99	100	100	100	100	100	100	100	100	100	100	100	100	100	100	100	100	100	100	100	100	100	100	100	100	100	100	100	100	100	100	100	100	100	100	100	100	100	100	100	100	100	100	100	100	100	100	100	100	100	

제 3 절 장애평가기준의 활용

1. 장애평가 목적과 대상

장애평가의 목적은 다양하다. 장애인의 사회참여나 재활을 목적으로 한 평가기준과 법적인 분쟁과 관련되어 손해배상을 해야 하는 경우의 평가기준이 같을 수 없다. 장애인 복지를 위한 장애평가기준은 되도록 간편해야 할 것이나 손해배상과 관련된 장애평가는 객관적이고 상세해야 할 것이다. 대한의학회 장애평가기준은 과학성, 객관성, 편이성, 합리성, 현실성을 갖추도록 노력하였고, 특히 객관성 확보를 중요한 가치로 삼았다. 현재 가장 과학적이라는 평가를 받고 있는 미국의학협회 영구장애평가지침을 기본모형으로 삼고, 우리나라의 여러 여건을 고려하여 우리나라 여건에 합당한 과학적인 평가기준으로 자세하면서 객관적이고 우리나라 여건에 합당하다. 이 기준은 장애유무나 정도를 평가하는 의사들을 위한 기준이다.

장애의 종류와 범주는 매우 다양하나, 이번 연구는 의학적으로 평가할 수 있는 장애를 평가대상으로 하였다. 따라서 치과분야의 장애는 이번 연구에서는 포함되지 않았다. 또한 현대의학으로 분석하기 어려운 한의학적인 질병이나 장애도 제외하였다. 이 기준은 장애유형을 구분하지 않으며, 장애정도는 백분율로 평가하는 방식을 채택하였다. 손상은 물론 질병도 포함하며, 정신과 신체, 모든 분야의 장애를 평가대상으로 하지만 치과장애와 한의학적 개념의 장애는 포함하지 않았다.

장애평가 대상은 의학적으로 평가할 수 있는 고정된 신체증상이다. 곧 일시적 장애가 아니라 영구장애이다. 영구장애란 장애를 평가하는 때부터 1년이 지난 뒤에도 증상의 변화가 거의 없을 정도로 고정되었을 때 평가하는 고정된 장애를 말한다. 다만 증상이나 장애가 점점 나빠지는 경우에는 각각의 경우에 합당한 기간을 따로 정하도록 하였다.

영구장애 중에서는 반드시 사고나 외상과 같은 외부요인에 의해 발생하는 손상이나 중독만이 장애평가의 대상이 되는 것은 아니고, 질병에 의한 경우라고 하더라도 더 이상 증상이 호전되지 아니하고 고정된 경우에는 장애평가의 대상으로 포함하였다. 다만, 전문가들 사이에서 의견이 서로 달라 합의하지 못한 경우들에 대해서는 평가기준을 확정하지 아니하고, 새로운 방법이나 기준에 의해 합의가 이루어질 때까지 유보하고자 하였으나, 경우에 따라서는 최소한의 조건에 합당할 때에는 부분적으로 인정할 수 있도록 하였다.

2. 장애평가기준의 활용

장애의 개념과 평가기준은 평가목적에 따라 다르다. 대한의학회 장애평가기준은 신체장애(손상)율(physical impairment)이다. 보통 의학적으로 평가한 신체장애율은 직업이나 일을 떠나 사람으로서 생활하는 데 겪는 어려움의 정도를 뜻한다. 대한의학회의 장애평가기준은 바로 이 수준의 장애평가로 다른 말로는 의학적 장애(medical impairment)라고 할 수 있다.

노동력상실률은 특정 직업이나 업무에 대한 수행능력 여부를 평가하는 것으로 돈을 벌 수 있는 능력, 곧 경제적 측면에서 평가한 경제적 장애(economical impairment)라고 할 수 있다. 노동력상실률은 의학적 장애에다가 특정 부위나 장기의 기능과 특정 업무나 작업의 난이도나 중요성을 고려하여 개발한 경제장애 전환계수(작업과 장애종류별 가감비율)를 활용하여 구한다. 노동력상실률은 신체장애로 인한 기대수익의 상실과 같은 경제적 측면의 보상이나 배상에 활용할 수 있다.

대한의학회 장애평가기준에 따른 장애정도는 직업을 제외한 일상생활의 불편정도를 백분율로 표현한 것이며, 실제로 특정 직업이나 업무에 대한 수행능력이나 수행능력의 제한에 따

〈표 1-1-3-1〉 장애인복지법과 대한의학회의 장애평가 범위와 장단점

비교항목	장애인복지법	대한의학회 기준
평가범위	의료모형뿐	〔의료＋직업＋사회경제〕로 활용 가능
장 단 점	평가주체가 의사 한 사람* 다른 요소를 고려하지 못함	의사는 의료만 평가 평가주체의 복수화로 복잡할 수 있음

* 2011년 4월부터 의사는 소견을 적고 등급은 국민연금공단에서 결정하는 방식으로 바뀜.

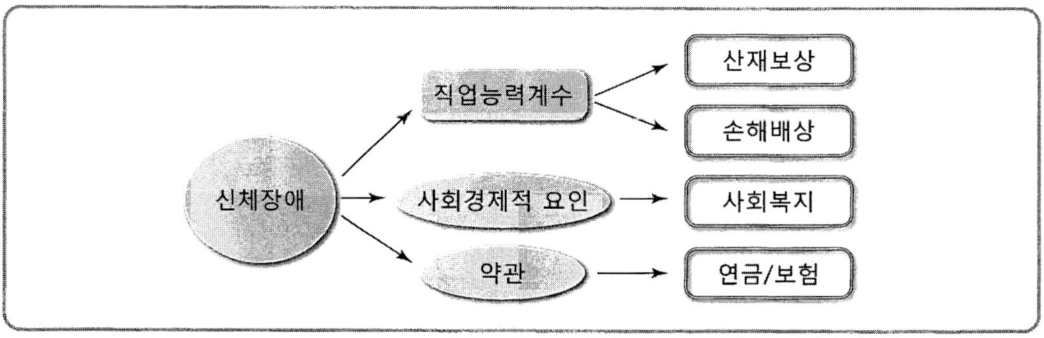

〈그림 1-1-3-1〉 장애평가 활용 분야

른 수입의 감소를 표현한 것이 아니다. 바꾸어 말하면 대한의학회 장애평가기준에 따른 장애율은 최종 산물이 아닌 원자재에 해당되며, 이를 적절한 도구로 가공할 때 상응하는 최종 산물을 얻을 수 있다.

제 2 부

각 론

제 1 장 중추신경계장애

박동식 · 김종문 · 이준수

제 1 절 중추신경계장애

1. 범주와 원칙

가. 포함 및 제외 범주

1) 포함 범주

뇌병변과 척수병변에 의한 장애를 평가한다. 의식 수준, 언어, 행동과 기분, 상하지, 방광, 장, 성, 호흡기능 등의 이상이 뇌병변 또는 척수병변에 의한 경우만 이 장의 표에 의해 평가

평가항목
1) 뇌병변장애의 평가 ① 일상생활동작(activities of daily living: ADLs) 〈표 2-1-1-1〉 ② 의식과 각성상태의 장애 평가 〈표 2-1-1-2〉 ③ 발작성 신경장애 평가 〈표 2-1-1-3〉 ④ 뇌의 기질적 장애에 의한 고위대뇌기능(정신상태, 인지기능, 고위대뇌통합기능)장애 평가 〈표 2-1-1-4〉 ⑤ 언어장애 평가 〈표 2-1-1-5〉 ⑥ 감정 및 행동장애 평가 ⇒ 제 2 장 정신 및 행동장애의 기질성 정신 및 행동장애
2) 중추신경계장애에 의한 뇌신경 및 상, 하지장애: 척수손상에 의한 장애 포함 ① 뇌신경장애: Ⅶ 및 Ⅺ 뇌신경만 포함 〈표 2-1-1-6〉 ② 중추신경계장애에 의한 상지장애 평가 〈표 2-1-1-7〉 ③ 중추신경계장애에 의한 하지장애 평가; 자세 및 보행 평가 〈표 2-1-1-8〉 ④ 신경인성 장 평가 〈표 2-1-1-9〉 ⑤ 신경인성 방광 평가 〈표 2-1-1-10〉 ⑥ 신경인성 성기능 평가 〈표 2-1-1-11〉 ⑦ 신경인성 호흡부전 평가 〈표 2-1-1-12〉

하고, 그 외는 각각의 해당 장애평가에 의한다.

2) 제외 범주의 예

평가항목	평가목록(chapter)
사지관련 장애	상, 하지장애
신경총 손상 및 기타 국소 신경병증	상, 하지장애
구음(dysarthria)과 발성장애(dysphonia)	언어 장애
전정기관 이상에 의한 어지럼증	청각, 후각 및 평형관련 장애
제Ⅰ, Ⅴ, Ⅸ, Ⅹ, Ⅻ번 뇌신경병증	청각, 후각 및 평형관련 장애
시력과 안구운동장애(뇌신경 Ⅱ, Ⅲ, Ⅳ, Ⅵ)	시각장애
시각장애	시각장애
일차성 정동장애, 불안장애, 정신질환	정신 및 행동장애

* 척수장애의 평가에서 척수장애와 동반된 요로결석, 골다공증, 영양장애, 감염, 정신장애 등은 제외한다.

나. 평가시기

장애평가는 의학적 최대회복[1])이 일어난 시점에서 실시하며, 이때를 "영구적" 장애로 규정하고 평가한다. 다음의 평가항목은 평가시기가 다른 것에 주의한다.

평가항목	평가시기
의식과 각성상태의 장애평가 〈표 2-1-1-2〉	① 지속적인 식물상태나 혼수상태 　－손상 발생시점부터 6개월에 시행 ② 그 외－최소 12개월이 경과된 후 평가
발작성 신경장애평가 〈표 2-1-1-3〉	① 항경련제를 2년 이상 충분히 복용 후에도 간질발작이 있는 경우 ② 뇌파검사에서 치료 전이나 장애평가시점에 간질파가 증명된 경우

모든 환자는 장애율 확정 후 2년이 경과한 이후에 재평가한다.

1) 의학적 최대회복: 향후 12개월 동안 특별한 변화가 기대되지 않을 경우를 의미.

다. 평가 유의사항

평가항목	유의사항
의식과 각성상태의 장애평가 〈표 2-1-1-2〉	• 하루 중 의식과 각성상태의 변화가 있는 경우 －가장 좋은 상태의 각성상태를 평가
발작성 신경장애 평가 〈표 2-1-1-3〉	• 약물치료로 증상 조절이 되고, 일상생활활동 수행에 제한이 없는 간질은 지속적인 치료의 대상이지만 장애로 보지는 않음
언어장애 평가(실어증) 〈표 2-1-1-5〉	① 발달기에 나타나는 언어발달장애(지적장애 포함)는 제외 ② 중추신경계 손상에 의한 언어장애만 평가하나, 3세 이하에서는 평가 보류 ③ 음성장애, 구어장애, 실어증장애는 분리 평가하여 가장 높은 장애로 평가
감정 및 행동장애 평가	① 기질적 뇌손상으로 인해 감정 및 행동장애만 남은 경우, 제 2 장 정신 및 행동장애의 기질성 정신 및 행동장애 평가기준을 적용 ② 제 3 분류 선택 후, 기질적 뇌손상으로 인한 감정 및 행동장애가 "중추신경계 장애의 다른 장애"와 중복될 경우, 제 2 장 정신 및 행동장애 평가 결과의 80%만 반영
상지장애 평가 〈표 2-1-1-7〉	① 양측 모두 장애가 있는 경우 좌, 우측 각각을 평가하여 병산 ② 우성측과 비우성측의 장애를 모두 동일하게 평가
하지장애 평가 〈표 2-1-1-8〉	① 기립과 보행의 제한으로만 장애정도를 평가 ② 일어서기, 선자세 유지하기, 눈감고 서기, 계단 오르기, 내려가기, 고르지 못한 길 걷기, 언덕길 걷기, 평지걷기를 평가
신경인성 성기능장애 평가 〈2-1-1-11〉	① 뇌병변 장애를 포함한 다른 원인에 의한 성기능장애는 평가하지 않으며 척수 손상에 의한 성기능장애만 평가하고, 피검자의 나이 및 기왕의 질병 등에 대한 고려해야 함
신경인성 호흡부전장애 평가 〈2-1-1-12〉	① 의학적 최대 회복이 이루어진 시점에서 중추신경계장애에 의한 호흡기능의 부전으로 인공호흡기를 사용하거나 기관절개술을 시행하고 있는 경우에만 평가

각 검사 결과에 대한 전신장애율은 해당 장애평가의 표를 참고하여 평가하며, 특별한 사항이 없을 경우 각 군의 대표 장애율을 장애평가 결과로 제시한다. 단, 의사 판단에 따라 대표 장애율에서 ±3% 부여가 가능하고, 구간 내에서 최대값이나 최소값을 부여할 수 있다. 또한 의사 판단에 의한 ±3% 부여 결과는 각 군 내 범위(최대값 또는 최소값)를 벗어날 수 없다. 장애율을 제시할 경우 이에 상응하는 이유를 기록하도록 한다.

중추신경계장애 평가 순서도

뇌기질적 병변장애

1단계: 다음 1, 2, 3 분류의 해당 항목을 모두 평가한 후 그 중 가장 심한 장애를 선택한다.

1분류: 일시적 또는 영구적인 의식상태 및 각성 단계 ⇒ 해당되는 항목은 병산한다.
- 1–a) 의식과 각성상태의 장애 평가 〈표 2-1-1-2〉
- 1–b) 발작성 신경장애 평가 〈표 2-1-1-3〉
- 1–c) 뇌의 기질적 장애에 의한 고위대뇌기능(정신상태, 인지기능, 고위대뇌통합기능)의 장애 평가 〈표 2-1-1-4〉

2분류: 언어장애 평가 〈표 2-1-1-5〉

3분류: 감정 및 행동장애 평가

2단계: 뇌 병변과 동반된 개별 신경학적 장애(뇌신경/상, 하지/신경인성 장, 방광, 성기능, 호흡부전)를 1단계와 병산한다.

- 뇌신경장애 〈표 2-1-1-6〉
- 상지기능 〈표 2-1-1-7〉
- 하지기능 〈표 2-1-1-8〉
- 신경인성 장기능 〈표 2-1-1-9〉
- 신경인성 방광기능 〈표 2-1-1-10〉
- 신경인성 성기능 〈표 2-1-1-11〉
- 신경인성 호흡기능 〈표 2-1-1-12〉

척수손상에 의한 장애: 각 해당 장애율을 병산

2. 장애평가기준과 장애정도

가. 일상생활동작(activities of daily living: ADLs)

ADL 수행능력 상실이 신경학적 장애와 연관성이 있는 경우에만 적용.

(참고: 수정바델지수(Modified Barthel Index; 〈표 2-1-1-1〉)

1) 경증의 일상생활동작 수행 장애

일상생활동작 수행이 대부분 정상 수행이 가능하나 완벽하게 수행하지는 못하는 경우. (수정바델지수 70~96점)

2) 중등도의 일상생활동작 수행 장애

기본적인 일상생활동작 수행에 최소 또는 중등도의 도움이 간헐적으로 필요하나 하루 종일 광범위한 도움이 필요하지는 않은 상태. (수정바델지수 54~69점)

3) 심한 일상생활동작 수행장애

기본적인 일상생활동작 수행의 거의 대부분을 수행할 수 없으며, 하루 종일 광범위한 타인의 도움이 필요한 상태. (수정바델지수 53점 이하)

〈표 2-1-1-1〉 수정바델지수(Modified Barthel Index; MBI)

<table>
<tr><th rowspan="13">수정
바델 지수
(Modified
Bathel
Index)</th><th></th><th>전혀 할수 없음</th><th>많은 도움이 필요</th><th>중간 정도 도움이 필요</th><th>경미한 도움이 필요</th><th>완전히 독립적으로 수행</th></tr>
<tr><td>개인위생(Personal hygiene) ①</td><td>0□</td><td>1□</td><td>3□</td><td>4□</td><td>5□</td></tr>
<tr><td>목욕하기(bathing)</td><td>0□</td><td>1□</td><td>3□</td><td>4□</td><td>5□</td></tr>
<tr><td>식사하기(feeding)</td><td>0□</td><td>2□</td><td>5□</td><td>8□</td><td>10□</td></tr>
<tr><td>용변처리(toilet use)</td><td>0□</td><td>2□</td><td>5□</td><td>8□</td><td>10□</td></tr>
<tr><td>계단 오르기(stair climb)</td><td>0□</td><td>2□</td><td>5□</td><td>8□</td><td>10□</td></tr>
<tr><td>옷 입기(dressing) ②</td><td>0□</td><td>2□</td><td>5□</td><td>8□</td><td>10□</td></tr>
<tr><td>대변조절(bowel control)</td><td>0□</td><td>2□</td><td>5□</td><td>8□</td><td>10□</td></tr>
<tr><td>소변조절(bladder control)</td><td>0□</td><td>2□</td><td>5□</td><td>8□</td><td>10□</td></tr>
<tr><td>의자/침대 이동
(chair/bed transfer) ③</td><td>0□</td><td>3□</td><td>8□</td><td>12□</td><td>15□</td></tr>
<tr><td rowspan="2">보행(ambulation) 또는 의자차(휠체어) 이동(wheelchair transfer) ④</td><td>0□</td><td>3□</td><td>8□</td><td>12□</td><td>15□</td></tr>
<tr><td>0□</td><td>1□</td><td>3□</td><td>4□</td><td>5□</td></tr>
<tr><td colspan="6">① 개인위생: 세면, 머리빗기, 양치질, 면도 등
② 옷입기: 단추 잠그고 풀기, 벨트 착용, 구두끈 매고 푸는 동작 포함
③ 의자/침대 이동: 침대에서 의자로, 의자에서 침대로 이동, 침대에서 앉는 동작 포함
④ 의자차(휠체어) 이동: 보행이 전혀 불가능한 경우에 평가</td></tr>
<tr><td></td><td colspan="2">합 계</td><td colspan="4">/100</td></tr>
</table>

가) 수정바델지수 평가법

일상생활동작의 평가는 수정바델지수를 이용하는데, 이를 정확하게 평가하는 것이 매우 중요하다. 수정바델지수는 다음과 같은 방법으로 평가한다.[2) 3)]

2) Shah S, Vanclay F, Cooper B: Improving the sensitivity of the Barthel Index for stroke rehabilitation. *Journal of Clinical Epidemiology*, 1989; *42*(8): 703-709.

3) Shah, S. (1998). Modified Barthel Index or Barthel Index(Expanded). In S. Salek. (Ed). Compendium of quality of life instruments Part II. Chichester: Wiley and Sons.

① 개인위생(personal hygiene)

수행정도	점수	평가 세부 내용
전혀 할 수 없음	0	• 개인위생관리(양치질/치아관리, 머리빗기, 세수, 세안, 면도, 화장하기 등)가 전적으로 타인의 도움이 필요한 상태
많은 도움이 필요	1	• 개인위생관리의 모든 단계에 도움이 필요한 상태 • 개인위생관리 세부 내용 중 한두 가지는 성취 가능한 상태
중간정도 도움 필요	3	• 개인위생관리에서 하나 또는 그 이상의 약간의 도움이 필요한 상태 • 행위 완수 위해 지속적인 유도 필요한 상태
경미한 도움 필요	4	• 스스로 개인위생관리가 가능한 상태이나 작업의 수행 전후로 경미한 도움이 필요한 상태 • 안전에 대한 우려가 있어 도움이 필요한 상태
완전히 독립적 수행	5	• 모든 개인위생활동을 안전하고 독립적으로 수행 가능한 상태 • 스스로 세안, 머리 빗기, 양치질 및 면도, 화장이 가능한 상태

② 목욕하기(bathing)

수행정도	점수	평가 세부 내용
전혀 할 수 없음	0	• 완전히 의존적으로 목욕을 할 수도, 몸을 건조할 수도 없는 상태
많은 도움이 필요	1	• 목욕을 하는데 필요한 모든 동작에서 도움이 필요한 상태 • 흉부와 양측 상지의 세척은 가능할 수도 있는 상태
중간정도 도움 필요	3	• 샤워, 목욕, 건조를 위한 이동에 도움이 필요한 상태 • 독립적으로 목욕의 모든 동작을 완수할 수 없는 상태
경미한 도움 필요	4	• 물 온도 조절, 이동 시에 안전을 위한 감독이 필요한 상태 • 목욕에 요구되는 시간이 정상에 비해 3배 이상 소요되는 상태 • 목욕용품, 물, 세척용품 등의 준비하는 정도의 도움이 필요한 상태
완전히 독립적 수행	5	• 욕조, 샤워기 등 사용 가능한 상태 • 타인의 관여 없이 목욕의 모든 단계를 완수. 목욕에 요구되는 시간이 정상의 2배 이하 소요되는 상태 • 긴 손잡이가 달린 스펀지와 같은 특수장비 이용이 가능한 상태

③ 식사하기(feeding)

수행정도	점수	평가 세부 내용
전혀 할 수 없음	0	• 식사에 필요한 모든 행동에 도움이 필요한 상태 • 음식 섭취는 보조원의 도움이 필요하고, 환자는 씹고 삼키는 행동만 가능한 상태 • 장관 식이 시 최대한의 도움이 필요한 상태
많은 도움이 필요	2	• 수저와 같은 식사용구 사용 가능하나, 식사 도중 타인의 직접적인 도움이 필요한 상태 • 환자가 음식을 입으로 가져갈 수는 있으나 식사용구에 음식을 담는 행위에는 도움이 필요한 상태
중간정도 도움 필요	5	• 감독하에 본인 스스로 식사 가능하나 식사준비와 같은 행위에는 도움이 필요하고 식사 동안 타인의 감시가 필요한 상태 • 환자가 음식을 입으로 가져갈 수 있으나, 따르기, 마시기, 뚜껑 열기 등은 보조기의 도움이 필요한 상태
경미한 도움 필요	8	• 준비된 식사를 독립적으로 수행 가능한 상태 • 고기 자르기, 우유팩 또는 병뚜껑을 열 때 도움이 필요한 상태 • 일반적인 식사시간보다 시간이 더 소요되는 상태 • 삼킴장애로 음식의 농도의 변화가 필요할 수 있는 상태
완전히 독립적 수행	10	• 손이 닿는 곳에 음식을 두면 환자가 독립적으로 쟁반이나 식탁에서 위험 없이 식사가 가능한 상태 • 일반적인 식사 동작에 도움이 전혀 필요 없는 상태

④ 용변처리(toilet use)

수행정도	점수	평가 세부 내용
전혀 할 수 없음	0	• 용변처리의 모든 단계에 완전 의존적인 상태
많은 도움이 필요	2	• 용변처리의 모든 단계에서 도움이 필요한 상태 • 변기로의 이동, 화장지 사용 등에 최대 도움이 필요한 상태
중간정도 도움 필요	5	• 용변 후 옷 정돈, 이동 또는 손 세척에 도움이 필요하거나 이들 동작 중 중심잡기, 이동에 감독과 도움이 필요한 상태
경미한 도움 필요	8	• 일반 변기 사용 시 안전을 위한 감독이 필요한 상태 • 변기겸용 의자를 비우는 데 도움이 필요할 수 있고, 변기의 위치를 알려주는 등의 유도가 필요할 수 있는 상태
완전히 독립적 수행	10	• 변기에 앉고 일어날 수 있으며, 옷 정돈 가능, 화장지 사용에 도움이 필요 없는 상태(중심 유지, 안전 수행 가능) • 변기겸용 의자를 사용할 수 있으며, 스스로 비울 수 있는 상태 • 집게, 지퍼 보조기 등을 이용할 수 있는 상태

⑤ 계단 오르기(stair climbing)

수행정도	점수	평가 세부 내용
전혀 할 수 없음	0	• 계단을 오를 수 없는 상태
많은 도움이 필요	2	• 계단을 오르는 행위의 모든 단계에서 도움이 필요한 상태
중간정도 도움 필요	5	• 계단을 오르내릴 수는 있으나, 타인의 감시나 도움이 필요한 상태 • 보행기구를 이용해도 계단 보행은 불가능한 상태
경미한 도움 필요	8	• 일반적으로 도움이 필요 없는 상태 • 때때로 안전에 대한 감시가 필요한 상태
완전히 독립적 수행	10	• 감독이나 도움 없이 안전하게 한 줄로 이어진 계단을 오르내릴 수 있는 상태 • 필요시 난간, 지팡이, 목발 등 보행기구를 이용할 수도 있는 상태

⑥ 옷 입기(dressing)

수행정도	점수	평가 세부 내용
전혀 할 수 없음	0	• 옷 입기의 모든 단계에서 의존적이며 의복 활동에 전혀 참여가 불가능한 상태 • 환자가 몸을 앞, 뒤로 기울일 수 있고, 팔을 끼우거나 옷을 여밀 수는 있어도 타인이 완전히 옷을 입히는 경우에 해당되는 상태
많은 도움이 필요	2	• 옷 입기에 약간의 참여는 가능하나 대부분 단계에서 의존적인 상태 • 준비된 의복착용 완수에 타인의 도움이 필요한 상태(예: 바지에 다리를 넣을 수는 있으나 완전히 입으려면 타인의 도움이 필요)
중간정도 도움 필요	5	• 착, 탈의에 타인의 도움이 필요한 상태 • 착, 탈의를 시작할 때 도움이 필요한 상태
경미한 도움 필요	8	• 버튼, 지퍼, 신발 등을 착용하는 데 경미한 도움이 필요한 상태 • 의복착용의 시작이나 순서를 도와줘야 하며 일반적으로 소모되는 시간의 3배정도가 소모되는 상태
완전히 독립적 수행	10	• 독립적 착, 탈의가 가능하고, 신발끈을 묶을 수 있는 상태 • 보장구의 착용과 제거가 가능한 상태 • 지퍼, 똑딱이 버튼, 벨크로, 지퍼용 보조기, 집게 등을 사용할 수 있고 적절한 시간 안에 착, 탈의가 가능한 상태

⑦ 대변조절(bowel control)

수행정도	점수	평가 세부 내용
전혀 할 수 없음	0	• 변실금이 있는 상태로 기저귀 착용이 필요한 상태
많은 도움이 필요	2	• 배변을 위한 적절한 자세를 취하는 데 도움이 필요한 상태 • 장운동 촉진이 필요한 상태 • 빈번하게 변실금이 있어 흡수용 패드의 착용이 필요한 상태
중간정도 도움 필요	5	• 배변을 위한 적절한 자세는 가능하나, 타인의 도움 없이 뒤처리가 불가능하며 빈번하게 변실금이 있어 변실금 예방용품이 필요한 상태
경미한 도움 필요	8	• 좌약, 관장 또는 외부기구를 사용하여 배변. 배변 시 타인의 감시가 필요한 상태 • 변실금은 드물지만 예방을 위해 정기적 배변 유도나 시작을 지시해 줄 필요가 있는 상태
완전히 독립적 수행	10	• 완전히 조절할 수 있고 실수하지 않는 상태 • 좌약, 관장, 수지 자극, 완화제 등은 필요 시 사용 가능한 상태

⑧ 소변조절(bladder control)

수행정도	점수	평가 세부 내용
전혀 할 수 없음	0	• 지속적인 요실금이 있거나 요도 도뇨관이 삽관된 상태로 배뇨를 위해 완전 의존적인 상태
많은 도움이 필요	2	• 배뇨를 위한 적절한 자세를 취하는 데 도움이 필요한 상태 • 요실금이 있으나 보조장비를 이용하여 개선이 가능한 상태
중간정도 도움 필요	5	• 주간에는 배뇨조절이 되나, 야간 요실금이 있어, 보조장비의 도움이 필요한 상태 • 환자는 배뇨를 할 수 있으나 도구, 패드나 다른 보조장비를 사용하는 데 도움이 필요한 상태 • 자발적 도뇨관 삽입이 가능한 상태
경미한 도움 필요	8	• 대부분 배뇨조절 가능하나 가끔 요실금 발생되어 외부 보조장비, 정기적 배뇨 유도, 시작 지시 등의 경미한 도움이 필요한 상태 • 급하게 화장실에 가지 못하면 실수를 할 수 있는 상태 • 소변 준비에 경미한 도움(minimal assistance)이 필요한 상태 • 배뇨패턴 유지 위해, 약물이 필요할 수도 있는 상태
완전히 독립적 수행	10	• 배뇨를 시간과 관계없이 조절 가능하고 약이나 내, 외부 보조장비가 필요 없는 상태 • 패드나 기저귀 사용 시, 요실금 발생 전에 교체 가능한 상태

⑨ 의자/침대 이동(chair/bed transfer)

수행정도	점수	평가 세부 내용
전혀 할 수 없음	0	• 이동에 참여가 불가능한 상태로, 기계의 사용 여부와 관계없이 2인 이상의 보조자가 환자의 이동에 필요한 상태
많은 도움이 필요	3	• 이동에 참여할 수 있지만, 이동의 모든 면에서 타인의 최대 도움이 필요한 상태
중간정도 도움 필요	8	• 이동에 다른 사람의 도움이 필요하지만, 부분적인 체중부하 또는 손의 사용 등이 가능한 상태
경미한 도움 필요	12	• 안전을 위해 타인의 도움이 필요한 상태 • 슬라이딩 보드나 이동발판, 의자 등의 설치 조작에 최소한의 도움이 필요할 수 있는 상태
완전히 독립적 수행	15	• 안전하게 이동(transfer) 동작을 수행할 수 있고, 브레이크 작동, 발판 올리기 등 모든 동작의 단계에서 독립적 임무를 수행하는 데 일반적인 시간의 세 배 이하로 소요되는 상태

⑩ – ㉮ 보행(ambulation)

만약 환자가 보행이 불가능하거나 의자차에서 훈련 중이라면 보행단계를 체크하지 않는다.

수행정도	점수	평가 세부 내용
전혀 할 수 없음	0	• 환자는 전혀 걸을 수 없으며 의존적으로, 이동(transfer) 동작에 전적으로 의존적 또는 두 명의 보조자가 필요한 상태
많은 도움이 필요	3	• 보행을 위해 지속적으로 한 명 또는 그 이상의 보조자의 최대한의 도움이 필요한 상태
중간정도 도움 필요	8	• 보행장비를 이용하거나 코너를 돌 때 또는 거친 노면을 지날 때 한 명의 도움이 필요하지만 걸을 수는 있는 상태
경미한 도움 필요	12	• 독립 보행은 가능하나 장해물이 있는 환경에서 도움이나 감시 없이는 50m 이상 걸을 수 없는 상태
완전히 독립적 수행	15	• 하지 보조기 필요 시 착·탈 가능하고, 기립과 착석자세 변경이 가능하고, 필요 시 보조도구를 챙길 수 있는 상태 • 환자는 목발, 지팡이, 보행기를 사용하여 감시나 도움 없이 50m 이상 안전하게 보행 가능한 상태

⑩ – ㉯ 의자차(휠체어) 이동(wheelchair transfer)

환자가 보행이 가능하면 적용하지 않는다.

수행정도	점수	평가 세부 내용
전혀 할 수 없음	0	• 침대형 의자차 또는 이와 유사한 의자차 사용만이 가능하고, 조작은 전혀 불가능한 상태
많은 도움이 필요	1	• 실내, 평지에서만 부분적으로 혼자 밀고 갈 수 있으나, 이동(transfer) 동작을 포함한 의자차 조작의 모든 다른 단계에서는 도움이 필요한 상태
중간정도 도움 필요	3	• 보조자 한 명이 필요하고 의자차로부터 침대, 변기 등으로 이동에 타인의 지속적인 도움이 필요한 상태 • 의자차를 환자가 밀 수 있으나 제한된 공간에서의 조작에는 대부분 도움이 필요한 상태
경미한 도움 필요	4	• 일반적인 상황에서 의자차 조작이 독립적이나, 가파른 모서리 등에서는 경미한 도움이 필요할 수도 있는 상태 • 때때로 구두 지시가 필요하고 제한된 공간에서의 조작에 도움이 필요한 상태
완전히 독립적 수행	5	• 50m 이상 독립적인 의자차의 조작이 가능하고, 의자차로부터 이동(transfer) 동작이 독립적인 상태

나. 1단계: 뇌기질적 병변에 의한 장애

1단계 장애평가에서는 1-a), 1-b), 1-c), 2분류, 3분류의 해당 장애를 모두 평가한 후, 그 중 가장 심한 장애를 택한다.

1) 1분류 평가

1-a) 의식과 각성상태의 장애평가

〈표 2-1-1-2〉 의식과 각성상태의 장애평가기준

군	내 용	전 신 장애율 (%)	대 표 장애율 (%)
1	• 지속적인 비가역적 혼수상태(coma) • 생존에 필요한 인공의료장비의 도움이 필요한 반혼수 상태(semicoma)	81~100	90
2	• 비가역적인 반혼수상태(semicoma)	51~80	65
3	• 의사소통이 불가능하며 지속되는(prolonged) 의식단계의 변화-혼미(stuporous)	31~50	40
4	• 음성에 반응하며 반복적 또는 지속적인 의식단계의 변화-둔감(Obtunded)	11~30	20
5	• 의사소통이 가능하며 졸음이 오는 상태로 단기성 반복적 또는 지속적인 의식단계의 변화-기면(Drowsy)	1~10	5
6	• 의식의 변화가 없거나 ADLs의 수행에 제한이 없는 상태	0	0

전신장애율은 〈표 2-1-1-2〉과 같으며, 특별한 사항이 없을 경우 각 군의 대표 장애율을 장애평가 결과로 제시한다. 단, 의사 판단에 따라 대표 장애율에서 ±3% 부여가 가능하고, 구간 내에서 최대값이나 최소값을 부여할 수 있다. 또한 의사 판단에 의한 ±3% 부여 결과는 각 군 내 범위(최대값 또는 최소값)를 벗어날 수 없다. 장애율을 제시할 경우 이에 상응하는 이유를 기록하도록 한다.

용어 해설

① 비가역적인 혼수상태(coma) 혹은 지속적 식물상태(prolonged vegetative)
- 자발적인 수면주기는 있으나 자신과 주위환경에 대해서 주시하지 않는 상태
- 타인의 도움이 없이는 생명을 유지할 수 없는 상태

② 반혼수상태(semicoma)
- 자발적인 움직임은 거의 없으나 고통스러운 자극에 대하여 약간의 회피반응이 있는 상태

③ 혼미상태(Stuporous)
- 의사소통이 불가능하며 강한 자극에만 반응하는 상태

④ 둔감(Obtunded)
- 검사자의 언어에 반응하며 간단한 움직임이 가능한 상태

⑤ 기면상태(Drowsy)
- 졸음이 오는 상태로 언어 자극에 반응하며 의사소통이 가능한 상태

1-b) 발작성 신경장애 평가

〈표 2-1-1-3〉 발작성 의식과 각성의 소실의 장애평가기준

군	내 용	전 신 장애율 (%)	대 표 장애율 (%)
1	• 약물로 조절되지 않는 중증 간질발작으로 요양관리가 필요한 경우	36~50	43
2	• 적극적인 약물치료에도 조절되지 않는 중증 간질발작이 있는 경우	21~35	27
3	• 약물치료 중이나 예측되지 않는 간헐적인 경증의 간질발작으로 항상 부분적으로 일상생활에 제한을 받는 경우	11~20	15
4	• 예측 가능한 특성을 가진 발작적 장애 • 평소 활동에는 제한을 주지 않지만 개인에게 위협이 되는(예, 운전불가) 예측 불가능한 발생	1~10	5
5	• 약물치료 중이나 의식의 변화가 없거나 일상생활활동 수행에 제한이 없는 경우	0	0

전신장애율은 〈표 2-1-1-3〉과 같으며, 특별한 사항이 없을 경우 각 군의 대표 장애율을 장애평가 결과로 제시한다. 단, 의사 판단에 따라 대표 장애율에서 ±3% 부여가 가능하고, 구간 내에서 최대값이나 최소값을 부여할 수 있다. 또한 의사 판단에 의한 ±3% 부여 결과는 각 군 내 범위(최대값 또는 최소값)를 벗어날 수 없다. 장애율을 제시할 경우 이에 상응하는 이유를 기록하도록 한다.

용어 해설

① 발작의 중증도

	중증 발작	경증 발작
발작양상	전신경련 동반	운동장애 발생
신체균형	유지하지 못하고 쓰러짐	스스로 신체균형을 유지
발작시간	의식장애가 3분 이상 지속	3분 이내에 의식이 정상으로 회복

② "약물로 조절되지 않는 중증 간질 발작으로 요양관리가 필요한 경우"
- 적극적인 치료에도 불구하고 월 8회 이상을 포함하여 연 6개월 이상 중증 발작
- 발작 시 유발된 후유증 및 장애로 심각한 요양관리가 필요
- 일상생활 및 사회생활에 항상 타인의 지속적인 보호와 관리가 필요

③ "적극적인 약물치료에도 조절되지 않는 중증 간질 발작이 있는 경우"
- 적극적인 치료에도 불구하고 월 5회 이상 중증 발작 또는 10회 이상 경증 발작을 포함하여 연 6개월 이상의 발작
- 발작 시 유발된 후유증 및 장애로 요양관리가 필요

④ "약물 치료중이나 예측되지 않는 간헐적인 경증의 발작으로 항상 부분적으로 일상생활에 제한을 받는 경우"
- 치료중임에도 불구하고 예측되지 않은 발작으로 인해 생활에 제약
- 특히 위험한 작업(고층작업, 절단기 작업 등)이 어려운 경우

⑤ "예측 가능한 특성을 가진 발작적 장애 또는 평소 활동에는 제한을 주지 않지만 개인에게 위협이 되는(예, 운전불가) 예측 불가능한 발생"
- 항경련제를 지속적으로 복용하여야 함
- 경도의 발작이 드물게 있으나 운전과 같은 행위는 할 수 없는 경우

⑥ 전신성 발작
- 전신에 경련성 변화가 보이는 발작
- 신체적 균형을 유지 못하고 쓰러지며 혀깨물기, 소변보기 등이 동반 가능

⑦ 부분발작: 의식소실 없이 신체 일부분에 경련 또는 감각저하가 동반되는 경우
⑧ 전조증상: 경련발작 전에 나오는 경련 외의 내과적 정신신경증상 (예. 오심, 구토, 데자뷰, 시각증상 등)

1-c) 뇌의 기질적 장애에 의한 고위대뇌기능(정신상태, 인지, 고위대뇌통합기능(highest integrative function)) 변화의 장애평가

〈표 2-1-1-4〉 고위대뇌기능(정신상태, 인지기능, 고위대뇌통합기능)의 장애평가기준

군	내 용	전 신 장애율 (%)	대 표 장애율 (%)
1	• 고위대뇌기능의 변화로 역할 수행 또는 일상생활동작 수행이 불가능함	31~60	45
2	• 고위대뇌기능의 변화로 역할 수행에 상당한 제한 또는 일상생활동작 수행에 중등도의 제한	11~30	20
3	• 고위대뇌기능의 변화로 역할 수행 또는 일상생활동작 수행에 경도의 제한	6~10	8
4	• 고위대뇌기능의 변화가 있으나 역할 수행 또는 일상생활동작 수행은 가능한 장애	1~5	3
5	• 고위대뇌기능 정상	0	0

전신장애율은 〈표 2-1-1-4〉과 같으며, 특별한 사항이 없을 경우 각 군의 대표 장애율을 장애평가 결과로 제시한다. 단, 의사 판단에 따라 대표 장애율에서 ±3% 부여가 가능하고, 구간 내에서 최대값이나 최소값을 부여할 수 있다. 또한 의사 판단에 의한 ±3% 부여 결과는 각 군 내 범위(최대값 또는 최소값)를 벗어날 수 없다. 장애율을 제시할 경우 이에 상응하는 이유를 기록하도록 한다.

2) 2분류: 언어장애 평가(실어증)

〈표 2-1-1-5〉 실어증장애의 장애율

군	장애정도	전신 장애율 (%)	대표 장애율 (%)
1	• 언어기능의 완전한 또는 영구적 손실로 일상대화에 필요한 구어를 전혀 생성할 수 없는 경우 • 한국판-웨스턴 실어증 검사(Korean version-the Western Aphasia Battery; K-WAB)의 AQ<20	36~60	47
2	• 언어기능의 매우 심각한 손실로 일상대화에 필요한 구어를 소수로 생성할 수 있는 경우 • K-WAB의 AQ 21~40	21~35	27
3	• 언어기능의 심각한 손실로 일상대화에 필요한 구어를 약간 생성할 수 있는 경우 • K-WAB의 AQ 41~60	11~20	15
4	• 언어기능의 약간 심각한 손실로 일상대화에 필요한 구어를 충분히 생성할 수 있는 경우 • K-WAB의 AQ 61~79	1~10	5
5	• 언어기능의 경미한 손실로 일상대화에 필요한 구어를 거의 대부분 생성할 수 있는 경우 • K-WAB의 AQ 80 이상	0	0

전신장애율은 〈표 2-1-1-5〉와 같으며, 특별한 사항이 없을 경우 각 군의 대표 장애율을 장애평가 결과로 제시한다. 단, 의사 판단에 따라 대표 장애율에서 ±3% 부여가 가능하고, 구간 내에서 최대값이나 최소값을 부여할 수 있다. 또한 의사 판단에 의한 ±3% 부여 결과는 각 군 내 범위(최대값 또는 최소값)를 벗어날 수 없다. 장애율을 제시할 경우 이에 상응하는 이유를 기록하도록 한다.

고려 사항

① 반드시 K-WAB만으로 평가할 필요는 없으나 객관적인 언어평가서가 작성되어야 한다.

② 향후 장애정도의 변화가 예상되는 경우에는 반드시 재판정을 받도록 하여야 한다. 이 경우 재판정의 시기는 최초의 판정시기로부터 2년 이상 경과한 후로 한다. 2년 이내에 장애상태의 변화가 예상될 때에는 장애의 판정을 유보하여야 한다.

용어 해설

① “일상대화에 필요한 구어를 전혀 생성할 수 없는 경우”
- 의미 없는 소리를 낼 수는 있으나 전혀 의사소통이 되지 않는 상태

② “일상대화에 필요한 구어를 소수로 생성할 수 있는 경우”
- 간단한 대답을 할 수 있고, 몇몇 단어를 사용할 수 있는 상태
- 때로 상황에 맞지 않는 반복 구어를 할 수도 있음

③ “일상대화에 필요한 구어를 약간 생성할 수 있는 경우”
- 간단한 대화가 가능하고, 문장 사용이 부분적으로 가능한 상태
- 인지기능 장애나 지적 장애에 의한 경우와 감별 필요

④ “일상대화에 필요한 구어를 충분히 생성할 수 있는 경우”
- 일반적 대화가 가능하고, 문장으로 질문 또는 답변을 할 수 있으나 완벽한 구어는 할 수 없는 상태

⑤ “일상대화에 필요한 구어를 거의 대부분 생성할 수 있는 경우”
- 간혹 단어의 시작이 어려울 때가 있고, 적절한 대답을 하지 못하나 대부분 정상인 상태

3) 3분류: 감정 및 행동장애 평가

기질적 뇌손상으로 인해 감정 및 행동장애만 남은 경우에는 제 2 장 정신 및 행동장애의 기질성 정신 및 행동장애 평가기준을 적용한다. 그러나 제 3 분류 선택 후, 기질적 뇌손상으로 인한 감정 및 행동장애가 다른 중추신경계 장애들과 중복될 때에는 제 2 장 정신 및 행동장애의 기질성 정신 및 행동장애 평가결과의 80%를 반영한다.

다. 2단계: 중추신경계장애에 의한 뇌신경 및 상, 하지장애
– 척수손상에 의한 장애 포함

1) 뇌신경 병변에 의한 장애

〈표 2-1-1-6〉 안면신경(Ⅶ) 병변에 의한 장애

군	내 용	전 신 장애율 (%)	대 표 장애율 (%)
4	• 양측에 완전한 안면 운동마비가 있는 경우	21~30	25
5	• 일측에 완전한 안면 운동마비가 있는 경우 • 양측에 부분 안면 운동마비가 있는 경우	11~20	15
6	• 일측에 부분 안면 운동마비가 있는 경우	1~10	5

전신장애율은 〈표 2-1-1-6〉과 같으며, 특별한 사항이 없을 경우 각 군의 대표 장애율을 장애평가 결과로 제시한다. 단, 의사 판단에 따라 대표 장애율에서 ±3% 부여가 가능하고, 구간 내에서 최대값이나 최소값을 부여할 수 있다. 또한 의사 판단에 의한 ±3% 부여 결과는 각 군 내 범위(최대값 또는 최소값)를 벗어날 수 없다. 장애율을 제시할 경우 이에 상응하는 이유를 기록하도록 한다.

기타 뇌신경은 각 해당 장기의 장애에서 평가한다. 제11뇌신경인 부신경은 이환 전도에 따라 흉쇄돌기근만 이환되었을 경우에는 전신장애율은 최대 6%, 승모근만 이환되었을 경우에는 전신장애율은 최대 4%까지 인정한다.

2) 상지장애 평가

〈표 2-1-1-7〉 중추신경계기능 이상으로 인한 상지기능장애 평가기준

군	내 용	전 신 장애율 (%)	대 표 장애율 (%)
1	• 일상생활동작 수행에서 이환측 상지를 완전히 사용하지 못하는 경우 (절단과 유사한 기능 손상)	41~60	50
2	• 이환측 상지는 일상생활동작 수행 시 전반적인 지지를 할 수 있는 정도에 그치는 경우	21~40	30
3	• 일상생활동작 수행에서 이환측 상지를 이용가능하나 수지기능은 전폐된 경우 (수지의 경직에 의한 물건 쥐기는 가능할 수 있음)	11~20	15
4	• 일상생활동작 수행에서 이환측 상지를 이용가능하고 수지 사용 가능하나 경도의 제한이 있는 경우	1~10	5
5	• 상지기능의 이상이 없는 경우	0	0

전신장애율은 〈표 2-1-1-7〉과 같으며, 특별한 사항이 없을 경우 각 군의 대표 장애율을 장애평가 결과로 제시한다. 단, 의사 판단에 따라 대표 장애율에서 ±3% 부여가 가능하고, 구간 내에서 최대값이나 최소값을 부여할 수 있다. 또한 의사 판단에 의한 ±3% 부여 결과는 각 군 내 범위(최대값 또는 최소값)를 벗어날 수 없다. 장애율을 제시할 경우 이에 상응하는 이유를 기록하도록 한다.

용어 해설

① "상지를 완전히 사용하지 못함"
- 손과 팔의 기능이 모두 전폐된 상태로 절단과 유사한 정도의 기능 손실

② "상지를 이용하여 전반적인 지지를 할 수 있는 정도"
- 양팔을 이용한 동작에서 이환측 상지를 이용한 지지가 가능한 정도

③ "수지기능이 전폐"
- 손가락으로 숫자세기와 같은 수지 개별의 운동이 불가능한 경우
- 수지의 굴곡 경직에 의한 물건 쥐기는 가능하나 의도적인 물건 쥐기는 불가능

3) 하지장애 평가

〈표 2-1-1-8〉 자세와 보행장애 평가기준

군	내 용	전 신 장애율 (%)	대 표 장애율 (%)
1	• 타인의 도움, 기계적인 도움이 필요한 상태 • 보조기구 없이 자발적 기립이 불가능한 상태	36~50	43
2	• 어려움은 있으나 일어서기 및 선 자세 유지 가능 • 타인 또는 보조기구 이용하여 실내보행이 가능한 상태	21~35	28
3	• 일어서기 가능 • 평지에서 어려움은 있으나 보행 보조기구 사용에 무관하게 타인의 도움 없이 어느 정도의 실외보행이 가능한 상태	11~20	15
4	• 일어서기 가능 • 걸을 수 있으나 오르막길, 경사로, 계단 보행 시 파행이 일어나는 상태 • 깊은 의자에서 일어나는 등의 동작에 어려움이 있는 상태 • 장거리 보행이 어려운 상태	1~10	5
5	• 자세와 보행에 이상 없는 상태	0	0

전신장애율은 〈표 2-1-1-8〉과 같으며, 특별한 사항이 없을 경우 각 군의 대표 장애율을 장애평가 결과로 제시한다. 단, 의사 판단에 따라 대표 장애율에서 ±3% 부여가 가능하고, 구간 내에서 최대값이나 최소값을 부여할 수 있다. 또한 의사 판단에 의한 ±3% 부여 결과는 각 군 내 범위(최대값 또는 최소값)를 벗어날 수 없다. 장애율을 제시할 경우 이에 상응하는 이유를 기록하도록 한다.

4) 신경인성 장의 장애상태 평가

〈표 2-1-1-9〉 신경인성 장의 장애평가기준

군	내 용	전 신 장애율 (%)	대 표 장애율 (%)
1	• 완전한 변실금 상태	31~40	35
2	• 적절한 장 훈련*에도 하루에 1회 정도 변실금	21~30	25
3	• 적절한 장 훈련*에도 주에 1회 정도 변실금	11~20	15
4	• 장 훈련*에 의한 배변의 조절	1~10	5
5	• 특별한 프로그램 없이 완전히 배변의 조절	0	0

* 훈련: 기능적 훈련 및 투약 등 포함.

전신장애율은 〈표 2-1-1-9〉와 같으며, 특별한 사항이 없을 경우 각 군의 대표 장애율을 장애평가 결과로 제시한다. 단, 의사 판단에 따라 대표 장애율에서 ±3% 부여가 가능하고, 구간 내에서 최대값이나 최소값을 부여할 수 있다. 또한 의사 판단에 의한 ±3% 부여 결과는 각 군 내 범위(최대값 또는 최소값)를 벗어날 수 없다. 장애율을 제시할 경우 이에 상응하는 이유를 기록하도록 한다.

5) 신경인성 방광장애 평가

〈표 2-1-1-10〉 신경인성 방광의 장애평가기준

군	내 용	전 신 장애율 (%)	대 표 장애율 (%)
1	• 완전한 요실금 상태 혹은 배뇨를 위하여 도뇨관의 유치나 간헐적 도뇨가 영구히 필요한 경우	31~40	35
2	• 약물 및 방광 훈련*에 의하여 배뇨를 하고 있으나 매일 요실금이 있는 경우	21~30	25
3	• 약물 및 방광 훈련*에 의하여 배뇨를 하나, 하루에 1~2회 정도 잔뇨제거가 필요한 상태 혹은 간헐적인 요실금이 있는 경우	11~20	15
4	• 약물 및 방광 훈련*에 의하여 배뇨조정이 가능한 경우	1~10	5
5	• 도뇨관이나 외부기구 없이 완전히 배뇨의 조절 가능한 경우	0	0

* 훈련: 기능적 훈련 및 투약 등 포함.

전신장애율은 〈표 2-1-1-10〉과 같으며, 특별한 사항이 없을 경우 각 군의 대표 장애율을 장애평가 결과로 제시한다. 단, 의사 판단에 따라 대표 장애율에서 ±3% 부여가 가능하고, 구간 내에서 최대값이나 최소값을 부여할 수 있다. 또한 의사 판단에 의한 ±3% 부여 결과는 각 군 내 범위(최대값 또는 최소값)를 벗어날 수 없다. 장애율을 제시할 경우 이에 상응하는 이유를 기록하도록 한다.

6) 신경인성 성기능장애 평가

〈표 2-1-1-11〉 신경인성 성기능장애 평가기준

군	내 용	전 신 장애율 (%)	대 표 장애율 (%)
1	• 성기능 완전 상실	11~15	13
2	• 반사작용에 따른 성기능은 존재하나 성에 대한 자각이 없는 경우	6~10	8
3	• 부분적인 성기능이 있으나 남자의 경우 발기 및 사정에 어려움이 있고 남녀 모두에서 흥분이나 윤활을 위한 분비가 부족한 경우	1~5	3
4	• 성기능 이상 없는 경우	0	0

전신장애율은 〈표 2-1-1-11〉과 같으며, 특별한 사항이 없을 경우 각 군의 대표 장애율을 장애평가 결과로 제시한다. 단, 의사 판단에 따라 대표 장애율에서 ±3% 부여가 가능하고, 구간 내에서 최대값이나 최소값을 부여할 수 있다. 또한 의사 판단에 의한 ±3% 부여 결과는 각 군 내 범위(최대값 또는 최소값)를 벗어날 수 없다. 장애율을 제시할 경우 이에 상응하는 이유를 기록하도록 한다.

7) 신경인성 호흡부전장애 평가

〈표 2-1-1-12〉 신경인성 호흡부전장애 평가기준

군	내 용	전 신 장애율 (%)	대 표 장애율 (%)
1	• 자발호흡이 불가능하여 인공호흡기에 의존하는 상태	51~65	58
2	• 영구적인 기관절개상태	36~50	43
3	• 기능이상 없는 상태	0	0

전신장애율은 〈표 2-1-1-12〉와 같으며, 특별한 사항이 없을 경우 각 군의 대표 장애율을 장애평가 결과로 제시한다. 단, 의사 판단에 따라 대표 장애율에서 ±3% 부여가 가능하고, 구간 내에서 최대값이나 최소값을 부여할 수 있다. 또한 의사 판단에 의한 ±3% 부여 결과는 각 군 내 범위(최대값 또는 최소값)를 벗어날 수 없다. 장애율을 제시할 경우 이에 상응하는 이유를 기록하도록 한다.

3. 중추신경계장애 평가항목과 요령

가. 뇌기질적 병변장애 평가순서

1) 다음 기질적 뇌 병변에 의한 장애 중 1, 2, 3 분류의 해당 장애를 모두 평가한 후(〈표 2-1-1-2〉~〈표 2-1-1-5〉), 그 중 가장 심한 장애를 택한다. 단, 기질적 뇌병변으로 인해 감정 및 행동장애만 남은 경우에는 3분류의 장애를 택한 후, "중추신경계장애에 의한 상, 하지장애"가 있어 이를 병산할 때에는 제 2 장 정신 및 행동장애의 기질성 정신 및 행동장애 평가기준을 적용한다. 그러나 기질적 뇌병변으로 인한 감정 및 행동장애가 다른 중추신경계 장애들과 중복될 때에는 제 2 장 정신 및 행동장애의 기질성 정신 및 행동장애평가 결과의 80%를 반영한다.

- 1분류: 일시적 또는 영구적인 의식상태 및 각성 단계 〈표 2-1-1-2~4〉
- 2분류: 언어장애 평가 〈표 2-1-1-5〉
- 3분류: 감정 및 행동장애 평가 〈제 2 장〉 : 다른 장애와 중복시 × 0.8

2) 다음 장애에 해당이 되는 경우 각각 평가한 후 장애율을 병산한다.

〈표 2-1-1-13〉 중추신경계장애 2단계에서 평가대상이 되는 신경학적 장애들

- 뇌신경장애
- 중추신경계장애에 의한 상지장애
- 중추신경계장애에 의한 하지장애: 자세 및 보행 평가
- 신경인성 장 평가
- 신경인성 방광 평가
- 신경인성 성기능 평가
- 신경인성 호흡부전 평가

나. 척수손상에 의한 장애평가순서

중추신경계장애 2단계 장애 중, 뇌신경장애를 제외한 나머지 장애를 각각 평가한 후 장애율을 병산한다.

4. 검사 유의사항

가. 1분류 평가

1-a) 의식과 각성상태의 장애평가 〈표 2-1-1-2〉

① 기질적인 손상으로 인한 의식과 수면 양상의 변화에 대해서 평가하고 간헐적인 각성상태의 손상에서 식물상태, 혼수상태 등 모든 각성상태를 포함. CT, MRI, SPECT, EEG, 유발전위, 평형기관 평가에서 증명되어야 함

② 재평가: 장애율 확정 후 2년이 경과한 이후

③ 하루 중 의식과 각성상태의 변화가 있는 경우는 가장 좋은 상태를 평가

1-b) 발작성 신경장애 평가 〈표 2-1-1-3〉

① 지속적이거나 영구적인 발작성 신경장애로 뇌병변에 의한 기절 또는 각성의 소실, 경련성 장애, 각성 및 수면장애 등을 포함하며 신경계에서 기인된 경우만 평가 적용

② 재판정: 2년 이후의 일정한 시기에 재판정을 받도록 한다.

1-c) 뇌의 기질적 장애에 의한 고위대뇌기능(정신상태, 인지, 고위대뇌통합기능(highest integrative function)) 변화의 장애평가 〈표 2-1-1-4〉

① 다음 〈표 2-1-1-14〉의 검사를 시행하여 일상생활동작의 제한 정도에 따라 장애를 평가

〈표 2-1-1-14〉 신경학적으로 장애가 있는 환자를 위한 정신상태 검사

1. 의식상태(level of consciousness)
2. 주의력(attention)
3. 기억력(memory)
4. 지능(intellectual function)
5. 언어기능(language function)
6. 정신감각기능(psychosensory function)
7. 정신운동기능(psychomotor function)
8. 구성능력(constructional function)
9. 고도인지기능(higher cognitive function)
10. 사상(thought content)
11. 행동관찰(behavioral observations)
12. 정동 및 감정상태(mood and general emotional status)
13. 감정반응(emotional reactions)

나. 2분류 평가: 언어장애 평가(실어증) 〈표 2-1-1-5〉

1) 평가범위 및 제외 범위

① 언어평가 전 의식의 혼돈 정도, 지남력 유무, 인지기능, 우성 반구 평가가 되어야 한다.

② 발달기에 나타나는 언어발달장애는 제외한다.

다. 3분류 평가: 감정 및 행동장애 평가

1) 기질적 뇌손상으로 인해 감정 및 행동장애만 남은 경우에는 제 2 장 정신 및 행동장애의 기질성 정신 및 행동장애 평가기준을 적용

2) 3분류를 선택한 후, 기질적 뇌손상으로 인한 감정 및 행동장애가 다른 중추신경계 장애들과 중복될 때에는 제 2 장 정신 및 행동장애의 기질성 정신 및 행동장애 평가결과의 80%를 반영한다.

5. 사례

가. 뇌병변장애 사례

1) 지속적 식물상태

항 목	내 용
대상자	• 50세 남자
과거력	• 외상성 뇌손상 • 약 2달간 혼수상태 이후 식물상태로 진행됨
현재 나타나는 증상	• 눈은 자발적으로 뜰 수 있고 안구운동은 혼란된 상태 • 의미있는 사지의 움직임은 없으며, 외부자극에 반응 없음 • 언어도 이해, 표현 불가능 • 전적인 도움을 받고 있는 상태 • 침상생활 외 불가능
임상검사	• CT와 MRI에서 대뇌피질과 피질하 기질적 변성(손상)이 관찰됨
진단명	• 지속적 식물상태
전신장애율	• 〈표 2-1-1-2〉 1군: 최고값 100%

2) 간 질

항 목	내 용
대상자	• 30세 여자
과거력	• 중학교 때 긴장성 간대성 발작이 시작됨
현재 나타나는 증상	• 발작이 시작될 때 우측 손에 기시감이 있고, 짧은 발작 후 증상이 약 2~3시간 동안 남아 있음 • 적절한 항경련제 치료에도 불구하고 지속적으로 우측 손으로 국소적인 반응이 1~2회 정도 있어 지속되는 간질로 인해 운전은 할 수 없음 • 직업활동도 가능한 상태
임상검사	• EEG에서는 좌측 측두엽에서 이상파가 관찰되었고, MRI는 정상
진단명	• 부분간질
전신장애율	• 〈표 2-1-1-3〉 4군: 최고값 10%

3) 장애 없는 간질

항 목	내 용
대상자	• 60세 남자
과거력	• 빙판길에서 미끄러져서 머리 앞쪽을 부딪힘
현재 나타나는 증상	• 환자는 수상 당시의 기억상실이 있었고 이마쪽에 타박상이 있었음 • 입원 당시 간질 발작 30초간 발생, 깨어났을 때 극심한 두통과 오심 • 퇴원시점에 이학적 검사상 특별한 신경학적 증상은 없었음 • 간질발작 1회 발생 후, 현재 수상 후 18개월 시점까지 간질 발작 없었으나 간질약 계속 투약 중임
임상검사	• Brain CT상 정상이었고 두통과 오심 증상은 일주일 내에 완화됨
전신장애율	• 〈표 2-1-1-3〉 5군 0% (치료대상이며 장애는 아님)

4) 뇌손상 후, 운동기능은 회복되었으나 일상생활동작 수행에 제한

항 목	내 용
대상자	• 20세 남자
과거력	• 교통사고로 외상성 뇌손상. 수상 후 의식 잃고 병원으로 이송됨 • 4주간의 외상 후 기억상실이 있었음
현재 나타나는 증상	• 수상 1년 후, 운동능력은 상당히 회복되어 보행 가능하나 명령 이해 및 수행능력이 저하되었고, 자기 방을 찾는 데 어려움이 있었음 • 시간, 사람, 장소에 대한 지남력이 손실과 익숙한 지역에서도 길을 잃음 • 전반적인 무관심, 우울과 학습 장애와 충동성을 보이고 성격 변화 • 일부의 기본적인 일상생활동작 수행 가능, 진행된 일상생활동작 수행은 지시가 필요하거나 의존적임
전신장애율	• 〈표 2-1-1-4〉 2군: 최고값 30%

5) 실 어 증

항 목	내 용
대상자	• 50세 여자
과거력	• 머리 수상 이후 2개월간 전 실어증 상태였음
현재 나타나는 증상	• 질문에 대답을 하나, 때론 모든 질문에 "아니"라는 답만 하기도 하고, 혼잣말로 특정 단어를 반복하기도 함 • 사물을 가르키기도 하고, "물"과 같은 간단한 단어를 말할 수 있음 • 유창성은 없으며, 이해력에 대한 평가는 할 수 없으나 반복해서 따라하기는 가능함
진단명	• 실어증
전신장애율	• 〈표 2-1-1-5〉 2군: 대표값 28%

6) 감정 및 행동장애

항 목	내 용
대상자	• 60세 남자
과거력	• 전직 오른손잡이 복서로 자주 넉 아웃됨
현재 나타나는 증상	• 때때로 보행의 불안정성이 있으나 대부분 정상 • 상, 하지 근력은 정상 • 간혹 단어의 시작이 어려울 때도 있으나 대부분 정상 • 이학적 검사상 운동기능이나 감각기능에는 이상이 없었으나 정신 상태검사에서 고위대뇌기능에 어려움이 있음 • 부적절한 말과 대인관계로 어려움 있으며, 인격이나 행동 변화 • 사회적으로나 직업적으로나 중등도의 증상을 보임
임상증상	• 총괄기능평가척도(GAF)상에서 51~60점으로 측정됨
전신장애율	• 뇌의 기질적 손상으로 인해 운동기능 및 기타 장애는 없이, 감정 및 행동장애만 남은 경우, 전신장애율 평가는 제 2 장 정신 및 행동장애의 기질성 정신 및 행동장애 평가기준에서 평가함 • 〈표 2-2-1-1〉 5군: 최고값 15%

7) 중복장애

항 목	내 용
대상자	• 30세 오른손잡이 남자
과거력	• 작업 중 3m 높이에서 추락하여 좌측 경막하 출혈 발생, 혈종제거술 시행함
현재 나타나는 증상	• 의식과 각성상태: 명료 • 간질 발작: 간질약을 지속 복용 중이나 간혹 잠깐씩 조는 듯한 발작(3분 이내)이 발생됨 • 시간과 장소에 대한 지남력이 저하되어 있고 익숙한 지역에서도 길을 잃음. 전반적인 인지기능 저하로 인하여 일상생활동작수행에 중등도의 제한이 있음 • 대화는 어렵지만 질문에 예, 아니오 등 간단한 대답은 가능하고 몇몇 단순한 단어를 사용할 수 있음(K-WAB의 AQ 30) • 간혹 충동 조절이 안되고, 자주 화를 내며, 소리를 지르는 등 부적절한 행동을 보임 의사소통과 판단력이 중등도로 떨어져 있어 어떤 지시 사항에 대해 순서를 이해하는 것이 곤란하며, 간헐적인 조언이 필요함. CDR 점수 1점 • 우측 견관절, 주관절 근력 2-3등급이나 손으로 숫자세기와 같은 손가락의 개별적인 움직임이 불가능함 • 보행이 원활하지는 않으나 지팡이를 이용하여 동네 슈퍼에 다녀올 정도. 경사로, 계단 보행은 타인의 부분적인 도움이 필요함 • 소량의 소변이 수시로 나와 기저귀를 사용 중이며, 항콜린제 등 투약 중
판정소견	* 이 표에 기록된 장애율은 모두 대표 장애율임 • 의식과 각성상태: 명료 〈표 2-1-1-2〉 6군, 0% • 간질 발작: 간질약 지속 복용 중이나 간혹 잠깐씩 조는 듯한 발작(3분 이내)이 발생됨 〈표 2-1-1-3〉 3군, 15% • 시간과 장소에 대한 지남력이 저하되어 있고 익숙한 지역에서도 길을 잃음. 전반적인 인지기능저하로 인하여 일상생활동작수행에 제한이 있음. 〈표 2-1-1-4〉 2군, 20% • 고위대뇌기능의 변화로 역할 수행에 상당한 제한 또는 일상생활동작수행에 중등도의 제한 • 언어장애: 언어기능의 매우 심각한 손실로 일상생활에 필요한 구어를 소수로 생성할 수 있는 경우 〈표2-1-1-5〉 2군, 27% • 감정 및 행동장애: 제 2 장 2절 기질성 정신 및 행동장애 〈표 2-2-1-1〉 4군, 24%×0.8=19.2%, 반올림하여 19% 적용 • 상지: 이환측 상지를 이용할 수 있으나 수지기능은 전폐된 경우로 〈표2-1-1-7〉 2군, 15% • 하지: 계단, 경사로는 어려우나 어느 정도 실외보행 가능 〈표2-1-1-8〉 3군, 15% • 약물 및 방광 훈련에 의하여 배뇨를 하나, 간헐적인 요실금 상태 〈표2-1-1-10〉 3군, 15%

<table>
<tr><th></th><th></th><th></th><th>장애내용</th><th>평가표</th><th>해당군</th><th>장애율</th></tr>
<tr><td rowspan="6">1단계</td><td rowspan="3">1분류</td><td>1-a</td><td>의식과 각성장애</td><td>2-1-1-2</td><td>6</td><td>0</td></tr>
<tr><td>1-b</td><td>발작성 신경장애</td><td>2-1-1-3</td><td>3</td><td>15</td></tr>
<tr><td>1-c</td><td>고위대뇌기능</td><td>2-1-1-4</td><td>2</td><td>20</td></tr>
<tr><td>2분류</td><td></td><td>언어장애</td><td>2-1-1-5</td><td>2</td><td>27</td></tr>
<tr><td rowspan="2">3분류</td><td rowspan="2"></td><td>감정 및 행동장애</td><td>2-2-1-1</td><td>4</td><td>19</td></tr>
<tr><td>1단계 장애율</td><td>최고장애율</td><td>2분류 택</td><td>27</td></tr>
<tr><td rowspan="9">2단계</td><td rowspan="9" colspan="2"></td><td>뇌신경장애</td><td>2-1-1-6</td><td>×</td><td></td></tr>
<tr><td>상지기능장애</td><td>2-1-1-7</td><td>2</td><td>15</td></tr>
<tr><td>하지기능장애</td><td>2-1-1-8</td><td>3</td><td>15</td></tr>
<tr><td>신경인성 장</td><td>2-1-1-9</td><td>×</td><td></td></tr>
<tr><td>신경인성 방광</td><td>2-1-1-10</td><td>3</td><td>15</td></tr>
<tr><td>신경인성 성</td><td>2-1-1-11</td><td>×</td><td></td></tr>
<tr><td>신경인성 호흡</td><td>2-1-1-12</td><td>×</td><td></td></tr>
<tr><td>2단계 장애율</td><td>각 장애율</td><td>병산</td><td>39</td></tr>
<tr><td>전신장애율</td><td colspan="2">1단계(27%)와 2단계(39%)
병산 〈표 1-1-2-5〉
장애율병산표 참고</td><td>55%</td></tr>
</table>

전신장애율	• 55%

나. 척수손상에 의한 장애 사례

1) C4 척수손상

항 목	내 용
대상자	• 30세 오른손 잡이 남자
현재 나타나는 증상	• C4골절 및 탈구로 인한 사지마비로 후방접근법에 의한 수술시행 후 기관절개 유지 중 • C4 이하 무감각 사지의 운동기능 전혀 없는 상태임(전 상지 및 하지 근력 G0) • 배변 훈련에 의해 항문 수지 자극으로 일 1~2회 배변 • 치골상부요로전환술 후 도뇨관 유치 상태 • 반사성 발기 가능하며 성교 가능하며 수상 후 자녀 출산 사실 있음 • 인공호흡기는 제거하였으나 자발적인 가래 제거 어려워 기관절개는 유지 • 극심한 감각이상성 동통은 호소하지 않음
판정소견	• 상지: 양쪽 상지의 완전마비로 인해 〈표 2-1-1-7〉 1군, 우성, 비우성 측 모두 각각 최고값: 60%(60×60) • 하지: 양쪽 하지의 완전 마비로 인해 〈표 2-1-1-8〉 1군 최고값: 50% • 신경인성 장: 배변훈련에 의한 조절 가능〈표 2-1-1-9〉 4군: 10% • 신경인성 방광: 치골 상부 요로전환술 후 도뇨관 유치 상태이므로 〈표 2-1-1-10〉 1군 최고값: 40% • 성기능: 반사성 성기능 가능하나 자각은 없음. 〈표 2-1-1-11〉 2군 최소값: 6% • 호흡부전: 빈번한 가래 제거 위해 기관절개술 통해 흡인이 필요하여 기관절개 유지 필요, 〈표 2-1-1-12〉 2군 대표값: 43%－기관 절개 제거시 장애 재평가 필요함 • 병합: 장애율병산표를 이용하여(60%, 60%, 50%, 10%, 40%, 6%, 43%) 병산하면 전신장애율은 98%
전신장애율	• 98%

2) 척수손상에 의한 T10 하반신마비

항 목	내 용
대상자	• 55세 남자
과거력	• 복부동맥류 수술 후 T10 이하로 완전 척수손상에 의한 하반신마비
현재 나타나는 증상	• T10 미만으로는 감각이 전혀 없음 • 양하지 운동기능도 전혀 없는 경직성 마비 상태 • 일일 4회 간헐 도뇨, 간헐적 변실금으로 기저귀 사용 • 수상 전, 성기능 장애에 대한 치료 받은 과거력 있음. 현재 발기 부분 가능
판정소견	• 상지: 양쪽 상지기능-정상 장애율 0% • 하지: 양쪽 하지의 완전 마비로 인해 완전한 보행기능상실로 〈표 2-1-1-8〉 1군 최고값: 50% • 신경인성 방광: 하루에 4번씩 간헐적 도뇨가 영구적으로 필요하므로 〈표 2-1-1-10〉 1군 최소값: 31% • 신경인성 장: 배변관리에 간헐적인 변실금 증상 있어 〈표 2-1-1-9〉 3군 대표값: 15% • 성기능: 부분적 발기 가능하나, 수상 전 성기능 장애 있으며 현재와 유사하여 수상으로 인한 장애 불인정 • 호흡부전: 호흡계통 신경학적 장애 없음 • 병합: 장애율병산표를 이용하여(50%, 31%, 15%)를 병산하면 전신장애율 71%
전신장애율	• 71%

3) T8 불완전 하반신마비

<table>
<tr><th>항 목</th><th>내 용</th></tr>
<tr><td>대상자</td><td>• 21세 왼손잡이 남자</td></tr>
<tr><td>과거력</td><td>• 교통사고로 인하여 제 9 흉수 이하 하반신부전마비
• 두부 손상 없음</td></tr>
<tr><td>현재 나타나는 증상</td><td>• 제 8 흉수 하반신 불완전마비
• 양하지 근력: 슬관절 신전(3등급, 양측)을 제외한 모든 하지 근육 2등급 이하
－자발적 기립 불가, 양측 하지 장하지 보조기 착용 상태에서 타인의 도움으로 기립자세 변환 후, high walker 사용하여 기립자세 유지 가능하나 타인의 감독과 도움 필요
－양측 하지에 장하지 보조기 착용 상태에서 high walker 사용하여 훈련목적의 실내보행 가능
• 만성 변비, 좌약 없으면 배변되지 않음, 좌약 사용하여 주 2회 규칙적 배변
• 방광 괄약근 이완제 사용하여 자연 배뇨 가능하나 항상 기저귀 착용이 필요
• 발기 불능
• 호흡: 정상</td></tr>
<tr><td>판정소견</td><td>* 이 표에 기록된 장애율은 모두 대표 장애율임
• 자세와 보행장애
－양하지 근력: 슬관절 신전(3등급, 양측)을 제외한 모든 하지 근육 2등급 이하
－보조기구 없이 자발적 기립 불가능
－보조기 착용 상태에서 타인의 도움하에 훈련목적의 실내보행 가능 〈표 2-1-1-8〉 1군, 43%
• 만성 변비, 좌약 없으면 배변 되지 않음 〈표 2-1-1-9〉 4군, 5%
• 약물 및 방광 훈련에 의해 배뇨, 매일 요실금 있는 상태 〈표 2-1-1-10〉 2군, 25%
• 발기 불능 〈표 2-1-1-11〉 1군, 13%
• 호흡: 정상
<table>
<tr><th>척수손상에 의한 장애</th><th>장애내용</th><th>평가표</th><th>해당군</th><th>장애율(%)</th></tr>
<tr><td rowspan="9"></td><td>뇌신경장애</td><td>2-1-1-6</td><td>X</td><td>0</td></tr>
<tr><td>상지기능장애</td><td>2-1-1-7</td><td>X</td><td>0</td></tr>
<tr><td>하지기능장애</td><td>2-1-1-8</td><td>1</td><td>43</td></tr>
<tr><td>신경인성 장</td><td>2-1-1-9</td><td>4</td><td>5</td></tr>
<tr><td>신경인성 방광</td><td>2-1-1-10</td><td>2</td><td>25</td></tr>
<tr><td>신경인성 성</td><td>2-1-1-11</td><td>1</td><td>13</td></tr>
<tr><td>신경인성 호흡</td><td>2-1-1-12</td><td>X</td><td>0</td></tr>
<tr><td>장애율 병산</td><td colspan="2">〈표 1-1-2-5〉
장애율병산표 참고</td><td>65%</td></tr>
<tr><td>전신장애율</td><td colspan="2">척수손상에 의한 장애</td><td>65%</td></tr>
</table></td></tr>
<tr><td>전신장애율</td><td>• 65%</td></tr>
</table>

제 2 절 소아뇌병변장애

1. 범주와 원칙

가. 포함 및 제외 범주

소아뇌병변장애란 뇌성마비, 소아 뇌손상 등 기타 발달기 아동기에 생긴 뇌병변으로 인하여 만 6세 이전에 나타나는 평균 이하의 운동발달 이상과 이로 인하여 상지, 하지 및 몸통운동기능에 심각한 기능제한으로 특징지어지는 운동장애를 말한다.

나. 판정시기

뇌성마비, 소아 뇌손상 등 기타 소아뇌병변으로 인한 운동장애가 있는 경우는 발병 후 6개월 동안 지속적으로 의학적인 치료를 받은 후에만 장애판정을 할 수 있으며, 치료기간이 6개월이 경과하였다 하더라도 뚜렷하게 기능의 향상이 진행되고 있는 경우에는 장애판정을 미루어야 한다. 즉, 생후 만 1세 이상의 아동으로서 발병 후 6개월 이상 적극적인 재활치료 실시했는데도 불구하고 더 이상 운동장애가 회복되지 않을 경우에 장애판정을 실시할 수 있다. 또한, 만 6세 이전의 아동에서는 매 2년마다 재평가할 것을 권하며, 만 6세 이후에는 장애가 고정되었다고 판단되는 경우에는 영구장애판정을 할 수 있다.

2. 장애평가기준

과학적이고 객관적으로 평가하기 위하여 임상증상으로서 환자의 운동기능 평가, 사지의 이상운동형태 검사, 그리고 뇌영상검사로서는 뇌컴퓨터단층촬영, 혹은 뇌자기공명영상검사 등의 검사결과를 참조하여 종합적으로 평가한다.

3. 평가항목과 요령

소아운동기능장애의 증상은 뇌신경의 발달이 진행되고 있는 영유아시기의 뇌손상이나 뇌병변으로 인하여 나타나는 병적 운동증상들로서 주로 신생아시기에만 존재하는 1) 원시반사가 계속 존속하여 나타나는 반응들, 2) 뇌척수로의 다양한 운동신계를 침범하여 나타나는 근육의 경직도의 변화와 3) 수의적 움직임이 지연, 변형되면서 나타나는 운동기능장애로 구분할 수 있다. 이들이 침범하는 신체의 부위에 따라서, 신경학적 형태에 따라서, 그리고 중증도에 따라 나누어 평가한다.

아동에 대한 임상검사는 항상 편안한 환경에서 울리지 말고 검사하여야 하며, 그러기 위해서는 아이에게 친숙한 장난감을 이용하거나 부모와 노는 모습을 관찰하면서 아동의 능동적인 움직임과 운동발달정도를 파악하고, 아이와 검사자가 어느 정도 친숙해지면 근육의 경직이나 피동적인 움직임 등에 대한 검사를 실시한다.

뇌손상을 동반한 성장기 아동의 운동장애 평가를 위한 이학적 검사 및 신경학적 검사에서는 성인의 검사와 비슷한 검사를 시행하더라고 항상 아동의 특성과 아울러 성장과 발달이라는 측면을 고려하면서 검사 및 평가결과를 이해하여야 한다. 즉, 같은 동작을 수행하더라도 그 운동을 수행한 아동의 연령에 따라 아동의 운동능력을 달리 해석해야 하기 때문이며, 운동장애 이외의 다른 영역의 장애를 동반하고 있는지 여부를 면밀히 살펴보아야 한다.

아동들에 대한 임상적 평가방법에는 일반적인 뇌운동신경계를 평가하는 신경학적 평가방법과 각각의 나이에 따라 표준화하여 개발된 규격화된 운동발달 평가도구를 사용하는 방법이 있다.

가. 장애평가기준 설정

뇌의 성숙이 이루어지기 전인 소아기 뇌병변장애는 영구장애판정시기를 결정하기 어렵고, 또한 발달기 장애아동에 대한 연구가 미진하여 현재로서는 장애의 정도를 백분율로 평가하기보다 군으로 판정하는 것이 적절할 것으로 사료된다.

〈표 2-1-2-1〉 소아뇌병변에 의한 운동장애 분류기준표

군	점 수
1	13~20
2	21~28
3	29~36
4	37~44
5	45~52
6	53~60

나. 소아뇌병변장애판정절차

운동장애에서 뇌운동신경계의 병변이나 이상으로 인해 몸통의 운동발달이 지연되거나 왜곡되어 나타나며, 이들을 대상으로 아래의 2가지 평가항목을 모두 평가하여, 그 평가결과의 가산(add)에 의해 장애정도를 측정한다.

〈표 2-1-2-2〉 소아 뇌병변장애 평가내용

구분	평가내용	점 수
1	사지 및 머리(몸통 포함)의 운동이상 형태 평가	25점
2	운동기능 평가	40점
총점		65점

다. 각 세부 평가방법들

1) 신경학적 진찰 소견

뇌운동신경계의 이상이나 병변을 가지고 있는 아동의 신경학적 이상 유무 및 중증도를 평가하기 위해 양측 상, 하지 및 머리(몸통 포함)의 1) 경직(근육 긴장도), 2) 이상운동증, 3) 운동실조증, 혹은 4) 근력저하 정도에 따라 4가지 구분(경도, 중등도, 중증, 최고도)으로 나누어 평가한 후 그 점수를 가산(add)한다. 단, 신체의 한 부위는 위 네 가지 평가방법 중 한 가지만 적용할 수 있으며, 신경학적 증상이 두 가지이상 중복되어 나타나는 경우는 주 증상을 기준으로 평가한다.

〈표 2-1-2-3〉 머리(몸통) 및 사지의 신경학적 검사표

부 위		구 분	점수(점)
머리 혹은 몸통		정 상	5
		경 도	4
		중등도	3
		중 도	2
		최고도	1
상 지	좌	정 상	5
		경 도	4
		중등도	3
		중 도	2
		최고도	1
	우	정 상	5
		경 도	4
		중등도	3
		중 도	2
		최고도	1
하 지	좌	정 상	5
		경 도	4
		중등도	3
		중 도	2
		최고도	1
	우	정 상	5
		경 도	4
		중등도	3
		중 도	2
		최고도	1
합 계		점수(총점 25점)	

다음 〈표 2-1-2-2-1〉에서부터 〈표 2-1-2-2-4〉는 〈표 2-1-2-2〉의 중증도에 대한 기준 참조표이다.

〈표 2-1-2-2-1〉 근육 긴장도 평가

구 분	평가내용	점수
정 상	• 근육 긴장도가 정상인 경우	5
경 도	• 관절운동의 끝부분에서 약간의 근 긴장도가 느껴질 때	4
중등도	• 관절운동의 중간이하에서 약간의 근 긴장도가 느껴질 때	3
중 도	• 관절운동의 전체에서 상당한 근 긴장도가 느껴질 때	2
최고도	• 심한 근 긴장도가 나타나며, 관절을 움직이기 어려울 때	1

〈표 2-1-2-2-2〉 이상운동증 혹은 불수의운동 평가

구 분	평가내용	점수
정 상	• 이상운동증이나 불수의 운동이 없는 경우	5
경 도	• 정상 운동 범위의 25% 이하에서 나타나는 경우	4
중등도	• 정상 운동 범위의 26~50% 이하에서 나타나는 경우	3
중 도	• 정상 운동 범위의 50~75% 이하에서 나타나는 경우	2
최고도	• 정상 운동 범위의 75% 이상에서 나타나는 경우	1

〈표 2-1-2-2-3〉 운동실조증 평가

구 분	평가내용	점수
정 상	• 운동 실조증이 없는 정상인 경우	5
경 도	• 손가락으로 코를 가리키거나 발뒤꿈치로 반대쪽 정강이를 오르내리는 데 경미한 장애가 있는 경우	4
중등도	• 손가락으로 코를 가리키거나 발뒤꿈치로 반대쪽 정강이를 오르내리는 데 중등도의 장애가 있는 경우	3
중 도	• 손가락으로 코를 가리키거나 발뒤꿈치로 반대쪽 정강이를 오르내리는 데 중증의 장애가 있는 경우	2
최고도	• 손가락으로 코를 가리키거나 발뒤꿈치로 반대쪽 정강이를 오르내리는 동작이 불가능한 경우	1

〈표 2-1-2-2-4〉 머리, 몸통 혹은 손의 근력 평가 – 근력저하가 주증상인 경우 사용가능

구 분	평가내용	점수
정 상	• 중력과 저항을 최대한 이길 만한 근력이 있음. (N)	5
경 도	• 중력과 저항을 어느 정도 이길 만한 근력이 있음. (G)	4
중등도	• 저항이 없는 상태에서 중력을 이기며 움직일 수 있음. (F)	3
중 도	• 중력이 없는 상태에서는 어느 정도 움직일 수 있음. (P)	2
최고도	• 중력이 없는 상태에서도 전혀 혹은 거의 움직임이 없음. (Z~T)	1

2) 운동기능평가

뇌운동신경계에 병변을 가지고 있는 운동기능을 평가하기 위해 스스로 앉기, 걷기를 중심으로 대운동기능을 검사하고 일부 손동작을 검사한다. 또한 뇌성마비 아동의 운동기능을 평가하기 위해 평가 아동의 운동기능의 한계점, 보행 보조기 사용 여부, 움직이는 모양 등을 참조하여 평가한다.

〈표 2-1-2-4〉 운동기능 평가내용

나이	군	평 가 내 용	점수(점)
2세 미만	1	• 영아는 앉거나 앉은 상태에서 다른 자세로 바꿀 수 있으며 바닥에 앉아서 양 손으로 사물을 자유롭게 다룬다. • 배를 바닥에서 떼고 손과 무릎으로 기고, 붙잡고 일어서서 가구를 붙잡고 몇 발자국 걷는다. • 생후 18~24 개월의 영아는 보행 보조기구 없이 걷는다.	40
	2	• 영아는 바닥에서 앉은 자세를 유지하지만 손을 짚어서 균형을 잡아야 한다. • 영아는 배를 바닥에 깔고 기거나 바닥에서 떼고 손과 무릎으로 긴다. • 붙잡고 일어서서 가구를 붙잡고 몇 발자국 걷을 수도 있다.	32
	3	• 영아는 허리를 받쳐주면 앉아 있다. 뒤집거나 배를 바닥에 깔고 앞으로 긴다.	24
	4	• 영아는 목을 가누지만 몸통을 잡아 주어야 바닥에 앉는다. • 뒤집어서 누웠다 엎드렸다 할 수 있다.	16
	5	• 신체장애로 인해 동작을 자발적으로 조절하지 못한다. • 영아는 엎드리거나 앉은 자세에서 중력에 대해 목과 몸통을 가누지 못한다. • 어른이 도와주어야 뒤집는다.	8
	1	• 소아는 바닥에 앉아서 양 손으로 사물을 자유롭게 다룬다. • 바닥에 앉거나 바닥에 앉았다가 다른 자세로 바꿀 수 있고 어른이 도와주지 않아도 스스로 선다.	40

		• 보행 보조기구 없이 곧잘 걷는다.	
	2	• 소아는 바닥에 앉지만, 양 손으로 사물을 자유롭게 다루려고 하면 균형을 잘 잡지 못한다. • 어른이 도와주지 않아도 앉거나 앉은 상태에서 다른 자세로 바꾼다. • 견고한 바닥에서 물건을 붙잡고 선다. • 바닥에서 배를 떼고 양 손과 양 무릎을 교대로 내어 기고, 가구를 짚고 다니며 보행 보조기구가 있으면 곧 잘 걷는다.	32
생후 2년 이상 ~ 4년 미만	3	• 소아는 바닥에 앉는데 종종 'W'자 형태로(양 고관절 및 슬관절이 굴곡, 내회전된 상태로) 앉고 어른이 앉혀 줘야 하는 경우도 있다. • 혼자서 이동할 때는 주로 기어 다니며 배를 바닥에 깔고 기거나 바닥에서 떼고 양 손과 양 무릎으로 긴다(보통 양 다리를 교대로 내지 못한다). • 견고한 바닥에서 물건을 붙잡고 서고 짧은 거리는 다닐 수도 있다. • 방향을 잡거나 바꿀 때 보행 보조기구를 쓰거나 어른이 잡아주면, 실내에서 짧은 거리는 걸을 수도 있다.	24
	4	• 소아는 의자에 앉지만 몸통을 가누거나 손을 자유롭게 쓰기 위해서는 개조된 의자에 앉아야 한다. • 소아는 어른의 도움을 받거나 팔로 주위의 견고한 물체를 밀거나 잡아 당겨 의지하면서 의자에 앉거나 의자에 앉았다가 다른 자세로 바꿀 수 있다. • 소아는 워커가 있거나 어른이 지켜봐 주는 경우 잘 하면 짧은 거리를 걸을 수도 있지만, 방향을 쉽게 바꾸지 못하고 평평하지 않은 바닥에서는 균형을 잘 잡지 못한다. • 실외에서는 다른 사람이 옮겨 줘야 한다. 전동 의사차를 쓰면 혼자서 이동할 수 있는 경우도 있다. • 상당히 개조된 전동 의자차를 쓰면 혼자서 이동할 수 있는 경우도 있다.	16
	5	• 신체장애로 인하여 동작을 자발적으로 조절하지 못하고 중력에 대해 목과 몸통을 가누지 못한다. • 운동기능의 모든 영역에서 제한을 보인다. • 특별 장비나 보조 기술을 사용하여도 앉거나 설 때 여전히 기능적 제한이 있다. • 5 단계의 소아는 어떤 경우에도 혼자서는 이동할 수 없고 다른 사람이 옮겨 줘야 한다.	8
생후 4년 이상 ~ 6년 미만	1	• 소아는 손을 짚지 않고서 의자에 앉거나 의자에서 일어나며 의자에 앉아 있다. • 바닥이나 의자에 앉은 상태에서 주위의 물건에 의지하지 않고서 일어난다. • 소아는 실내 및 실외에서 걷고 계단도 오른다. • 달리거나 뛸 수 있게 된다.	40
	2	• 소아는 의자에 앉아 양 손으로 사물을 자유롭게 다룬다. • 소아는 바닥이나 의자에 앉은 상태에서 일어날 수 있지만, 종종 팔로 견고한 물체를 밀거나 잡아 당겨야 한다. • 실내에서는 보행 보조기구 없이 걸을 수 있고 바닥이 평평하면 실외에서도 짧은 거리는 보행 보조기구 없이 걷는다.	32

	• 소아는 난간을 잡고 계단을 오르지만 달리거나 뛰지는 못한다.	
3	• 소아는 일반 의자에 앉지만 골반이나 몸통을 잡아줘야 손의 기능을 최대화할 수 있다. • 소아는 팔로 견고한 물체를 밀거나 잡아 당겨 의자에 앉거나 의자에서 일어난다. • 평평한 바닥에서 보행 보조기구를 가지고 걷고 어른이 도와주면 계단을 오른다. • 장거리를 가거나 실외의 평평하지 않은 길을 갈 때는 흔히 다른 사람이 옮겨줘야 한다.	24
4	• 소아는 의자에 앉지만 몸통을 가누고 손의 기능을 최대화하기 위해서는 개조된 의자가 필요하다. • 어른이 도와주거나 팔로 밀거나 잡아당길 수 있는 견고한 물체가 있으면 의자에 앉거나 의자에서 일어날 수 있다. • 워커를 사용하거나 어른이 지켜보는 경우 짧은 거리는 걸을 수도 있으나, 방향을 바꾸거나 평평하지 않은 바닥에서 균형을 잡는 것은 잘 하지 못한다. • 집 밖에서는 다른 사람이 옮겨줘야 한다. • 전동 의자차를 쓰면 혼자서 이동할 수 있는 경우도 있다.	16
5	• 신체장애로 인하여 동작을 자발적으로 조절하지 못하고 중력에 대해 목과 몸통을 가누지 못한다. • 운동기능의 모든 영역에서 제한을 보인다. • 개조된 장비나 보조 기술을 사용하여도 앉거나 설 때 여전히 기능적 제한이 있다. • 소아는 어떤 경우에도 혼자서는 이동할 수 없고 옮겨줘야 한다. • 전동 의자차를 쓰면 혼자서 이동할 수 있는 경우도 있다.	8

〈표 2-1-2-4〉에 대한 설명은 다음과 같다.

가) 1군과 2군의 구분

1군의 소아에 비해, 2군의 소아는 동작의 전환이 서투르고, 야외나 집 주위 등지의 보행에 제한이 있으며, 보행 시작 시에 보행 보조기구가 있어야 하거나, 동작의 질 및 달리기나 뛰기 등의 대운동 기술 수행능력이 떨어진다.

나) 2군과 3군의 구분

기능적인 이동을 어느 정도까지 하는가에 따라 차이가 난다. 3군의 소아는 걸으려면 보행 보조기구나 보조기가 필요하지만, 2군의 소아는 4 세 이후에는 보행 보조기구가 필요 없다.

다) 3군과 4군의 구분

두 군 모두 상당한 정도로 보조 기술을 필요로 하지만, 앉거나 이동하는 능력에서 차이가 난다. 3군의 소아는 독립적으로 앉고, 바닥에서 독립적으로 이동할 수 있고, 보행 보조기구가 있으면 걷는다. 4군의 소아는 앉을 수는 있지만(대개 잡아줘야 한다) 독립적인 이동은 아주 제한된다. 4군의 소아는 다른 사람이 옮겨줘야 하거나 전동 의자차를 쓰게 될 확률이 더 높다.

라) 4군과 5군의 구분

5군의 소아는 중력에 대한 기본적인 자세 조절도 독립적으로 하지 못한다. 소아가 전동 의자차를 작동할 수 있는 경우에만 혼자서 이동할 수 있다.

4. 사례

가. 사례 1

항 목	내 용
대상자	• 현재 교정연령 18개월
과거력	• 임신 28주에 1.14Kg으로 출생하였음
현재 나타나는 증상	• 운동능력은 스스로 뒤집기, 배밀이는 가능함 • 허리를 받쳐주거나 양 손을 잡은 상태에서 앉기는 가능하지만 서기, 걷기 등이 불가능함 • 이학적 검사상 목가누기는 가능하지만 양 손의 보호반사는 나타나지 않음 • 근경직정도는 상지에서는 정상이었으나 하지에서는 중간 이하에서 약간의 근긴장도 증가 양상으로 보임 • DTR은 양쪽 KJ, AJ(+++/+++), BJ, TJ(++/++)이었고, 운동이상증, 진전 등은 보이지 않음
판정소견	• 신경학적 운동이상 소견 —양측 하지 근경직: 4점(일측에서 각 2점) —양측 상지 근경직: 2점(일측에서 각 1점) —몸통 근력 저하: 2점 • 운동기능평가 소견(2세 미만): 3군: 24점 • 총점: 32점 ⇒ 장애단계 3군(2년 後 재판정)

나. 사례 2

항 목	내 용
대상자	• 현재 5세 남자 아동
과거력	• 15개월 전에 친구들과 야구하다가 야구공에 머리를 맞고 의식을 잃고 본원 응급실을 방문하였음 • 방문 당시 뇌컴퓨터 단층촬영검사 소견으로 좌측 전측두부 골절 및 뇌출혈로 신경외과에서 수술적 처치 후 현재까지 재활치료를 받고 있음
현재 나타나는 증상	• 우측 편마비가 있어 실내 및 실외에서 걷고 난간을 잡으면 계단을 오를 수 있지만, 평평하지 않거나 경사진 곳에서는 보행에 제한이 있음 • 뇌자기공명영상검사상 좌측 측두부에 좌상성 점상출혈과 경맥외수술 흔적이 남아 있었으며 정상 뇌실크기를 보임 • 우측 상지는 주관절에서 관절의 50% 근처에서 근경직을 보임 • 어깨를 중력에 저항하여 50% 정도 들 수 있음 • 우측 족관절에서 첨족(족저 20도 강직)과 슬관절의 건반사가 항진되어 있음
판정소견	• 신경학적 운동 이상 소견 －우측 상지 근경직: 3점 －우측 하지 근경직: 1점 －몸통 가누기: 1점 －좌측 상지 근력: 1점 －좌측 하지 근력: 1점 • 운동기능평가 소견(4세 이상): 2군: 32점 • 총점: 39점 ⇒ 장애단계 4군(2년 후 재판정)

제 3 절　소아간질장애

1. 범주와 원칙

가. 포함 및 제외 범주

소아간질의 경우 발달하는 과정의 뇌(developing brain)가 나타내는 현상으로 성인의 기준을 그대로 적용시키는 데에는 무리가 있다. 즉 소아연령에만 국한된, 성인 간질에선 볼 수 없는 여러 간질 및 간질 증후군이 존재하며, 발작의 형태도 성인과 다르고 다양하며, 항간질약의 치료에도 불구하고, 전반적인 발달장애(global developmental delay), 인지기능저하(mental retardation), 학습장애, 언어장애, 행동장애, 신체 손상, 운동기능의 장애(motor skill impairment)가 동반 발생하여 정상적인 성장과 발달에 지장을 초래하는 경우가 빈번하기 때문에 이를 감안한 평가기준이 반드시 필요하다.

장애 진단을 하는 전문의는 각각의 질환에 대하여 규정기간 이상 경과하고 지속적이고 적극적인 치료 후에도 장애가 고착되었음을 진단서, 소견서, 진료기록 등으로 확인하여야 한다. 의무기록에는 확고한 발작의 종류별 분류 근거(자세한 발작의 임상 양상, 뇌파검사 소견, 뇌영상 촬영소견, 신뢰할 수 있는 목격자 진술 등), 정확한 발생 빈도, 적극적 치료의 증거(환자의 순응도, 약물 처방, 약물 혈중농도, 생활관리의 성실도 등)가 기술되어 있어야 한다.

소아간질과 유사한 비간질성 발작성 질환, 운동질환, 실신 및 가성 발작 등에 대하여 항상 진단 시 이를 고려하여 정확한 병력 및 검사를 통해 제외시켜야 한다.

나. 평가시기

예후가 불량하다고 알려진 영아연축(Infantile spasm), 레녹스-가스토 증후군(Lennox-Gastaut syndrome) 등과 같은 간질성 뇌병증(epileptic encephalopathy)에 속하는 질환의 경우는 항간질약으로 조절이 안되는 경우가 많아서 최초진단 이후 6개월의 치료기간 이후 평가가능하며, 재판정기간은 2년으로 한다.

간질성 뇌병증(epileptic encephalopathy)에 속하지 않는 질환이면서, 6세 미만의 소아간질환아는 최초진단 이후 1년의 치료기간 이후 평가가능하며, 재판정기간은 2년으로 한다.

간질성 뇌병증(epileptic encephalopathy)에 속하지 않는 질환이면서, 6세 이상의 소아간질환아는 최초진단 이후 2년의 치료기간 이후 평가가능하며, 재판정기간은 2년으로 한다.

다만, 만 6세 이후에는 2회에 걸친 재판정에서 이전 판정시와 동급판정을 받은 경우에는 그 시점에서 영구장애를 판정할 수 있는 것으로 한다.

2. 장애평가기준과 장애정도

가. 소아간질

1) 부분발작

〈표 2-1-3-1〉 소아간질-부분발작 장애평가기준

군	내 용	전신장애율 (%)
3	• 1개월에 평균 30회 이상의 발작이 있는 경우	35
	• 1개월에 평균 26~29회의 발작이 있는 경우	32
	• 1개월에 평균 20~25회의 발작이 있는 경우	29
	• 1개월에 평균 16~19회의 발작이 있는 경우	25
	• 1개월에 평균 10~15회의 발작이 있는 경우	21
4	• 1개월에 평균 7~9회의 발작이 있는 경우	20
	• 1개월에 평균 4~6회의 발작이 있는 경우	15
	• 1개월에 평균 1~3회의 발작이 있는 경우	11

2) 전신발작

〈표 2-1-3-2〉 소아간질-전신발작 장애평가기준

군	내 용	전신장애율 (%)
2	• 1개월에 평균 25회 이상의 발작이 있는 경우	50
	• 1개월에 평균 21~25회의 발작이 있는 경우	47
	• 1개월에 평균 16~20회의 발작이 있는 경우	44
	• 1개월에 평균 11~15회의 발작이 있는 경우	40
	• 1개월에 평균 8~10회의 발작이 있는 경우	36
3	• 1개월에 평균 7회의 발작이 있는 경우	32
	• 1개월에 평균 6회의 발작이 있는 경우	29
	• 1개월에 평균 5회의 발작이 있는 경우	25
	• 1개월에 평균 4회의 발작이 있는 경우	21
4	• 1개월에 평균 3회의 발작이 있는 경우	20
	• 1개월에 평균 2회의 발작이 있는 경우	15
	• 1개월에 평균 1회의 발작이 있는 경우	11

3) 넘어지면서 머리가 먼저 바닥에 떨어지는 발작(Head drop, falling attack)

〈표 2-1-3-3〉 소아간질-넘어지면서 머리가 먼저 바닥에 떨어지는 발작(Head drop, falling attack) 장애평가기준

군	내 용	전신장애율 (%)
2	• 1개월에 평균 15회 이상의 발작이 있는 경우	50
	• 1개월에 평균 10~15회의 발작이 있는 경우	47
	• 1개월에 평균 8~9회의 발작이 있는 경우	44
	• 1개월에 평균 6~7회의 발작이 있는 경우	40
	• 1개월에 평균 4~5회의 발작이 있는 경우	36
3	• 1개월에 평균 3회의 발작이 있는 경우	34
	• 1개월에 평균 2회의 발작이 있는 경우	29
	• 1개월에 평균 1회의 발작이 있는 경우	25
4	• 6개월에 평균 4~5회의 발작이 있는 경우	20
	• 6개월에 평균 2~3회의 발작이 있는 경우	15
	• 6개월에 평균 1회의 발작이 있는 경우	11

3. 평가항목과 요령

가. 소아간질의 장애평가는 항간질약의 적극적인 치료에도 발작이 지속되는 경우에 발작의 형태와 평균 발작횟수에 따라 위의 장애평가기준표와 같이 판정한다.

1) 전신발작(단, 전신발작의 형태 중에서 결신발작과 근간대성발작의 경우는, 아래에 기술한 3), 4)항과 같이 평가한다.
2) 영아연축(Infantile spasm), 레녹스-가스토 증후군(Lennox-Gastaut syndrome) 등과 같은 간질성 뇌병증(epileptic encephalopathy)은 〈표 2-1-3-3〉와 동일하게 평가한다.
3) 결신발작(absence seizure)은 장애판정에서 제외한다.
4) 근간대성 발작(myoclonic seizure)은 경미(mild)한 경우는 장애판정에서 제외하고, 중증도가 심(severe)하여 넘어지면서 머리가 먼저 바닥에 떨어지는 발작(falling attack)을 초래할 경우에는 〈표 2-1-3-3〉와 동일하게 평가한다.
5) 한 환자에서 여러 가지 간질발작형태가 함께 있는 경우(mixed seizures)에는, 여러 가지 간질발작 중에서 가장 심한 발작 하나를 택하여 장애평가를 시행한다.

4. 검사 유의사항: 객관적 근거나 검사 관련 유의사항

가. 소아간질과 유사한 비간질성 발작성 질환, 운동질환, 실신 및 가성 발작 등에 대하여 정확한 병력 및 정밀 뇌파검사 등(필요시에는 비데오-뇌파검사)을 통해 제외시켜야 한다.

나. 뇌파검사 시 주의할 점은

1) 30~40%의 간질 환자에서 처음 시행한 뇌파검사에서 음성으로 나오기 때문에 간질파가 없다고 간질이 아니라고 할 수 없다.
2) 간질이 없는 사람에게도 1~2%는 간질파가 나올 수 있다는 점을 유념해야 한다.
3) 기존 뇌파에서 유용한 정보를 얻지 못했을 경우 검사를 반복하거나 수면 뇌파검사를 시행하거나 특수한 경우 나비 전극이나 타원구멍(foramen ovale)을 이용한 뇌파검사를 시행한다. 만일 간질 발작 진단이 모호하거나 명확한 발작 증상을 파악하기 위해선 24 시간 비디오-뇌파 검사를 시행할 수 있다.

다. 간질의 병소를 확인하기 위하여 뇌 자기공명영상(brain magnetic resonance imaging, brain MRI)을 시행하지만 소아의 경우 특발성(idiopathic), 유전적(genetic)인 경우가 상대적으로 많아 MRI 검사결과 음성인 경우가 있을 수 있다. 또 MRI 자체의 검사적 한계 때문에 MRI 음성이라도, 양전자단층촬영술(positron emission tomography, PET)로 당대사 변화 및 간질관련 신경전달 물질의 수용체 변화 등을 파악할 수 있고, 단일광자전산화단층촬영술(single-photon emission computed tomography, SPECT) 검사로 뇌혈류 변화를, 뇌자기분광영상(brain magnetic resonance spectroscopy, brain MRS)로 뇌조직 성분의 변화를 측정하여 간질 발생 영역을 진단할 수 있다.

라. 기본적으로 간질은 임상적 현상에 기초한 만성 질환으로 1981년, 1989년 국제 간질 분류기준에 따른다. 다양한 발생원인이 있기 때문에 어느 한 가지 검사로만 확진할 수 없다는 점을 유의하여야 한다.

1) 기본적인 '발작의 형태별 진단'은 '1981년 국제간질퇴치연맹(International League Against Epilepsy; ILAE)의 진단기준'에 따른다.

   먼저 부분발작(Partial seizure)이 있는데, 이는 발작 시 의식장애가 없는 단순부분발작(simple partial seizure)과 발작 시 의식장애를 동반하는 복합부분발작(complex partial seizure)으로 분류한다. 전신발작(Generalized seizures)은 수초간 의식소실이 있는 결신발작(absence seizure), 환자는 의식을 완전히 잃고 쓰러지고, 강직성의 근수축과 간헐적인 근굴곡을 일으키는 간대기가 뒤이어 나타나는 강직-간대발작(대발작: generalized tonic-clonic seizure), 강직발작(tonic seizure), 간대발작(clonic seizure), 사지나 몸통 근육의 갑작스런 불수의적 수축을 일으키는 근간대성 발작(myoclonic Seizures), 근긴장이 소실되어 머리를 갑자기 앞으로 떨어뜨리거나 무릎이 꺾이는 탈력발작(akinetic, astatic, atonic seizure)이 있다.

2) '간질의 증후군별 진단'은 '1989년 ILAE의 진단기준'에 따른다. 잘 알려진 영아연축(Infantile spasm), 레녹스-가스토 증후군(Lennox-Gastaut syndrome) 등과 같은 간질성 뇌병증(epileptic encephalopathy) 외에도 소아의 연령에만 국한되는 증후군이 다수 있으므로 이를 참조한다.

5. 사례

가. 사례 1

항 목	내 용
대상자	• 첫 방문 시 간질발작을 가진 7세 남아
과거력	• 발작은 잠들고 나서 수면 중에, 주로 얼굴 근육의 경련으로 시작되는 형태였고 때로는 전신발작으로 진행되기도 함
치료력 및 현재 나타나는 증상	• carbamazepine therapy를 실시하였으나, 추후 2년의 시간이 경과된 시점에도 1년에 1회의 부분발작만이 지속되는 경우
신체검사	• 발작이 없을 시에는 신체검사상 이상소견 없음
검사소견	• 뇌파검사는 centrotemporal spikes, MRI 검사는 정상소견
진 단	• Benign rolandic epilepsy(부분발작)
전신장애율	• 0%
장애평가소견	• 치료 후 2년의 시간이 경과하여 장애등급판정이 가능한 기간에 해당되나, 부분발작 횟수가 6개월 기준으로 평균 1/2회에 해당하므로 장애율은 나오지 않는다.

나. 사례 2

항 목	내 용
대상자	• 첫 방문 당시 4세였던 generalized tonic-clonic seizure 환자
치료력 및 현재 나타나는 증상	• 그 후 valproic acid, topiramate, lamotrigine, zonisamide 등의 항간질약 치료를 계속하였으나 발작은 완전 조절되지 않았고, 치료 후 12개월이 지난 시점에 generalized tonic-clonic seizure가 평균 1주일에 4~5회 지속되는 경우
신체검사	• 신체검사상 간질발작으로 인한 다수의 외상소견
검사소견	• 뇌파검사상 generalized spikes, MRI 검사는 정상소견
진 단	• Generalized epilepsy(전신발작)
전신장애율	• 44%
장애평가소견	• 치료 후 1년의 시간이 경과된 5세 환자이므로 판정이 가능한 기간에 해당되고, generalized tonic-clonic seizure가 평균 1개월에 16~20회이므로 〈표 2-1-3-2〉의 2군(전신장애율 44%)으로 판정하며, 2년 후에 재판정을 요한다.

다. 사례 3

항 목	내 용
대상자	• 첫방문 당시 고개를 갑자기 떨어뜨리는 형태의 발작을 가진 3세 남아
과거력	• 발작은 하루에도 수십 회씩 발생했다고 하며, 또 자주 넘어지기 때문에 얼굴에 외상을 입어서 멍이 들어 있었음
치료력 및 현재 나타나는 증상	• valpoic acid, lamotrigine, topiramate, zonisamide 등의 항간질약을 투여하면서 치료하였으나, 6개월의 치료기간이 지난 시점(3년 6개월)에 발작 강도나 발작횟수가 줄기는 하였으나 1주일에 평균 4~5회의 head drop이 지속되는 환자의 경우
신체검사	• 얼굴에 다수의 멍이 관찰, 정신발달 지연소견.
검사소견	• 뇌파검사상 2~2.5Hz의 slow spike and wave discharges, MRI검사상 diffuse brain atrophy소견
진 단	• Lennox-Gastaut syndrome
전신장애율	• 50%
장애평가소견	• 치료 후 6개월의 시간밖에 경과하지 않았으나, Lennox-Gastaut syndrome의 경우에는 장애판정이 가능한 기간에 해당된다. 간질 발작횟수가 1개월에 평균 16~20회에 해당하므로 〈표 2-1-3-3〉의 2군(전신장애율 50%)에 해당한다. 단, 2년 후에 재판정을 요한다.

라. 사례 4

항 목	내 용
대상자	• 첫방문 당시 생후 6개월이었던 남아
과거력	• 첫 방문까지는 정상발달을 하다가, 가끔 발작적으로 수 차례씩 고개를 떨어뜨리고 동시에 손을 앞으로 올리는 듯한 발작을 하는 것이 관찰되어 병원을 내원하게 됨
치료력 및 현재 나타나는 증상	• steroid 치료, vigabatrin, topiramate 등의 치료를 계속 시도하였으나, 치료 후 6개월이 지난 시점(생후 12개월)에도 매일 평균 3회(3 clusters)의 spasm이 지속되는 경우
신체검사	• 신체검사상 피부에 hypopigmented macules 소견
검사소견	• 뇌파검사상 hypsarrhythmia 소견, MRI 검사상 multiple subcortical tubers and subependymal nodules 소견
진 단	• Infantile spasm(기저 질환은 tuberous sclerosis)
전신장애율	• 50%
장애평가소견	• 치료 후 6개월의 시간밖에 경과하지 않았으나, Infantile spasm의 경우에는 장애판정이 가능한 기간에 해당된다. 간질 발작횟수가 1개월에 평균 90회에 해당하므로 〈표 2-1-3-3〉의 2군(전신장애율 50%)에 해당한다. 단, 2년 후에 재판정을 요한다.

마. 사례 5

항 목	내 용
대상자	• 첫 방문 당시 여러 가지 형태의 발작들(absence seizure, mild myoclonic seizure)을 가졌던 7세 환자
과거력	• 과거력상 특이소견 없음
치료력 및 현재 나타나는 증상	• 진단 이후 valproic acid, clobazam 등의 항간질약 치료를 계속하였으나 발작은 완전 조절되지 않았고, 오히려 치료 후 6개월이 지난 시점(7년 6개월의 나이)에 generalized tonic-clonic seizure가 추가로 발현하여서 zonisamide, topiramate 등의 항간질약들을 추가로 투여하였으나 치료 후 2년이 지난 시점(9세)에도 absence seizure는 평균 1주일에 1회, myoclonic seizure(mild)는 평균 매일 5~6회, myoclonic seizure(severe)는 평균 1개월에 3회, generalized tonic-clonic seizure는 평균 1개월에 1회 지속되는 경우
신체검사	• 신체검사상은 특이소견 없음
검사소견	• 뇌파검사상 generalized bursts of 3 Hz spike and wave discharges and generalized polyspike discharges 소견, MRI 검사상 mild ventriculomegaly 소견
진 단	• mixed seizures(복합간질)
전신장애율	• 34%
장애평가소견	• 치료 후 2년의 시간이 경과하였기 때문에 판정이 가능한 기간에 해당되고, absence seizure와 myoclonic seizure(mild)는 판정대상에서 제외하는 경우에 해당되며, myoclonic seizure(severe)는 평균 1개월에 3회이므로 〈표 2-1-3-3〉의 3군(전신장애율 34%)에 해당되고, generalized tonic-clonic seizure는 평균 1개월에 1회이므로 4군(전신장애율 11%)에 해당되지만, 복합간질환자에서는 심한 발작 하나를 택하여 장애판정을 해야 하므로 myoclonic seizure (severe)의 경우를 선택하여 최종판정은 3군(전신장애율 34%)으로 판정한다. 단, 2년 후에 재판정을 요한다.

제 2 장 정신 및 행동장애

정한용 · 류성곤

제 1 절 정신 및 행동장애

1. 범주와 원칙

가. 범주

정신 및 행동장애 평가에는 기질적 손상에 의한 장애와 기질적 손상이 없는 비기질성 장애가 포함된다.

기질성 장애란 뇌손상 등 명백한 기질적 병변 및 기능장애에 의한 정신기능 및 행동의 장애를 말한다. 명백한 기질적 병변 및 정신장애란 객관적인 검사(뇌영상 검사 등)에 의해서 확인된 경우를 말한다. 기능성 뇌영상검사(SPECT, PET 등)의 경우 이의 진단적 타당성이 확보될 때까지 진단적 가치는 유보한다. ICD-10에 의거하여 치매성 질환(F00~F03), 뇌의 손상 및 기능장애 그리고 신체질병으로 인한 기타 정신장애(F06), 뇌의 질병, 손상 및 기능장애로 인한 인격 및 행태장애(F07), 특정불능의 기질성 또는 증상성 정신장애(F09), 정신지체(F70~F79) 그리고 소아에서의 운동과다성 장애(F90) 중 일부가 해당된다. 판정 시에는 반드시 두부손상 및 뇌의 기질적 병변에 대한 병력확인 및 정밀검사가 필요하다. 또한 기질성 손상에 의한 지능장애는 지적장애에서 따로 평가하지 않는다.

비기질성 장애란 정신 및 행동 증상이 있으나 명백한 기질적 병변 및 기능장애의 증거가 없는 경우를 말한다. 증상에 따라 신경증적 상태와 정신병적 상태로 나뉠 수 있다. ICD-10에 의거하여 신경증적 상태는 뇌진탕후 증후군(F07.1), 가벼운 기분장애(F31.0, F32.0) 그리고 신경증성, 스트레스 관련성 및 신체형 장애(F40-F48)에 해당된다. ICD-10에 의거하여 정신병적 상태는 정신병적 증상(망상, 환각 등)이 있는 경우로 정신분열병(F20), 정신병적 증상을 동반하는 양극성장애와 주요 우울장애(F30-F39), 분열형 정동장애(F25), 망상장애(F22, F24), 그리고 기타 정신병적 증상을 보이는 정신장애(F21, F23, F28, F29)다. 또한 통상적으로 소아 및 청소년에서 발생하는 심리적 발달장애(F80-F89)와 행태 및 정서장애(F90-F99)가 해당된다.

나. 평가시기

기질성 정신장애의 평가시기는 일반적으로 상해를 입은 후(기질성 병변이 시작된 지) 18개월이 경과한 후에 판정함을 원칙으로 한다. 단, 상해를 입은 후(기질성 병변 시작 후) 의식상실이 1개월 이상 지속된 경우에는 수상 후 12개월이 경과한 후에 판정할 수 있지만, 이 경우에도 가능한 18개월 이후에 판정한다. 환자의 증상이 안정되지 않고 변화가 심한 경우에는 가능하면 24개월 이후에 판정한다. 인지기능 저하에 국한되지 않는 동반된 정신 및 행동장애가 있을 경우 1년 이상의 충분한 전문적 치료를 받은 후 장애를 판정하여야 한다.

비기질성 정신장애는 그 특징상 적절히 치료하면 완화(remission)되는 것이 일반적이고, 완화되지 않는 경우에서도 증상이 상당히 호전되는 것이 일반적이다. 따라서 비기질성 정신장애의 평가시기 결정은 1년 이상 충분히 성실하고 합리적인 전문적 치료를 받은 후 장애를 판정하여야 함을 원칙으로 한다.

다. 평가 유의사항

기질성 장애와 비기질성 장애를 평가하는 데 있어 평가기준의 전반적인 세부지침에는 차이를 두지 않으나 적용되는 지침의 항목은 차이가 있을 수 있다.

임상심리검사 또는 임상평가 척도를 통해 환자의 증상을 간접적 자료로 활용할 수 있으며 이의 검사는 적절한 자격을 갖춘 자(예; 정신과 전문의, 임상심리전문가 등)가 시행하여야 한다. 이러한 심리검사의 결과는 평가자가 관찰하고 객관적으로 입증된 사실에 부합할 경우에만 객관적 근거로 받아들여질 수 있다.

기질성 정신장애의 경우 뇌영상검사를 통하여 기질성 병변이 확인된 경우에만 3군 이상의 평가가 가능하다. 단, 청소년기 이전의 두부손상 환자의 경우 심한 정도 이상의 두부 충격이 있었다는 객관적 근거가 확보될 때에 한하여 3군 이상을 평가할 수 있다.

우울장애의 경우 3군 이상으로 평가할 경우 입원횟수나 자살 시도, 투약 내용과 순응도 등의 객관적 자료를 바탕으로 평가되어야 하며 주관적 호소만으로는 평가될 수 없다.

정신병적 증상을 동반하지 않는 정신 및 행동장애는 통상 3군 이상으로 평가할 수 없으며

3군 이상으로 평가할 경우 이에 대한 뚜렷한 객관적 근거가 뒷받침되어야 한다.

임상심리검사 등의 정신과적 검사에서 이상 소견이 있는 경우, 실제 임상에서 이를 뒷받침할 수 있는 행동 및 정신 증상에 대한 확인이 있어야 하며 검사결과만으로 증상을 평가하여서는 안 된다.

CDR(Clinical Dementia Rating; 치매 임상 평가 척도)의 경우 평가표만으로 판정할 수 없으며 이에 근거가 되는 정신 및 행동 증상의 객관적 관찰근거가 확보되어야 한다.

2. 평가기준과 장애정도

〈표 2-2-1-1〉 정신 및 행동장애의 장애평가기준

군	내 용		대표 전신장애율(%)
1	일상생활동작에 전적인 도움이 항시 필요한 경우에만 평가되며 다음 사항으로 세분한다.	• 심각한 부상을 초래하는 난폭행동이 월 평균 4회 이상 반복되는 경우	75
		• 심각한 부상을 초래하는 난폭행동이 월 평균 2회 이상 반복되는 경우	72
		• 심각한 부상을 초래하는 난폭행동이 월 평균 1회 이상 반복되거나 부상을 초래하지는 않지만 주의가 필요한 난폭행위가 월 평균 3회 이상 경우 반복되는 경우	69
		• 부상을 초래하지는 않지만 주의가 필요한 난폭행동이 월 평균 1회 이상 반복되는 경우	66
		• 난폭행동은 관찰되지 않는 경우	63
2	CDR=3 또는 일상생활동작에 수시로 도움이 필요한 경우에만 평가 되며 다음사항으로 세분한다.	• 심각한 부상을 초래하는 난폭행위가 월 평균 2회 이상 반복되는 경우	60
		• 심각한 부상을 초래하는 난폭행위가 월 평균 1회 이상 반복되거나 부상을 초래하지는 않지만 주의가 필요한 난폭행위가 월 평균 3회 이상 경우 반복되는 경우	57
		• 부상을 초래하지는 않지만 주의가 필요한 난폭행위가 월 평균 1회 이상 관찰되는 경우	54
		• 난폭행위는 관찰되지 않으나 정신병적 증상으로 의사소통이나 판단력에 심한 결손이 있는 경우	51
		• 난폭행위나 정신병적 증상은 뚜렷하지 않은 경우	48
3	CDR=2 또는 일상생활동작에 간헐적인 도움이 필요한 경우에 평가되며 다음 사항으로 세분한다.	• 정신병적 증상으로 의사소통이나 판단력에 심한 결손이 있는 경우	45
		• 정신병적 증상으로 의사소통이나 판단력에 결손이 있는 경우	42
		• 정신병적 증상은 뚜렷하지 않으나 가족을 포함한 타인과의 관계 형성이 불가한 경우	39
		• 정신병적 증상은 뚜렷하지 않으나 가족을 포함한 타인과의 관계형성이 제한된 경우	36
		• 정신병적 증상은 뚜렷하지 않으나 가족 이외의 타인과의 관계형성이 제한된 경우	33
4	CDR=1 또는 일상생활동작에	• 업무 수행이 불가하며 사회적 적응에 어려움이 있는 경우	30
		• 정신 및 행동 증상으로 감독하에 손쉬운 업무만을 수행할	27

	지장은 없으나 정신 및 행동 증상이 객관적으로 관찰된 경우에만 평가 된다.	수 있으며 사회적 적응에 어려움이 있는 경우	
		• 정신 및 행동 증상으로 스스로 손쉬운 업무만을 수행할 수 있으며 사회적 적응에 어려움이 있는 경우	24
		• 정신 및 행동 증상으로 업무에 상당한 제한이 있으며 사회적 적응에 어려움이 있는 경우	21
		• 정신 및 행동 증상으로 업무에 상당한 제한이 있으나 사회적 적응에는 문제가 없는 경우	18
5	• 정신 및 행동 증상으로 업무에 제한이 없으나 수행에 있어 특별한 배려가 필요하고, 사회적 적응에 어려움이 있는 경우		15
	• 정신 및 행동 증상으로 업무 수행에 어려움은 없으나 사회적 적응에 어려움이 있는 경우		12
	• 정신 및 행동 증상으로 사회적 적응에 어려움은 없으나 업무 수행에 있어 배려가 필요한 경우		9
	• 정신 및 행동 증상으로 업무 수행이나 사회적 적응에 어려움은 없으나 주관적 증상이 뚜렷한 경우		6
	• 정신 및 행동 증상으로 업무수행이나 사회적 적응에 어려움은 없으나 주관적 증상이 있는 경우		3

3. 장애항목 및 요령

1군은 일상생활동작에서 상시 도움이 필요한 경우에만 평가가 가능하다. 비기질성 정신장애의 경우 정신병동이나 수용시설을 벗어나서는 생활이 불가한 경우에만 평가가 가능하다.

2군은 일상생활동작에서 수시로 도움이 필요한 경우이며 하루 4시간 이상의 개호 또는 보호가 필요한 경우에 해당된다.

3군은 일상생활동작에서 간헐적인 도움이 필요한 경우이며 정신병적 양상을 보이는 경우에 해당한다. 간헐적 도움이란 개호 또는 보호가 필요하지는 않지만 생활을 위해서 타인의 주의가 필요한 경우를 의미한다.

4군은 정신 및 행동 증상이 약 2주 이상의 입원 평가를 비롯하여 다양한 객관적 검사를 통해 증상이 객관적으로 입증될 경우에만 평가가 가능하다.

4. 평가 유의사항

"난폭행동"이란 자해 또는 타해를 초래하는 행동을 의미한다.

"일상생활동작"이란 밥먹기, 몸씻기, 옷입기, 대소변 가리기, 화장실 이용하기, 말하기와 듣기 등의 생존을 위하여 꼭 필요한 능력을 의미한다. 이는 삶의 질을 의미하지 않는다. 또한, 운동능력의 제한에 의한 장애는 본 영역에서 평가하지 않는다.

"심각한 부상"이란 실제 신체적 손상을 유발하는 경우 또는 이에 준하는 경우(예: 의도적으로 부상을 입히기 위해 물건을 던지는 등의 행위 등)를 의미한다.

"주의가 필요한 난폭행위"란 실제 신체적 부상을 유발하지는 않지만 상대방에게 공포감을 유발시키는 행위 등과 심각한 부상을 초래하지 않는 자해행동 등을 의미한다.

"정신병적 증상"이란 현실감이 결여된 행동(예: 환청 또는 망상, 기괴한 행동 등)을 의미한다.

"정신 및 행동 증상"이란 지각, 사고, 감정, 인지, 신체 증상 등을 포함한 정신 증상으로 인하여 발생되는 양상을 의미한다.

"객관적 관찰"이란 뇌영상 검사 등의 객관적 검사나 입원을 통한 행동 증상 관찰, 자가보고식 검사가 아닌 표준화된 정신 및 행동평가 척도, 업무평가표, 표준화된 신경심리 검사, 상당 기간 동안의 외래 관찰 양상 등을 의미한다. 환자의 주관적 증상 보고는 객관적 관찰에서 배제한다.

"손쉬운 업무"란 훈련이나 교육 또는 자격증을 요하지 않는 단순 업무를 의미한다. 대부분의 사무업무는 이에 포함되지 않는다.

"업무의 상당한 제한"이란 취업 가능한 직종의 범위에 상당한 제한이 있는 경우를 의미한다.

"사회적 적응"이란 타인과의 관계 형성, 적절한 의사 소통, 직업·가족관계·학업 등 사회생활에 필요한 기본적 활동능력을 의미한다.

5. 사례

가. 기질성 정신장애의 경우

1) 사례 1(매우 심한 경우)

항 목	내 용
대상자	• 49세 남자
과거력	• 24개월 전 교통사고로 인한 두부 외상을 입음
현재 나타나는 증상	• 양측 전두엽 및 측두엽에 걸친 광범위한 뇌연화증 소견을 보임 • 신경 인지기능 검사상 MMSE-K=8점이었고 일부 지남력과 이름대기 등의 일부 인지 기능을 제외한 광범위한 인지기능장애를 보임 • 기타 IQ=68, MQ=45를 기록함 • 방금 전에 한 본인의 행동을 기억하지 못함(식사를 하고 10분 후에 식사를 안 준다고 떼를 씀) • 집안에서도 길을 잃고 자신의 방을 찾지 못함 • 반복적으로 대소변을 지리고 적절하게 처리하지 못하였고, 가족을 알아보지 못함 • 상대방의 간단한 지시(예: 책을 가져와라, 문을 닫아라 등)를 이해하지 못함 • 일상적인 대화가 이루어지지 못함 • 수면, 식욕, 성욕 등의 기본적인 본능을 억제하지 못함(예: 배가 고프면 남의 음식을 빼앗아 먹거나 아무 곳에서나 옷을 벗고 자위행위를 하는 등) • 본인의 욕구를 억제하지 못하고 즉각적인 해결이 이루어지지 않을 경우 항시 난폭해짐
전신장애율	• 69%

2) 사례 2(뚜렷한 경우)

항 목	내 용
대상자	• 37세 여자
과거력	• 추락사고로 인해 양측 전두엽과 측두엽의 광범위한 뇌손상을 입음
현재 나타나는 증상	• 간헐적으로 주위 물건을 집어 던지는 모습을 보임 • 어린아이처럼 떼를 쓰며 자신의 주장을 고집하는 모습을 보임 • 조절되지 않는 충동적이고 공격적 행동을 보임 • 대부분의 일은 혼자서 수행이 가능하나 좀 더 복잡한 사고가 필요한 행동(예: 장보기, 음식하기 등)은 독립 수행이 어려움 • 단순하고 반복적인 작업(예: 봉투 접기, 청소하기, 잡초 제거 등)은 스스로 할 수 있음 • 기억력 저하로 전화 내용을 전달하거나 어제 있었던 일의 회상은 어려움 • 자기관리, 의사소통, 거동, 이동 등 대부분의 일상생활은 혼자서 가능하나 씻기, 적절하게 옷 입기 등의 행동은 간헐적으로 지시가 필요함
전신장애율	• 39%

3) 사례 3(가벼운 경우)

항 목	내 용
대상자	• 34세 남자
과거력	• 공사장에서 날아온 못이 머리에 박혀 이물질과 혈종을 제거하는 수술을 시행함
현재 나타나는 증상	• 주관적인 기억 감퇴를 호소하였지만 일상생활 기능에서는 문제가 발견되지 않음 • 임상 심리 검사상 이해력과 기억력이 약간 저하됨 • 직장 복귀 후 빠른 지시를 이해하지 못한다고 하여 지시사항을 가끔 천천히 불러주어야 할 경우도 있었지만 기타 문제는 없었음 • 과거 주 업무였던 회계관련 처리에 어려움이 있어 주 업무를 바꾸어야 함
검사소견	• 자기공명영상(MRI)상 전두-측두엽에 국소적 뇌 손상이 관찰됨
전신장애율	• 9%

나. 비기질성 장애의 경우

1) 사례 1(매우 심한 경우)

항 목	내 용
대상자	• 55세 여자
과거력	• 20년 전 정신분열병 진단을 받은 후 생의 대부분 시기를 정신병원에서 지내옴
현재 나타나는 증상	• 음성증상으로 개인위생과 자기관리가 거의 이루어지지 않음 • 수시로 소변을 제대로 가리지 못하여 옷에 소변을 보는 행동이 관찰되었으며 과거에는 생리기간 중 스스로 처리하지 못하여 주변의 도움을 필요로 함 • 배식 시에는 스스로 음식을 가져다 먹지 못하여 주변에서 도움이 필요함 • 사고 빈약(poverty of content), 신조어(neologism), 무논리증(alogia) 등의 증상으로 일상적인 대화소통이 곤란함 • 단순한 업무(종이접기 또는 가위로 종이 자르기) 등도 제대로 수행하지 못함 • 이유 없이 피부의 같은 부위를 반복적으로 긁어 피를 내거나 타 환자에게 소리지르고 공격적인 행동을 보이는 행위 때문에 지속적인 감시가 필요함
전신장애율	• 69%

2) 사례 2(뚜렷한 경우)

항 목	내 용
대상자	• 30세 남자
과거력	• 10년 전 정신분열병 진단 이후 지속적인 환청과 피해사고를 경험함
현재 나타나는 증상	• 환청과 피해사고는 증상의 악화와 호전이 있기는 하였지만 대부분의 기간 동안 지속되었고 소실된 기간은 매우 짧았음 • 거동이나 옷 입기, 대소변 가리기 등은 독립적으로 유지됨 • 정신보건센터를 다니며 사회기술훈련 등을 지속하였으나 사회적 적응에 다소 어려움을 보임 • 작업 치료 시 작업의 내용 파악이 어려워 수시로 지시가 필요하였으며 기타 장보기나 기타 물건 구입 시 가족의 직접적인 지시 없이는 구매행동에 어려움을 보임 • 주변의 지지하에 주유소에서 주유 업무를 한 적이 있으나 증상에 기인한 적응의 어려움으로 3개월 이상 지속적인 업무수행을 하지 못함 • 가정에서는 어머니나 누나와는 대화가 있었으나 기타 가족과는 단절된 상태이고 친척과의 만남은 거절함 • 기타 친구와의 만남은 전혀 이루어지지 않음 • 최근에도 약물 중단에 의한 증상의 악화로 입원 치료한 바 있으며 발병 이후 평균 2년에 한번 정도 약 2개월간 입 · 퇴원을 반복함
전신장애율	• 39%

3) 사례 3(가벼운 경우)

항 목	내 용
대상자	• 63세 남자
과거력	• 차량간 접촉사고
현재 나타나는 증상	• 차량 간 접촉사고 이후 18개월간 기억력 감퇴, 불안, 불면, 우울감 등의 주관적 증상 호소함 • 대부분의 일상생활 능력에 장애가 없으나 주관적인 불편감 호소함 • 기억력 및 집중력 저하로 하루 8시간 업무 지속 수행(부동산 중개업)에 어려움을 호소함 • 입원을 통한 관찰기간 동안 보통 정도의 불면과 우울감이 관찰됨 • 일상적인 의사소통은 가능하며 투약관리 등은 스스로 조절이 가능함 • 임상심리검사상 사병 또는 증상의 과장은 관찰되지 않으며 우울감과 불안 증상이 시사됨 • 인지 기능상 집중력과 기억력에 다소의 저하가 나타나지만 일상생활에 지장을 초래할 정도는 아님
검사소견	• 뇌영상검사상 이상 소견 없었음
진 단	• 뇌진탕 후 증후군으로 판단
전신장애율	• 9%

제 2 절 자폐성 장애[1)]

1. 범주와 원칙

가. 포함 및 제외 범주

자폐성 장애는 사회적 상호 작용과 의사소통의 장애를 핵심 증상으로 하는 신경발달학적 장애로서 여러 원인 요소에 의해 표현되는 행동증후군이며, 따라서 단일 질환이 아니라 포괄적인 개념으로 이해해야 한다. 또한, 전반적인 발달장애, 인지기능 저하, 학습장애, 언어장애, 행동장애 등이 동반되어 정상적인 성장과 발달에 지장을 초래하는 경우가 많으므로 인지와 기능수준까지 포괄적으로 고려한 장애평가기준이 필요하다.

자폐성 장애는 핵심 증상들 이외에 다른 많은 행동적, 정신과적 증상을 보이며 이것이 환

1) 자폐성 장애평가기준은 현재 제시된 내용에 부족한 점이 많아 이를 개선하기 위한 연구를 하고 있으나, 아직 구체적인 기준이 개발되지 않았습니다. 좋은 기준이 마련되는대로 개선안을 반영하도록 하겠습니다.

아의 기능에 큰 영향을 미치므로 부수증상들도 장애판단 시 중요하게 고려되어야 한다.

자폐성 장애는 뇌 발달의 문제로서, 영아기부터도 증상과 징후가 보고되기 때문에 조기에 평가와 진단을 받아야 하나 이때의 증상은 비특이적인 경우가 많다. 한편, 아동이 나이가 들수록 임상 양상이 변화하기 때문에 나이든 아동이나 어른의 경우에 적용할 때에는 나이에 맞는 변형이 필요하다. 따라서 초기 진단 시에는 충분한 기간의 관찰이 필요하며, 나이가 들어감에 따라서는 일정 기간을 두고 반복적인 재평가가 필요하다.

이러한 자폐성 장애의 특성을 고려할 때, 자폐성 장애의 판단에 대한 평가원칙은 다음과 같다.

1) 자폐성 장애의 진단은 ICD-10 및 정신질환의 진단과 통계매뉴얼(DSM)-Ⅳ 진단기준에 기초한다.
2) 진단기준에 기초하여 평가되는 자폐성 장애의 핵심 증상 외에 동반되는 부수 증상들을 평가한다.
3) 기능장애의 평가를 위하여 인지기능 검사와 전반적 평가점수(global assessment score; GAS)를 시행한다.
4) 자폐성 장애의 영구장애평가는 청소년기의 후반기인 만 18세 이후에 시행한다.
5) 임상진단과 평가는 정신과 또는 신경정신과 의사에 의하여 시행되어야 한다.
6) 인지기능 검사는 적절한 자격을 갖춘 자에 의하여 시행되어야 한다.

나. 평가시기

장애의 첫 진단과 평가는 초진 이후 최소 1년간 정기적인 임상적인 관찰과 평가를 거친 이후에 시행된다.

만 18세까지는 한시적 장애로 평정하며, 매 2년마다 한시적 장애의 평가를 위하여 정기적인 임상적인 관찰과 평가를 시행한다. 그렇지만, 첫 장애평가를 포함하여 세 번 이상 같은 정도일 경우에는 장애판정의사의 판단에 의하여 영구장애 진단을 내릴 수도 있다.

2. 장애평가기준

모두 5군으로 나누며, GAS 점수가 50 미만이어야 최소 장애로 평정된다.

전체 지능지수 또는 발달지수는 70 이상, 50~69, 50 미만의 3군으로 구분된다.

GAS 점수는 40~49, 30~39, 20~29, 10~19, 10 미만의 5군으로 구분된다.

〈표 2-2-2-1〉 GAS 점수별 장애율

군	지능지수 및 발달지수	GAS 점수	전신장애율(%)	대표 장애율(%)
1	50 미만	10 미만	68~75	72
2	50 미만	10~19	60~67	64
3	50~69	20~29	52~59	56
4	50~69	30~39	44~51	48
5	70 이상	40~49	36~44	40

전신장애율은 〈표 2-2-2-1〉과 같으며, 특별한 사항이 없을 경우 각 군의 대표 장애율을 장애평가 결과로 제시한다. 단, 의사 판단에 따라 대표 장애율에서 ±3% 부여가 가능하고, 구간 내에서 최대값이나 최소값을 부여할 수 있다. 또한 의사 판단에 의한 ±3% 부여 결과는 각 군 내 범위(최대값 또는 최소값)를 벗어날 수 없다. 장애율을 제시할 경우 이에 상응하는 이유를 기재하도록 한다.

3. 평가항목과 요령

가. 자폐성 장애의 진단명에 대한 확인

자폐성 장애의 진단은 우리나라에서 공식적인 발달장애의 분류체계로 사용하고 있는 국제질병분류(ICD-10)의 진단지침과 현재 임상에서 가장 널리 쓰이고 있는 진단지침인 DSM-IV의 기준에 따라 이루어진다. ICD-10의 진단명이 F84 전반성 자폐성 장애인 경우에 자폐성 장애 등급판정을 한다.

나. 지능지수 혹은 발달지수 평정

인지기능검사(웩슬러 지능검사, 라이터 지능검사, 베일리 발달검사, 덴버발달검사 등)를 통하여 인지기능의 수준을 전체 지능지수 또는 발달연령지수로 평정한다.

다. 자폐성 장애로 인한 능력 장애(disability) 상태의 확인

증상과 징후에 기초하여 GAS 평가를 시행한다.

라. 자폐성 장애 등급의 종합적인 진단

지능(발달) 지수와 GAS에 대한 판정을 종합하여 최종적으로 장애를 결정하고 이에 따라 판정한다.

4. 장애평가 참고자료와 검사

가. 지능지수

나. GAS점수

제 3 절 지적장애[2)]

1. 범주와 원칙

가. 포함 및 제외 범주

본 장애는 지적장애를 평가할 때에만 국한하여 사용한다.

나. 평가시기

장애의 원인 질환 등에 관하여 충분히 치료하여 장애가 고착되었을 때에 진단한다.

2) 지적장애 평가기준은 현재 제시된 내용에 부족한 점이 많아 이를 개선하기 위한 연구를 하고 있으나, 아직 구체적인 기준이 개발되지 않았습니다. 좋은 기준이 마련되는대로 개선안을 반영하도록 하겠습니다.

2. 장애평가기준

〈표 2-2-3-1〉 지적장애의 장애율

군	장애정도	전신장애율 (%)	대표 장애율 (%)
1	지능지수와 사회성숙지수가 34 이하인 사람으로 일상생활과 사회생활의 적응이 뚜렷하게 곤란하여 일생동안 타인의 보호가 필요한 사람	61~75	68
2	지능지수와 사회성숙지수가 35 이상 49 이하인 사람으로 일상생활의 단순한 행동을 훈련시킬 수 있고, 어느 정도의 감독과 도움을 받으면 복잡하지 아니하고 특수기술을 요하지 아니하는 직업을 가질 수 있는 사람	46~60	53
3	지능지수와 사회성숙지수가 50 이상 70 이하인 사람으로 교육을 통한 사회적 · 직업적 재활이 가능한 사람	31~45	38

전신장애율은 〈표 2-2-3-1〉과 같으며, 특별한 사항이 없을 경우 각 군의 대표 장애율을 장애평가 결과로 제시한다. 단, 의사 판단에 따라 대표 장애율에서 ±3% 부여가 가능하고 구간 내에서 최대값이나 최소값을 부여할 수 있다. 또한 의사 판단에 의한 ±3% 부여 결과는 각 군 내 범위(최대값 또는 최소값)를 벗어날 수 없다. 장애율을 제시할 경우 이에 상응하는 이유를 기재하도록 한다.

3. 평가항목과 요령

정신지체는 웩슬러 지능검사 등 개인용 지능검사를 실시하여 얻은 지능지수(IQ)와 사회성숙도 검사 등에 따라 판정하는데 지능지수는 언어성 지능지수와 동작성 지능지수를 종합한 전체 검사 지능지수를 말한다.

지능검사와 사회성숙도검사는 적절한 자격을 갖춘 자가 수행한다.

4. 장애평가 구비 서류

지능검사 및 사회성숙지수검사 결과

제 3 장 청각, 후각 및 평형관련 장애

채성원

제 1 절 청각장애

1. 범주와 원칙

가. 포함 범주

1) 난청

난청의 종류 및 정의는 다음과 같이 구분한다.

- 전음성 난청(Conductive hearing loss): 외이와 중이에 병변이 있을 때 기도청력만 장애되고 골도청력은 정상인 경우
- 감각신경성 난청(Sensorineural hearing loss): 내이와 청신경에 병변이 있을 때 기도와 골도청력이 다같이 장애인 경우
- 중추성 난청(Central hearing loss): 청신경이 연수에 들어가서부터 대뇌피질 사이의 중추신경계통에 장애인 경우
- 기능성 난청(Functional hearing loss): 기질적인 장애 없이 심인성으로 청력장애가 나타나는 경우
- 혼합성 난청(Mixed hearing loss): 전음성 난청과 감각신경성 장애가 공존하는 것. 기도와 골도청력이 다 장애되나 기도 청력의 소실이 더 심한 경우

2) 이명

청력장애가 있는 상태에서의 이명은 어음명료도를 손상시켜 언어의 구분능력을 감소시킬 수 있으므로 이명이 현저하고 항상 있어 일상활동 수행능력에 영향을 미치며, 2회 이상의 반복검사에서 이명의 음질과 크기가 서로 상응할 때 3%까지 전신장애율을 가산한다.

나. 평가시기

1) 장애의 원인 질환 등에 관하여 충분히 치료한 후 장애가 고착되었을 때에 진단하며, 그 기준시기는 원인 질환 또는 부상 등의 발생 또는 수술 이후 6개월 이상 지속적으로 치료한 후로 한다.
2) 수술 또는 치료로 기능이 회복될 수 있다고 판단하는 경우에는 장애 진단을 처치 후로 유보하여야 한다. 다만, 1년 이내에 국내 여건 또는 장애인의 건강상태 등으로 인하여 수술 등을 하지 못하는 경우는 예외로 하되, 필요한 시기를 지정하여 재판정을 받도록 하여야 한다.
3) 향후 장애정도의 변화가 예상되는 경우에는 반드시 재판정을 받도록 하여야 한다. 이 경우 재판정의 시기는 최초의 진단일로부터 2년 이상 경과한 후로 한다. 2년 이내에 장애상태의 변화가 예상될 때에는 장애의 진단을 유보하여야 한다.
4) 재판정이 필요한 경우 장애 진단을 하는 의사는 장애 진단서에 그 시기와 필요성을 구체적으로 명시하여야 한다.

다. 평가 시 유의사항

1) 청력장애판정의

아래와 같은 시설을 갖춘 의료기관의 의사

2) 진료기록 등의 확인

장애 진단을 하는 의사는 원인질환 등에 대하여 6개월 이상의 충분한 치료 후에도 장애가 고착되었음을 진단서, 소견서, 진료기록 등으로 확인하여야 한다(필요 시 환자에게 타병원 진료기록 등을 제출하게 할 수 있다). 단, 장애 상태가 고착되었음이 전문적 진단에 의해 인정되는 경우 이전 진료기록 등을 확인하지 않을 수 있다. 이 경우 이에 대한 의견을 구체적으로 장애 진단서에 명시하여야 한다.

가) 임상검사

① 이비인후과의사의 이학적 검사

② 순음청력검사

③ 언어청력검사

④ 임피던스 청력검사

⑤ 청성뇌간반응검사(ABR), 청성지속반응검사(ASSR)

⑥ 자기청력계기검사(Bekesy Audiometer)

⑦ 이음향방사검사(Otoacustic Emission)

⑧ 방사선학적 검사

⑨ 기타 의사가 필요하다고 판단하는 검사

나) 검사기관이 기본적으로 갖추어야 할 사항

① 청력검사실

㉮ 소음수준: 35dB SPL 이하

㉯ 전자파 방해 방지

㉰ 진동방지

② 방음실

㉮ 소음차단: 청력검사실 내부 소음을 40dB 이상 감쇄

㉯ 순음·언어청력검사, 청성뇌간반응검사, 이음향방사검사는 반드시 방음실에서 시행

③ 청력검사 장비

㉮ 순음 및 언어청력검사기(Pure tone & speech audiometer)

㉯ 임피던스 청력검사기(Impedance audiometer)

㉰ 유발반응 청력검사기(Evoked response audiometer)

－청성뇌간반응검사(ABR, auditory brainstem response) 혹은 청성지속반응검사(ASSR, audiotory steady state response) 시행 가능해야 한다.

㉱ 이음향방사검사기(Otoacoustic emission analyzer)

㉲ 자기청력검사기(Bekesy audiometer) 등

2. 장애평가기준

청력장애(난청) 정도 평가는 다음과 같이 한다.

가. 난청의 장애정도평가는 순음청력검사의 기도순음역치를 기준으로 한다.

나. 계산식은 6분법에 의하여 판정한다.

$$\frac{(a+2b+2c+d)}{6}$$

※ a: 500 Hz, b: 1000 Hz, c: 2000 Hz, d: 4000 Hz

다. 6분법 계산에서 소수점 이하는 버린다.

라. 만약 주어진 주파수에서 청력역치가 100dB 이상이거나 청력계의 범위를 벗어나면 100dB로 간주하고, 청력역치가 0dB 이하이면 0dB로 간주한다.

〈표 2-3-1-1〉 청력에 따른 장애평가기준

양측 청력 상태(dB)		전신장애율(%)
나쁜 귀	좋은 귀	
95~	95~	50
95~	91~	48
91~	91~	46
95~	81~90	44
91~	81~90	44
81~90	81~90	43
95~	71~80	38
91~	71~80	38
81~90	71~80	37
71~80	71~80	36
95~	61~70	32
91~	61~70	32
81~90	61~70	31
71~80	61~70	30
61~70	61~70	29
95~	51~60	26
91~	51~60	26
81~90	51~60	25
71~80	51~60	24
61~70	51~60	23
95~	41~50	23
51~60	51~60	21
91~	41~50	21
81~90	41~50	19

71~80	41~50	18
61~70	41~50	17
95~	27~40	17
51~60	41~50	15
91~	27~40	15
41~50	41~50	12
81~90	27~40	12
71~80	27~40	10
95~	0~26	9
61~70	27~40	9
91~	0~26	8
51~60	27~40	8
81~90	0~26	8
41~50	27~40	7
27~40	27~40	7
71~80	0~26	6
61~70	0~26	5
51~60	0~26	4
41~50	0~26	3
27~40	0~26	1

3. 평가항목과 요령

위에 열거한 여러 가지 검사법 중 난청의 진단과 장애정도를 파악하는 데 순음청력검사가 중요하며, 청력장애평가를 위한 순음청력검사의 검사대상 주파수는 500Hz, 1000Hz, 2000Hz, 3000Hz, 4000Hz이며 다음과 같은 요령으로 실시한다.

검사의 신뢰도를 확인하기 위하여 객관적 청력검사법을 시행하여 보완하며 청각장애가 4급 이상인 경우 반드시 객관적 청력검사법인 청성뇌간반응검사(ABR) 혹은 청성지속반응검사(ASSR)로 청력소실을 확인해야 한다.

가. 검사주파수는 500Hz, 1000Hz, 2000Hz, 3000Hz, 4000Hz, 8000Hz에 대하여 검사한다.

나. 음강도 조작은 상행법, 하행법, 혼합법을 혼합하여 3회 이상 실시한다.

다. 반복 검사주기는 3~7일 정도로 한다.

라. 반복 검사횟수는 필요시 3회 정도 실시한다.

4. 장애평가 참고자료와 검사

진료기록, 순음청력검사 결과지

5. 사례

항 목	내 용
대상자	• 50세 남자
과거력	• 2년 전 교통사고로 두부 손상을 당한 후 양측 난청이 발생하였다고 진술함 • 사고 당시 뇌좌상, 우측 측두골 골절을 보여 신경외과에 입원하여 치료받은 병력이 있음 • 사고 직후 짧은 기간 동안 의식소실이 있었다.
현재 나타나는 증상	• 양측 난청을 호소함
신체검사	• 양측 고막은 정상소견을 보임
임상검사	• 순음청력검사상 청력역치가 우측은 75dB, 좌측은 55dB의 감각신경성난청을 보이며 이는 어음청력검사와 거의 일치하며, 뇌간 유발반응 검사와도 일치되는 청력역치를 보인다.
진 단	• 감각신경성 난청, 양측
전신장애율	• 24%

제 2 절 평형장애

1. 범주와 원칙

가. 포함 범주

평형기능이라 함은 공간 내에서 자세 및 방향감을 유지하는 능력을 말하며 시각, 고유수용감각 및 전정기관에 의하여 유지된다. 따라서 평형장애가 다른 기관 때문에 발생하거나 다른 기관에 뚜렷한 영향을 미친다면 관련 기관, 즉 신경계통, 심혈관계 및 시각기 등 해당 기관의 장애를 평가하여야 한다. 여기에서는 전정 질환으로 인한 평형장애만을 평가한다.

전정 질환은 역동적이기 때문에 영구장애평가는 환자의 질환이 안정상태에 도달한 후에 실시해야 하며, 모든 평형기능 이상의 등급결정에는 전정 평형감각장애의 증상 및 객관적 징후가 확인되어야 하며 이를 뒷받침하는 객관적 검사 소견 등이 있어야 한다. 또한 평형기능의 평가에 있어 검사자는 피검사자의 일상생활 동작 수행에 있어 잔존되는 기능을 고려하여 등급을 결정한다.

평형장애는 다음과 같이 분류할 수 있다

1) 현기증
   - 수평면에서 본인이 회전하는 느낌 또는 본인에 대해 사물이 회전하는 느낌을 말한다.
2) 어지럼 또는 몽롱함
   - 움직이는 느낌이 없다는 점에서 현기증과는 구분된다.
3) 현기증을 동반하거나 동반하지 않은 자세 안정 또는 기립 평형 이상

현기증은 전정계 및 대뇌피질, 소뇌 및 뇌간을 포함하는 중추신경계 구성요소의 장애 때문에 발병하며, 눈 운동 때문에 발생하기도 한다.

현기증은 어지러움, 구토, 두통, 활동장애, 운동조화불능, 안진 등 다양한 증상을 동반하며, 움직임은 현기증과 동반 징후 및 증상을 악화시킨다. 또한 말초 전정 질환은 청력소실 및 이명과 관련이 있을 때도 있다.

전정기능장애는 위에서 정의한 현기증(전정 평형감각 장애)이 있으면 확진할 수 있다. 몽롱함이나 현기증과 연관되지 않은 보행 이상은 전정기능장애로 보지 않는다.

전정기능의 완전 소실은 한쪽 또는 양쪽에 발생할 수 있다. 한쪽 소실인 경우 적절한 중추신경계 보상이 일어나 증상이 발생하지 않을 수도 있다. 양쪽 소실이 발생하면 평형기능은 운동 또는 보행에 대해 충분한 보상을 할 수 없는 운동계통 및 시계통에 의존하게 된다.

나. 평가시기

1) 1년 이상의 충분한 치료 후에 호전의 기미가 거의 없을 정도로 장애가 고착되었을 때에 장애를 진단한다.
2) 의사의 판단에 의하여 장애상태의 변화가 예상되는 때에는 최종 판정일로부터 2년 이

후의 일정한 시기를 정하여 재판정을 받도록 할 수 있다.

다. 평가 시 유의사항

장애 진단을 하는 의사는 장애판정 직전 1년 이상 지속적으로 동일 평형 질환에 대하여 치료 후에 고착되었다는 것을 진단서, 소견서, 진료기록 등으로 확인하여야 한다(필요 시 환자에게 타병원 진료기록 등을 제출하도록 한다).

임상검사는 자세한 병력 청취와 이학적 검사를 시행하고 전정기관이나 뇌 병변의 이상을 확인하기 위한 방사선학적 검사를 시행한다. 전정기능의 기능을 평가하기 위해 사지구간의 평형검사, 롬베르크 테스트 등의 직립반사검사, 온도 안진검사 등을 실시하여야 한다. 또한 회전의자 검사, 체위검사 등으로 객관성을 확인할 수 있다.

- 임상 검사항목
  ① 병력청취 및 이학적 검사
  ② 청력검사
  ③ 측두골 및 뇌의 방사선학적 검사
  ④ 전정기능검사
    ㉮ 사지구간의 평형검사(Equilibrium test, deviation test)
    ㉯ 직립반사검사(Righting reflex test)
    ㉰ 전기안진기록법(Electronystagmography) 혹은 비디오안진검사(Videony stagmography)
    ㉱ 회전의자검사(Rotating chair test)
    ㉲ 체위검사(Posturography)
    ㉳ 누공검사(Fistula test)

2. 장애평가기준

평형장애는 전정 평형감각장애의 증상 및 징후가 있으며, 이를 뒷받침하는 객관적 소견이 있을 경우에만 평가하며, 장애율은 아래의 〈표 2-3-2-1〉에 의해 결정한다.

〈표 2-3-2-1〉 평형장애 장애평가기준

군	내 용	전신장애율(%)
1	• 자신을 돌보는 일, 보행 등을 포함 모든 일상활동을 할 수 없어 바깥 활동에 제한을 받는 사람으로 〈표 2-3-2-2〉에 의한 점수가 40점인 사람	60
	• 자신을 돌보는 일, 보행 등을 포함 모든 일상활동을 할 수 없어 바깥 활동에 제한을 받는 사람으로 〈표 2-3-2-2〉에 의한 점수가 38점인 사람	56
	• 자신을 돌보는 일, 보행 등을 포함 모든 일상활동을 할 수 없어 바깥 활동에 제한을 받는 사람으로 〈표 2-3-2-2〉에 의한 점수가 36점인 사람	52
2	• 일상에서 자신을 돌보는 일과 간단한 보행 이외에는 타인의 도움 없이 일상활동을 할 수 없는 사람으로 〈표 2-3-2-2〉에 의한 점수가 34점에 해당하는 사람	48
	• 일상에서 자신을 돌보는 일과 간단한 보행 이외에는 타인의 도움 없이 일상활동을 할 수 없는 사람으로 〈표 2-3-2-2〉에 의한 점수가 32점에 해당하는 사람	44
	• 일상에서 자신을 돌보는 일과 간단한 보행 이외에는 타인의 도움 없이 일상활동을 할 수 없는 사람으로 〈표 2-3-2-2〉에 의한 점수가 30점에 해당하는 사람	40
3	• 일상에서 단순한 활동(집안일, 보행, 다른 사람 운전하는 자동차 타기 등)을 제외하고는 도움 없이 일상활동을 할 수 없는 사람으로 평가기준상 상태가 심하여 〈표 2-3-2-2〉에 의한 점수가 28점에 해당하는 사람	36
	• 일상에서 단순한 활동(집안일, 보행, 다른 사람 운전하는 자동차 타기 등)을 제외하고는 도움 없이 일상활동을 할 수 없는 사람으로 평가기준상 상태가 심하여 〈표 2-3-2-2〉에 의한 점수가 26점에 해당하는 사람	32
	• 일상에서 단순한 활동(집안일, 보행, 다른 사람 운전하는 자동차 타기 등)을 제외하고는 도움 없이 일상활동을 할 수 없는 사람으로 평가기준상 상태가 심하여 〈표 2-3-2-2〉에 의한 점수가 24점에 해당하는 사람	28
4	• 일상에서 단순한 활동(집안일, 보행, 다른 사람 운전하는 자동차 타기 등)을 제외하고는 도움 없이 일상활동을 할 수 없는 사람으로 평가기준상 상태가 〈표 2-3-2-2〉에 의한 점수가 22점에 해당하는 사람	24
	• 일상에서 단순한 활동(집안일, 보행, 다른 사람 운전하는 자동차 타기 등)을 제외하고는 도움 없이 일상활동을 할 수 없는 사람으로 평가기준상 상태가 〈표 2-3-2-2〉에 의한 점수가 20점에 해당하는 사람	20
	• 일상에서 단순한 활동(집안일, 보행, 다른 사람 운전하는 자동차 타기 등)을 제외하고는 도움 없이 일상활동을 할 수 없는 사람으로 평가기준상 상태가 〈표 2-3-2-2〉에 의한 점수가 18점에 해당하는 사람	16
5	• 복잡한 활동 또는 엄격한 주의가 요구되는 특정업무나 활동을 제외하고는 도움 없이 일상활동이 가능한 사람으로 〈표 2-3-2-2〉에 의한 점수가 16점에 해당하는 사람	12

	• 복잡한 활동 또는 엄격한 주의가 요구되는 특정업무나 활동을 제외하고는 도움 없이 일상활동이 가능한 사람으로 〈표 2-3-2-2〉에 의한 점수가 14점에 해당하는 사람	8
	• 복잡한 활동 또는 엄격한 주의가 요구되는 특정업무나 활동을 제외하고는 도움 없이 일상활동이 가능한 사람으로 〈표 2-3-2-2〉에 의한 점수가 12점에 해당하는 사람	4

3. 평가항목과 요령

가. 장애판정 직전 1년 이상의 진료기록 등을 확인하되, 최근 6개월간의 환자상태와 임상 및 검사소견으로 장애군을 진단한다.

나. 평형장애에 있어 질환의 정도와 질환으로 인한 장애의 정도를 다음 3가지의 임상 소견과 검사결과 등에 의하여 진단한다.

1) 검사소견: 14점 만점
2) 치료병력: 6점 만점, 최근 1년 이내
3) 기능적 장애소견: 20점 만점

다. 평형장애판정의 검사항목 및 항목별 점수기준

〈표 2-3-2-2〉 평형장애판정의 검사항목 및 항목별 점수기준

항 목	내 용	점 수
① 검사소견	양측 전정기능 소실	14점
	양측 전정기능 감소	10점
	일측 전정기능 소실	4점
② 치료병력	정기적인 통원치료(1년 동안 12회 이상)	6점
	장기 통원치료(12개월 동안 정기적으로 6회 이상)	4점
	단기 통원치료(6개월 동안 6회 이상)	2점
	단기 통원치료(6개월 동안 6회 미만)	0점
③ 기능장애소견	두 눈을 감고 일어서기가 곤란하거나 두 눈을 뜨고 10미터 거리를 직선으로 걷다가 쓰러지는 경우(임상적으로 불가피한 경우 6미터를 걷게 하여 진단할 수 있다)	20점
	두 눈을 뜨고 10미터 거리를 직선으로 걷다가 중간에 균형을 잡으려 멈추어야 하는 경우(임상적으로 불가피한 경우 6미터를 걷게 하여 진단할 수 있다)	12점
	두 눈을 뜨고 10미터 거리를 직선으로 걸을 때 중앙에서 60센티미터 이상 벗어나는 경우(임상적으로 불가피한 경우 6미터를 걷게 하여 진단할 수 있다)	8점

주 1) ① 검사소견은 온도안진검사 또는 회전의자검사 시행결과를 활용한다.
2) 평형장애판정은 ①, ②, ③ 항목 각각의 점수의 합으로 구한다.

4. 장애평가 참고자료와 검사

진료기록, 전정기능검사결과지, 측두골 및 뇌의 방사선학적 검사결과지(필요 시)

5. 사례

항 목	내 용
대상자	• 43세 여자
과거력	• 과거 2년 동안 어지럼증으로 1년에 12회 이상 병원에서 치료 받았으며, 외상 또는 수술 병력은 없음
현재 나타나는 증상	• 일상에서 자신을 돌보는 일과 간단한 보행 이외에는 타인의 도움 없이 일상활동을 할 수 없음
임상검사	• 온도안진검사상 우측귀의 50% 저하 소견을 보이며 방향우위성은 없음 • 회전검사상 저주파에서 위상차선행을 보이며 동적자세검사상 비정상을 보임 • 두 눈을 감고 일어서기가 곤란하거나 두 눈을 뜨고 10미터 거리를 직선으로 걷다가 쓰러짐
진 단	• 만성 전정 장애 • 〈표 2-3-2-2〉에 의한 점수가 28점에 해당함
전신장애율	• 36%

제 3 절 저작 및 연하장애

1. 범주와 원칙

가. 포함 범주

음식을 섭취하는 것은 저작과 연하기능으로 나뉘며 다양한 원인이 이러한 장애의 원인될 수 있다. 저작기능은 악관절, 치열(dentition)과 교합(occlusion)의 장애가 포함되며 개구장애도 이에 해당된다. 연하 기능은 구강, 인후, 식도단계로 나뉘며 각 부위의 연하기능의 문제를 발생 가능한 경우로 연하기능 장애를 유발하는 폐쇄와 호흡과 관련된 감각이상도 포함된다.

저작 및 연하장애의 증상 및 객관적 징후가 확인되어야 하며 이를 뒷받침하는 객관적 검사 소견 등이 있어야 한다. 또한 저작 및 연하기능의 평가에 있어 검사자는 피검사자의 일상생활에 있어 잔존되는 기능을 고려하여 군을 결정한다.

나. 평가시기

1) 1년 이상의 충분한 치료 후에 호전의 기미가 거의 없을 정도로 장애가 고착되었을 때에

장애를 진단한다.

2) 의사의 판단에 의하여 장애상태의 변화가 예상되는 때에는 최종 판정일로부터 2년 이후의 일정한 시기를 정하여 재판정을 받도록 할 수 있다.

다. 평가 시 유의사항

장애 진단을 하는 전문의는 장애판정 직전 1년 이상 지속적으로 동일 저작 및 연하질환에 대한 충분한 치료 후에도 장애가 고착되었다는 것을 진단서, 소견서, 진료기록 등으로 확인하여야 한다(필요 시 환자에게 타병원 진료기록 등을 제출하도록 한다).

임상검사는 자세한 병력 청취와 이학적 검사를 시행하고 저작 및 연하와 관련된 부위 혹은 뇌 병변의 이상을 확인하기 위한 방사선학적 검사를 시행한다. 저작기능을 평가하기 위해 부정교합, 치아상태, 개구장애 등을 검사한다. 연하기능을 평가하기 위해 구강검사와 비디오투시검사를 통한 변형 바륨 연하검사(modified barium swallowing test with videofluoroscope), 연성광섬유내시경(fiberoptic endoscopic evaluation of swallowing), 캡슐 내시경(capsule endoscopy)과 경비강 혹은 경구강 식도경검사 등을 실시하여야 한다.

임상 검사항목

① 병력청취 및 이학적 검사

② 구강검사

③ 구강, 악관절 및 뇌의 방사선학적 검사

④ 연하기능검사

  ㉮ 비디오 투시검사를 통한 변형 바륨 연하검사(modified barium swallowing test with videofluoroscope)

  ㉯ 굴곡형광섬유내시경(fiberoptic endoscopic evaluation of swallowing)

  ㉰ 캡슐형 내시경(capsule endoscopy)

  ㉱ 경비강 혹은 경구강 식도경(Transnasal, transoral esophagoscopy)

⑤ 저작기능검사

  ㉮ 최대 절치간 거리(maximal interincisal distance)

2. 장애평가기준

저작 및 연하장애는 저작 및 연하기능 및 감각장애의 증상 및 징후가 있으며, 이를 뒷받침하는 객관적 소견이 있을 경우에만 평가하며, 장애율은 아래의 〈표 2-3-3-1〉에 의해 결정한다.

〈표 2-3-3-1〉 저작 및 연하장애 장애평가기준

군	구 분	전신장애율(%)
1	• 영구적으로 비위관(nasogastric tube)을 사용하거나 위루관(gastrostomy tube)을 사용하여 음식물 섭취하는 경우	50
2	• 식사가 유동식에 한정되는 경우	25
3	• 식사가 연식에 한정되는 경우	15
4	• 식사가 반고형식에 한정되는 경우	5

3. 평가항목과 요령

- 위에 열거한 여러 가지 검사법을 이용하여 저작 및 연하의 기능에 장애가 있고, 장애로 인하여 식생활의 제한이 있는 경우에 저작 및 연하장애를 판정하게 된다.
- 다만, 모든 연하장애는 비디오 투시 연하검사나 내시경적 연하기능평가 또는 식도 조영술이나 비디오 투시 연하검사 소견에서 객관적으로 장애가 확인되어야만 한다.
- 식생활은 비위관, 위루관 영양 섭취, 유동식, 연식, 반고형식, 고형식 등으로 분류한다.
- 유동식은 우유와 같은 액체 혹은 요구르트와 같은 퓨레(puree) 상태의 음식을 포함한다.
- 연식은 죽이나 바나나와 같은 부드러운 상태의 음식을 포함한다.
- 반고형식은 삼키기 쉽게 식사의 점도를 조절한 햄버거와 같은 상태의 음식을 포함한다.

4. 장애평가 참고자료와 검사

진료기록, 저작 및 연하 기능검사 결과지, 저작 및 연하기능 부위 수술 기록지, 구강, 턱관절, 뇌의 방사선학적 검사결과지(필요 시)

5. 사례

항 목	내 용
대상자	• 55세 남자
과거력	• 좌측 만성 상악동염이 상악대구치에 의하여 발생하여 oroantral fistula가 발생함 • 이후 지속적인 치료로 oroantral fistula는 개선되었으나 좌측 악관절 운동장애가 발생함
현재 나타나는 증상	• 좌측 악관절의 운동 장애가 발생하여 입이 2cm만 벌릴 수 있음 • 식생활에서 고형식을 시행할 수 없음
임상검사	• 좌측 악관절의 문제로 개구가 50% 정도 운동(저작)장애가 발생함
진 단	• 저작 및 연하장애 • 〈표 2-3-3-1〉에 의하여 식사가 반고형식에 한정됨
전신장애율	• 5%

제 4 절 후각장애

1. 범주와 원칙

가. 포함 범주

후각장애는 바이러스, 종양, 외상 및 공해물질에 의하여 발생할 수 있다. 후각장애는 양측 후각기능 소실의 객관적 징후가 확인되어야 하며 이를 뒷받침하는 검사소견 등이 있어야 한다. 후각기능의 부분적 혹은 일측성 소실로 인한 직업적인 손해는 장애평가에 포함하지 않는다.

나. 평가시기

1) 1년 이상의 충분한 치료 후에 호전의 기미가 거의 없을 정도로 장애가 고착되었을 때에 장애를 진단한다.
2) 의사의 판단에 의하여 장애상태의 변화가 예상되는 때에는 최종 판정일로부터 2년 이후의 일정한 시기를 정하여 재판정을 받도록 할 수 있다.

다. 평가 시 유의사항

장애 진단을 하는 전문의는 장애판정 직전 1년 이상 지속적으로 동일 후각장애 질환에 대하여 치료 후에 장애가 고착되었다는 것을 진단서, 소견서, 진료기록 등으로 확인하여야 한다(필요 시 환자에게 타병원 진료기록 등을 제출하도록 한다).

임상 검사는 자세한 병력 청취와 이학적 검사를 시행하고 후각과 관련된 부위 혹은 뇌 병변의 이상을 확인하기 위한 방사선학적 검사를 시행한다. 후각기능을 평가하기 위해 비강검사와 후각기능검사를 실시해야 한다(후각기능검사는 후각인지검사와 후각역치검사로 구성).

• 임상 검사항목

① 병력청취 및 이학적 검사

② 비강검사

③ 부비동 및 뇌의 방사선학적 검사

④ 후각기능검사의 종류

㉮ T&T 후각계 검사

㉯ CC-SIT(Cross-Cultural Smell Identification test)(다문화 후각 인지검사)

㉰ 알리나민(Alinamin) 검사

㉱ ABC 검사(Ammonia, Blank, Coffee 검사)

㉲ 한국형 Sniffin' Sticks 검사(KVSS test) 혹은 제 2 형 한국형 Sniffin' Sticks 검사(KVSS test Ⅱ)

2. 장애평가기준

후각기능장애는 후각기능에 문제가 있으며, 이를 뒷받침하는 객관적 소견이 있을 경우에만 진단하고 장애율은 아래의 〈표 2-3-4-1〉에 의해 결정한다.

〈표 2-3-4-1〉 후각기능장애평가기준

군	구 분	전신장애율(%)
1	• 양측 후각 기능을 영구히 손실한 경우	3

3. 평가항목과 요령

위에 열거한 여러 가지 검사법을 이용하여 후각기능을 평가하고 장애정도를 파악하며 일상생활에서의 장애를 유발하는 경우에 후각장애를 진단하게 된다.

- 후각소실은 T & T 후각계검사의 경우 5.6점 초과, CC-SIT(Cross-Cultural Smell Identification test)(다문화 후각인지검사)의 경우 1점/12점 이하, 제 2 형 한국형 Sniffin' Sticks 검사의 경우 역치, 식별, 인지점수의 합이 10/48점 이하인 경우로 한다. 알리나민(Alinamin)검사상 전도성 후각기능 소실로 나타나거나, ABC 검사상 암모니아에 반응하지 않는 경우에는 후각기능 검사의 위양성을 의심하여 재차 시행한다.
- 후각기능의 장애가 있으며 비강내 종물로 후열이 관찰되지 않는 경우에는 장애판정을 보류할 수 있다. 이는 수술로 개선될 수 있으므로 후각기능 장애로 평가할 수 없다.
- 일측성 혹은 부분적 후각장애는 특수 분야의 경우 심각한 장애이나 일상생활에 장애를 유발하지 않으므로 후각기능 장애에 포함되지 않는다.
- 반복 검사주기는 3~7일 정도로 한다.
- 반복 검사횟수는 필요시 3회 정도 실시한다.

4. 장애평가 참고자료와 검사

진료기록, 후각기능검사 결과지, 부비동 및 뇌의 방사선학적 검사결과지(필요 시)

5. 사례

항 목	내 용
대상자	• 55세 남자
과거력	• 3년 전 교통사고로 두개골 골절 및 전두엽에 경막하출혈이 있었음
현재 나타나는 증상	• 후각기능이 소실되어 음식의 맛을 느낄 수 없음
임상검사	• 비강 소견상 후열이 개방되어 있음 • 2회 실시한 T&T 후각 검사상 평균 6점임 • Alinamin 검사상 감각성 후각기능소실이며, ABC 검사상 암모니아에 대하여서는 자극성이 있다는 반응함
진 단	• 후각기능 장애 • 〈표 2-3-4-1〉에 양측 후각기능의 소실에 해당됨
전신장애율	• 3%

제 4 장 시각장애

박성희

1. 범주와 원칙

가. 범주

시각장애 평가에 포함되는 범주는 개인의 일상생활활동을 수행하는 데 영향을 미치는 안과계통 질환에 의한 영구장애를 말하며, 그 외 일부의 시각외장애 평가도 포함한다.

시각장애 평가에 포함되지 않는, 다시 말하면 제외되는 범주로는 시각장애 평가의 주요소가 시각요소로서 시력과 시야측정에 의한 것이며 피평가자의 주관적 표현에 기인되므로 시각요소의 비정상, 즉 피평가자에 의해 표현되는 시각장애가 객관적으로 증명되지 못하면 평가할 수 없는 제외되는 범주가 된다.

시각장애 평가는 시력과 시야에 의한 장애가 주된 평가이나, 그 외로 안구운동장애에 의한 복시, 조절이상, 눈물흘림, 눈부심, 무수정체안 등이 있을 때도 시각장애에 의한 평가를 해야 한다.

시각외장애 평가는 시각장애에 반영되지 않는 장애로서 주로 시각에 따른 불편감이나 제14장 외모피부장애에서 반영되지 않은 눈 또는 눈주위 조직의 운동 혹은 외모장애가 있을 때 평가하는 것을 말한다. 예를 들면 겉으로 현저하게 눈에 띄는 각막혼탁은 시력저하에 의한 시각장애도 있지만 외모장애에 의한 시각외장애도 평가를 해야 하고, 눈꺼풀 흉터 혹은 눈꺼풀운동장애가 있을 때 시각외장애 평가를 해야 하며, 심한 동안신경마비에 의한 안구운동장애가 있을 때는 복시에 의한 시각장애뿐만 아니라 눈꺼풀운동의 이상 혹은 안구운동의 이상에 의한 외모장애도 부수적으로 평가가 필요하다.

나. 평가시기

1) 장애의 원인 질환 등에 관하여 충분히 치료하여 장애가 고착되었을 때에 평가한다.

그 기준시기는 원칙적으로 원인 질환 또는 부상 등의 발생 또는 수술 이후 6개월 이상 지속적으로 치료한 후로 평가하지만, 안구를 적출하였을 경우에는 적출한 날짜를 기준으로 할 수 있다.

2) 수술 또는 약물 등의 치료로 기능이 회복될 수 있다고 판단되는 경우에는 장애평가를 유보하여야 한다.

3) 향후 장애정도의 변화가 예상되는 경우에는 반드시 재평가를 받도록 하여야 한다.

이 경우 재평가의 시기는 원칙적으로 최초의 진단일로부터 2년 이상 경과한 후로 하며 장애 진단서에 그 시기와 필요성을 구체적으로 명시하여야 한다.

2년 이내에 장애상태의 변화가 예상될 때에는 장애평가를 유보하여야 하며 예외인 경우, 평가자는 그 이유와 근거를 명확히 기술하여야 한다.

4) 소아에서 시각평가가 어려울 경우, 가능할 때까지 유보하거나 한시적 평가를 하고 2년마다 재평가를 한다.

다. 평가 유의사항

1) 시각장애 평가의사는 시각장애 평가에 대해 충분히 교육받은 바가 있어야 하며, 환자의 병력 및 진료기록지를 확인한 후 문진, 시진과 더불어 안구와 시각계의 현 상태와 관련된 해부학적 소견, 최대교정시력(Best Corrected Visual Acuity)의 측정, 장애평가기준에 따른 시야검사와 안구운동검사 등을 실시하여 종합적으로 검토하여 평가한다.

2) 시각장애 평가 직전에, 장애원인 질환에 따라 1년 이상의 진료기록 등을 확인한다.

3) 장애원인 질환명에 '의증'이 있는 경우는 가능한 한 장애평가를 보류한다.

예) (의증) 외상 시신경병증(Traumatic Optic neuropathy) 등

4) 외상 시신경병증에 따른 시신경위축으로 장애평가 판정을 하는 경우는 외상 후 최소한 2개월 이상 간격을 두고 안저검사 혹은 이에 상응하는 객관적 검사에서 사고 직후 없었던 시신경유두 창백의 변화 유무를 확인해야 한다.

5) 마비 혹은 제한 안구운동장애에 따른 복시로 인한 장애평가는 원인질환을 수술 치료하거나 혹은 단순 경과관찰 후 최소한 6개월 혹은 1년간 변화가 없을 경우에 평가할 수 있다. 평가기준은 주관적 검사인 미국의학협회의 영구장애평가지침 4판의 복시시야의 범위와 정도가 객관적 검사인 교대프리즘가림검사를 정면주시 한 방향만이 아닌 여러 주시방향에서 측정한 프리즘디옵터(PD, prism diopter) 값과 Hess 혹은 Lancaster검사

와 일치한 경우에 평가가 가능하다. 또한 융합이 가능한 일치외사시나 경미한 일치내사시 혹은 일치수직사시로 프리즘 안경착용에 의해 일상생활이 가능할 경우는 안구운동장애에 의한 장애평가를 할 수 없다.

2. 장애평가기준과 장애정도

가. 시력측정 및 시력점수

우안, 좌안 및 양안(혹은 우세안으로 대치)의 최대교정시력(Best Corrected Visual Acuity)을 측정하고 각각을 기준표 〈표 2-4-1〉를 이용하여 점수로 환산한 후 1: 1: 2의 비율로 가중 평균하여 총시력점수를 산출한다.

1) 시력측정

시력표는 시표 크기가 기하급수로 변화(logarithmic progression)하고 각 줄에 5개의 같은 형태로 시표가 있는 시력표(예를 들어 진용한시력표, ETDRS형 시력표)를 사용한다. 시력표에 규정된 거리에서 한 줄의 반 이상의 시표를 정확하게 읽은 경우(예를 들어 5개 중 3개 이상)에만 그 줄을 읽은 것으로 인정한다. 시표 크기가 십진법으로 변화(decimal progression)하고 각 줄에 같은 종류의 시표의 개수가 적은 시력표(예를 들어 한천석시력표)를 사용할 경우 다음과 같은 방식으로 시력을 측정한다. 즉, 해당되는 시력의 줄에 있는 서로 다른 여러 형태의 시표를 옆으로 적어도 5개를 읽게 하여 3개 이상을 읽으면 그 줄의 시력으로 인정한다. 시력이 나쁜 경우는 거리를 조정하여 측정(예를 들어 5m용 시력표의 0.5 시표를 4m에서 읽게 하면 0.4 시표로 사용할 수 있음)하며 이 경우도 5개의 시표 중 3개 이상을 읽은 경우에 그 줄을 읽은 것으로 인정한다.

0.1보다 나쁜 시력을 측정할 경우에는 저시각용 시력표(low vision chart)를 사용할 것을 권장한다. 저시각용 시력표가 없는 경우에는 0.1의 시표를 가까이 다가가서 보게 하여 측정한다. 예를 들어 5m용 시력표의 0.1 시표를 3m에서 읽었다면 시력은 0.06(0.1×3/5)이 되며, 이 시표를 0.5m에서 읽었다면 시력은 0.01(0.1×0.5/5)이 된다. 시력저하가 심한 경우는 가능하면 2~3회 이상 검사일을 달리하여 측정하면서, 수 회 시표를 달리하거나 거리를 달리하면서 이와 같은 방법으로 측정된 시력이 재현성이 있을 때 그 결과를 반영하도록 한다.

시력측정에서 안전수지 또는 안전수동은 숫자화하여 시력점수를 얻어야 하므로 다음과 같은 방법을 사용한다.

- 안전수지 …미터(FC …m)는 …/60
- 안전수동 …미터(HM…m)는 …/300으로 변환하며,
- 안전수지 …피트(FC …ft)는 …/200
- 안전수동 …피트(HM…ft)는 …/1000으로 변환한다.

2) 시력점수 부여

가) 각 눈의 시력점수

〈표 2-4-1〉를 사용하여 각 눈의 시력값을 시력점수로 변환한다. 100에서 시력점수를 빼면 시력장애율이 되나 다음 단계로 이행되는 시력점수의 병산과 시각점수에는 시력장애율로 계산되지 않는 것을 주의해야 한다.

십진법형 시력표를 사용하는 경우에는 0.1과 0.2 사이, 그리고 0.2와 0.3 사이에 해당하는 시표가 없어 시력표 한 줄의 차이로 인한 시력점수의 차이가 너무 커지는 문제점이 있다. 이러한 경우에는 가능하면 앞의 시력측정법에서 기술한 바와 같이 측정거리를 조절하며 좀 더 세분화된 시력을 측정하도록 한다. 예를 들어 시력표의 0.1 시표는 읽었지만 0.2 시표는 읽지 못하는 경우 바로 시력을 0.1로 생각하고 시력점수를 40으로 하지 말고 거리를 조절하며 시력을 측정한다. 이렇게 검사하였을 때 5m용 시력표의 0.2 시표를 5m에서는 읽지 못하였지만 4m에서는 읽었다면 시력은 0.16(0.2×4/5)이 되며 시력점수는 50이다.

〈표 2-4-1〉 최대교정시력에 따른 시력점수와 시력장애율

기하급수형 시력표 (ETDRS형 시력표, 진용한시력표 등)		십진법형 시력표 (한천석 시력표 등)	시력점수	시력장애율(%)
20/20	1	1.0	100	0
		0.9	97	3
20/25	0.8	0.8	95	5
		0.7	93	7
20/32	0.63	0.6	90	10
20/40	0.5	0.5	85	15
20/50	0.4	0.4	75	25
20/63	0.32	0.3	65	35
20/80	0.25	–	60	40
20/100	0.2	0.2	55	45
20/125	0.16	–	50	50
20/160	0.125	–	45	55
20/200	0.1	0.1	40	60
20/250	0.08	0.08	35	65
20/320	0.063	0.06	30	70
20/400	0.05	0.05	25	75
20/500	0.04	0.04	20	80
20/630	0.032	0.03	15	85
20/800	0.025	–	–	–
20/1000	0.02	0.02	10	90
20/1250	0.016	–	–	–
20/1600	0.0125	–	–	–
20/2000 이하	0.01 이하	0.01 이하	5	95
광각 없음	광각 없음	광각 없음	0	100

나) 시력점수의 병산

우안, 좌안, 양안에 대한 각각의 최대교정시력을 시력점수로 변환한 다음, 앞에서 기술한 방법으로 통합하여 하나의 시력점수를 산출한다.

$$\text{총시력점수} = \frac{\text{우안시력점수} + \text{좌안시력점수} + (\text{양안시력점수} \times 2)}{4}$$

나. 시야측정 및 시야점수

1) 시야검사

우안, 좌안 시야검사를 하여 각각의 시야검사 결과지를 서로 중첩시켜 양안시야 결과를 얻는다.

시야검사는 동적검사로, 수동시야계인 골드만(Goldmann)시야계는 Ⅲ4e의 등시감도선(isopter)으로 검사하며, 자동시야계는 골드만 Ⅲ4e 등시감도선과 동등한 유사등시감도선(pseudoisopter)으로 검사하는데 험프리(Humphrey)시야계는 10dB 자극에 해당하는 등시감도선, 옥토퍼스(Octopus)시야계는 7dB 자극에 해당하는 등시감도선의 동적모드로 시행할 것을 권장한다. 시야검사 결과에 영향을 미칠 정도의 굴절이상(−3.00 디옵터 이상의 근시, 1.50 디옵터 이상의 난시, 가능한 한 모든 원시)은 교정한 상태로 검사하며 노안 등 조절이상이 있을 경우 근거리시력을 교정한 상태에서 검사한다. 피검자의 최대교정시력이 0.3 이상이어야만 검사결과를 신뢰할 수 있으며, 0.2 미만이거나 말기녹내장에서는 시표크기를 'V'로 한다.

2) 시야점수 부여

골드만 동적검사로 시행할 경우, 시야검사지에서 상하축과 좌우축에 해당하는 4개의 경선과 상측 사분면에 각각 1개씩(45도 간격), 그리고 하측 사분면에 각각 2개씩(30도 간격) 그어진 6개의 경선을 합해 모두 10개의 경선에서의 시표의 존재 유무와 범위를 표시한다. 이 결과를 미리 만들어 둔 검사용 격자에 적용시켜 점수를 계산한다. 검사용 격자에서의 점수 배당은, 각각의 경선을 따라 중심 10도까지 4점(5도 간격으로 2점), 10도에서 20도에 2점(5도 간격으로 1점)을 부여하고, 20도를 넘는 주변시야에는 10도 간격으로 1점을 부여하여 점수로 환산한다. 자동시야계에 의한 동적검사도 이와 같은 방법으로 환산할 수 있다. 따라서 한 경선에서 60도까지 보인다면 그 경선의 시야점수는 10점이 된다. 코쪽과 위쪽 경선의 시야는 정상에서도 60도에 미치지 못하는 경우가 있지만 귀쪽 경선의 시야는 60도를 넘는 경우가 많으므로 10개의 경선의 점수를 합하면 평균 정상 시야점수는 대략 100점이 된다.

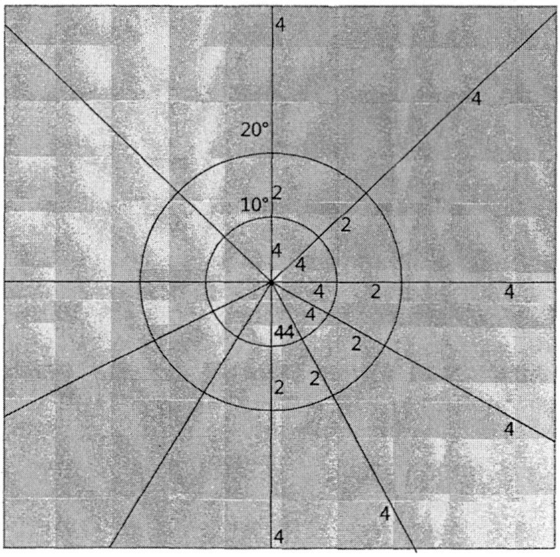

〈그림 2-4-1〉 시야검사용 격자

3) 시야점수의 병산

단안에 대한 시야점수를 계산한 다음에는 각각의 단안에 대한 시야검사를 중첩시켜 양안 시야 분포를 얻고 이를 이용하여 양안시야점수를 계산한다. 앞에서 기술한 방법으로 1: 1: 2 의 비율로 가중 평균하여 총 시야점수를 산출한다.

$$\text{총시야점수} = \frac{\text{우안시야점수} + \text{좌안시야점수} + (\text{양안시야점수} \times 2)}{4}$$

다. 시각점수

전체 시각계에 대한 시각점수는 시력점수와 시야점수를 병산하여 다음과 같이 산출한다.

$$\text{시각점수} = \frac{(\text{총시력점수} \times \text{총시야점수})}{100}$$

라. 시각장애율

시각계 장애율, 즉 시각장애율은 100점에서 시각점수를 뺀 값이 된다.

시각장애율 = 100 − 시각점수

마. 시각장애율에 따른 전신장애율 환산표

시각장애율을 아래의 〈표 2-4-2〉를 이용하여 전신장애율로 환산한다.

〈표 2-4-2〉 시각장애율 (단위: %)

시각 장애율	0	5	10	15	20	25	30	35	40	45	50	55	60	65	70	75	80	85	90	95	100
전신 장애율	0	5	10	15	20	25	30	35	40	45	50	54	57	61	64	68	71	75	78	82	85

* 시각장애율 50% 이상에서 시각장애율 1% 증가하면 전신장애율은 0.7% 증가한다. 단, 소수점 이하 장애율은 반올림한다.

바. 조정

시력과 시야로 반영되지 못한 뚜렷한 장애가 있는 경우 조정의 과정을 거쳐서 시각장애율 최대 15%까지 장애율을 상향 조정할 수 있다. 이 경우 평가자는 그 이유와 근거를 명확히 기술하여야 한다.

1) 복시

제한 혹은 마비사시와 같은 비일치사시가 있으면서 양안복시시야검사에서 정면 20도 이내에서의 복시가 있으면 시각장애율에 5%(즉, 5%, 10%, 15%)의 단위로 가산한다(시각점수의 감소 = 시각장애율의 증가). 단, 비일치 사시임을 증명하는 제일, 제이눈위치 혹은 제삼눈위치에서의 교대프리즘가림검사와 Hess검사 또는 Lancaster검사에 상응되는 검사를 시행하여 그 근거를 밝힌다. 양안복시시야검사는 맥브라이드 혹은 미국의학협회의 영구장애평가지침 4판에서 사용하는 방법과 동일하게 한다. 즉, 골드만동적시야계에서의 Ⅲ4e 아이솝터 혹은 험프리시야계의 동적 모드, Ⅲ4e 유사아이솝터를 사용하여 두 눈을 뜬 상태로 복시가 나타나는 범위를 8개의 경선에서 측정한다.

복시가 자연치유 혹은 수술 등의 치료에도 불구하고 영구적으로 남아서 일상생활에 큰 영향을 주고, 평가자가 종합적으로 판단하여 복시에 의한 장애를 추가해야 된다고 판단될 경우에는 시각장애율에 최대 15%까지 가산할 수 있다. 복시에 의한 장애율의 구간은 다음과 같다.

가) 중심 20도 이내의 복시가 지속적으로 있으면서 그 정도가 5프리즘디옵터 이상인 경우는 최대 15%의 범위 내에서 시각장애율을 부여할 수 있다.
나) 중심 20도 이내의 복시가 5프리즘디옵터 미만으로, 프리즘안경에 의해 어느 정도 교정이 가능한 경우는 최대 10%의 범위 내에서 시각장애율을 부여할 수 있다.
다) 중심 20도를 벗어나는 범위에 있는 복시는 최대 5%까지 시각장애율을 부여할 수 있다.

복시에 의한 장애율을 추가할 때는 남아있는 시각기능을 고려하여 점수를 부여하여야 한다. 즉, 시각기능이 감소되어 있을 때는 이에 비례하여 복시에 의한 장애율도 감하여야 한다. 예를 들어 시각점수가 50인 환자가 중심 20도 이내에 6프리즘디옵터의 복시가 있는 경우는 최대 8%를 복시에 의한 장애로 추가할 수 있으며, 단안 실명인 경우는 양안복시가 생길 수 없으므로 복시에 의한 장애율의 추가는 없다.

2) 조절이상: 조절마비, 홍채근마비

해당 눈의 시력장애율에 5%를 가산한다.

3) 눈물흘림

눈물흘림증에 대한 수술치료를 시행하였음에도 불구하고 지속되는 경우에만 인정하며, 수술을 받았다는 진단서 혹은 진료 확인서가 첨부되어야 한다. 시각장애율에 5%를 가산한다.

4) 외모장애

수술로 교정되지 않는 심각한 안검내반, 안검외반, 토안과 같은 눈꺼풀이상과 안구상실에 따른 의안착용, 심한 안구운동장애로 인한 외모장애가 별도로 평가되지 않은 경우 시각장애율에 5%를 가산한다. 각막혼탁에 의한 외모장애는 겉으로 봐서 쉽게 눈에 띌 정도의 혼탁이 있는 경우 시각장애율에 5%를 가산한다. 각막문신술을 시행 받았거나 미용렌즈에 잘 적응하는 경우는 제외한다. 외모장애는 다른 평가자에 의해 중복 평가되지 않도록 주의한다.

5) 눈부심(무홍채증에 의한 눈부심)

수술치료나 미용렌즈 착용이 불가능한 경우에 한하여, 일상생활을 하기 곤란할 경우 전체 점수인 시각장애율에 5%를 가산한다.

6) 무수정체안

콘택트렌즈의 착용불가 혹은 이차인공수정체삽입술이 불가능할 경우(예, 내피세포수 감소 등)에만 인정하며 상의 확대와 조절장애를 일으킬 때 해당 눈의 시력장애율에 5%를 가산한다.

7) 암순응장애

망막색소상피변성의 경우 시력 및 시야장애가 있으므로 암순응장애는 가산하지 않는다. 시력 및 시야가 정상이면서 암순응장애가 나타나는 경우에 한하여 해당 눈의 시력장애율에 5%를 가산한다.

8) 근거리시력 장애

원거리시력이 황반부 혹은 중심오목의 기능에 의한 중심시력을 반영하므로 적합한 근거리 교정안경에 의한 근거리시력이 원거리시력에 비해 더 나쁠 원인은 없는 것이 대부분이므로 원칙적으로는 시력점수계산에서 배제한다. 그러나 만약 더 나쁘게 측정이 된다면 그 근거를 명확하게 기입하고 상기의 시력장애에서의 (원거리)시력점수와 같은 방법으로 (근거리)시력점수를 계산한 후에 둘을 더한 후 평균값을 구한다.

$$\text{시력점수} = \frac{(\text{원거리시력점수} + \text{근거리시력점수})}{2}$$

3. 평가항목과 요령

시력과 시야 이외의 시각요소와 비시각요소의 장애가 있을 때는 조정과정에서 면밀하게 검사하여 포함하도록 한다.

4. 검사 유의사항

가. 장애평가자는 주 시각요소인 시력과 시야측정을 할 경우 기능성 시각장애(Functional Visual Loss)를 배제하기 위한 여러 검사법에 익숙해져 있어야 한다.

시력측정에서 심한 시력저하가 있을 때 앞에서 설명한 바와 같이 여러 시표와 다양한 측정거리로 변화를 주는 시력표 사용방법이 유용하다.

시야검사에서 다음과 같은 소견을 보일 때 기능성 시각장애를 의심해야 한다. 즉 동적시야검사에서 관상협착이나 나선형협착을 보일 때 원심방향으로 검사한 결과와 구심방향으로 검사한 결과가 상당한 차이가 있으면서 구심방향으로 시행한 검사가 더 좋을 때, 몇 개의 등시감도선(isopter)으로 검사하여 등시감도선이 겹치거나 반전될 때, 일정한 등시감도선으로 다양한 거리에서 시행했을 때 원거리에서 시야의 범위가 줄어들 때, 험프리 자동정적시야검사에서 심한 시야결손임에도 불구하고 신뢰지수가 좋을 때, 심한 시야협착이면서 중심 12도 이외의 부분에서 역치가 0dB밖에 되지 않을 때, 심한 시야축소의 모양이 "clover leaf" 혹은 "미키마우스 얼굴" 모양을 보일 때, 검사시간이 상당히 증가되었거나 짧아진 경우, 심한 시력감소(<0.1)가 있음에도 역치가 정상(32dB 이상)인 경우, 안매체는 깨끗하지만 양안의 mean deviation의 차이가 8dB 이상이고 시력이 나쁜 눈에 구심성 동공장 애가 보이지 않을 경우이다.

나. 시력과 시야이상의 원인 질환으로 외상 시신경병증의 진단을 증명하기 위해 동공, 안저소견(안저촬영), 형광안저혈관조영술, 빛간섭단층촬영 등의 양성 소견이 일차적으로 필요하며, 시유발전위검사 중 특히 문양검사는 피검자가 문양자극에 집중하지 않거나, 조절이상, 주시하지 않거나 근거리교정이 되지 않는 상태로 검사하면 비정상적 파형을 나타낼 수 있다는 것을 이 검사 단독으로 시신경질환을 증명하기 어렵다는 것을 주지해야 한다.

다. 시유발전위검사

1) 검사를 시행하기 전에 미리 검사자는 피검자가 장애평가환자임을 주지하고 검사하는 동안의 피검자의 협조도를 면밀히 확인한다.
2) 문양 시유발전위검사를 시행할 경우, 근거리시력에 영향을 미칠 정도의 굴절이상 또는 조절이상(즉 노시안 등)은 교정안경을 착용한 채로 검사한다.

3) 양안(교정)시력이 0.2 이상일 경우는 문양 시유발전위검사를 주검사로, 단안(교정)시력이 0.1 이하이거나 양안(교정)시력이 0.1 이하일 때는 섬광 시유발전위검사를 주검사로 한다. 양안(교정)시력의 차이가 심할 때는 섬광 시유발전위검사를 함께 해야 한다.

라. 복시시야검사(Binocular Diplopia Fields)

마비 혹은 제한 안구운동장애에 따른 복시로 인한 장애평가에서 평가기준은 주관적 검사인 미국의학협회 영구장애평가지침 4판에서 제시한 복시시야의 범위와 정도가 객관적 검사와 일치해야 판정이 가능하다. 즉, 교대프리즘가림검사를 정면주시뿐만 아니라 여러 주시방향에서 측정하여 얻은 프리즘디옵터(PD, prism diopter) 값과 Hess 또는 Lancaster 검사의 결과를 복시시야검사결과와 비교하여 타당한 경우를 말한다.

5. 사례

가. 사례 1(제외 범주–기능성 시각장애)

항 목	내 용
대상자	• 24세 남자
과거력	• 교통사고
현재 나타나는 증상	• 사고 6개월 후부터 시력저하
신체검사	• 특이사항 없음
안과검사소견	• 시력: 사고 후 1개월; 양안 0.8(근거리시력) 2개월; 우안 0.4 좌안 0.6 5개월; 양안 1.0 6개월; 양안 0.4(양안 최대교정시력 0.6~0.7), 근거리시력 0.1 7개월; 우안 0.2 좌안 0.3,(양안 최대교정시력 0.6~0.7) 1년 4개월; 양안 0.1(양안 최대교정시력 0.15~0.2) 1년 5개월; 우안 0.1 좌안 안전지수10cm 1년 10개월; 양안 0.15(양안 최대교정시력 0.14~0.2) • 시야: Goldmann동적시야; 20도 이내로 협착 Humphrey정적시야; 전형적인 관상시야협착
진 단	• 시력저하와 시야협착의 원인은 기능성 시각장애에 의한 것으로 장애평가를 할 수 없는 제외 범주임
전신장애율	• 0%
장애평가소견	• 기능성 시각장애의 근거 1. 시력변화의 양상이 사고후 정상시력을 보이다가 극심한 시력저하를 보임 2. 젊은 나이에 자각적 최대교정시력이 (0.6~0.7)인데도 불구하고 근거리시력이 0.1임 3. 동공과 안저 소견이 사고 후 2년 가까이에도 변화가 없이 정상임 4. 시각이상을 일으킬 만한 객관적 안소견이 없음 5. 이 환자에서 시행한 시야검사(중심시야협착)와 문양 시유발전위검사(진폭감소, 파형의 비정상으로 잠복기의 이상)의 의의는 없음 6. 극심한 시력저하와 시야중심협착에도 불구하고 일상생활을 잘 유지하고 있음

나. 사례 2(안구운동장애)

<table>
<tr><th>항 목</th><th>내 용</th></tr>
<tr><td>대상자</td><td>• 56세 남자</td></tr>
<tr><td>과거력</td><td>• 교통사고</td></tr>
<tr><td>현재 나타나는 증상</td><td>• 사고 후 복시</td></tr>
<tr><td>신체검사</td><td>• 특이사항 없음</td></tr>
<tr><td>안과검사소견</td><td>• 시력: 사고 후 1년 5개월 시점임
우안 0.32(1.0× +0.25−0.50×90)
좌안 0.32(0.9× −0.25−0.25×90)
• 안구운동:
교대프리즘가림검사;
<table>
<tr><td>정위</td><td>2 LHT</td><td>3 LHT</td></tr>
<tr><td>정위</td><td>4 LHT</td><td>5 LHT</td></tr>
<tr><td>정위</td><td>5 LHT</td><td>3 LHT</td></tr>
</table>
Hess검사; 좌상사시 및 좌안 하전제한
Goldmann양안복시시야; 중심 20도를 포함한 전 범위에서 복시(+)
Maddox rod검사; 비합리적인 반응
Prism으로 복시호전이 전혀 없음
• 시야: Goldmann동적시야; 첫회 비정상, 2회째 정상
Humphrey정적시야; 전형적인 중심시야협착</td></tr>
<tr><td>진 단</td><td>• 좌안 안구운동제한에 의한 좌상사시
• 주소로 양안복시가 있음
• Goldmann복시시야에서 중심 20도 이내에서 복시(+)
• 교대프리즘가림검사에서 3PD의 좌상사시임
• Hess검사에서 좌안 하직근기능저하(+)를 보임
• 조정항목에서 안구운동장애에 의한 시각장애율 10% 인정함</td></tr>
<tr><td>전신장애율</td><td>• 10%</td></tr>
<tr><td>장애평가소견</td><td>• 전신장애율 10%+기능성 시각장애(+)
• 참고
1. 시력(최대교정시력)은 일개월 후 동일한 안경도수에도 양안 최대교정시력(0.63)으로 경미한 기능성시각장애(+)
2. 시야검사결과도 전형적 기능성시각장애(+)
3. 사고 후 1년 6개월 시점인 장애평가 동안에 발생한 시력저하와 시야협착에 대한 객관적 안과 소견이 없음
4. 안구운동검사에서 일부 비합리적인 반응을 보이고 있지만 교대프리즘가림검사와 Hess검사가 일치하므로 이를 인정하여 장애평가함</td></tr>
</table>

다. 사례 3(좌안 시신경위축)

항 목	내 용
대상자	• 19세 남자
과거력	• 교통사고
현재 나타나는 증상	• 좌안 시력저하
신체검사	• 특이사항 없음
안과검사소견	• 시력: 우안(1.0× −1.00×180), 좌안(0.63× −0.75−1.00×180) • 시야: Goldmann동적시야와 Humphrey정적시야; 우안 정상, 좌안 귀아래쪽 협착 및 중심주변암점 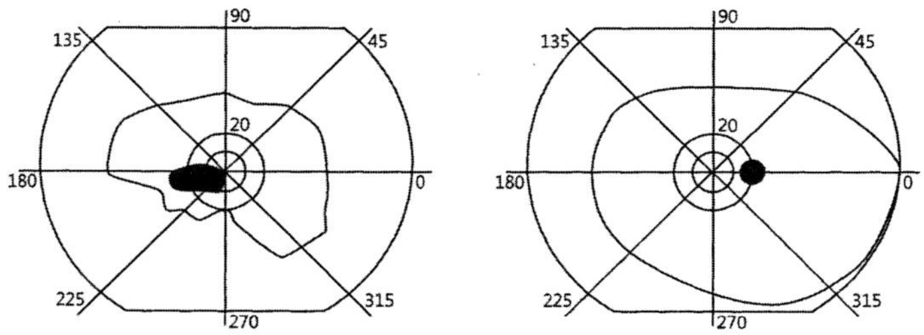 • 안저: 좌안 시신경유두창백(+) • 동공: 좌안 구심성장애(+)
진 단	• 좌안 시신경위축 • 시력요소: 시력점수 우안 100, 좌안 90 총시력점수 100+90+(100×2)/4=97.5 • 시야요소: 시야점수 우안 100, 좌안 64.5 총시야점수 100+64.5+(100×2)/4=91.125 • 시각점수: 97.5×91.125/100=88.85 • 시각장애율: 100−88.85=11.15
전신장애율	• 11%
장애평가소견	• 외상성 시신경병증 후 시신경위축으로 시력과 시야장애(+)

라. 사례 4(자발적 뇌출혈에 의한 시야장애)

항 목	내 용
대상자	• 46세 여자
과거력	• 뇌출혈
현재 나타나는 증상	• 좌측 시야가 불분명
신체검사	• 뇌자기공명촬영에서 병소(+)
안과검사소견	• 시력: 우안(1.0× −1.25−0.50×180), 좌안(1.0× −0.75−0.75×5) • 시야: Goldmann동적시야와 Humphrey정적시야에서 좌측 동명성 반맹(+) 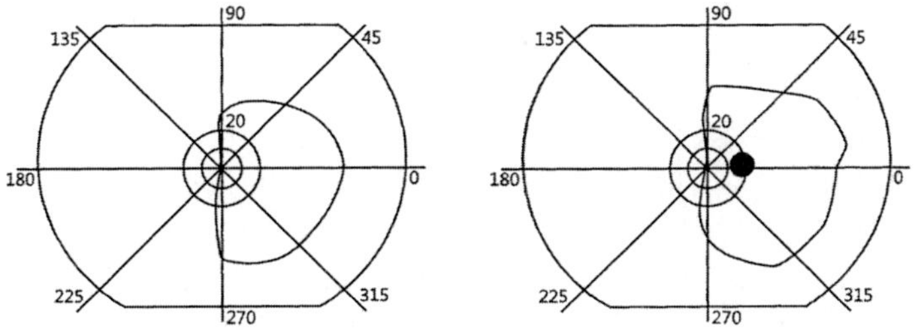
진 단	• 좌측 동명성 반맹 • 총시야점수: 57.5+52.5+(57.5×2)/4=56.25 • 시각점수: (100×56.25)/100=56.25 • 시각장애율: 100−56.25=43.75
전신장애율	• 44%
장애평가소견	• 좌측 동명성 반맹으로 인한 시야손상으로 시각장애율 발생함

마. 사례 5(망막색소변성)

항 목	내 용
대상자	• 60세 여자
과거력	• 양안 망막색소변성, 백내장수술(+)
현재 나타나는 증상	• 심한 시력저하 및 시야장애
신체검사	• 특이사항 없음
안과검사소견	• 시력: 우안(0.2× +0.50−0.75×90), 좌안(0.125× +0.75−0.50×90) • 시야: 양안 5도 이내로 극심한 중심시야의 협착 • 안저: 양안 시신경유두 창백(+), 혈관변화(+), 중심와를 포함한 색소변성(+) • 망막전위도: 전형적인 소견으로 반응(−)
진 단	• 양안 망막색소변성 • 시력요소: 시력점수 우안 55, 좌안 45 총시력점수 55+45+(55×2)/4=52.5 • 시야요소: 시야점수 우안 20, 좌안 20 총시야점수 20+20+(20×2)/4=20 • 시각점수: (52.5×20)/100=10.5 • 시각장애율: 100−10.5=89.5 • 전신장애율: 50+(39.5×0.7)=77.65 (시각장애율 50% 이상에서는 시각장애율이 1%증가하면 전신장애율은 0.7% 증가한다.)
전신장애율	• 78%
장애평가소견	• 최대교정시력 감소와 시야협착은 수 년간 정기적으로 시행해 온 기록이 있었으므로 그대로 인정이 가능함

제 5 장 언어장애

김명옥

제 1 절 음성언어장애

1. 범주와 원칙

가. 범주

1) 포함 범주

음성장애라 함은 성대음의 이상으로 일상적인 의사소통에 지장을 초래하는 경우로 객관적이고 의학적으로 진단이 된 경우에 한한다. 이로 인해 음성기능의 손실과 여러 환경에서 대화에 필요한 정도의 강도, 음도, 음질을 충분히 생성하는 데 있어 장애가 있는 경우가 이에 해당된다. 또한 후두 전적출술이나 영구적인 기관절개술을 시행한 경우도 이에 해당된다.

2) 제외 범주

일시적인 기관절개술을 시행한 경우는 제외된다.

나. 평가시기

원인 질환에 대하여 충분히 치료하여 장애가 고착되었을 때 판정하며 그 기준시기는 원인 질환 또는 부상 등의 발생 후 또는 수술 후 6개월 이상 지속적으로 언어치료를 받은 후에도 장애가 지속되는 경우에 한해 판정할 수 있다. 치료기간이 6개월을 경과하였다 하더라도 뚜렷하게 언어능력의 향상이 진행되고 있는 경우에는 장애판정을 미루어야 한다.

단, 만 18세 미만의 소아 및 청소년에서는 소아는 언어적으로 발달연령이므로 최소 만 3세 이후에 장애평가를 시행할 수 있다. 6세 이전까지는 2년마다의 재평가가 요구된다. 6세 이후 2회 연속적으로 동일한 장애군으로 판정되면, 18세까지 평가를 다시 시행하지 않아도 영구장애로 인정한다.

2. 장애평가기준과 장애정도

〈표 2-5-1-1〉 음성언어장애의 장애평가기준

군		내 용	전신장애율(%)
1	최고도	• 음성기능의 완전한 또는 영구적 손실로 성대음을 전혀 낼 수 없거나 성대음의 생성은 일부 가능하나 일상생활에 필요한 대화의 강도, 음도, 음질을 전혀 만들지 못하는 경우	30~35
2	고도	• 음성기능의 매우 심각한 손실로 성대음의 생성은 가능하나 일상생활에 필요한 대화의 강도, 음도, 음질을 소수로만 생성이 가능하여 근접대화도 힘든 경우	20~29
3	중등고도	• 음성기능의 심각한 손실로 일상생활에 필요한 대화의 강도, 음도, 음질을 약간 생성할 수 있어 근접대화는 가능하나 일반적인 사회활동을 지속하기 위한 일상대화에 장애를 유발하는 경우	12~29
4	중등도	• 음성기능의 약간 심각한 손실로 일상생활에 필요한 대화의 강도, 음도, 음질을 충분히 생성할 수 있어 근접대화 및 일상대화는 가능하나 소음환경과 같은 특수 환경에서 장애를 나타내는 경우, 또는 강도, 음도, 음질의 형성에 있어 부분적으로 장애가 있는 경우	2~11
5	경도	• 음성기능의 경미한 손실로 일상생활에 필요한 대화의 강도, 음도, 음질을 거의 대부분 생성할 수 있어 근접대화 및 일상대화는 가능하나 전문적인 직업생활에 필요한 음도 또는 음질의 형성에 장애가 있는 경우	0~1

〈표 2-5-1-2〉 음성언어장애의 장애평가기준-대표 장애율

군	내 용	대표 전신장애율(%)
1	• 음성기능의 완전한 또는 영구적 손실로 성대음을 전혀 낼 수 없는 경우	35
	• 성대음의 생성은 극히 일부 가능하나 일상생활에 필요한 대화의 강도, 음도, 음질을 전혀 만들지 못하는 경우	33
	• 성대음의 생성은 일부 가능하나 일상생활에 필요한 대화의 강도, 음도, 음질을 전혀 만들지 못하는 경우	30
2	• 음성기능의 매우 심각한 손실로 성대음의 생성은 일부 가능하나 일상생활에 필요한 대화의 강도, 음도, 음질을 극히 소수로만 생성이 가능하여 근접대화도 힘든 경우	29
	• 음성기능의 매우 심각한 손실로 성대음의 생성은 어느 정도 가능하나 일상생활	25

	에 필요한 대화의 강도, 음도, 음질을 소수로만 생성이 가능하여 근접대화도 힘든 경우	
	• 음성기능의 매우 심각한 손실로 성대음의 생성은 가능하나 일상생활에 필요한 대화의 강도, 음도, 음질을 소수로만 생성이 가능하여 근접대화도 거의 힘든 경우	20
3	• 음성기능의 심각한 손실로 일상생활에 필요한 대화의 강도, 음도, 음질을 약간 생성할 수 있어 근접대화는 약간 가능하나 일반적인 사회활동을 지속하기 위한 일상대화에 장애를 유발하는 경우	19
	• 음성기능의 심각한 손실로 일상생활에 필요한 대화의 강도, 음도, 음질을 약간 생성할 수 있어 근접대화는 어느 정도 가능하나 일반적인 사회활동을 지속하기 위한 일상대화에 장애를 유발하는 경우	16
	• 음성기능의 심각한 손실로 일상생활에 필요한 대화의 강도, 음도, 음질을 약간 생성할 수 있어 근접대화는 가능하나 일반적인 사회활동을 지속하기 위한 일상대화에 약간의 장애를 유발하는 경우	12
4	• 음성기능의 약간 심각한 손실로 일상생활에 필요한 대화의 강도, 음도, 음질을 충분히 생성할 수 있어 근접대화 및 일상대화는 가능하나 소음환경과 같은 특수 환경에서 대부분 장애를 나타내는 경우, 또는 강도, 음도, 음질의 형성에 있어 대부분 장애가 있는 경우	11
	• 음성기능의 약간 심각한 손실로 일상생활에 필요한 대화의 강도, 음도, 음질을 충분히 생성할 수 있어 근접대화 및 일상대화는 가능하나 소음환경과 같은 특수 환경에서 장애를 나타내는 경우, 또는 강도, 음도, 음질의 형성에 있어 부분적으로 장애가 있는 경우	7
	• 음성기능의 약간 심각한 손실로 일상생활에 필요한 대화의 강도, 음도, 음질을 충분히 생성할 수 있어 근접대화 및 일상대화는 가능하나 소음환경과 같은 특수 환경에서 가끔 장애를 나타내는 경우, 또는 강도, 음도, 음질의 형성에 있어 가끔 장애가 있는 경우	2
5	• 음성기능의 경미한 손실로 일상생활에 필요한 대화의 강도, 음도, 음질을 거의 대부분 생성할 수 있어 근접대화 및 일상대화는 가능하나 전문적인 직업생활에 필요한 음도 또는 음질의 형성에 장애가 있는 경우	1
	• 음성기능의 경미한 손실로 일상생활에 필요한 대화의 강도, 음도, 음질을 대부분 생성할 수 있어 근접대화 및 일상대화는 가능하나 전문적인 직업생활에 필요한 음도 또는 음질의 형성에 약간 장애가 있는 경우	0

3. 평가항목과 요령

가. 필수(기본) 검사항목

1) 신체검사

2) 내시경 검사(구강, 인두, 후두)

3) 후두스트로보스코피

4) 음성언어치료사에 의한 듣기 평가

나. 측정항목

1) GRBAS 음성평가척도(Grade, Roughness, Breathiness, Asthenia, Strain Scale; GRBAS scale)

2) 최대발성지속시간(maximal phonation time, MPT)

3) 문장 읽기(산책 또는 가을 문장)

다. 보완(추가, 필요 시) 검사항목

1) 후두근전도 검사(성대마비 진단 시 권장항목)

2) 컴퓨터 음성 분석 검사

3) 공기역학적 검사

4) 전기성문파형 검사

5) 영상 검사(예: CT, MRI)

라. 근접대화 능력

근접대화 능력이라 함은 기본적인 생활을 유지하기 위해 가족 및 보호자와 의사소통이 가능한 능력으로 평가방법은 피검사의 1.5m 이내에서 검사자가 다음의 항목을 이용하여 평가한다.

- 문장 읽기: 산책문장이나 가을문장을 사용한다.
- 질문항목
  1) 당신은 어디에 사십니까?
  2) 당신은 무슨 일을 합니까? 혹은 당신은 어느 학교에 다닙니까?

3) 당신의 가족은 몇입니까?

4) 가족에 대해서 이야기 해주세요.

5) 말하는데 어떤 어려움이 있습니까?

6) 당신의 말에 대해 다른 사람의 반응은 어떻습니까?

마. 일상대화 능력

일상대화 능력이라 함은 일반적인 직업-사회생활을 충분히 영위할 수 있는 의사소통 능력이라 한다.

4. 사례

가. 사례 1

항 목	내 용
대상자	• 35세 남자
과거력	• 후두암으로 종양 제거 및 후두적출술을 시행한 후 음성 기능의 매우 심각한 장애를 주소로 장애판정을 위해 내원함
현재 나타나는 증상	• 후두 내시경 검사 및 후두 스트로스코피(stroscopy)를 시행하고 음성언어치료사에 의한 듣기 평가가 시행함 • 음성 기능은 매우 심각한 손실을 보여 성대음만 약하게 생성할 수 있음 • 일상생활에 필요한 대화의 강도, 음도, 음질을 소수로만 생성할 수 있음 • 1.5미터 이내에서 산책문장이나 가을문장을 읽게 했을 때 알아듣기 힘들 정도로 근접대화가 힘든 상태임
판정사례	• 후두적출술로 인해 음성기능이 매우 심각 손실을 보이고 있어 성대음만을 생성할 수 있음 • 일상생활 대화에 필요한 음을 매우 소수로 생성할 수 있었고 근접대화도 힘든 상태이므로 제 2 군-고도에 해당됨
장애율	• 전신장애율: 29%

제 2 절 구어장애

1. 범주와 원칙

가. 범주

1) 포함 범주

구어라 함은 인간의 조음기관을 이용하여 타인과의 의사소통을 위해 행해지는 일상적인 언어를 말한다.

구어장애라 함은 구어를 통해 다른 사람과의 적절한 의사소통에 지장을 초래하는 경우로 객관적이고 의학적으로 진단이 된 경우에 한한다. 이로 인해 구어기능의 손실이 초래된 경우와 자음정확도의 저하를 통한 조음장애, 말의 흐름이 방해를 받는 말더듬 등이 구어장애의 범주에 포함된다. 또한 구개열이나 연인두개폐쇄부전증에서 과비음이 심한 경우도 구어장애에 해당된다. 뇌졸중이나 뇌병변으로 인한 후유증으로 발생한 구음장애도 구어장애의 한 종류에 포함될 수 있다. 청각장애가 함께 있는 경우 구어장애를 함께 인정한다.

2) 제외 범주

언어중추 손상으로 인한 실어증과 소아 발달기에 나타나는 언어발달장애는 제외된다.

나. 평가시기

원인 질환에 대하여 충분히 치료하여 장애가 고착되었을 때 판정하며 그 기준시기는 원인 질환 또는 부상 등의 발생 후 또는 수술 후 6개월 이상 지속적으로 언어치료를 받은 후에도 장애가 지속되는 경우에 한해 판정할 수 있다. 치료기간이 6개월을 경과하였다 하더라도 뚜렷하게 언어능력의 향상이 진행되고 있는 경우에는 장애판정을 미루어야 한다.

단, 만 18세 미만의 소아 및 청소년에서는 소아는 언어적으로 발달연령이므로 최소 만 3세 이후에 장애평가를 시행할 수 있다. 6세 이전까지는 2년마다의 재평가가 요구된다. 6세 이후 2회 연속적으로 동일한 장애군으로 판정되면, 18세까지 평가를 다시 시행하지 않아도 영구장애로 인정한다.

2. 장애평가기준과 장애정도

〈표 2-5-2-1〉 구어장애의 장애평가기준

<table>
<tr><th colspan="2">군</th><th>내 용</th><th>전신장애율 (%)</th></tr>
<tr><td rowspan="3">1</td><td rowspan="3">최고도</td><td>• 구어기능의 완전한 또는 영구적 손실로 일상대화에 필요한 구어를 전혀 생성할 수 없는 경우</td><td rowspan="3">30~35</td></tr>
<tr><td>• 자음정확도가 0~10%인 조음장애의 경우</td></tr>
<tr><td>• 말의 흐름이 97% 이상 방해를 받는 말더듬의 경우</td></tr>
<tr><td rowspan="3">2</td><td rowspan="3">고도</td><td>• 구어기능의 매우 심각한 손실로 일상대화에 필요한 구어를 소수로 생성할 수 있는 경우</td><td rowspan="3">20~29</td></tr>
<tr><td>• 자음정확도가 11~30%인 조음장애의 경우</td></tr>
<tr><td>• 말의 흐름이 78~96% 방해를 받는 말더듬의 경우</td></tr>
<tr><td rowspan="3">3</td><td rowspan="3">중등
고도</td><td>• 구어기능의 심각한 손실로 일상대화에 필요한 구어를 약간 생성할 수 있는 경우</td><td rowspan="3">12~19</td></tr>
<tr><td>• 자음정확도가 31~60%인 조음장애의 경우</td></tr>
<tr><td>• 말의 흐름이 41~77% 방해를 받는 말더듬의 경우</td></tr>
<tr><td rowspan="3">4</td><td rowspan="3">중등도</td><td>• 구어기능의 약간 심각한 손실로 일상대화에 필요한 구어를 충분히 생성할 수 있는 경우</td><td rowspan="3">2~11</td></tr>
<tr><td>• 자음정확도가 61~75%인 조음장애의 경우</td></tr>
<tr><td>• 말의 흐름이 12~40% 방해를 받는 말더듬의 경우</td></tr>
<tr><td rowspan="2">5</td><td rowspan="2">경도</td><td>• 구어기능의 경미한 손실로 일상대화에 필요한 구어를 거의 대부분 생성할 수 있는 경우</td><td rowspan="2">0~1</td></tr>
<tr><td>• 자음정확도가 76% 이상이지만 명료도가 75% 미만인 경우</td></tr>
</table>

〈표 2-5-2-2〉 구어장애의 장애평가기준-대표 장애율

군	내 용	대 표 전신장애율(%)
1	• 자음정확도 0~1, 말의 흐름이 100% 방해를 받는 말더듬의 경우	35
	• 자음정확도 4~5, 말의 흐름이 98~99% 방해를 받는 말더듬의 경우	33
	• 자음정확도 10, 말의 흐름이 97% 방해를 받는 말더듬의 경우	30
2	• 자음정확도 11~12, 말의 흐름이 95~96% 방해를 받는 말더듬의 경우	29
	• 자음정확도 19~20, 말의 흐름이 87~88% 방해를 받는 말더듬의 경우	25
	• 자음정확도 29~30, 말의 흐름이 77~78% 방해를 받는 말더듬의 경우	20
3	• 자음정확도 31~33, 말의 흐름이 74~77% 방해를 받는 말더듬의 경우	19
	• 자음정확도 42~45, 말의 흐름이 59~63% 방해를 받는 말더듬의 경우	16
	• 자음정확도 58~60, 말의 흐름이 41~44% 방해를 받는 말더듬의 경우	12
4	• 자음정확도 61, 말의 흐름이 39~40% 방해를 받는 말더듬의 경우	11
	• 자음정확도 67, 말의 흐름이 27~29% 방해를 받는 말더듬의 경우	7
	• 자음정확도 75, 말의 흐름이 12~14% 방해를 받는 말더듬의 경우	2
5	• 자음정확도 >76, 명료도 61~75인 경우	1
	• 자음정확도 >76, 명료도 <60인 경우	0

3. 평가항목과 요령

가. 유창성 장애(말더듬)

1) 파라다이스-유창성 검사(Paradise-Fluency Assessment)(일차적 권장검사)

2) 말더듬 심도검사(Stuttering Severity Instrument; SSI)

3) 말더듬 인터뷰검사(Stuttering interview; SI)

나. 조음장애

1) 우리말 조음·음운평가(Urimal Test of Articulation and Phonology; U-TAP)(일차적 권장검사)

2) 아동용 발음평가(Assessment of Phonology & Aticuration Children; APAC)

3) 그림 자음검사

4. 사례

가. 사례 1

항 목	내 용
대상자	• 40세 여자
과거력	• 출생 시 발견된 구개열로 두 차례 구개성형술을 시행 받은 이후 계속된 과비음과 조음장애를 주소로 장애판정을 위해 내원함
현재 나타나는 증상	• 일상대화에 필요한 구어 생성에 많은 지장을 받고 있음
임상검사	• 비음공명검사에서 8/10의 과비음을 보임 • 그림자음검사를 시행한 결과 31%의 자음정확도를 보임
판정사례	• 구개열의 후유증으로 조음장애와 과비음장애를 보임 • 구어기능이 심각한 손실을 받아 일상대화에 필요한 구어를 약간 생성할 수 있는 수준임 • 자음정확도가 31%에 불과한 조음장애를 나타냄 • 제 3 군-중등고도의 장애에 해당됨
장애율	• 전신장애율: 19%

제 3 절 언어발달장애

1. 범주와 원칙

가. 범주

1) 포함 범주

언어발달장애는 만 7세 이하의 소아에서 지적장애, 자폐증(발달장애) 등의 원인 인자 없이 언어발달지체를 나타내는 경우를 말한다. 청각장애가 함께 있는 경우 언어발달장애를 함께 인정할 수 있다.

2) 제외 범주

지적장애, 자폐증(발달장애) 등 발달기에 언어발달에 영향을 줄 수 있는 원인 인자가 존재하는 경우 언어발달장애에서 제외된다.

나. 평가시기

언어발달장애는 만 7세 이하의 소아에서 판정되며, 6개월 이상 지속적으로 언어치료를 받은 후에도 장애가 지속되는 경우에 한해 판정할 수 있다. 치료기간이 6개월을 경과하였다 하더라도 뚜렷하게 언어능력의 향상이 진행되고 있는 경우에는 장애판정을 미루어야 한다.

소아는 언어적으로 발달연령이므로 최소 만 3세 이후에 장애평가를 시행할 수 있다. 만 7세까지는 2년마다의 재평가가 요구된다. 만 7세 이후에도 언어발달지연이 계속되는 경우 지적장애나 자폐증(발달장애), 학습장애가 원인이 되는 경우가 대부분이므로 포괄적 발달평가를 통해 다른 장애의 중복 여부를 평가하여야 한다.

2. 장애평가기준과 장애정도

〈표 2-5-3-1〉 언어발달장애의 장애평가기준

군		내 용	대 표 전신장애율(%)
1	최고도	• 언어발달지수(표현언어지수 또는 수용언어지수) <10로 의미 있는 말을 전혀 못하고 간단한 말이나 질문도 이해하지 못하는 경우	30~35
2	고도	• 언어발달지수(표현언어지수 또는 수용언어지수) 11~30로서 매우 제한된 표현이나 이해만 할 수 있는 경우	20~29
3	중등고도	• 언어발달지수(표현언어지수 또는 수용언어지수) 31~50인 경우	12~19
4	중증도	• 언어발달지수(표현언어지수 또는 수용언어지수) 51~65인 경우	2~11
5	경도	• 언어발달지수(표현언어지수 또는 수용언어지수) 66~80인 경우	0~1

〈표 2-5-3-2〉 언어발달장애의 장애평가기준-대표 장애율

군	내 용	대 표 전신장애율(%)
1	언어발달지수 0~1인 경우	35
	언어발달지수 4~5인 경우	33
	언어발달지수 10인 경우	30
2	언어발달지수 11~12인 경우	29
	언어발달지수 19~20인 경우	25
	언어발달지수 29~30인 경우	20
3	언어발달지수 31~33인 경우	19
	언어발달지수 39~40인 경우	16
	언어발달지수 48~50인 경우	12
4	언어발달지수 51인 경우	11
	언어발달지수 57인 경우	7
	언어발달지수 65인 경우	2
5	언어발달지수 66~75인 경우	1
	언어발달지수 76~80인 경우	0

3. 평가항목과 요령

가. 언어발달평가도구

언어발달검사도구는 그림어휘력검사(Peabody Picture Vocabulary Test-Korean; PPVT-K), 취학전 아동의 수용언어 및 표현언어 발달척도(Preschool Receptive-Expressive Language Scale; PRES), 영유아 언어발달검사(Sequenced Language Scale for Infants; SELSI), 구문의미이해력검사, 언어이해 · 인지력검사, 언어문제해결력검사, 한국-노스웨스턴 구문선별검사, 한글판 어휘발달평가(MacArthur Communicative Development Inventory-Korean; MCDI-K) 등이 표준화된 도구로서 이용되고 있으며 이 가운데 통합적 언어능력(구문론, 의미론, 화용론)의 평가가 가능한 PRES, SELSI를 권장한다.

언어발달지체의 정도에 따라 군을 나누기 위해서는 기존 장애인복지법의 언어장애판정에서 사용되고 있는 언어발달지수법(표현언어지수, 수용언어지수)을 활용하여 언어발달검사를 통한 표현 및 수용 언어나이/발달나이(개월)×100으로 계산하는 방안과, PRES나 SELSI를 이용한 나이 환산 백분위수(Age matched percentile(%ile)) 방법을 이용하는 것이 방안이 있다.

나이 환산 백분위수(Age matched percentile) 방법은 아동의 나이를 고려한 발달 수준을 평가할 수 있는 장점이 있으나 언어발달이 조금이라도 늦는 경우 1%ile 미만으로 분석되는 경우가 많으므로 급수 판정에 어려움이 있다. 따라서 언어발달지수를 이용하는 것이 더 합리적으로 판단된다. 다만, 언어발달나이가 만 7세까지이므로 만 7세 이하의 소아에서만 언어발달장애를 판정한다.

4. 사례

가. 사례 1

항 목	내 용
대상자	• 만 4세 남아
과거력	• 어려서부터 말이 늦는 증상으로 내원함 • 만 36개월 때부터 언어발달지연에 대한 언어치료를 받아왔음 • 아직도 두 단어 연결이 어렵고 말귀를 알아들으나 문장으로 표현하는 것이 어려움
현재 나타나는 증상	• 인지발달이나 사회성 등에서 뚜렷한 이상 소견을 발견할 수 없음 • 아직 조음검사를 완성적으로 수행할 수 없었으나 자음대치와 종성생략, 왜곡 등을 나타냄 • 아동의 구강운동평가에서 설소대 단축, 구개열 등의 구조적인 결함은 보이지 않음 • 혀를 입천장으로 올리는 것이 잘 되지 않음 • 간질이나 뇌성마비 등의 병력은 없었으며 청각적으로 아무런 문제를 보이지 않음
임상검사	• PRES 언어발달평가에서 표현력 1세 7개월, 이해력 2세 2개월로 지연을 보임 • 소아 자폐증 선별검사(CARS)에서 '자폐증 아님' 범주를 나타냄 • K-WPPSI 영유아지능검사에서 동작성 IQ 101, 언어성 IQ 97로서 전체 IQ 99의 정상 소견을 보임
판정사례	• 언어발달장애의 한 종류로서 단순언어장애(specific language impairment)의 전형적인 형태를 보여주고 있으며 소아 영역에서의 언어발달장애의 범주에 포함된다. 현재 아동의 발달나이가 48개월이고 표현언어나이가 19개월, 수용언어나이가 26개월이므로 언어발달지수는 표현언어발달지수 기준으로 40에 해당되어 3군-중증고도의 장애에 해당된다. 이 경우 언어발달지수 40이 3군의 범주인 35~59%의 1/2 수준에 위치하므로, 언어발달장애의 3군 장애범주인 35~59% 구간에서 약 47%, 전신장애율 12~19% 구간에서 약 16%를 산정할 수 있다. 발달 연령이므로 2년 후 재평가가 필요하다.
장애율	• 전신장애율: 16%

제 6 장 심장장애[1)]

문석환 · 장기영

제 1 절 성인 심장장애

1. 범주와 원칙

심장질환이 다른 장기의 질환과 가장 크게 다른 점은 장애에 연속성이 없다는 점이다. 심장질환의 질병정도는 잘 고정되지 않고, 늘 악화되기도 하고 회복되기도 하면서, 질병의 경과가 자주 변화한다. 그러다 갑자기 심인성 돌연사나 저심박출증으로 사망한다(악성 암 환자를 내적 장애범주에 넣지 않는 이유 중 하나가 질병이 고정되지 않고 연속성을 갖고 진행하여 사망으로 종결되기 때문일 것이다). 또한 심장질환의 장애정도를 객관적인 지표로 표시할 수 없어 환자의 주관적인 증상호소에 의존할 수밖에 없고, 심장기능저하 정도가 비슷하더라도 자각증상의 범위가 매우 커서 계량(計量)화하기에 어려움이 있다. 또한 심장질환은 진단받을 때보다는 치료에 따른 효과가 매우 크다. 그러므로 환자의 적극적인 치료의지가 반영된 치료효과를 고려하여 질병의 장애정도를 함께 평가하여야 한다. 부정맥질환을 포함한 일부 심장질환은 평소 전혀 자각증상도 없고, 운동장애도 없다가 갑자기 돌연사할 수 있다. 그러나 이런 질환을 장애범주에 넣을 수는 없다.

위의 사항을 고려하여 아래와 같은 임상소견과 검사결과 및 치료경력, 등 7가지의 항목으로 점수화하여 각 항목의 점수를 합산하여 장애를 평가한다.

1) 심장장애 평가기준은 현재 제시된 내용에 부족한 점이 많아 이를 개선하기 위한 연구를 하고 있으나, 아직 구체적인 기준이 개발되지 않았습니다. 좋은 기준이 마련되는대로 개선안을 반영하도록 노력하겠습니다.

2. 평가항목과 요령

의사가 심장장애를 판정하기 위해서는 장애판정 직전 1년간 동일 심장질환에 대하여 지속적으로 치료하였다는 것을 증명하는 치료병력 또는 의사 확인서를 확인하여야 하며, (환자는 치료병력 또는 의사 소견서를 제출) 최근 2개월간의 환자 상태와 임상 및 검사소견으로 장애를 판정한다.

6개월 이내에 1회의 입원경력이 있는 경우에 입원치료로 인하여 검사결과가 다르게 나타날 수 있으므로 퇴원 후 2개월이 지난 후에 장애를 판정한다.

심장장애에 있어서 질환의 정도와 질환으로 인한 능력장애의 정도를 7가지의 임상소견과 검사결과 등에 의하여 판정한다.

〈표 2-6-1-1〉 심장장애 평가항목

평가항목	점수(만점 기준)	비 고
① 운동부하검사 또는 심장질환증상 중증도	5점	〈표 2-6-1-2〉, 〈표 2-6-1-3〉 참고
② 심초음파 또는 핵의학상 좌심실 구혈률	5점	〈표 2-6-1-4〉, 〈표 2-6-1-5〉 참고
③ 검사 소견	10점	〈표 2-6-1-6〉 참고
④ 심장수술 및 중재시술 병력	5점	〈표 2-6-1-7〉 참고
⑤ 입원병력	10점	〈표 2-6-1-8〉 참고, 최근 6개월 이내
⑥ 입원횟수	5점	〈표 2-6-1-9〉 참고, 최근 6개월 이내
⑦ 치료병력	2점	〈표 2-6-1-10〉 참고, 최근 6개월 이내

심장장애의 재판정의 경우 심장질환 장애자는 한번 장애로 평가된 상태에서도 다시 정상기능을 회복하기도 하고 의료 여건과 치료에 따라 장애정도 변화가 크기 때문에 매 2년마다 장애평가를 다시 받아야 한다. 다만 2회의 재판정(최초 판정을 포함해서 3회)에서 판정을 받은 경우에는 이후 의무적 재판정에서 제외할 수 있다. 이 경우에도 의사의 판단에 의거하여 장애상태의 변화가 예상될 때는 최종 판정일로부터 2년 이후에 일정한 시기를 정하여 재판정 받도록 할 수 있다.

심장장애 증상과 징후는 다음과 같다. 심장장애에는 고혈압성 심장병, 허혈성 심장질환으로 심근경색 등 관상동맥질환과 심장 판막질환, 심근증(허혈성, 확장성, 비후성, 제한성 등), 심낭질환, 선천성 심장질환 등으로 운동능력에 제한이 있어 일상생활에 개호인의 도움이 필요한 중증 환자들을 심장장애의 대상으로 한다. 그리고 일상생활에 지장이 없는 순수 부정맥 질환 환자들은 심장장애 대상에 포함하지 않는다.

가. 심장장애 임상검사

의사가 심장장애를 평가하기 위해서는 장애평가 직전 1년간 동일 심장질환에 대하여 지속적으로 치료하였다는 것을 증명하는 치료병력 또는 의사소견서를 확인하여야 하며, (환자는 치료 병력 또는 의사소견서를 제출) 최근 2개월간의 환자상태와 임상 및 검사소견으로 장애정도를 평가한다.

.6개월 이내에 1회의 입원경력이 있는 경우에 입원치료로 인하여 검사결과가 다르게(장애정도가 낮게) 나타날 수 있으므로 퇴원 후 2개월이 지난 후에 장애정도를 평가하도록 한다.

심장장애는 다음 7가지의 임상소견과 검사결과 등에 의하여 평가한다.

1) 운동부하 검사〈표 2-6-1-2〉 또는 심장질환증상 중증도〈표 2-6-1-3〉
2) 심초음파 또는 핵의학검사상 좌심실 구혈률
3) 검사소견
4) 심장수술 및 중재시술병력
5) 입원병력(최근 6개월 이내)
6) 입원횟수(최근 6개월 이내)
7) 치료병력(최근 6개월 이내)

나. 장애정도 결정: 심장장애 판정 시 검사항목 및 항목별 점수 기준

〈표 2-6-1-2〉 ①-1 운동부하검사 기준표(5점 만점)

군	Peak METS	점수
1	7 METS 이상인 경우	1점
2	5~7 METS인 경우	2점
3	2.5~5 METS인 경우	4점
4	2.5 METS 이하인 경우	5점

* 운동부하검사가 불가능한 경우: 가급적이면 객관적인 기준인 운동부하검사 결과를 기준으로 하되, 운동부하검사가 불가능하거나 부적절한 경우에는 심장질환 증상 중증도를 기준으로 한다.

〈표 2-6-1-3〉 ①-2 심장질환 증상 중증도 기준표

군	내 용	점수
1	신체활동을 어느 정도 제한할 필요가 있는 심장병 환자, 가정 내의 보통의 활동에는 어떤 제한도 없지만 그 이외의 활동에는 심부전 증상 또는 협심증 증상이 일어나는 경우	1점
2	신체활동을 제한할 필요가 있는 심장병 환자, 가정 내에서 극히 쉬운 활동은 상관없지만 그 이외의 활동에는 심부전 증상 또는 협심증 증상이 일어나는 경우	2점
3	신체활동을 극도로 필요가 있는 심장병 환자, 신체주위의 일은 간신히 할 수 있지만 그 이상의 활동에는 심부전 증상 또는 협심증 증상이 일어나는 경우	4점
4	안정을 취할 시에도 심부전 증상 또는 협심증 증상이 일어나고 안정을 취하지 않으면 그 정도가 심해지는 경우(호소하는 정도가 심해지는 경우)	5점

좌심실 구혈률이 정상이면서도 일상생활에 제한을 받는 심장질환(선천성 심장질환인 대동맥 개존증, 심실중격 결손증, 심방중격 결손증) 등을 적절한 시기에 수술하지 못해 발생한 폐동맥고혈압으로 아이젠맹거씨 증후군으로 진행된 경우, 적절한 시기에 수술하지 못한 선천성 심장질환인 경우, 만성 교압성 심낭염인 경우에 한하여 좌심실 구혈률의 정도를 증상에 따른 중등도로 평가의사의 판단으로 각 군에 따른 점수로 판정할 수 있다.

〈표 2-6-1-4〉 ②-1 심초음파 혹은 핵의학검사상 좌심실 구혈률(5점 만점)

군	좌심실 구혈률(%)	점수
1	41~50	1점
2	31~40	2점
3	21~30	4점
4	20% 이하	5점

* 심초음파검사가 불가능하거나 부적절한 경우에는 핵의학검사를 이용한 좌심실 구혈률로 중증도 군을 정한다.

또한 좌심실의 수축기기능이 정상이면서 운동장애로 일상생활에 장애를 받는 환자의 경우 최근 임상에 많이 적용되는 생화학 지표인 NT pro-BNP와 BNP를 이용할 수 있다. 이 경우에는 심장기능이 정상이여야 하며 65세 이상의 노인인 경우는 제외한다.

〈표 2-6-1-5〉 ②-2 NT pro-BNP 혹은 BNP(단위: pg/ml)(5점 만점)

군	NT pro-BNP	BNP	점수
1	<300	<100	1점
2	300~999	100~199	2점
3	1,000~2,000	200~1,000	4점
4	>2,000	>1,000	5점

〈표 2-6-1-6〉 ③ 검사소견-10점 만점(흉부 X-선: 5점 만점, 심전도: 5점 만점)

검사구분	내 용	점수
흉부 X선	1. 폐울혈, 폐부종	5점
	2. 양측 늑막 삼출	3점
	3. 심비대(심흉곽비 70% 이상)	2점
심 전 도	1. 심방조동, 심방세동, 비지속성 심실빈맥, 방실전도장애(2도 내지 3도)	3점
	2. 좌각차단(C-LBBB)	3점
	3. 심근경색증	2점
	4. 심실비대(좌 혹은 우심실)	2점
	5. ST분절 및 T파 이상소견	2점

주 1) 최근(2개월 이내) 입원병력이 있는 경우에는 흉부 X-선 소견에 의한 점수는 적용하지 않는다.
2) 흉부 X-선과 심전도 소견은 각각 5점을 넘지 못한다.
3) 흉부 X-선과 심전도상 심비대 중복시 한 가지만 적용하여 2점으로 한다.
4) 심전도소견상에 다음과 같은 2가지 이상의 소견이 중복된 경우에 한 가지 점수만 인정한다.
- 좌각차단 · 심근경색 · ST분절 및 T파 이상이 같이 있는 경우 3점
- 좌각차단 · 심근비대 · ST분절 및 T파 이상이 같이 있는 경우 3점
- 심방세동 · ST분절 및 T파 이상이 같이 있는 경우 3점
- 심실비대 · ST분절 및 T파 이상이 같이 있는 경우 2점

〈표 2-6-1-7〉 ④ 심장수술 및 중재시술 병력(5점 만점)

내 용	점수
1. 심장 재동기 치료 혹은 제세동기 삽입술	5점
2. 관상동맥우회술	3점
3. 인공판막 대치술 및 성형술	3점
4. 경피적 관상동맥 풍선 확장술(stent삽입술 포함)	2점
5. 경피적 승모판 풍선 확장술	2점
6. 기타 경피적 중재술	2점
7. 인공심박동기 삽입술	2점

〈표 2-6-1-8〉 ⑤ 입원병력(최근 6개월 이내)(10점 만점)

내 용	점수
1. 심부전: 입원했을 때 심부전의 객관적인 자료가 있어야 한다. 흉부 X-선상 폐부종, 폐울혈소견, 심비대, 심초음파 소견상 심실 확장 및 좌심실 구혈률이 40% 이하로 감소	5점
2. 심근허혈: 입원했을 때 심근허혈의 객관적인 자료가 있어야 한다. 심근 효소 증가에 의한 심근경색, 또는 심전도상 가역적인 심근허혈 변화	5점

주 1) 입원 횟수에 관계없이 1회만 인정한다.
2) 적극적인 통원치료에도 불구하고 증상이 악화되어 입원한 경우에 한한다(임의적인 약물투여 중지로 악화된 경우, 타 질환으로 입원하였거나 악화된 경우는 제외).

〈표 2-6-1-9〉 ⑥ 입원회수(최근 6개월 이내)(5점 만점)

내 용	점수
2회	3점
3회 이상	5점

주 1) 심장질환으로 입원하여 심부전 증거나, 심근허혈 증거가 있는 경우에 한한다.
2) 적극적인 통원치료에도 불구하고 증상이 악화되어 입원한 경우에 한한다(임의적인 약물투여 중지로 악화된 경우, 타 질환으로 입원하였거나 악화된 경우는 제외).

〈표 2-6-1-10〉 ⑦ 치료병력(최근 6개월 이내)(2점 만점)

내 용	점수
1. 정기적인 통원 치료(6개월 이내에 4회 이상)	2점
2. 통원 치료(6개월 이내에 3회 이하)	1점

3. 장애평가기준

성인 심장장애 평가기준은 다음과 같다.

〈표 2-6-1-11〉 성인 심장장애 평가기준

군	내 용	장애평가 점수	전신장애율 (%)
1	• 심장기능의 장애가 지속되며, 안정할 때에도 심부전 증상 또는 협심증 증상 등이 일어나서 〈표 2-6-1-1〉의 임상소견과 검사결과 등에 의한 점수(장애평가 점수)가 30점 이상인 사람(심장질환을 진단받은 지 1년 이상 경과한 사람에 한한다. 이하 같다)	39~40	75
		37~38	72
		35~36	68
		33~34	64
		30~32	61
2	• 심장기능의 장애가 지속되며, 신체주위의 일은 어느 정도 할 수 있지만 그 이상의 활동으로는 심부전 증상 또는 협심증 증상 등이 일어나서 〈표 2-6-1-1〉의 임상소견과 검사결과 등에 의한 점수(장애평가 점수)가 25~29점에 해당하는 사람	29	60
		28	57
		27	53
		26	49
		25	46
3	• 심장기능의 장애가 지속되며, 가정 내에서의 가벼운 활동은 상관없지만 그 이상의 활동에는 심부전 증상 또는 협심증 증상 등이 일어나서 〈표 2-6-1-1〉의 임상소견과 검사결과 등에 의한 점수(장애평가 점수)가 20~24점에 해당하는 사람	24	45
		23	42
		22	38
		21	34
		20	31
4	• 심장기능의 장애가 지속되며, 가정 내에서의 가벼운 활동은 상관없지만 그 이상의 활동에는 심부전 증상 또는 협심증 증상 등이 일어나서 〈표 2-6-1-1〉의 임상소견과 검사결과 등에 의한 점수(장애평가 점수)가 15~19점에 해당하는 사람	19	30
		18	27
		17	23
		16	19
		15	16
5	• 심장이식을 받은 사람, 〈표 2-6-1-1〉의 임상소견과 검사결과 등에 의한 점수(장애평가 점수)가 10~14점에 해당하는 사람	14	15
		13	11
		12	7
		11	3
		10	0

대부분의 심장질환은 말기 증상내지 합병증으로 심부전증상이나 협심증증상으로 신체활동에 제한을 받아 정상적인 사회생활이나 일상생활에 지장을 받는다. 이들은 또한 운동능력저하와 심한 호흡곤란과 반복되는 입원 치료 등으로 삶의 질이 저하된다. 이런 환자들을 심장질환 장애자로 규정하였고 개호인의 도움이 필요한 중등도 장애자를 대상으로 하였다. 참고로 한 조사에 의하면(순환기 36권 9호 644-651, 2006) 1, 2, 3군에 따른 사망률과 유병률이 각

각의 급수정도에 비례하여 높았고, 4군에 해당하는 점수군은 사망은 없었으나 심한 호흡곤란과 반복적인 입원치료가 필요하였다. 장기이식 환자들은 타 장기이식환자들의 형평성에 따라 5군으로 정하였다.

심장질환의 특성을 반영한 상기 7가지의 임상소견과 검사소견으로 이미 6~7년간 내적 장애인 심장장애를 판정하여 왔으나, 판정의 공정성과 통일성이 확인된 검증받은 지표로 생각된다. 보건복지부와 심장질환 환자 모두에서 동일 환자에 대한 평가자에 따른 차이가 없었음을 인정하였다. 이는 질환의 특성상 질환의 중등도를 평가하는 일이 매우 어려웠으나, 질환의 중등도를 객관화하여 공정하고 엄격한 기준과 통일된 군으로 평가하여 판정에 공정성을 확인한 것이다. 이런 이유로 평가자에 따른 판정시비가 없었고, 이로 인한 불만이나 민원이 거의 없었다. 이는 7가지의 임상소견과 검사소견이 계량화된 객관적인 지표로 인정받은 것으로 사료된다.

4. 장애평가 참고자료와 검사

가. 운동부하검사 또는 심장질환증상 중증도

나. 심초음파 또는 핵의학검사상 좌심실 구혈률

5. 사례

가. 사례 1

항 목	내 용
대상자	• 60세 남자
과거력	• 고혈압, 당뇨병, 고지혈증이 있음 • 1년 전 급성 심근경색증으로 인한 심한 울혈성 심부전으로 입원함 • 죽상동맥 경화증이 심하여 3혈관 관상동맥질환과 좌주관지 협착이 있으나, 원위부 혈관이 가늘어 재관류 치료가 불가능한 상태임 • 좌심실은 심하게 확장되어 있었고 좌심실 구혈률이 18%였음
검사소견	• 심전도에서는 심방 세동, 완전 좌각전도 장애와 심근경색증의 소견이 있었음
현재 상태	• 호흡곤란으로 일상생활이 힘들어 외출을 삼가하며 지냈음 • 좌심실 구혈률은 20% 이하였고 협심증 및 반복적인 재 심근경색증과 심부전증으로 외래로 통원 약물치료를 열심히 했으나, 6개월간 3번이나 반복적 입원치료를 함
진 단	• 심장이식 수술대상자에 해당함 • 점수: 〈표 2-6-1-1〉 항목 참고 ① 5점 ② 5점 ③ 5점(2개월 이내 입원병력이 있어 방사선 검사소견 제외) ④ 0점 ⑤ 10점 ⑥ 5점 ⑦ 2점 • 총점: 32점
장애율	• 전신장애율: 68%

나. 사례 2

항 목	내 용
대상자	• 64세 남자
과거력	• 5년 전 승모판막 폐쇄부전증으로 인공 판막대치술을 받음 • 1년 전 심내막염으로 악화된 울혈성 심부전증으로 입원치료 받음 • 이후 6개월간 2번 심부전으로 입원치료 받음
검사소견	• 좌심실은 승모판막 역류가 발생하여 확장되어 있음 • 좌심실 구혈률은 25%임 • 심전도: 심방세동이 있고 ST분절 및 T파의 역위가 관찰됨 • 방사선 검사: 심비대가 관찰됨
현재 상태	• 호흡곤란으로 지하철이나 육교는 걷기 어려워 노인정 정도 출입하는 정도 • 매달 정기적으로 통원약물치료를 함
진 단	• 점수: 〈표 2-6-1-1〉 항목 참고 ① 4점 ② 4점 ③ 5점 ④ 3점 ⑤ 5점 ⑥ 3점 ⑦ 2점 • 총점: 26점
장애율	• 전신장애율: 49%

다. 사례 3

항 목	내 용
대상자	• 54세 남자
과거력	• 2년 전 확장성 심근증으로 입원치료 받음 • 심방 세동이 발생하여 증상이 악화되어 1년 전 입원치료 받음 • 이후 6개월간 2번 울혈성 심부전증으로 입원치료 함
검사소견	• 좌심실은 확장되어 있었고 좌심실 구혈률은 35% • 방사선검사: 심비대가 있음 • 심전도: 좌심실 비대와 심방 세동 소견이 있음
현재 상태	• 동네 슈퍼마켓 정도만 걸어가도 숨이 차서 쉬었다 가야 함 • 계속 통원약물치료를 함
진 단	• 점수: 〈표 2-6-1-1〉 항목 참고 ① 4점 ② 2점 ③ 5점 ④ 0점 ⑤ 5점 ⑥ 3점 ⑦ 2점 • 총점: 21점
장애율	• 전신장애율: 34%

라. 사례 4

항 목	내 용
대상자	• 52세 남자
과거력	• 고혈압, 당뇨병과 고지혈증 • 2년 전 불안정형 협심증으로 좌전하행지와 좌회선지의 관상동맥 중재술 받음 • 이후 증상이 안정되어 일상생활에 지장이 없었으나 1년 전 시술부위의 재협착으로 관상동맥 우회술을 치료 받고 퇴원함
검사소견	• 운동부하검사에서 4METS에서 호흡곤란으로 중단함 • 좌심실은 확장되어 있었고 좌심실 구혈률이 38%임 • 심전도: 좌심실 비대와 심방 세동의 소견이 관찰됨
현재 상태	• 매월 정기적으로 통원 약물치료중이나 계단을 오를 때 가슴통증과 호흡곤란을 호소함
진 단	• 점수: 〈표 2-6-1-1〉 항목 참고 ① 4점 ② 2점 ③ 5점 ④ 5점 ⑤ 0점 ⑥ 0점 ⑦ 2점 • 총점: 18점
장애율	• 전신장애율: 27%

마. 사례 5

항 목	내 용
진 단	• 심장이식환자
장애율	• 전신장애율: 7%

제 2 절 소아 심장장애 및 선천성 심장장애

1. 범주와 원칙

가. 범주

지금까지의 심장장애 기준은 허혈성 심장병, 판막질환, 또는 여러 후천적 원인들에 의한 성인 위주의 심장질환을 중심으로 이루어져 있다. 따라서 이런 기준에 의해 단심실과 같은 복잡 선천 심장 기형, 폐동맥 고혈압이 동반된 선천 심기형, 완전 교정수술이 불가능한 선천성 심기형 등이 포함된 심장병의 장애판정은 매우 어려웠고, 또한 소아의 일상생활이 성인과 다르고 증상을 호소할 수 있는 능력도 성인과는 다르기 때문에 기존의 기준으로 소아 심장장애를 평가하기가 곤란하였다. 따라서 소아 및 선천성 심장병 환자의 경우는 기존의 심장 장애판정 기준과는 별도의 기준으로 장애판정을 하는 것이 필요하리라 여겨져 소아 및 선천성 심장장애의 기준이 제정되었다.

새로운 장애 기준안은 평가항목에 의한 채점제이며, 성인과는 달리 소아에서 보이는 개개 기저 심질환의 특성이 반영되기 어려운 점이 있어 일상생활의 장애를 가져오기 쉬운 드문 기저질환 및 심장 상태에 대하여 가중치를 적용한다.

선천성 심질환을 포함한 다양한 심질환을 가진 소아와 선천성 심질환을 가진 성인의 판정 기준은 적극적인 치료 후에 1년 이상 의미있는 잔류 이상이 남아 있는지를 일차적인 기준으로 한다. 현재의 의료 기술로는 단심실 생리를 가진 복잡 심기형은 우심실 기능이 없는 고식적인 폰탄술까지만 가능하고, 선천 심기형에 수반된 심한 폐동맥 고혈압이나 심실기능장애는 아직 완전한 치료가 불가능하다. 그밖에 여러 이유로 교정술이 시행되지 못한 상태에서 제한된 일상생활을 영위하고 있는 환자군도 있다. 따라서 선천성 심질환 관련 장애기준으로, 일차적으로 적절한 내과적 또는 외과적 치료에도 불구하고 1년 이상 지속적인 심장장애가 남아 있는 선천성 심장병 환자를 장애판정 대상으로 포함시킨다. 선천성 심질환 이외의 소아 심질환 중에는 유전적 요인이나 증후군과 관련된 심근장애, 부정맥, 대동맥 이상 등도 현재의 의료 기술로는 치료가 매우 어려운 질환군이다. 따라서 이들에서도 병의 중증도에 따라 장애판정 대상으로 포함시킨다.

복합 선천성 심기형 중에서 여러 차례의 단계적 수술과정을 거쳐야 하는 경우에는 최종 단계의 수술 후 1년 이후부터 장애판정 대상이 되며, 최종 수술을 남겨 둔 중간 단계에서의 심장 환자는 장애판정 대상에서 제외한다. 단, 환자의 심장 상태 때문에 최종 수술까지 시행하는 것이 불가능한 경우에는 중간 단계에서라도 1년 이상 그 상태가 지속되면 장애판정을 받을 수 있다.

나. 평가시기

1) 1년 이상의 성실하고 지속적인 치료 후에 호전의 기미가 거의 없을 정도로 장애가 고착되었을 때에 장애를 판정한다. 복합 선천성 심기형 중에서 여러 차례의 단계적 수술과정을 거쳐야 하는 경우에는 최종 단계의 수술 후 1년 이후부터 장애판정 대상이 되며, 최종 수술을 남겨 둔 중간 단계에서의 심장 환자는 장애판정 대상에서 제외한다. 단, 환자의 심장 상태

때문에 최종 수술까지 시행하는 것이 불가능한 경우에는 중간 단계에서라도 1년 이상 그 상태가 지속되면 장애판정을 받을 수 있다.

2) 심장장애는 의료적 여건 및 치료 등에 의하여 장애상태에 변화의 가능성이 있으므로 향후 장애정도의 변화가 예상되는 경우에는 반드시 재판정을 받도록 하여야 한다. 이 경우 재판정의 시기는 최초의 판정일시로부터 2년 이상 경과한 후로 한다. 2년 이내에 장애상태의 변화가 예상될 때에는 장애의 판정을 유보하여야 하며, 장애상태의 재판정은 만 6세 미만, 만 6세 이상~만 12세 미만, 만 12세 이상~만 18세 미만에 세 차례 판정한다. 3회의 재판정에서 동급판정을 받은 경우에는 이후의 의무적 재판정에서 제외할 수 있다.

3) 심장 이식의 경우는 재판정을 제외한다.

2. 장애평가기준과 장애정도

가. 장애판정 직전 1년 이상의 진료기록 등을 확인하여, 환자상태와 임상 및 검사 소견으로 장애상태를 판정한다.

나. 소아 및 선천성 심장장애평가기준표

〈표 2-6-2-1〉 소아 및 선천성 심장장애평가기준

군	내 용	장애평가 점수	전신장애율 (%)
1	• 소아 심장질환 증상 중증도 기준표〈표 2-6-2-2〉에서 4군에 해당하여서, 평가항목과 요령의 가-라 항의 점수가 30점 이상인 경우	39~40	75
		37~38	72
		35~36	68
		33~34	64
		30~32	61
2	• 소아 심장질환 증상 중증도 기준표〈표 2-6-2-2〉에서 3군에 해당하여서, 평가항목과 요령의 가-라 항의 점수가 25~29점인 경우	29	60
		28	57
		27	53
		26	49
		25	46
3	• 소아 심장질환 증상 중증도 기준표〈표 2-6-2-2〉에서 2군에 해당하여서, 평가항목과 요령의 가-라 항의 점수가 20~24점인 경우	24	45
		23	42
		22	38
		21	34
		20	31
4	• 소아 심장질환 증상 중증도 기준표〈표 2-6-2-2〉에서 1군에 해당하여서, 평가항목과 요령의 가-라 항의 점수가 15~19점인 경우	19	30
		18	27
		17	23
		16	19
		15	16
5	• 소아 심장질환 증상 중증도 기준표〈표 2-6-2-2〉에서 1군에 해당하여서, 평가항목과 요령의 가-라 항의 점수가 10~14점인 경우 • 또는 선천성 심장질환으로 심장이식을 받은 사람	14 (심장이식 환자 포함)	15
		13	11
		12	7
		11	3
		10	0

다. 전신장애율은 심장질환 증상 중증도 기준표가 아닌 장애평가 점수에 의하여 최종 산정한다.

3. 평가항목과 요령

판정의사가 심장장애를 판정하기 위해서는 장애판정 직전 1년간 동일 심장질환에 대하여 지속적으로 치료하였다는 것을 증명하는 치료병력이 기재된 의무기록 사본 또는 의사 소견서를 확인하여야 하며, 심장질환 증상의 중증도, 치료되지 않는 기저 심질환, 심장질환으로 인한 입원병력, 청색증 및 심실 구혈률 등의 검사 소견이 포함된 소아 심장질환 평가항목을 토대로 점수를 산정하여 심장장애판정을 한다. 이때 판정의사는 진찰 및 각종 검사의 결과를 종합적으로 검토, 판단하여 각 군에 서술된 내용과 합당한지 여부를 반드시 확인하여야 한다.

가. 소아 심장질환 증상의 중등도

〈표 2-6-2-2〉 소아(선천성) 심장질환 증상의 중등도(최대 5점)

중등도	상태	점수(점)
1	• 학교생활 혹은 일상생활은 가능하지만 활동을 어느 정도 제한할 필요가 있는 심장병 환자	1
2	• 학교 혹은 일상생활에서 쉬운 활동은 가능하지만 심장병으로 인하여 활동을 제한할 필요가 있는 환자	2
3	• 심장병으로 인하여 학교 혹은 일상생활에 분명한 제한을 받고 있고 경한 일만 겨우 할 수 있는 환자	4
4	• 심장병으로 인하여 안정 시에도 학교 혹은 일상생활에서 심하게 제한을 받고 타인의 도움이 필요한 환자	5

나. 소아 기저 심질환의 특성이 성인과 전혀 상이하기 때문에 기저질환에 따른 가중치를 적용한다; 각 8점(중복 선택 불가)

- 현재 기술로 양심실 교정이 불가능한 복잡 심기형을 가진 환자
- 1년 이상 치료 후에도 교정되지 않는 유전적 또는 후천성 심근증 환자
- 가와사끼병 후의 거대 관상동맥류 동반 환자
- 돌연사 가능성이 있는 부정맥 때문에 투약 또는 ICD(Implantable Cardioverter Defibrillator; 이식형 제세동기)를 삽입한 환자
- 심장 이식 수술 후 상태의 환자(5점)

• 인공판막 삽입환자(5점)

다. 최근 1년 이내 심장질환으로 입원한 병력: 최대 10점

1) 1회; 3점

2) 2회; 7점

3) 3회 이상; 10점

라. 검사 소견; 최대 17점

1) 휴식중 혹은 운동중의 청색증(경피 산소포화도 기준)

가) 산소포화도 90~95%; 2점

나) 산소포화도 85~89%; 4점

다) 산소포화도 85% 미만; 6점

2) 심실의 기능 부전 정도(심초음파, MRI, SPECT, 심도자 검사)

가) 양심실하에서 체순환 담당 심실 구혈률 41~50%; 2점

나) 양심실하에서 체순환 담당 심실 구혈률 21~40%; 4점

다) 양심실하에서 체순환 담당 심실 구혈률 20% 이하; 6점

라) 주심실이 우심실이거나 단심실인 경우; 6점

마) 심도자상 심실 이완기말 압력 내지 중심 정맥압이 20mmHg 이상; 8점

3) 상행 대동맥 확장(심초음파, MRI 또는 CT 검사)

가) 상행대동맥의 지름이 $20mm/m^2$ 이상이고 $42.5mm/m^2$ 미만인 경우; 1점

나) 상행대동맥의 지름이 $42.5mm/m^2$ 이상인 경우; 2점

다) 심한 상행동맥 확장이나 aortic dissection으로 수술을 시행한 경우; 2점

4) 폐동맥 고혈압(심초음파 또는 심도자 검사)

가) 폐동맥 수축기압이 대동맥 수축기압의 1/2 이상이고 2/3 미만인 경우; 5점

나) 폐동맥 수축기압이 대동맥 수축기압의 2/3 이상인 경우; 10점

5) 영상의학 소견(CT, MRI 혹은 방사선 동위원소 검사 소견 포함): 최대 5점

가) 심비대; 1점

나) 동반된 만성 폐 실질 이상 소견; 1점

다) 만성적인 폐울혈; 1점

라) 만성적인 늑막 삼출; 1점

마) 만성적인 복막 삼출; 1점

바) 고정된 심근허혈 소견; 3점

6) 심전도 및 Holter 검사

가) 동기능장애; 1점

나) 비정상 QRS complex; 1점

다) 고도의 방실전도장애(Mobitz type 2 혹은 3도 방실전도장애); 1점

라) 최근 6개월 내에 심방 조동, 상심실성 빈맥, 심실 빈맥이 기록된 경우; 1점

마) ST 분절 및 T파의 유의한 이상(QRS 이상에 의한 2차성 제외); 1점

바) 심방 빈맥(sustained, non-sustained); 2점

사) 심실 빈맥(sustained, non-sustained); 3점

아) pacemaker 심전도(동기능장애 및 방실전도장애와 중복 판정 불가); 2점

4. 검사 유의사항

- 평가항목 '나'에 해당하는 기저 질환이 있을 경우는 5점에서 8점을 부여 받을 수 있으나, 이에 해당 되지 않는 경우는 기저 질환 가중 점수를 받을 수 없다.
- 평가항목 '다'의 경우, 심장질환에 의한 입원 병력만 인정받을 수 있다.
- 검사 소견 중 폐동맥 수축기압의 측정은 심도자 검사를 시행하지 않았더라도, 심초음파 검사에서 삼첨판막 역류의 혈류 속도를 이용하여 간접적으로 측정할 수 있다.
- 심전도 검사에서 같은 부정맥으로 중복하여 점수를 받을 수 없다.
  (예를 들면, 심실 빈맥의 경우 3점을 인정 받을 수 있으나, '라'항의 과거력에서는 점수 1점을 중복해서 받을 수 없다.)

5. 사례

가. 사례 1

항 목	내 용
대상자	• 10세 남자
과거력	• 양심방 단심실 유입(double inlet ventricle) • 폰탄 수술후 상태 • 심장수술 4차례 시행 • 심장병으로 최근 1년 이내 입원 4차례(+)
현재 나타나는 증상	• 단백소실 창자병증, 가벼운 운동시 호흡곤란, 평상시 청색증 있음
신체검사	• 다리 부종
검사소견	• 평상시 산소 포화도 89%(운동시 82%) • 저알부민 혈증 • 심비대(+), 심방성 부정맥(+), 복막삼출(+)
진 단	• 심장질환 증상 중증도; 4점(3군) • 현재 기술로 양심실 교정이 불가능한 복잡 심기형을 가진환자; 8점 • 최근 1년 이내 심장질환으로 입원한 병력(4회); 10점 • 검사 소견; 16점 －청색증; 6점 －심실의 기능 부전 정도; 6점 －심비대; 1점, 만성적인 복막 삼출; 1점 －심방 부정맥; 2점
전신장애율	• 72%
장애평가소견	• 장애평가 점수 38점이므로, 전신장애율은 72%

나. 사례 2

항 목	내 용
대상자	• 7세 여자
과거력	• 좌심형성 부전 증후군 • 폰탄 수술 후 상태 • 심장수술 3차례 시행 • 심장병으로 최근 1년 이내 입원 1차례(+)
현재 나타나는 증상	• 가벼운 운동 시 호흡 곤란 있으며, 운동시 청색증 있음
신체검사	• 특이 소견 없음
검사소견	• 평상시 산소 포화도 92%(운동 시 86%) • 비정상 QRS complex(+)
진 단	• 심장질환 증상 중증도; 4점(3군) • 현재 기술로 양심실 교정이 불가능한 복잡 심기형을 가진환자; 8점 • 최근 1년 이내 심장질환으로 입원한 병력(1회); 3점 • 검사 소견; 12점 –청색증; 4점 –심실의 기능 부전 정도; 6점 –심비대; 1점 –비정상 QRS complex; 1점
전신장애율	• 53%
장애평가소견	• 장애평가 점수 27점이므로, 전신장애율은 53%

다. 사례 3

항 목	내 용
대상자	• 37세 남자
과거력	• 심실 중격 결손(22mm) • 수술 안한 상태 • 심장병으로 최근 1년 이내 입원 1차례(+)
현재 나타나는 증상	• 가벼운 운동 시 호흡 곤란 있으며, 청색증 있음
신체검사	• 돌출된 앞가슴
검사소견	• 평상시 산소 포화도 92%(운동 시 84%) • 폐동맥 수축기압이 대동맥 수축기압의 2/3 이상
진 단	• 심장질환 증상 중증도; 4점(3군) • 최근 1년 이내 심장질환으로 입원한 병력(1회); 3점 • 검사 소견; 17점(최대) −청색증; 6점 −심실의 기능 부전 정도; 2점 −심한 폐동맥 고혈압; 10점
전신장애율	• 45%
장애평가소견	• 장애평가 점수 24점이므로, 전신장애율은 45%

라. 사례 4

항 목	내 용
대상자	• 11세 여자
과거력	• 확장성 심근증 • 심장병으로 최근 1년 이내 입원 1차례(+)
현재 나타나는 증상	• 가벼운 운동 시 호흡 곤란 있음
신체검사	• 돌출된 앞가슴
검사소견	• 좌심실 구혈률 28% • 심비대(+) • 최근 6개월 내에 상심실성 빈맥(+)
진 단	• 심장질환 증상 중증도; 4점(3군) • 1년 이상 치료 후에도 교정되지 않는 심근증 환자; 8점 • 최근 1년 이내 심장질환으로 입원한 병력(1회); 3점 • 검사 소견; 6점 –심실의 기능 부전 정도; 4점 –심비대; 1점 –최근 6개월 내에 상심실성 빈맥(+); 1점
전신장애율	• 34%
장애평가소견	• 장애평가 점수 21점이므로, 전신장애율은 34%

마. 사례 5

항 목	내 용
대상자	• 13세 남자
과거력	• 가와사끼병 • 거대 관상동맥류 및 좌관상동맥 협착 • 관상동맥 스텐트 삽입시술 시행 • 심장병으로 최근 1년 이내 입원 1차례(+)
현재 나타나는 증상	• 경쟁적 운동 시 호흡 곤란 있음
신체검사	• 특이소견 없음
검사소견	• 좌심실 구혈률 59% • 심비대(−) • 방사선 동위원소 검사에서 고정된 심근허혈 소견(+) • ST 분절의 유의한 이상(+)
진 단	• 심장질환 증상 중증도; 2점(2군) • 가와사끼병 후의 거대 관상동맥류 동반 환자; 8점 • 최근 1년 이내 심장질환으로 입원한 병력(1회); 3점 • 검사 소견; 4점 −방사선 동위원소 검사에서 고정된 심근허혈 소견(+): 3점 −ST 분절의 유의한 이상(+); 1점
전신장애율	• 23%
장애평가소견	• 장애평가 점수 17점이므로, 전신장애율은 23%

바. 사례 6

항 목	내 용
대상자	• 15세 남자
과거력	• 선천성 심장병으로 심장 이식 받음
진 단	• 심장 이식: 14점
전신장애율	• 15%
장애평가소견	• 장애평가 점수 14점이므로, 전신장애율은 15%

제 7 장 호흡기장애

박인원 · 윤호주

1. 범주와 원칙

가. 범주

1) 폐쇄성 환기장애 질환

가) 만성기도질환: 만성폐쇄성폐질환, 기관지천식, 기관지확장증

나) 상기도폐쇄: 기관 종양, 성대마비

2) 제한성 환기장애 질환

가) 간질성 폐질환: 폐섬유증

나) 흉곽질환: 척추측만곡증, 흉곽 기형

다) 흉막질환: 섬유흉

3) 저환기장애 질환

가) 수면무호흡증후군: 폐쇄성-중심성

나) 신경-근육질환

4) 폐확산능장애 질환

가) 간질성폐질환

나) 폐기종

5) 폐고혈압 질환

가) 원발성 폐동맥 고혈압

나) 만성혈색전폐고혈압

6) 결핵후유증폐(tbc destroyed lung)

나. 평가시기

호흡기장애가 영구화된 상태이어야 하며 최소한 6개월 이상 치료 후 판정한다.

다. 평가 유의사항

1) 치료기간이 6개월 이상되어야 한다. (다른 병원의 치료기간도 포함된다.)

2) 폐기능의 변화가 있는 경우 6개월 이상 치료 후 다시 평가한다. (예. 기관지확장제로 FEV1이 12% 이상의 증가를 보이는 경우)

3) 흉부외상이나 수술 후에 발생하는 장애의 경우, 흉부외과 의사가 충분한 기간(1년 정도) 관찰하여 장애가 영구적이라고 판단될 때, 평가한다.

4) 적절한 치료를 받고 있는지 여부를 확인 후 평가해야 하며 직업성 기관지천식의 경우, 진단과 함께 이직 후 2년 후에 최종판단한다.

2. 장애평가기준과 장애정도

가. 증상과 징후

1) 흉벽결손 및 변형

2) 흉관삽관상태 지속

3) 기타 호흡곤란이나 운동능력의 저하

나. 임상검사

1) FVC(forced vital capacity, 노력성 폐활량)

2) FEV1(forced expiratory volume in 1 second, 1초간 노력성 호기량)

3) DLco(diffusing capacity of carbon monoxide, 일산화탄소 폐확산능)

4) PaO2(arterial oxygen pressure, 동맥혈산소분압)

5) PaCO2(arterial carbon dioxide pressure, 동맥혈이산화탄소분압)

6) 속효성 기관지확장제 검사(특히, 기관지천식 등 폐쇄성 환기장애가 있는 경우)

다. 장애정도 결정

장애정도는 각 증상과 징후, 임상 검사항목 중 가장 심한 것으로 한다.

3. 평가항목과 요령

가. 증상과 징후

호흡기분야에서 장애평가의 척도(parameter)로 사용할 수 있는 증상과 징후는 흉벽결손 및 변형, 흉관삽관상태 지속 및 기타 호흡곤란이나 운동능력의 저하 등이 있다. 이 중 호흡곤란이나 운동능력의 저하는 주관적 판단으로, 개인별 차이가 너무 커서 평가의 척도로 사용하지 않으나 호흡곤란으로 지속적인 약물치료 또는 기계호흡(mechanical ventilator)이 필요한 환자를 대상으로 한다. 흉벽결손 및 변형, 흉관삽관상태 지속은 흉부 손상이나 수술 후 환자의 평가척도로 사용하며 구체적 기준은 아래와 같다.

1) 흉벽결손 및 변형

가) 농흉 또는 기관지 늑막루 치료를 위해 흉벽창술(Chest Wall Window)을 받은 환자는 3군으로 평가한다.

나) 1년마다 재평가하여 흉벽결손을 봉합하는 재건수술을 받게 되면 장애평가에서 제외한다.

다) 다발성 늑골골절로 인하여 현저한 흉벽함몰 또는 변형이 있는 경우 5군으로 평가한다.

2) 흉관삽관상태 지속

가) 흉관삽관을 제거할 수 없어 가지고 있을 경우, 4군으로 평가한다.

나) 1년마다 재평가하여 흉관을 제거하면 장애평가에서 제외한다.

3) 만성호흡부전증으로 인해 지속적인 가정인공호흡기치료(home ventilator care)가 필요한 경우 1군으로 하며 6개월마다 재평가한다.

나. 임상검사

호흡기분야에서 장애평가의 척도(parameter)로 사용할 수 있는 임상검사는 아래와 같다.

1) FVC(forced vital capacity, 노력성 폐활량)

2) FEV1(forced expiratory volume in 1 second, 1초간 노력성 호기량)

3) DLco(diffusing capacity of carbon monoxide, 일산화탄소 폐확산능)

4) PaO2(arterial oxygen pressure, 동맥혈산소분압)

5) PaCO2(arterial carbon dioxide pressure), 동맥혈이산화탄소분압: 동맥혈산소분압과 동맥혈이산화탄소분압은 산소를 흡입하지 않으면서 평상시 대기 중에서 안정 시 검사한다.

6) 속효성 기관지확장제 검사(특히, 기관지천식 등 폐쇄성 환기장애가 있는 경우)

다. 장애정도 결정

〈표 2-7-1〉 호흡기 항목별 장애평가기준

항목 군	FVC (%)	FEV1 (%)	DLCO (%)	PaO2 (mmHg)	PaCO2 (mmHg)	전신장애율 (%)	대표 장애율 (%)
1[1)]	≤35	≤25	≤40	≤55	≥60	61~75	68
2	36~40	26~30	41~50	56~60	51~59	46~60	53
3[2)]	41~50	31~40	51~60	61~65	45~50	31~45	38
4[3)]	51~60	41~50	–	–	–	16~30	23
5[4)]	흉벽 함몰 또는 변형					1~15	8
없음	≥61	>51	>61	>66	<44	0	0

주 1) 만성호흡부전증으로 인해 지속적인 가정인공호흡기치료(home ventilator care)가 필요한 경우 1군으로 평가하며 6개월마다 재평가한다.
2) 흉벽창술(Chest Wall Window)을 받은 환자는 3군으로 평가하며 1년마다 재평가한다.
3) 흉관삽관을 제거할 수 없는 경우 4군으로 평가하며 1년마다 재평가한다.
4) 다발성 늑골골절로 인해 현저한 흉벽함몰 또는 변형이 있는 경우 5군으로 평가한다.

각 검사 결과에 대한 전신장애율은 〈표 2-7-1〉과 같으며, 특별한 사항이 없을 경우 각 군의 대표 장애율을 장애평가 결과로 제시한다. 단, 의사 판단에 따라 대표 장애율에서 ±3% 부여가 가능하고, 구간 내에서 최대값이나 최소값을 부여할 수 있다. 또한 의사 판단에 의한 ±3% 부여 결과는 각 군 내 범위(최대값 또는 최소값)를 벗어날 수 없다. 장애율을 제시할 경우 이에 상응하는 이유를 기록하도록 한다.

4. 검사 유의사항

1) 장애정도 결정은 각 증상과 징후, 임상 검사항목 중 가장 심한 것으로 한다.

2) 〈표 2-7-1〉을 기준으로 하며, 폐기능검사와 동맥혈검사는 가장 낮은(심한) 결과를 기준으로 결정한다.

5. 사례

가. 사례 1

항 목	내 용
대상자	• 68세 여자
과거력	• 폐결핵 및 수술로 인한 폐쇄성 폐질환 • 20년 전 폐결핵으로 우폐의 흉곽성형술(thoracoplasty) 시행함 • 좌폐는 폐결핵으로 인하여 75% 정도의 파괴가 있음
현재 나타나는 증상	• 집안의 가벼운 일에도 호흡곤란이 있음 • 현재 재택산소 요법 중에 있음
신체검사	• 호기시 천명음
검사소견	• 폐기능 및 동맥혈 가스 검사 가) FVC(예측치); 30% 나) FEV1(예측치); 25% 다) FEV1/FVC; 30% 라) PaO2(mmHg); 54mmHg(대기중)
진 단	• 만성폐쇄성폐질환
전신장애율	• 68%
장애평가소견	• 1군

나. 사례 2

항 목	내 용
대상자	• 51세 여자
과거력	• 기관지 천식으로 30년 전부터 치료 중 • 수년전부터 폐기능의 변화가 없으며, 기관지 확장제에도 반응 않음
현재 나타나는 증상	• 보호자의 부축을 받아 휠체어로 병원에 다니는 정도임 • 일상생활이 부담스러우며, 거의 집안에서만 생활함
신체검사	• 호기시 천명음
검사소견	• 폐기능 및 동맥혈 가스 검사 가) FVC(예측치); 119% 나) FEV1(예측치); 27% 다) FEV1/FVC; 17%
진 단	• 기관지천식
전신장애율	• 53%
장애평가소견	• 2군

다. 사례 3

항 목	내 용
대상자	• 72세 남자
과거력	• 2년 전부터 특발성 간질성폐렴(IPF)으로 치료 중
현재 나타나는 증상	• 평지를 100m 정도 걸으면 호흡곤란이 있음
신체검사	• 양폐에 수포음
검사소견	• 폐기능 및 동맥혈 가스 검사 가) FVC(예측치); 77% 나) FEV1(예측치); 104% 다) FEV1/FVC; 115% 라) DLco(예측치); 58% 마) DLco/VA(예측치); 76% 바) 산소포화도(%); 93%(대기중)
진 단	• 특발성폐섬유화증
전신장애율	• 38%
장애평가소견	• 3군

라. 사례 4

항 목	내 용
대상자	• 71세 남자
과거력	• 만성폐쇄성 폐질환으로 10년 전부터 기관지확장제 등으로 치료
현재 나타나는 증상	• 걸어서 버스타고 병원에 다니는 정도 • 계단은 숨이 많이 참
신체검사	• 호기시 천명음
검사소견	• 폐기능 검사 가) FVC(예측치); 92% 나) FEV1(예측치); 42% 다) FEV1/FVC; 31%가) FVC(예측치); 77%
진 단	• 만성폐쇄성 폐질환
전신장애율	• 23%
장애평가소견	• 4군

마. 사례 5

항 목	내 용
대상자	• 38세 남자
과거력	• 폐결핵으로 좌측폐절제술 시행 • 기관지늑막루 발생하여 흉벽창술(Chest Wall Window) 시행(흉부 사진 참조)
현재 나타나는 증상	• 흉벽창술로 인해 일상생활에 지장
신체검사	• 흉벽창술 수술 상처
검사소견	• 흉부 X선 참조 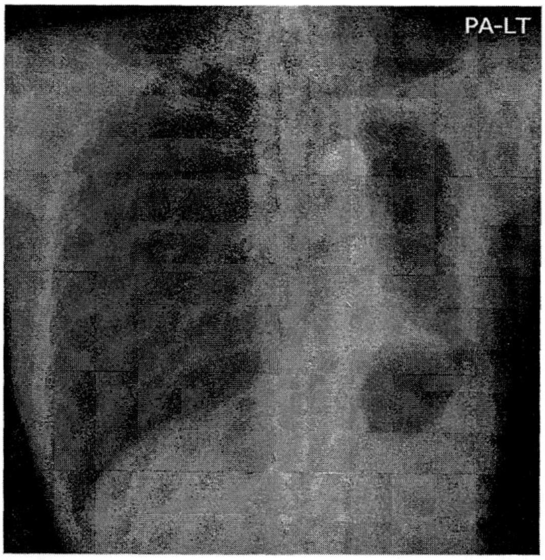
진 단	• 기관지늑막루
전신장애율	• 38%
장애평가소견	• 3군

제 8 장 소화기장애

김병천 · 김홍수

제 1 절 간장애

1. 범주와 원칙

가. 포함 범주

간장애의 포함 질환은 간 질환과 담도 질환으로 국한한다.

나. 평가시기

상기 범주의 질환이 확진된 시점에서 평가한다. 질환의 호전이 예상되거나 수술이 가능하여 수술을 시행한 경우는 1년 후 재평가 실시한다.

2. 장애평가기준과 장애정도

가. 증상 및 징후

간담도 장애 증상 및 징후에는 통증, 오심, 구토, 식욕부진, 전신무력, 발열, 황달, 가려움증 등이 있다. 진행 간질환 합병증에는 부종, 전신 복수, 식도 정맥류 및 출혈을 유발하는 문맥고혈압, 간뇌병증 및 신장 기능 상실의 원인이 되는 대사장애 등이 있다.

나. 장애정도 결정

간장질환에 따른 장애정도의 결정은 임상증상 및 검사실 소견 및 영상학적 검사에 따라 의사가 결정한다.

3. 평가항목과 요령

가. 장애평가기준 설정의 기본 요건

1) 충분한 내과적 치료에도 불구하고 장애가 지속적으로 유지되는 간경변, 간종양 등 만성 간질환임을 확인해야 한다.

2) 최소 2개월 이상의 반복적인 검사 결과 중 낮은 등급으로 판정한다.

3) 잔여 간기능의 평가(Child-Pugh 분류법을 따른다)

A: 5~6점, B: 7~9점, C: 10점 이상

〈표 2-8-1-1〉 간장애 검사항목별 점수표

구분	1점	2점	3점
혈청 빌리루빈(mg/dL)	<2.0	2.0~3.0	>3.0
혈청 알부민(g/dL)	>3.5	2.8~3.5	그림 2.8
복수	없음	쉽게 조절됨	조절이 용이하지 않음
신경학적 이상	없음	경미함	혼수
프로트롬빈 시간 연장(초)	0~4	4~6	>6

4) 합병증의 평가

가) 복수

저명한 진찰 소견, 복수천자, 영상 검사(복부 초음파 및 복부 전산화 단층촬영 등)에 의해 1개월 이상 지속된 복수가 증명된 경우에서 복수를 일으킬 수 있는 다른 원인이 배제된 경우

나) 자발성 세균성 복막염

복강 내에 외과적으로 치료할 수 있는 감염원이 없고, 복수 다형핵세포수가 250/㎣ 면서 복수 배양검사상 양성이거나 임상적으로 자발성 세균성 복막염으로 신단된 경우

다) 간성뇌증

만성간질환 환자에서 임상적으로 증명된 간성뇌증에서 혼수를 일으킬 다른 원인이 배제된 경우이며, 만성 뇌증은 치료함에도 불구하고 뇌기능의 장애가 4주 이상 지속되는 경우

나. 장애평가

〈표 2-8-1-2〉 간장애 장애평가기준

군	내 용	전신장애율 (%)	대표 장애율 (%)
1	• 진행성 만성 간질환(간경변증 등)의 객관적 증거(Child-Pugh 평가상 등급 B, C)가 있으면서 ① 내과적 치료로 조절되지 않는 난치성 복수[1)] ② 지속성 간성 뇌증 ③ 간신증후군 ④ 간폐증후군	68~75	71
2	• 진행성 만성 간질환(간경변증 등)의 객관적 증거(Child-Pugh 평가상 등급 B, C)가 있으면서 복수 3기[2)]이거나 • 아래와 같은 병력이 동일 또는 복합적으로 1년 내에 2회 이상 반복될 때 ① 간성뇌증의 병력 ② 자발성 세균성 복막염의 병력 ③ 식도 또는 위 정맥류 출혈의 병력	38~67	52
3	• 만성 간질환(간경변증 등)의 객관적 증거가 있으면서(Child-Pugh 평가상 등급 B, C) 복수 2기[2)]이거나 • 아래와 같은 병력이 동일 또는 복합적으로 1년 내에 1회 반복될 때 ① 간성뇌증의 병력 ② 자발성 세균성 복막염의 병력 ③ 식도 또는 위 정맥류 출혈의 병력	26~37	32
4	• 지속적인 간질환의 객관적 증거(Child-Pugh 평가상 등급 B 또는 C) 및 간종양 등으로 간이식을 시술받은 경우	8~25	16
5	• 만성 간질환(간경변증 등)으로 진단받아 지속적 치료나 관리가 필요한 경우	1~7	4

주 1) 난치성 복수(Refractory Ascites)의 진단기준 [AASLD Practice Guideline, 2009]
① 저염식과 고용량의 이뇨제(spironolactone 400mg/d와 furosemide 160mg/d)에 반응하지 않는 복수, 또는
② 치료적 복수천자 후에 빠르게 재발하는 경우
2) 복수 진단기준 [대한간학회 가이드라인, 2005]
① 1기(Grade 1): 복부 초음파 등의 영상검사에 의해서만 확인이 가능한 소량의 복수가 있는 상태
② 2기(Grade 2): 시진 및 촉진으로도 쉽게 복수의 존재를 인지할 수 있는 경우
③ 3기(Grade 3): 육안적으로 현저한 복부팽만을 보이는 대량 또는 긴장성 복수

각 검사 결과 등에 대한 전신장애율은 〈표 2-8-1-2〉와 같으며, 특별한 사항이 없을 경우 각 군의 대표 장애율을 장애평가 결과로 제시한다. 단, 의사 판단에 따라 대표 장애율에서 ±3% 부여가 가능하고, 구간 내에서 최대값이나 최소값을 부여할 수 있다. 또한 의사 판단에

의한 ±3% 부여 결과는 각 군 내 범위(최대값 또는 최소값)를 벗어날 수 없다. 장애율을 제시할 경우 이에 상응하는 이유를 기록하도록 한다.

4. 장애평가 참고자료와 검사

간 장애평가를 위하여 간 담즙성 장애 확인에 유용한 다음 객관적 검사방법의 결과지를 제시하여야 한다.

1) 복부초음파검사
2) 경피 및 내시경 담관조영술과 같은 방사선검사
3) CT 및 MRI
4) 간동위원소검사
5) 간 생검 및 미세침 흡인
6) 담관 및 여러 가지 간 기능을 진단하기 위한 실험실 검사 등

5. 사례

1) 사례 1

항 목	내 용
대상자	• 65세 남자
과거력	• 40년 전 만성 B형간염 진단되었으며 최근 두차례 입원 경력 있음
현재 나타나는 증상	• 의식은 혼미한 상태임. 황달 및 복수 소견이 있음
신체검사	• 흉부 및 왼쪽 어깨에 여러군데 모세관 확장증이 있음
검사소견	• 간 기능 검사 – 혈청 빌리루빈 5.2mg/dL – 혈청 알부민 2.0g/L – 혈청 AST/ALT 100/120 U/L – 혈청 암모니아 250ug/dL – B형 간염 표면항원 양성 • 영상학적 검사: 복부 초음파상 간은 심한 위축소견 및 중증도의 복수 소견을 보임 • 복수는 고용량의 이뇨제로 완화되지만 육안적으로 현저한 복부팽만이 관찰됨 (복수 진단기준상 3기 관찰)
진 단	• 만성 B형 간염에 의한 간경변 및 복수
전신장애율	• 71%

2) 사례 2

항 목	내 용
대상자	• 60세 남자
과거력	• 40년 전 만성 B형간염 진단되었으나 최근 입원 경력 없음
현재 나타나는 증상	• 의식은 명료함. 황달 및 복수 소견. 원기 약간 부족함
신체검사	• 가슴 앞쪽에 몇 군데 소규모 모세관 확장증 있음
검사소견	• 간 기능 검사 －혈청 빌리루빈 4.5mg/dL －혈청 알부민 2.8g/L －혈청 AST/ALT 50/70 U/L －혈청 암모니아 150ug/dL －B형 간염 표면항원 양성 • 영상학적 검사: 복부 초음파상 간은 심한 위축소견 및 중증도의 복수 소견을 보임 • 복수는 고용량의 이뇨제로 완화되지만 육안적으로 현저한 복부팽만이 관찰됨 (복수 진단기준상 3기 관찰)
진 단	• 만성 B형 간염에 의한 간경변 및 복수
전신장애율	• 52%

3) 사례 3

항 목	내 용
대상자	• 65세 남자
과거력	• 30년 전 식도 정맥류출혈이 있어 내시경적결찰술을 시행한 병력이 있음
현재 나타나는 증상	• 의식은 명료함. 황달 및 복수 소견
신체검사	• 왼쪽 어깨에 몇 군데 소규모 모세관 확장증 있음
검사소견	• 간 기능 검사 －혈청 빌리루빈 3.0mg/dL －혈청 알부민 2.8g/L －혈청 AST/ALT 50/70 U/L －혈청 암모니아 120ug/dL －B형 간염 표면항원 양성 • 영상학적 검사: 복부 초음파상 간은 심한 위축소견 및 중증도의 복수 소견을 보임 • 복수는 이뇨제로 쉽게 완화되지만 육안적으로 현저한 복부팽만이 관찰됨 (복수 진단기준상 2기 관찰)
진 단	• 간경변 및 복수
전신장애율	• 32%

4) 사례 4

항 목	내 용
대상자	• 52세 남자
과거력	• 10년 전 B형 간염 바이러스감염을 알았지만 치료 없이 지냄
현재 나타나는 증상	• 의식은 명료, 복부 팽만감, 하지 부종
신체검사	• 복부 둘레의 증가, 몸무게의 증가, 하지의 pitting edema관찰됨
검사소견	• 간 기능 검사 －혈청 빌리루빈 1.0mg/dL －혈청 알부민 3.0g/L －혈청 AST/ALT 30/35 U/L －혈청 암모니아 76ug/dL －B형 간염 표면항원 양성 －aFP 13, 990ng/mL • 영상학적 검사: 복부 초음파상 간의 표면은 거칠고 결절상 변화를 보이며 우엽을 거의 차지하는 종괴가 관찰되고 문맥혈전이 의심되며 복수가 관찰됨 • 복부 전산화 단층 촬영상 간세포암에 합당한 소견을 보임
진 단	• 간경화와 간세포암
전신장애율	• 16%

5) 사례 5

항 목	내 용
대상자	• 65세 남자
과거력	• 20년 전부터 알코올에 의한 간경화 진단 후 수차례의 간성 뇌증으로 입원 치료한 병력이 있음 • 금년 간성 뇌증으로 2번째 입원
현재 나타나는 증상	• 의식은 기면상태 • 황달 및 복수 소견
신체검사	• 상복부 및 상체의 모세관 확장증이 관찰됨 • 복부 둘레의 증가, 하지 부종, 열
검사소견	• 간 기능 검사 –혈청 빌리루빈 4.5mg/dL –혈청 알부민 2.1g/L –혈청 AST/ALT 51/72 U/L –혈청 암모니아 202ug/dL –B형 간염 표면항원 음성 –프로트롬빈 시간 5초 연장 • 영상학적 검사: 복부 초음파상 간은 심한 위축소견 및 중증도의 복수 소견을 보임
진 단	• 간경변 및 간성 뇌증
전신장애율	• 59%

6) 사례 6

항 목	내 용
대상자	• 42세 여자
과거력	• 20년 전 C형간염에 의한 간경화 진단 후 외래 경과 관찰 중
현재 나타나는 증상	• 특이소견 없음
신체검사	• 공막의 황달 및 하지부종, 복부 둘레의 증가, 혈관확장등의 소견은 없음
검사소견	• 간 기능 검사 –혈청 빌리루빈 0.8mg/dL –혈청 알부민 3.2g/L –혈청 AST/ALT 22/21 U/L –C형 간염 항체 양성 –aFP 6.2ng/mL • 영상학적 검사: 복부 초음파상 간은 약간의 위축, 결절의 소견을 보이고 있고 약간의 비장 비대가 관찰되나 복수는 않음
진 단	• 간경변 및 복수
전신장애율	• 4%

제 2 절 상부 위장관장애

1. 범주와 원칙

가. 포함 범주

상부 위장관장애의 포함 질환은 다음 질환으로 국한한다.

1) 식도 질환
2) 위 질환
3) 십이지장 질환
4) 소장 질환
5) 췌장 질환
6) 비장 질환

나. 평가시기

상기 범주의 질환이 확진된 시점에서 평가한다. 질환의 호전이 예상되거나 수술이 가능하여 수술을 시행 경우는 1년 후 재평가 실시한다.

2. 장애평가기준과 장애정도

가. 증상과 징후

식도장애 징후 및 증상에는 연하곤란 또는 가슴 쓰림, 트림, 속 쓰림, 역류, 출혈, 체중 감소 등이 있다. 간헐적인 경미한 소화불량 등은 모든 환자들에 공통적으로 나타난다.

위 및 십이지장장애 징후 및 증상에는 오심, 구토, 통증, 출혈, 폐쇄, 설사, 체중감소, 흡수장애 등이 있다. 경우에 따라서는 영양 결핍을 초래하며 이로 인해 검사실 소견의 이상 및 신경학적 소견을 보이게 된다.

소장장애 증상 및 징후에는 복통, 설사, 지방변증, 출혈, 폐쇄, 체중감소 등이 있으며 이러한 증상 및 징후는 전신쇠약 및 기타 장외 소견과 연관되는 경우가 자주 있다.

췌장기능장애 증상 및 징후에는 통증, 식욕부진, 오심, 구토, 설사, 지방변증, 체중감소, 근육소모, 황달, 당뇨병, 쇠약 등이 있다. 췌장과 관련된 내분비장애로 인한 장애는 내분비 계통에서 다루고 있다.

나. 장애정도 결정

백분율로 표시한 장애율은 기관 또는 계통에 발생한 해부학적, 생리적 및 기능적 이상과 일상활동 수행 능력을 반영한다. 환자가 일상활동 수행에 전혀 지장이 없고 통상적이고 간헐적인 위장 증상을 보이지만 활동의 제한이 없고, 특별한 식이요법이나 투약이 필요 없는 경우로서 필요한 영양 섭취 및 정상 체중 유지가 가능하도록 환자의 신체에 여분의 능력이 남아 있다면 이 환자는 위장계통장애 중 정상 범위에 속한다.

3. 평가항목과 요령

가. 상부 위장관기능 장애평가기준

〈표 2-8-2-1〉 상부 위장관기능 장애평가기준

군	내 용	전신장애율 (%)	대표 장애율 (%)
1	• 위장 또는 십이지장질환 및 손상으로 지속적인 통증 또는 출혈, 천공 등으로 일상생활이 불가능하며 입원 치료가 필요한 상태이고 기타 동반질환으로 수술적 치료가 불가능하다고 판단된 경우 • 위장 또는 십이지장질환 및 손상으로 발병 이전에 비해 체중이 30% 이상 감소한 경우	45~50	47
2	• 위장 또는 십이지장질환 및 손상으로 지속적인 통증 또는 출혈, 천공 등으로 일상생활이 불가능하며 입원 치료가 필요한 상태이고 수술적 치료가 가능하다고 판단된 경우(평가 1년 후 재평가) • 위장 또는 십이지장질환 및 손상으로 발병 이전에 비해 체중이 20~29% 감소한 경우	25~44	35
3	• 위장 또는 십이지장질환 및 손상으로 지속적인 통증 또는 출혈, 천공 등으로 일상생활이 뚜렷한 장애가 있으며 간헐적 입원 치료가 필요한 경우 • 위장 또는 십이지장질환 및 손상으로 발병 이전에 비해 체중이 10~19% 감소한 경우 • 위장 또는 십이지장질환 및 손상으로 수술을 1회 이상 시행하고 덤핑증후군, 역류성식도염, 흡수장애 등의 후유증이 있는 경우(평가 1년 후 재평가)	18~24	21
4	• 위장 또는 십이지장질환 및 손상으로 지속적인 통증 또는 출혈, 천공 등으로 간헐적 입원 치료가 필요한 경우 • 위장 또는 십이지장질환 및 손상으로 발병 이전에 비해 체중이 0~9% 감소한 경우 • 위장 또는 십이지장질환 및 손상으로 수술을 1회 이상 시행하고 지속적인 관리가 필요한 경우(평가 1년 후 재평가)	5~17	11
5	• 위장 또는 십이지장질환 및 손상으로 치료에 의해 간헐적으로 증상이 완화 되지만 지속적 관리가 필요한 경우 • 위장 또는 십이지장질환 및 손상으로 지속적인 통증 또는 출혈, 천공 등이 발생하여 수술을 받고 회복된 경우	1~4	2

나. 식도질환으로 인한 장애평가기준

〈표 2-8-2-2〉 식도장애평가기준

군	내 용	전신장애율 (%)	대표 장애율 (%)
1	• 식도의 질환 및 손상으로 위식도 역류 또는 연하곤란, 연하통 등의 증상이 있어 일상생활이 불가능하며 입원 치료가 필요한 상태이고 식도내시경검사 또는 식도조영검사 또는 식도내압검사상 식도의 뚜렷한 해부학적 또는 기능적 손상이 있는 경우로 확인되었으나 기타 동반질환으로 수술적 치료가 불가능하다고 판단된 경우 • 식도의 질환 및 손상으로 발병 이전에 비해 체중이 30% 이상 감소한 경우	45~50	47
2	• 식도의 질환 및 손상으로 위식도 역류 또는 연하곤란, 연하통 등의 증상이 있어 일상생활이 불가능하며 입원 치료가 필요한 상태이고 식도내시경 검사 또는 식도조영검사 또는 식도내압검사상 식도의 뚜렷한 해부학적 또는 기능적 손상이 있는 경우로 확인되었고 수술적 치료가 가능하다고 판단된 경우(평가 1년 후 재평가) • 식도의 질환 및 손상으로 발병 이전에 비해 체중이 20~29% 감소한 경우	25~44	35
3	• 식도의 질환 및 손상으로 지속적인 위식도 역류 또는 연하곤란, 연하통 등의 식도질환에 의한 증상 및 증후가 있으며 식도내시경 검사 또는 식도조영검사 또는 식도내압 검사상 식도의 뚜렷한 해부학적 또는 기능적 손상이 있는 경우로서 내과적 치료가 필요한 경우 • 식도의 질환 및 손상으로 발병 이전에 비해 체중이 10~19% 감소한 경우	18~24	21
4	• 식도의 질환 및 손상으로 지속적인 위식도 역류 또는 연하곤란, 연하통 등으로 간헐적 입원 치료가 필요한 경우 • 식도의 질환 및 손상으로 발병 이전에 비해 체중이 0~9% 감소한 경우	5~17	11
5	• 식도의 질환 및 손상 등으로 수술을 받고 간헐적으로 증상이 완화되지만 지속적 관리가 필요한 경우	1~4	2

다. 상부 위장관질환에 의한 수술 후 장애평가기준

〈표 2-8-2-3〉 상부 위장관질환에 의한 수술 후 장애평가기준

군	내 용	전신장애율 (%)	대표 장애율 (%)
1	• 상부 위장관질환(식도, 위, 십이지장, 소장, 췌장, 담낭, 담도, 비장 등)에 의한 수술을 받았으나 증상 및 합병증 또는 영양결핍의 관리를 위해 경정맥 영양요법이 지속적으로 필요하여 입원치료가 필요하며 발병 전에 비해 체중이 30% 이상 감소한 경우(수술 후 6개월 후 평가하며 평가 1년 후 재평가가 필요함)	45~50	47
2	• 상부 위장관질환(식도, 위, 십이지장, 소장, 췌장, 담낭, 담도, 비장 등)에 의한 수술을 받았으나 증상 및 합병증 또는 영양결핍의 관리를 위해 경정맥 영양요법이 필요하며 발병 전에 비해 체중이 20~29% 감소한 경우(수술 후 6개월 후 평가하며 평가 1년 후 재평가가 필요함)	25~44	35
3	• 상부 위장관질환(식도, 위, 십이지장, 소장, 췌장, 담낭, 담도, 비장 등)에 의한 수술을 받았으나 증상 및 합병증 또는 영양결핍의 관리를 위해 경정맥 영양요법이 필요하며 발병 전에 비해 체중이 10~20% 감소한 경우(수술 후 6개월 후 평가하며 평가 1년 후 재평가가 필요함)	18~24	21
4	• 상부 위장관질환(식도, 위, 십이지장, 소장, 췌장, 담낭, 담도, 비장 등)에 의한 수술을 받았으나 증상, 징후 또는 영양결핍의 관리를 위해 간헐적 입원치료가 필요하며 발병 전에 비해 체중이 9% 이하 감소한 경우(수술 후 6개월 후 평가하며 평가 1년 후 재평가가 필요함)	5~17	11
5	• 상부 위장관질환(식도, 위, 십이지장, 소장, 췌장, 담낭, 담도, 비장 등)에 의한 수술을 받았으나 후유증이 없는 경우(수술 후 6개월 후 평가하며 평가 1년 후 재평가가 필요함)	1~4	2

각 검사 결과 등에 대한 전신장애율은 〈표 2-8-2-1〉, 〈표 2-8-2-2〉, 〈표 2-8-2-3〉과 같으며, 특별한 사항이 없을 경우 각 군의 대표 장애율을 장애평가 결과로 제시한다. 단, 의사 판단에 따라 대표 장애율에서 ±3% 부여가 가능하고, 구간 내에서 최대값이나 최소값을 부여할 수 있다. 또한 의사 판단에 의한 ±3% 부여 결과는 각 군 내 범위(최대값 또는 최소값)를 벗어날 수 없다. 장애율을 제시할 경우 이에 상응하는 이유를 기록하도록 한다.

4. 장애평가 참고자료와 검사

상부 위장관 장애평가를 위하여 상부 위장관장애 확인에 유용한 다음 객관적 검사방법의 결과지를 제시하여야 한다.

1) 식도장애 확인에 유용한 객관적 방법은 다음과 같다.

가) 투시검사, 조영제를 사용한 방사선검사 및 CT와 MRI 등의 영상검사

나) 내시경검사

다) 식도내압(운동)검사 또는 식도 내 산도 측정과 같은 기능검사 등

2) 위 및 십이지장장애 확인에 유용한 객관적 방법은 다음과 같다.

가) 투시검사, 조영제를 사용한 방사선검사, CT, MRI 같은 영상 기법

나) 내시경검사

다) 위 분비검사

라) 흡수장애검사

마) 변검사

바) 헬리코박터 파이로리 요소 호흡검사 등

3) 소장장애 확인에 유용한 객관적 방법은 다음과 같다.

가) 투시검사, 조영제를 사용한 방사선 사진검사

나) 내시경검사(캡슐 및 소장 내시경검사 등)

다) 대변 지방 함량 및 장 흡수장애검사 측정 등

4) 췌장장애 확인에 유용한 객관적 방법은 다음과 같다.

가) 복부 초음파 및, 초음파 내시경

나) 단순복부 촬영

다) CT, MRI, MRCP(Magnetic Resonance Cholangio Pancreatography; 자기공명췌담관조영술)

라) 내시경적 역행성담췌장 조영술(ERCP)

마) 유도 미세침 흡입 세포진검사

바) 혈장 포도당 수준 및 내당력 측정

사) 혈액, 소변, 분변 등 췌장 효소 활동 분석 등

5) 비장장애 확인에 유용한 객관적 방법은 다음과 같다.

가) 복부 초음파

나) CT

다) 혈액검사 등

5. 사례

가. 상부 위장관장애 사례

1) 사례 1

항 목	내 용
대상자	• 70세 남자
과거력	• 30년 전 위궤양 천공으로 위절제술을 시행받음 • 5회의 위출혈이 있었음(5회 모두 수혈이 필요했음) • 장폐쇄증으로 1회 개복수술을 시행하여 소장절제술을 시행함
현재 나타나는 증상	• 상복부통증, 상복부팽만감, 구토, 상부 위장관 출혈이 자주 일어남 • 고혈압으로 치료 중임 • 당뇨병을 치료 중임 • 뇌경색으로 반신마비 상태로 거동이 불편하며, 한쪽 다리는 위축이 되어 있음
신체검사	• 신장: 1.65m • 체중: 45kg
검사소견	• 위내시경검사에서 십이지장 구부가 90% 이상 폐쇄소견이 있음 • 위 내 다발성궤양 및 출혈이 있음 • 혈액검사에서 헤모글로빈이 8g/dl임
진 단	• 재발성 합병증을 수반한 위 십이지장 궤양 및 십이지장 폐쇄증 • 장유착에 의한 장폐쇄증
전신장애율	• 47%
장애평가소견	• 고혈압, 당뇨병, 뇌경색증의 합병증, 장유착에 의한 장폐쇄증 및 고령으로 개복 • 수술이 불가능한 상태임

2) 사례 2

항 목	내 용
대상자	• 60세 남자
과거력	• 20년전 십이지장 궤양 천공으로 단순 봉합술을 시행받음 • 고혈압으로 약 복용 중임 • 3회의 출혈 있었으며, 모두 수혈이 필요하였음
현재 나타나는 증상	• 상복부통증, 구토, 상복부팽만감, 소화불량, 위출혈이 자주 일어나며, 일상활동이 반복적으로 중단되고 있음 • 흡수장애로 잦은 설사와 전신 무력감을 느끼고 있음
신체검사	• 신장: 1.70m • 체중: 55kg(발병 전 체중 65Kg)
검사소견	• 위내시경검사에서 다발성 출혈성위궤양, 역류성식도염이 관찰됨
진 단	• 재발성 활동성 위 십이지장 궤양 및 출혈
전신장애율	• 21%
장애평가소견	• 발병전에 비해 체중이 16% 이상 감소함 • 반복되는 위출혈로 내시경 지혈술 및 입원이 필요한 상태임

3) 사례 3

항 목	내 용
대상자	• 42세 남자
과거력	• 10년간 상복부 통증 및 속쓰림, 소화불량 등이 있었음 3회의 출혈 있었으며, 이 중 2회는 수혈이 필요하였고 1회의 일과성 유문폐쇄 있었음
현재 나타나는 증상	• 일상활동이 반복적으로 중단되고 있음 • 외과 처치에 의한 치료를 거부하고 있으나, 조금이라도 증상을 개선하려면 지속적 치료를 받아야 함
신체검사	• 신장: 1.76m • 체중: 57kg(적정 체중에서 8% 미달)
검사소견	• 위내시경검사상 십이지장 구부에 직경 5mm크기의 활동성 궤양 및 다수의 궤양반흔이 관찰됨
진 단	• 재발성 합병증을 수반한 활동성 십이지장 궤양
전신장애율	• 11%
장애평가소견	• 합병 질환 치료에도 불구하고 증상 재발 • 헬리코박터 파이로리가 만성 십이지장 궤양 합병증의 원인일 수 있어, 원인 규명 후 치료를 요함 • 출혈과 같은 궤양 합병증은 주사 또는 열/레이저 치료에 반응하며 외과 처치와 같은 개선 효과가 있음 • 현재 외과 처치는 집중 산 억제 치료가 듣지 않거나 대단히 큰 십이지장 또는 위궤양에 한정해서 시술하고 있음

4) 사례 4

항 목	내 용
대상자	• 34세 남자
과거력	• 4년간 명치 통증 및 작열감 • 약간의 체중 감소
현재 나타나는 증상	• 오심, 구토, 토혈 또는 흑색변 • 통증을 수반한 증상이 최대 2주까지 지속되며 이로 인해 밤중에 잠에서 깨어나게 되고 증상 완화를 위해 제산제, 음식, 처방 없이 구입하는 H2차단제를 복용하였음 • 궤양 유발 약물 복용하지 않았음
신체검사	• 신장: 1.81m • 체중: 73kg
검사소견	〈내시경검사〉 십이지장 첫 번째 부위의 뒷벽에 치유된 궤양 상처 있으며, 1cm의 십이지장궤양 화구 주변 기형 뚜렷함 〈전정생검〉 • 헬리코박터 파이로리 양성 풀코스 3중 치료(omeprazole, clarithromycin 및 metronidazole) 후 증상이 완화되었으며, 8주 후 내시경검사에서 완전 치유 확인됨 • 동 및 몸체 생검 결과, 헬리코박터 파이로리 없었음
진 단	• 치유된 헬리코박터 파이로리 염증 관련 소화십이지장궤양
전신장애율	• 2%
장애평가소견	• 십이지장궤양 환자의 95~100%, 소화위궤양 환자의 70~80%에서 헬리코박터 파이로리가 발견됨 • 감염 제거에 성공하면 장기적으로 지속적인 증세 완화를 가져올 수 있음

5) 사례 5

항 목	내 용
대상자	• 29세 남자
과거력	• 재발성 열, 복통, 복부팽만 등이 장기적으로 지속되어 10년 전 개복술을 받았으며, 말단 회장 약 30cm 절제 및 회결장상행연결술 시술받음 • 절제한 검사물의 조직학적 소견은 국소 장염과 일치함(크론병)
현재 나타나는 증상	• 무증상 • 매일 2-3회 부드러운 분변 배설, 모든 일상활동 수행에 지장이 없음
신체검사	• 체중은 제한을 두지 않는 다이어트 상태에서 72kg(발병 전 체중 74kg)
검사소견	〈헤모그램 및 혈액 화학 패널〉 정상임 • 방사선사진: 특이사항 없음
진 단	• 회장 말단 부분 절제(크론병)
전신장애율	• 2%
장애평가소견	• 장 질환 재발 증상 없다. • 수술 후 10년간 치료 필요가 없음 • 적정 체중에 가까운 체중 유지 일상활동 지장 없음 • 절제한 회장의 길이는 수술 후 이환율에 영향을 줌 • 절제 길이가 100cm 이상일 때 설사, 약간의 흡수장애 가능성이 더 커졌으며, 지방 섭취를 반드시 줄여야 하고 정기적인 비타민 B12주사 필요하며, 장애율은 10% 이상 상향 조정 요망됨

나. 식도 질환으로 인한 장애 사례

1) 사례 1

항 목	내 용
대상자	• 58세 남자
과거력	• 식도 완전 폐쇄 • 5년 전 양재물 복용으로 인한 광범위 식도 하부 및 근위 위절제술 • 조기 포만 때문에 음식 섭취 능력이 극도로 제한됨
현재 나타나는 증상	• 위루 설치술을 통해 삽입한 튜브를 통해 음식 섭취 • 분비된 침을 처리하기 위해서는 1개월에 1회 식도 협착을 완화하기 위한 식도 확장술 요함
신체검사	• 신장: 1.79m • 체중: 47kg(발병 전 체중: 75kg)
검사소견	〈내시경검사〉 외과 처치에 의한 복원 실패함
진 단	• 식도 완전 폐쇄
전신장애율	• 47%
장애평가소견	• 철저한 치료에도 불구하고 증상 및 징후 진행됨 지속적으로 치료하면 증상 다소 완화 될 것임 • 적정 체중의 30%를 상회하는 체중 감소 예후 좋지 않음 • 식도 부목으로 증세 완화 및 확장술을 피할 수 있을 것임

2) 사례 2

항 목	내 용
대상자	• 59세 여자
과거력	• 연하 곤란 관련 흉통 또는 상복부 통증 5년간 거의 매일 앓았다고 함
현재 나타나는 증상	• 부드러운 음식을 섭취하면 증상 완화됨 당황하면 증상이 악화되며, 특히 걱정이 있을 때 심해진다고 함
신체검사	• 신장: 1.72m • 중간 체격 • 체중: 55kg(통상 체중 65kg의 10~19% 내에 있다)
검사소견	• 흉부 방사선 사진, ECG: 정상임 식도 하부에 발생한 부동위 수축 때문에 코르크 따개 형상이 생겨난 것으로 보아 광범위 연축이 발생한 것으로 보임 • 식도내압검사: 지속적인 높은 진폭, 물을 삼키면 불규칙적으로 반복되는 수축 현상은 광범위 연축과 일치함 • 내시경검사: 점막결손 없음
진 단	• 식도의 광범위 연축
전신장애율	• 21%
장애평가소견	• 지속적 증상 때문에 환자 스스로 음식 섭취를 제한하고 있음. 체중 감소는 적정 체중의 10~19%를 넘지 않으며, 일상활동 제한 거의 없음. 니페디핀(Nifedepine) 및 딜티아젬(Diltiazem)과 같은 약제를 사용하여 증상을 관리하여야 함

다. 상부 위장관 질환에 의한 수술 후 장애사례

1) 사례 1

항 목	내 용
대상자	• 65세 남자
과거력	• 사고로 인해 3년 전 소장절제술 시술
현재 나타나는 증상	• 수술 후 식욕부진 및 설사, 지속적 체중 감소 및 영양 결핍 징후 • 뚜렷한 피로, 쇠약 및 일상생활의 정상 활동이 어려움
신체검사	• 신장: 1.74m • 체중: 49kg • 영양 결핍, 실제 나이보다 늙어 보이며, 혀는 매끄럽고 반짝임 • 상복부의 치유된 상처 주위에 손으로 만질 수 있는 덩어리는 없으며, 가벼운 발부종이 있음
검사소견	〈실험실 검사〉 빈혈 및 저단백혈증 • 방사선사진: 소장길이의 뚜렷한 감소
진 단	• 소장절제술 후에 발생한 흡수부전 및 이차 영양 결핍
전신장애율	• 47%
장애평가소견	• 적정 체중 30%를 초과하는 체중 감소 및 뚜렷한 영양 결핍의 증거 있음 • 환자는 일상생활을 수행할 수 없고 지속적 수액요법이 필요함

제 3 절 하부 위장관장애

1. 범주와 원칙

가. 포함 범주

1) 만성 염증성 대장질환

가) 크론병

나) 궤양성 대장염

2) 항문 질환

가) 변실금

나) 항문 통증

다) 변비

3) 장루 조성

가) 대장루 조성

나) 회장루 조성

4) 하부 위장관 수술 후 상태

나. 평가시기

상기 범주의 질환이 확진된 시점에서 평가하며, 질환의 호전이 예상되거나 수술이 가능하여 수술을 시행 경우는 1년 후 재평가 실시한다.

2. 장애평가기준

가. 증상과 징후

장애평가기준 중에는 일상활동수행능력을 제한하는 증상을 언급하는 경우도 있다. 그러나 이러한 정보가 주관적이고 잘못 해석할 여지가 있다면 이런 정보에만 의존해서 장애평가를 해서는 안 된다. 평가자는 활동 제한에 관한 객관적 데이터를 구한 후 이를 주관적 데이터와 함께 고찰한 후 영구장애평가를 하여야 할 것이다.

결장, 직장 및 항문 장애의 증상 및 징후에는 복통, 골반통 또는 회음통, 순조롭지 못한 배변 작용, 뒤무직, 대변실금, 출혈, 화농, 틈새, 샛길 등이 있다. 전신 소견으로는 열, 체중감소, 쇠약 및 빈혈 등이 있다.

나. 장애정도 결정

환자가 통상적이고 간헐적인 소화기 증상을 보이지만 일상적인 활동 수행에 지장이 없고 활동의 제한이 없고, 특별한 식이요법이나 투약이 필요 없는 경우로서 영양 섭취 및 정상 체중 유지가 가능하다면 이 환자는 하부 위장관계통장애 중 정상 범위에 속하는 등급에 속한다고 할 수 있다.

3. 평가항목과 요령

가. 결장 및 직장의 기능 장애평가기준

〈표 2-8-3-1〉 결장 및 직장질환으로 인한 장애평가기준

군	내 용	전신장애율 (%)	대표 장애율 (%)
1	• 만성 염증성 대장질환 등에 의해 지속적 설사 및 출혈 증상 등이 발생하여 일상생활이 불가능하며 입원 치료가 필요한 상태이고 기타 동반 질환으로 수술적 치료가 불가능하다고 판단된 경우 및 만성 염증성 대장질환 등에 의해 발병 이전에 비해 체중이 30% 이상 감소한 경우	45~50	47
2	• 만성 염증성 대장질환 등에 의해 지속적 설사 및 출혈 증상 등이 발생하여 일상생활이 불가능하며 입원 치료가 필요한 상태이고 수술적 치료가 가능하다고 판단된 경우 및 만성 염증성 대장질환 등에 의해 발병 이전에 비해 체중이 20~29% 감소한 경우	25~44	35
3	• 만성 염증성 대장질환 등에 인해 약물 치료에도 불구하고 지속적 설사 및 출혈 등의 증상과 합병증으로 간헐적 입원 치료가 필요한 경우 및 만성 염증성 대장질환 등에 인해 장피 누공이 발생한 경우 및 만성 염증성 대장질환 등에 의해 발병 이전에 비해 체중이 10~19% 감소한 경우	18~24	21
4	• 만성 염증성 대장질환 등에 인해 수술을 1회 이상 시행하고 지속적 관리가 필요한 경우 및 만성 염증성 대장질환 등에 의해 발병 이전에 비해 체중이 10% 미만 감소한 경우	5~17	11
5	• 만성 염증성 대장질환 등에 인해 치료에 의해 간헐적으로 증세가 완화되지만 지속적 관리가 필요한 경우 또는 • 만성 염증성 대장질환 등에 의한 증상이 있으나 일상적인 생활에 지장이 없는 경우	1~4	2

나. 항문질환으로 인한 장애평가기준

〈표 2-8-3-2〉 항문질환으로 인한 장애평가기준

군	내 용	전신장애율 (%)	대표 장애율 (%)
1	• 질환이나 손상 등으로 항문 괄약근의 기능이 뚜렷이 소실되어 지속적으로 고형변에 대한 대변실금이 있으며 항문내압검사(manometry)로 확진된 경우	31~40	36
2	• 질환이나 손상 등으로 만성 치루가 발생하여 수술적 치료로 회복이 기대되지 않는 경우, 및 간헐적으로 고형변에 대한 대변실금으로 지속적 치료를 필요로 하는 경우	21~30	26
3	• 간헐적 가스 또는 액상의 분변의 대변 실금의 경우	14~20	17
4	• 변비로 인해 치료에도 불구하고 주기적 장세척이 필요하거나 수지 관장이 필요한 경우, 및 항문 하강 증후군 등의 질환이 진단된 경우로서 지속적 항문 통증이나 변비를 호소하는 경우 ※ 변실금의 경우 치료 후 증상의 호전이 예상되는 경우는 평가 1년 후 재평가	5~13	9
5	• 변비로 인해 치료에도 불구하고 주기적 장세척이 필요하거나 수지 관장이 필요한 경우, 및 항문 하강 증후군 등의 질환이 진단된 경우로서 간헐적 항문 통증이나 변비를 호소하는 경우	1~4	2

다. 장루 조성으로 인한 장애평가기준

〈표 2-8-3-3〉 장루 조성으로 인한 장애평가기준

군	내 용	전신장애율 (%)	대표 장애율 (%)
1	• 두 군데 이상의 장루를 가지고 있고 장루 이외의 구멍으로부터 장 내용물이 지속적으로 흘러나와 수술 등에 의해서도 치유될 가능성이 없거나 하나 이상의 장루에 합병증을 동반한 경우	45~50	47
2	• 두 군데 이상의 장루를 가지고 있는 경우 및 회장루 상행 또는 횡행 결장루 요루 등을 가지고 있으면서 장루 이외의 구멍으로부터 장 내용물이 지속적으로 흘러나와 수술 등에 의해서도 치유될 가능성이 없거나 장루 합병증을 동반한 경우	25~44	35
3	• 회장루, 상행 또는 횡행 결장루를 가진 사람 및 하행 또는 에스 결장루를 가지고 있고 장루 이외의 구멍으로부터 장 내용물이 지속적으로 흘러나와 수술 등에 의해서도 치유될 가능성이 없거나 장루 합병증을 동반한 경우	18~24	21
4	• 하행 또는 에스 결장루를 가지고 있고, 장루 주변에 염증 및 피부염이 반복되며, 장루 주위 탈장이 동반되고, 지속적인 통증을 동반한 경우	5~17	11
5	• 하행 또는 에스 결장루를 가지고 있는 경우	1~4	2

각 검사 결과 등에 대한 전신장애율은 〈표 2-8-3-1〉, 〈표 2-8-3-2〉, 〈표 2-8-3-3〉과 같으며, 특별한 사항이 없을 경우 각 군의 대표 장애율을 장애평가 결과로 제시한다. 단, 의사 판단에 따라 대표 장애율에서 ±3% 부여가 가능하고, 구간 내에서 최대값이나 최소값을 부여할 수 있다. 또한 의사 판단에 의한 ±3% 부여 결과는 각 군 내 범위(최대값 또는 최소값)를 벗어날 수 없다. 장애율을 제시할 경우 이에 상응하는 이유를 기록하도록 한다.

4. 장애평가 참고자료와 검사

하부 위장관 장애평가를 위하여 하부 위장관 장애 확인에 유용한 다음 객관적 검사방법의 결과지를 제시하여야 한다.

결장, 직장 및 항문장애 확인에 유용한 객관적 방법은 다음과 같다.

1) 직장수지 검사 및 항문경검사, 직장경검사, S상 결장경검사, 결장내시경술을 포함하는

내시경 검사법

2) 생검

3) 분변 현미경검사 및 배양

4) 투시검사 및 조영제를 사용한 방사선검사

5) CT, MRI 등의 검사 등

5. 사례

가. 결장 및 직장의 장애 사례

1) 사례 1

항 목	내 용
대상자	• 64세 남자
과거력	• 만성 궤양결장염 30년간 앓으나, 종교적 신념 때문에 병원 치료를 거부함 • 간헐적인 수혈을 포함하는 집중 치료 요하며, 지속적 발열, 빈혈 있음
현재 나타나는 증상	• 우측 상부 사분역의 통증, 욕지기, 구토, 발열, 황달, 검은 빛을 띠는 소변 • 영양 결핍 • 염증 장 질환 합병증
신체검사	• 심각한 수준의 체중 감소 38kg, 황달 맥박이 뛸 때마다 우측 상부 사분역에 통증이 있음
검사소견	〈결장내시경검사〉 광범위한 심각한 수준의 결장 병발 〈실험실검사〉 • 담도 폐쇄 및 진행 간손상 • 〈간 생검〉 진행 담관성간경화
진 단	• 심각한 만성 궤양결장염, 진행성 재발 담관 폐쇄 속발 담관성간경화
전신장애율	• 47%
장애평가소견	• 회복 불가능한 간 및 담도 기능의 심각한 장애가 있음 • 결장절제술은 전신 쇠약증 및 합병증이 있고 병이 많이 진행된 상태이기 때문에 적절한 치료 방법이 아니며, 적정 체중의 20%를 상회하는 체중 감소로 도움을 받아도 일상활동수행이 힘듦

2) 사례 2

항 목	내 용
대상자	• 35세 남자
과거력	• 컴퓨터 프로그래머로 19세부터 크론병 앓았음 • 수차례 입원하여 집중 치료를 받았으며 빈혈 치료를 위한 적혈구 수혈하였음
현재 나타나는 증상	• 경련 복통 및 배액 샛길(피스툴라)이 있는 간헐적 항문 주위 화농이 있으며, 선택 직장결장절제술 거부하고 있음
신체검사	• 체중 적정선 20% 이하이며, 과이액 양성 대변
검사소견	• 회음, 직장, 결장의 여러 부분 및 회장 종말에 퍼진 크론병
진 단	• 만성 재발성 소장결장염(크론병)
전신장애율	• 21%
장애평가소견	• 만성 염증 장질환 간헐적으로 증세 완화되지만 일상활동에 지장이 있음 • 지속적 관찰 및 치료 요하며, 영양 결핍 상태임 • 크롬병 증세는 대부분 결장에서 지속되고 회장은 말단부위만 감염되며, 직장결장절제술 및 Brooke 회장창냄술은 상태를 상당히 호전시키고 장애 발생도 적을 것으로 보임

3) 사례 3

항 목	내 용
대상자	• 35세 남자
과거력	• 재발성 열, 복통, 복부팽만 등이 장기적으로 지속되어 10년 전 개복술을 받았음 • 말단 회장 약 30cm 절제 및 회결장상행연결술 시술하였으며, 절제한 검사물의 조직학적 소견은 국소 장염과 일치(크론병)
현재 나타나는 증상	• 간헐적 악액질, 매일 2~3회 복통, 잦은 설사 • 일상활동 수행에 자주 방해 받음
신체검사	〈체중〉 제한을 두지 않는 다이어트 상태에서 66.3kg(발병 전 체중 72.6kg)
검사소견	〈헤모그램 및 혈액 화학 패널〉 정상 〈결장내시경술〉 잔여 소장 및 회결장 연결 부위에 국소적으로 퍼진 크론병
진 단	• 회장 말단 부분 절제(크론병)
전신장애율	• 11%
장애평가소견	• 장 질환 재발이 있으며, 적정 체중에 10% 미만 감소한 체중 유지 • 일상활동에 종종 지장 받음 • 절제한 회장의 길이는 수술 후 이환율에 영향을 주며, 절제 길이가 100cm 이상일 때 설사, 약간의 흡수장애 가능성이 더 커짐 • 지방 섭취를 반드시 줄여야 하고 정기적인 비타민 B12 주사 필요하고 지속적 관찰 및 치료 요함

4) 사례 4

항 목	내 용
대상자	• 28세 여자
과거력	• 대학원생 파트타임 교사 보조 10년간 재발성 궤양결장염 앓음 • 증세가 악화되면 심하지 않은 정도의 복통, 설사 및 혈액 흔적 대변을 보게 되었으며, 발열, 빈혈 없으며, 입원 치료는 없었음 • 음식 조절, 지사제, 과도하게 힘을 쓰는 활동을 삼가면 증상이 완화됨
현재 나타나는 증상	• 간헐적 설사
신체검사	• 과이액 양성 대변
검사소견	〈결장내시경술〉 직장S자결장에 여러 형태의 입상(粒狀) 및 파쇄성점상(點狀) 점막 〈내시경검사〉 결장 나머지 부분 정상임
진 단	• 특발 궤양결장염 증상 가볍고 직장S자결장 부위에 한정되어 있음
전신장애율	• 2%
장애평가소견	• 이장성(弛張性) 질환 필수 일상활동수행에 간혹 방해를 받았으며, 대증치료 및 지지요법으로 증세 관리할 수 있음

5) 사례 5

항 목	내 용
대상자	• 50세 여자
과거력	• 복지시설 비상근 근로자로 건강은 양호한 편임 • 변비와 설사가 번갈아 발생하는 약간 불규칙적 배변과 다양한 경도(硬度)의 대변이 발생하나, 대변에 비정상적 이물질은 없었음
현재 나타나는 증상	• 경련 장운동 삽화 설사와 변비가 번갈아 발생함
신체검사	• 정상
검사소견	〈직장S상결장경검사〉 점막층 깨끗함 〈바륨관장〉 여러 개의 S상 게실이 있는 정상적인 결장 게실염 증거 없음
진 단	• 과민대장증후군 및 게실증 산통(疝痛)
전신장애율	• 2%
장애평가소견	• 증상 때문에 간혹 심하게 불편하긴 하나 일상활동수행에는 지장 없으며, 약간의 음식 조절 필요함

나. 항문 질환 장애 사례

1) 사례 1

항 목	내 용
대상자	• 56세 남자
과거력	• 자연 배농이 되는 직장 주위 농양 • 3년간 감염 재발하였으며 항문 주위의 4곳의 다른 부위에 누관 열림 • 2등급 외과 처치에 의한 복원 항문 조임근의 상당 부분을 절개 후 적출하여 상처 감염 때문에 회복 지연됨
현재 나타나는 증상	• 회음 치료되었으나, 배변 통제 안됨 • 매일 직장 세척하지만 간혹 배변 실수함
신체검사	• 항문 조임근 기전 완전 상실
검사소견	〈항문 내압검사〉 조임근 기능 완전 상실
진 단	• 조임근 기능 완전 상실로 인한 항문 실금
전신장애율	• 36%
장애평가소견	• 치료가 듣지 않는 통제 불능 대변실금 • S상결장조루술 시술하면 편안함과 안정감이 증진되고 장애 등급 하향 조정 가능해질 것으로 사료됨

2) 사례 2

항 목	내 용
대상자	• 32세 여자
과거력	• 크론결장염 14년간 앓음 • 치료를 받으면 증상 완화되었으나, 직장 주위에 발생한 농양이 터지면서 만성 치루가 발생하였고, 이후 소(小)직장질루 발생함 • 항문 기능 이상 증상이 간혹 재발하나 치료를 받으면 어느 정도 완화됨 • 직장 및 결장의 다른 부위에 질환이 퍼져있으므로 치루 외과 수술은 권장하지 않음
현재 나타나는 증상	• 간헐 대변실금
신체검사	• 비활성 항문 주위 질환
검사소견	〈결장경검사〉 결장 및 직장 전체의 크론병
진 단	• 결장의 콜론병과 연관이 있는 가벼운 항문 기능장애를 수반한 만성 치루
전신장애율	• 26%
장애평가소견	• 항문 기능장애가 있으나 치료하면 증상 완화되며, 일상활동수행에 약간의 지장이 있음

3) 사례 3

항 목	내 용
대상자	• 45세 남자
과거력	• 급성 직장 주위 농양 5년 전 외과 처치 배농 • 치루 재발성 급성 감염 및 간헐적 배농 • 1년 전 누공절제술
현재 나타나는 증상	• 더 이상 감염이나 배농 없으며. 배변 정상이나 변비로 인해 주기적 장세척 요함
신체검사	• 항문 상처 잘 치유되었고 약간의 항문 구멍 왜곡 있으며, 항문조임근 쇠약 없음
검사소견	• 〈직장 S상 결장경검사〉 항문의 흉터형성을 제외하면 정상
진 단	• 완치된 치루
전신장애율	• 2%
장애평가소견	• 치료 결과가 아주 양호한 항문 질환으로 일상활동 수행에 지장이 없음

다. 장루 조성으로 인한 장애

1) 사례 1

항 목	내 용
대상자	• 65세 여자
과거력	• 1년전 직장암으로 복회음절제술 및 영구하행결장루를 시행함 • 방광암으로 방광절제술 및 요루를 시행함
현재 나타나는 증상	• 하행결장루에 탈장이 있음 • 요루 주변에 피부궤양이 있음
신체검사	• 신장: 1.55m • 작은 체격 • 체중: 45kg
검사소견	• 복부 CT촬영에서 간전이 소견이 있음
진 단	• 직장암, 방광암 및 간전이
전신장애율	• 40%

2) 사례 2

항 목	내 용
대상자	• 70세 남자
과거력	• 1년 6개월전 직장암으로 하트만절제술 및 하행결장루를 시행함 • 40년 전 폐결핵을 앓은 병력이 있음
현재 나타나는 증상	• 장루와 피부가 접촉한 부위의 점막에 궤양이 있음 • 장루 주변으로 변이 흘러나옴. 장루가 야구공만큼 부풀면서 튀어나옴. 복벽이 얇고, 장루주변 피부에 다발성 피부궤양이 있음
신체검사	• 신장: 1.65m • 중간 체격 • 체중: 55kg
검사소견	• 복부 CT 촬영에서 간전이 소견이 있음
진 단	• 직장암 및 간전이
전신장애율	• 30%

3) 사례 3

항 목	내 용
대상자	• 65세 남자
과거력	• 1년전 직장암으로 복회음절제술을 시행받음
현재 나타나는 증상	• 장루 주위 피부염 및 궤양이 있음 • 장루 주변으로 탈장이 되어 복대를 하고 있음
신체검사	• 신장: 1.70m • 중간 체격 • 체중: 60kg
검사소견	• 대장내시경검사: 증식성 용종 1개
진 단	• 직장암
전신장애율	• 11%

4) 사례 4

항 목	내 용
대상자	• 59세 여자
과거력	• 1년 6개월전 직장암으로 복회음절제술을 시행 받음
현재 나타나는 증상	• 장루 주위 피부염이 가끔 발생하나 연고 및 약 복용으로 치료됨
신체검사	• 신장: 1.50m • 작은 체격 • 체중: 55kg
검사소견	• 특이소견 없음
진 단	• 직장암
전신장애율	• 2%

제 4 절 탈장에 의한 장애

1. 범주와 원칙

가. 포함 범주

1) 복벽탈장

2) 서혜부탈장

나. 평가시기

상기 범주의 질환이 확진된 시점에서 평가하며, 질환의 호전이 예상되거나 수술이 가능하여 수술을 시행 경우는 1년 후 재평가 실시한다.

2. 장애평가기준

가. 증상과 징후

장애평가기준 중에는 일상활동수행능력을 제한하는 증상을 언급하는 경우도 있다. 그러나 이러한 정보가 주관적이고 잘못 해석할 여지가 있다면 이런 정보에만 의존해서 장애평가를 해서는 안 된다. 평가자는 활동 제한에 관한 객관적 데이터를 구한 후 이를 주관적 데이터와 함께 고찰한 후 영구장애평가를 해야 할 것이다.

탈장에 의한 장애의 증상 및 징후는 복벽의 지지구조물의 결손이 있고, 복압의 증가와 함께 돌출, 통증 등이 있다.

나. 임상검사

탈장에 의한 장애 확인에 유용한 객관적 방법에는

1) 초음파검사

2) CT검사 등이 있다.

다. 장애정도 결정

환자가 통상적이고 간헐적인 소화기 증상을 보이지만 일상적인 활동 수행에 지장이 없고 활동의 제한이 없고, 특별한 식이요법이나 투약이 필요 없는 경우로서 영양 섭취 및 정상 체중 유지가 가능하다면 이 환자는 하부 위장관계통장애 중 정상 범위에 속하는 군에 속한다고 할 수 있다.

3. 평가항목과 요령

가. 탈장으로 인한 장애평가기준

각 검사 결과 등에 대한 전신장애율은 〈표 2-8-4-1〉과 같으며, 특별한 사항이 없을 경우 각 군의 대표 장애율을 장애평가 결과로 제시한다. 단, 의사 판단에 따라 대표 장애율에서 ±3% 부여가 가능하고, 구간 내에서 최대값이나 최소값을 부여할 수 있다. 또한 의사 판단에 의한 ±3% 부여 결과는 각 군 내 범위(최대값 또는 최소값)를 벗어날 수 없다. 장애율을 제시할 경우 이에 상응하는 이유를 기록하도록 한다.

〈표 2-8-4-1〉 탈장으로 인한 장애평가기준

군	내 용	전신장애율 (%)	대표 장애율 (%)
1	• 탈장 수술 후 재발한 재발성탈장으로 인해 복벽결손부위에 자주 복부불편감이 발생하여 일상생활에 심각한 제한이 있으며, 복벽지지구조물의 결손이 있고, 지속적인 돌출이 있으며, 수술이 불가능한 경우	16~20	18
2	• 탈장으로 인해 복벽 결손부위에 자주 복부 불편감이 발생하여, 일상생활에 지장이 있으며, 복벽지지구조물의 결손이 있고, 지속적인 돌출이 있으며, 환납이 안되는 경우(수술이 가능한 경우 수술 후 1년 후 재평가 실시)	11~15	13
3	• 탈장으로 인해 무거운 물건을 들 경우* 복벽결손부위에 자주 복부불편감이 발생하지만, 일상생활에 지장이 없으며 복벽지지구조물의 결손이 있고, 돌출이 있으며, 환납이 가능한 경우(수술이 가능한 경우 수술 후 1년 후 재평가 실시)	5~10	7
4	• 탈장으로 인해 가끔 복부불편감이 발생하나 일상생활에는 지장이 없으며, 복벽지지구조물의 결손이 있고, 간헐적인 약간의 돌출이 있으나 환납이 가능한 경우	1~4	2
5	• 탈장의 병력이 있으나 증상이 없고, 복벽지지구조물에 결손이 없는 경우	0	0

* 남자의 경우는 23kg 이상, 여자의 경우는 16kg 이상인 경우

4. 장애평가 참고자료와 검사

탈장으로 인한 장애평가를 위하여 탈장으로 인한 장애 확인에 유용한 다음 객관적 검사방법의 결과지를 제시하여야 한다.

탈장으로 인한 장애 확인에 유용한 객관적 방법은 다음과 같다.

1) 초음파검사
2) CT검사 등

5. 사례

1) 사례 1

항 목	내 용
대상자	• 60세 남자
과거력	• 십이지장 천공으로 20년 전 복부정중절개 후 단순봉합술을 받았음
현재 나타나는 증상	• 복부정중절개 아래 부분에 복벽 결손이 만져지며, 약간의 돌출이 있으나 통증이 없음
신체검사	• 신장: 1.70m • 중간 체격 • 체중: 60kg
검사소견	• 복부초음파 소견: 크기 1cm의 복벽결손 있음
진 단	• 단순 절개부 탈장
전신장애율	• 2%
장애평가소견	• 절개부 탈장이 있으나 증상이 없고, 일상생활에 지장없음

2) 사례 2

항 목	내 용
대상자	• 59세 여자
과거력	• 20년 전 자궁근종으로 하복부정중절개 후 자궁적출술을 받았다.
현재 나타나는 증상	• 절개 중앙부위로 탈장이 돌출되어 있으며, 빨래나 청소 등의 집안일을 못한다. • 돌출된 탈장이 들어가지 않고 나와 있다.
신체검사	• 신장: 1.50m • 작은 체격 • 체중: 55kg
검사소견	• 복부 CT: 복벽결손이 확인되며, 복부 근막 바깥으로 돌출된 장이 보인다.
진 단	• 절개부 탈장
전신장애율	• 13%
장애평가소견	• 빨래나 청소를 못하며, 16kg 이상의 무거운 물건을 들으면 증상이 악화되어 들지 못한다.

제 9 장 신장장애

김상현 · 백경훈

1. 범주와 원칙

가. 범주

상부요로계인 신장기능장애에 대해 평가한다. 요관, 방광, 요도로 이루어진 하부요로계장애는 제외한다.

신장은 신체의 항상성을 조절하는 중요한 기관으로 노폐물 배설, 산염기 균형 조절, 혈압 조절, 조혈 인자 생성 등에 있어 중요한 역할을 한다. 혈청 크레아티닌과 크레아티닌 청소율은 신장 기능을 정확하게 반영하며, 상부요로 기능장애정도를 계량화할 수 있어 유용한 도구가 될 수 있다.

나. 평가시기

1) 원인질환이 수술 또는 치료로 악화나 호전의 가능성이 없는 경우에 평가하며, 원인질환 발생일로부터 최소 3개월 이상 치료 또는 관찰 후 평가한다. 단 신장이식을 시행한 경우 신 기능이 안정되면 바로 평가할 수 있다.

2) 급성신부전일 때는 평가하지 않는다.

다. 평가 유의사항

1) 사구체 여과율과 만성 신장 기능 이상의 증상 및 징후로 신장장애의 정도를 평가한다.

2) 만 18세까지를 소아청소년, 만 19세 이상을 성인으로 구분한다.

2. 장애평가기준과 장애정도

〈표 2-9-1〉 신장장애 평가기준

군	내 용	장기장애율(%)	전신장애율(%)	대표 전신장애율(%)
1	• 만성신부전증으로 3개월 이상 정기적인 투석요법을 받고 있는 자	96~100	72~75	74
2	• 성인은 사구체 여과율이 15㎖/min 미만인 경우 • 소아청소년은 사구체 여과율이 15㎖/min/1.73㎡ 미만인 경우	86~95	46~65	〈표 2-9-2〉 참조
2	• 성인의 사구체 여과율이 15~29㎖/min(소아청소년의 사구체 여과율 15~29㎖/min/1.73㎡)에 해당하나 계속된 치료에도 불구하고 심한 만성 신장 기능 이상의 증상 및 징후가 지속되는 경우	88	50	50
3	• 성인은 사구체 여과율이 15~29㎖/min인 경우 • 소아청소년은 사구체 여과율이 15~29㎖/min/1.73㎡인 경우	71~85	31~45	〈표 2-9-2〉 참조
3	• 성인의 사구체 여과율이 30~44㎖/min(소아청소년의 사구체 여과율 30~44㎖/min/1.73㎡)에 해당하나 계속된 치료에도 불구하고 심한 만성 신장 기능 이상의 증상 및 징후가 지속되는 경우	75	35	35
4	• 성인은 사구체 여과율이 30~44㎖/min인 경우 • 소아청소년은 사구체 여과율이 30~44㎖/min/1.73㎡인 경우	56~70	16~30	〈표 2-9-2〉 참조
4	• 신장이식을 시술받은 자	65	25	25
4	• 성인의 사구체 여과율이 45~60㎖/min(소아청소년의 사구체 여과율 45~60㎖/min/1.73㎡)에 해당하나 계속된 치료에도 불구하고 심한 만성 신장 기능 이상의 증상 및 징후가 지속되는 경우	60	20	20
5	• 성인은 혈청 크레아티닌이 남자 1.5mg/dL, 여자 1.3mg/dL 이상이거나, 사구체 여과율이 45~60㎖/min인 경우 • 소아청소년은 사구체 여과율이 45~60㎖/min/1.73㎡인 경우	40~55	1~15	〈표 2-9-2〉 참조
5	• 한쪽 신장만 정상 기능을 유지하고 있는 경우	50	10	10

주 1) 소아청소년이란 만 18세까지(19세 미만)의 나이를 말한다.
2) 2군에서 5군의 사구체 여과율에 따른 장기장애율 및 전신장애율의 세부 규정은 〈표 2-9-2〉를 참조한다.

〈표 2-9-2〉 사구체 여과율에 따른 장애평가기준

군	사구체 여과율[1)]	장기장애율 (%)	전신장애율(%)	대표 전신장애율(%)
2	• 2~1	94~95	62~65	64
	• 5~3	92~93	58~61	60
	• 8~6	90~91	54~57	56
	• 11~9	88~89	50~53	52
	• 14~12	86~87	46~49	48
3	• 17~15	83~85	43~45	44
	• 20~18	80~82	40~42	41
	• 23~21	77~79	37~39	38
	• 26~24	74~76	34~36	35
	• 29~27	71~73	31~33	32
4	• 32~30	68~70	28~30	29
	• 35~33	65~67	25~27	26
	• 38~36	62~64	22~24	23
	• 41~39	59~61	19~21	20
	• 44~42	56~58	16~18	17
5	• 47~45	53~55	13~15	14
	• 50~48	50~52	10~12	11
	• 53~51	47~49	7~9	8
	• 56~54	44~46	4~6	5
	• 60~57	40~43	1~3	2

주 1) 사구체 여과율의 단위는 성인의 경우 ㎖/min이며, 소아청소년의 경우 ㎖/min/1.73㎡이다.

각 검사 결과 등에 대한 전신장애율은 〈표 2-9-1〉과 〈표 2-9-2〉와 같으며, 특별한 사항이 없을 경우 각 군의 대표 장애율을 장애평가 결과로 제시한다. 단, 의사 판단에 따라 각 군의 전신장애율 범위에 해당하는 장애율을 제시할 수 있다. 장애율을 제시할 경우 이에 상응하는 이유를 기록하도록 한다.

3. 평가항목과 요령

가. 증상과 징후: 만성 신장 기능 이상의 증상 및 징후

1) 요독증성 심낭염(심초음파상 중등도 이상) 혹은 출혈증상

2) 요독증성 신경증상(의식장애, 경련, 말초신경증 등)

3) 요독성 소화기 증상(오심, 구토, 요독성 악취) 혹은 피부소양증의 지속

4) 신성빈혈(Hb 8.0gm/dl 이하) 혹은 영양실조(혈청 알부민<3.0gm/dl)의 지속

5) 중한 고혈압(이완기 혈압 100mmHg 이상, 소아청소년은 해당 성별, 연령, 키에 따른 정상 수축기 혈압의 95백분위수 이상) 혹은 전해질, 산염기 이상의 지속

6) 소아청소년에서 심한 성장장애(키가 해당 연령, 해당 성별의 소아청소년의 평균보다 2표준편차 미만이거나 3백분위수 미만인 경우)

나. 임상검사

1) 사구체 여과율(Glomerular filtration rate; GFR)을 이용한다. 사구체 여과율 검사방법은 여러 가지가 있으므로 가장 병상을 적절히 나타내는 검사성적을 근거로 판정한다.

2) 원인질환 발생일로부터 최소 3개월 이상 치료 또는 관찰 후, 신기능이 고착화되었다고 판단된 후의 혈청 크레아티닌 또는 사구체 여과율로 평가한다.

3) 사구체 여과율 검사방법은 다음과 같다.

가) 24시간 소변 크레아티닌 청소율(creatinine clearance)

나) Cockcroft-Gault 공식에 의한 사구체 여과율

다) ^{51}Cr-EDTA 등 방사성 동위원소를 이용한 사구체 여과율

라) 소아청소년의 경우 Cockcroft-Gault 공식 대신 Schwartz 공식을 사용한다.

마) MDRD study 공식(The Modification of Diet in Renal Disease study equation)에 의한 사구체 여과율은 사용하지 않는다.

4) 24시간 소변 크레아티닌 청소율이 권유되어지는 경우는 다음과 같다.

과도한 노년층, 심한 영양실조, 골격근 질환, 채식주의자, 하반신마비 또는 사지마비 환자

다. 장애정도 결정

1) 신장질환에 따른 장애의 정도는 사구체 여과율, 만성 신장 기능 이상의 증상 및 징후, 신장이식 및 투석치료 등에 따라 인정한다.

2) 상병이 수술 또는 치료로 악화나 호전의 가능성이 있는 경우에는 향후 질환의 고정 및 안정성이 이루어졌을 때 판정하여야 한다. 다만, 그 질환이 고정되지 않았음에도 법정기한이 도달하여 장애판정을 해야 하는 경우에는 그 이후 장애정도의 경감을 고려할 수 있으며 이에

대하여는 재심사를 하여야 한다.

3) 만성신부전증으로 3개월 이상 정기적 투석요법을 받고 있는 자는 1군, 신장 이식 수술을 받은 자는 4군(전신장애율: 25%)으로 인정하고, 이식신장의 기능이 감소될 경우에는 검사성적에 따라 다시 상위 군으로 인정한다. (신장이식의 경우 만성 이식 신병증(chronic allograft nephropathy)등으로 만성신질환이 되었을 때, 전신장애율 25%를 초과하는 사구체 여과율이나 신장장애군에 해당된다면 상위 군의 신장장애군을 적용한다.)

4) 2군에서 5군의 장애율은 판정의가 환자의 증상, 신체진찰, 사구체 여과율 등의 검사결과를 종합하여 심한 정도를(몇 %에 해당되는지를) 평가한다.

5) 2군에서 5군까지 사구체 여과율로 신체장애를 판정할 때, 사구체 여과율에 따라 해당되는 군을 먼저 판정한 후, 〈표 2-9-2〉에 따라 장기장애율과 전신장애율을 구한다.

6) 3, 4, 5군에서 사구체 여과율은 하부 군의 범위에 속하나 계속된 치료에도 불구하고 심한 만성 신장 기능 이상의 증상 및 징후가 지속되는 경우는 상위 군으로 조정하나 각 상위 군의 가장 낮은 전신장애율에서 4%를 더한다.

예 1) 사구체 여과율 3군+계속된 치료에도 불구하고
심한 만성 신장 기능 이상의 증상 및 징후가 지속되는 경우 ⇒ 전신장애율 50%

예 2) 사구체 여과율 4군+계속된 치료에도 불구하고
심한 만성 신장 기능 이상의 증상 및 징후가 지속되는 경우 ⇒ 전신장애율 35%

예 3) 사구체 여과율 5군+계속된 치료에도 불구하고
심한 만성 신장 기능 이상의 증상 및 징후가 지속되는 경우 ⇒ 전신장애율 20%

7) 신장장애 5군의 한쪽 신장만 정상 기능을 유지하고 있는 경우
장기장애율 50%, 전신장애율 10%를 적용한다.

〈근거〉 남아있는 한쪽 신장의 기능으로 정상 신기능을 유지하고 있으나, 인체의 필수 기관의 하나인 신장의 한쪽이 없다는 점, 정상 신장이 1개일 때보다 2개일 때가 신손상 위험 가능성이 낮을 것이라는 점, 미국의학협회 영구장애평가지침 6판(2008)에서도 한쪽 신장만 정상 기능을 유지하고 있는 경우 전신장애율 10%로 평가한 점을 근거로 하였다.

8) 3, 4, 5군에서는 장기장애율 15% 변화에 전신장애율 15%를 주었으나, 2군에서는 장기장애율 10% 변화에 전신장애율 20%를 주었다. 이는 3~5군에 비해 2군의 사구체 여과율 15ml/min 이하로 갈수록 요독증에 의한 전신 증상이 심해지고 치료약제가 증가함을 고려하였다.

라. 재 평 가

장애등급의 변화가 예상되는 경우 최종 판정일로부터 2년 이후에 재판정을 받도록 한다. 단, 3개월 이상의 정기적인 투석을 받거나 신장이식 수술을 시행한 자는 2년 이내에도 재판정을 받을 수 있다.

4. 사례

가. 성인

1) 사례 1

항 목	내 용
대상자	• 58세 여자, 60kg
과거력	• 15년 전부터 당뇨병으로 불규칙하게 치료, 3개월 전부터 혈액투석 중
현재 나타나는 증상	• 식욕부진, 소양증
신체검사	• 혈압 165/90mmHg, 당뇨병성 망막증, 신경증
검사소견	• 혈청 크레아티닌 6.0mg/dL
장애율	• 장기장애율: 100% • 전신장애율: 75%

2) 사례 2

항 목	내 용
대상자	• 58세 여자, 50kg
과거력	• 다낭성신의 가족력
현재 나타나는 증상	• 복부팽만감
신체검사	• 복부양측의 덩이(mass)가 만져짐, 혈압 160/100mmHg
검사소견	• 복부초음파에서 양측신장과 간의 수많은 낭종 • 혈청 크레아티닌 5.2mg/dL • Cockcroft-Gault 공식에 의한 사구체 여과율 9.3ml/min
장애율	• 장기장애율: 89% • 전신장애율: 53%

3) 사례 3

항 목	내 용
대상자	• 38세 남자, 60kg
과거력	• 20년 전 혈뇨의 병력 • 이후 병원 다니지 않다가 최근 직장신체검사에서 혈뇨 및 단백뇨 발견
현재 나타나는 증상	• 없음
신체검사	• 혈압 150/95mmHg
검사소견	• 복부초음파에서 신장의 양측 크기가 작아짐(오른쪽 8.5cm, 왼쪽 8.6cm) • 혈청 크레아티닌 3.0mg/dL • Cockcroft-Gault 공식에 의한 사구체 여과율 29ml/min
장애율	• 장기장애율: 71% • 전신장애율: 31%

4) 사례 4

항 목	내 용
대상자	• 60세 남자, 55kg
과거력	• 10년 전부터 고혈압, 간헐적 치료
현재 나타나는 증상	• 피로감
신체검사	• 혈압 165/105mmHg • 안저에 고혈압성 망막증 소견
검사소견	• 복부초음파에서 신장크기: 오른쪽 9.2cm, 왼쪽 9.0cm • 혈청 크레아티닌 2.0mg/dL • Cockcroft-Gault 공식에 의한 사구체 여과율 31ml/min
장애율	• 장기장애율: 69% • 전신장애율: 29%

5) 사례 5

항 목	내 용
대상자	• 22세 남자, 60kg
과거력	• 어릴 때부터 왼쪽의 방광요관 역류로 치료받은 병력
현재 나타나는 증상	• 없음
신체검사	• 혈압 120/80mmHg
검사소견	• 복부초음파에서 신장크기: 오른쪽 12cm, 왼쪽 6cm • DTPA 스캔(Diethylenetriamine Pentaacetic Acid Scan)에서 왼쪽 신장으로 배설되지 않음 • 혈청 크레아티닌 1.2mg/dL • Cockcroft-Gault 공식에 의한 사구체 여과율 81.9ml/min • 왼쪽 신장의 기능이 없는 것으로 판단됨
장애율	• 장기장애율: 50% • 전신장애율: 10%

나. 소아청소년

1) 사례 1

항 목	내 용
대상자	• 11세 여자, 30kg, 136cm
과거력	• 갑자기 발견된 고혈압
현재 나타나는 증상	• 전신쇠약감, 두통
신체검사	• 혈압 150/90mmHg
검사소견	• 혈청 크레아티닌 5.5mg/dL • 복부 초음파에서 양측 신장의 크기가 작아짐(오른쪽 3.5cm, 왼쪽 4cm) • Schwartz 공식에 의한 사구체 여과율 13.6ml/min/1.73㎡
장애율	• 장기장애율: 86% • 전신장애율: 46%

2) 사례 2

항 목	내 용
대상자	• 6세 남자, 110cm, 19kg
과거력	• 3년 전에 국소성분절성 사구체 경화증 진단, 치료에 반응 없이 단백뇨 지속
현재 나타나는 증상	• 간헐적인 부종
신체검사	• 특이 소견 없음
검사소견	• 혈청 크레아티닌 3.0mg/dL • Schwartz 공식에 의한 사구체 여과율 20.2ml/min/1.73㎡
장애율	• 장기장애율: 80% • 전신장애율: 40%

3) 사례 3

항 목	내 용
대상자	• 8세 남자, 127cm, 28kg
과거력	• 반복되는 요로 감염
현재 나타나는 증상	• 없음
신체검사	• 혈압 120/70mmHg
검사소견	• 배뇨 요도 방광 조영술상 5등급의 양측 방광 요관 역류 • 초음파 검사상 양측 수신증 • 혈청 크레아티닌 1.9mg/dL • Schwartz 공식에 의한 사구체 여과율: 36.8ml/min/1.73㎡
장애율	• 장기장애율: 63% • 전신장애율: 23%

4) 사례 4

항 목	내 용
대상자	• 1세 남아, 78cm, 10kg
과거력	• 신장 초음파에서 왼쪽 다낭성 이형성 신장(multicystic dysplastic kidney) 발견
현재 나타나는 증상	• 없음
신체검사	• 특이 사항 없음
검사소견	• 혈청 크레아티닌 0.4mg/dL • 신장초음파: 왼쪽 다낭성 이형성 신장(multicystic dysplastic kidney) • DMSA 스캔 검사에서 상대 신섭취율이 5%: 95%(좌: 우)로 왼쪽 신장의 기능이 거의 없음 • Schwartz 공식에 의한 사구체 여과율: 87.8ml/min/1.73㎡ • 왼쪽 신장의 기능이 없는 것으로 판단
장애율	• 장기장애율: 50% • 전신장애율: 10%

제10장 비뇨생식기장애

정재용 · 조용균

제 1 절 하부요로계장애

1. 범주와 원칙

가. 범주

1) 포함 및 제외 범주

신경손상, 외상, 질병 등 여러 가지 원인으로 인해 방광 및 요도의 기능적, 해부학적 기능이 상실되거나 부분적으로 상실되는 경우를 장애로 평가하여 판정한다.

단, 하부요로계의 기능적, 해부학적 기능이 최신의 치료법에 의해서 호전된 경우에는 장애평가에서 제외한다.

나. 평가시기

6개월 이상 비뇨기과 의사의 치료(약물, 수술 등)에도 불구하고 더 이상의 증상의 호전이 없어 현재의 증상이 고정되었다고 판단될 때를 그 평가시기로 한다. 의학적으로 최신의 치료법이 적용되어 환자의 상태가 변화가 되었을 때에는 다시 변화된 증상이 고정된 지 6개월의 기간이 지난 뒤에 평가하는 것을 원칙으로 한다. 그러나 내원 당시 진찰 및 검사 소견에서 이미 현재의 증상이 고정되었고 더 이상의 치료가 무의미하다는 것이 자명하다면 그 시점에서 평가해도 된다.

다. 평가 유의사항

하부요로계의 장애는 주관적인 증상의 경중보다는 검사소견이 더 중요하다.

2. 장애평가기준과 장애정도

가. 장애평가기준

장애평가기준은 방광반응활성도, 배뇨에 대한 자발적 조절, 영구적 요로전환상태, 요도기능, 방광이나 요도기능 이상으로 인한 이차적 상부요로계의 변화, 그리고 지속적 치료 필요 유무에 의해 결정된다.

나. 하부요로기능 장애평가기준표와 장애율

〈표 2-10-1-1〉 하부요로기능 장애평가기준[1)]

군	내 용	전 신 장애율 (%)	대 표 장애율 (%)
1[2)]	• 영구적인 요로전환이 필요하며(예. 회장도관, 방광창냄술, 치골위방광창냄술, 또는 청결자가도뇨 등) 상부요로의 해부학적 또는 기능적 변화를 초래하는 경우 • 요관의 기능부전 또는 하부요로의 변화에 의하여 양측으로 경피적 신루술(Percutaneous nephrostomy)를 영구히 유지해야 하는 경우(단, 단신인 경우에는 단측 경피적 신루술을 유지해야 하는 경우)	31~40	35
2[3)]	• 영구적인 요로전환이 필요한 경우(예. 회장도관, 방광창냄술, 치골위방광창냄술, 또는 청결자가도뇨 등)(단, 상부요로의 해부학적 및 기능적 변화는 없음) • 요도조영술 또는 요도방광경검사에서 요도가 75% 이상 막히고 수술 및 기타 치료로 교정이 안 되어 영구적인 요로전환이 필요한 경우 • 요관의 기능부전 또는 하부요로의 변화에 의하여 일측으로 경피적 신루술(Percutaneous nephrostomy)을 영구히 유지해야 하는 경우(단신인 경우에는 제외)	18~30	26
3[4)]	• 정상 방광 기능을 유지하기 위해서는 연속적인 치료가 필요한 경우 • 간헐적 또는 연속적인 소변 방울 떨어짐을 야기하는 요도 기능부전과 연속적인 치료를 요하는 자발적 요조절의 소실 그러나 영구적인 요로전환은 사용되지 않는 경우(예. 치골위방광창냄술, 청결자가도뇨 등) • 신경계의 손상으로 인하여 배뇨를 하지 못하여 영구적인 요로전환은 사용되지 않지만 간헐적인 요로전환술이 필요하며, 지속적인 약물치료가 필요한 경우 • 요도조영술 또는 요도방광경검사에서 요도가 50~75% 막히고 지속적으로 요도확장술을 시행 해야 하는 경우(단, 상부요로 기능은 방광질환에 의해서 영향 받지 않음)	5~17	11

4[5]	• 간헐적 또는 연속적인 소변 방울 떨어짐을 야기하는 요도 기능부전과 자발적 요조절의 소실이 자주 재발하나 간헐적인 약물치료를 요하는 방광 질환의 경우 • 간헐적 또는 연속적인 소변 방울 떨어짐을 유발하는 요도 기능부전과 간헐적인 약물치료를 요하나 영구적인 요로전환을 사용하지 않는 자발적 요조절의 소실되는 경우(예. 치골위방광창냄술 또는 청결자가도뇨 등) • 요도조영술 또는 요도방광경검사에서 요도가 25~50% 막히고 요도확장술이 불규칙적이나 간헐적으로 필요한 경우(단, 상부요로기능은 방광 질환에 의해서 영향 받지 않음)	0~4	2

주 1) • 위에서 언급된 기능적 또는 구조적인 장애는 원인으로 주장되는 것과 직접적으로 연관되어야 한다.
• 모든 기술기준은 각각의 장애군의 범주에 충족되어야 한다.

2) • 상부요로의 해부학적 또는 기능적 변화란 반드시 수신증과 sCr의 상승이 동시에 동반되어 있음을 의미한다.
• 영구적인 투석을 요할 정도로 신장기능의 손상이 동반되었을 경우에는 하부요로장애의 장애율을 따르지 않고 신장장애의 장애율을 따른다.

3) • 상부요로의 해부학적 또는 기능적 변화가 동반되었을 경우에는 1군의 장애율을 따른다.
• 성공적으로 신이식이 이루어져서 지속적으로 추적관찰이 필요할 경우에는 2군의 장애율을 따른다.

4) • 상부요로의 해부학적 또는 기능적 변화가 동반되었을 경우에는 1군의 장애율을 따른다.
• 새로운 신약에 의하여 신경인성 혹은 과민성 방광의 증상의 개선으로 지속적인 약물의 복용이 필요없을 시에는 4군으로 평가한다.
• 연속적인 약물복용으로 인한 부작용으로 1개월 미만만 약물을 중단하였을 경우에도 연속적인 약물복용으로 인정한다.
• 연속적인 약물치료로 인하여 환자의 증상이 변화하였을 경우에는 기존의 장애율을 무시하고 재평가하여야 된다.

5) • 해부학적 또는 기능적 변화가 동반되었을 경우에는 1군의 장애율을 따른다.
• 간헐적인 약물복용이란 연속적으로 약물복용이 필요하지는 않지만, 그렇다고 해서 약물을 중단할 수도 없는 상태를 의미한다.

각 검사 결과에 대한 전신장애율은 〈표 2-10-1-1〉과 같으며, 특별한 사항이 없을 경우 각 군의 대표 장애율을 장애평가 결과로 제시한다. 단, 의사 판단에 따라 대표 장애율에서 ±3% 부여가 가능하고, 구간 내에서 최대값이나 최소값을 부여할 수 있다. 또한 의사 판단에 의한 ±3% 부여 결과는 각 군 내 범위(최대값 또는 최소값)를 벗어날 수 없다. 장애율을 제시할 경우 이에 상응하는 이유를 기록하도록 한다.

3. 평가항목과 요령

다음의 평가항목들은 비뇨기과 의사의 판단하에 가장 신뢰성이 있는 방법을 선택하되, 장애평가 당시 최신의 검사가 새로 도입되었다면 이를 적용할 수 있다.

가. 배뇨일지

나. 전립선증상점수표

다. 상부요로계의 기능을 반영하는 검사: 혈액요소질소(blood urea nitrogen; BUN)/크레아티닌(creatinine; Cr), 크레아티닌청소율(creatinine clearance; Ccr) …

라. 요검사와 요배양검사

마. 경정맥요로조영술을 포함한 방사선학적 영상검사

바. 방광경검사

사. 요역동학검사

아. 요속검사

자. 잔뇨검사

차. 요절박평가를 위한 각종 설문지

4. 검사 유의사항

하부요로계장애의 평가 시에는 지난 6개월간 비뇨기과 의사로부터 진료를 받았으며, 현재의 상태가 더 이상의 치료에 의해서도 호전이 될 수 없으며 증상이 고정되었다는 비뇨기과 의사의 소견서를 반드시 첨부하여야 한다.

5. 사례

가. 1군

1) 사례 1

항 목	내 용
대상자	• 57세 남자
과거력	• 방광암으로 근치적방광절제술과 회장도관술을 시행 받고 지내던 중 양측 신장의 심한(grade 3) 수신증 발생
현재 나타나는 증상	• 주관적으로 양측 측복부 통증을 호소함(아무런 증상이 없을 수도 있다)
검사소견	• 요로조영술에서 특별히 협착부위는 관찰되지 않으나 상부요로로부터 조영제가 경미하게 지연되어 배출되는 것이 관찰됨 • 혈중 크레아티닌 수치는 수술 전 0.9mg/dL에서 수술 후 점차 증가하여 2.1mg/dL에서 고정되었으며 지난 6개월간 수신증의 변화도 관찰되지 않음 • 현재 BUN/Cr 28/2.1 • 현재 양측 수신증의 호전을 위해 양측 경피적신루설치술을 시행한 상태임
진 단	• 양측 수신증에 의한 신부전상태로 판단됨
전신장애율	• 37%
장애평가소견	• 방광을 적출하여 영구적인 요로전환을 한 상태로 이로 인해 직·간접적으로 경미하나 상부요로의 해부학적 및 기능적 변화가 보여지는 경우임 • 현재 양측 경피적신루설치술을 영구히 시행하고 있는 상태 • 현재 양측 심한 수신증 및 혈청크레아티닌(sCr)의 상승을 보이고 있음

2) 사례 2

항 목	내 용
대상자	• 57세 남자
과거력	• 방광암으로 근치적방광절제술과 회장도관술을 시행받고 지내던 중 양측 신장의 중등도(grade 2) 수신증 발생
현재 나타나는 증상	• 간혹 단측의 측복통을 호소할 때도 있으나 현재 주관적으로 특별한 증상은 없음
검사소견	• 요로조영술에서 특별히 협착부위는 관찰되지 않으나 상부요로로부터 조영제가 경미하게 지연되어 배출되는 것이 관찰됨 • 혈중 크레아티닌 수치는 수술 전 0.9mg/dL에서 수술 후 점차 증가하여 1.9mg/dL에서 고정되었으며 지난 6개월간 수신증의 변화도 관찰 되지 않음 • 현재 BUN/Cr 28/1.9 • 현재 양측 수신증의 호전을 위해 양측 경피적신루설치술을 시행한 상태임
진 단	• 양측 수신증에 의한 신부전상태로 판단됨
전신장애율	• 35%
장애평가소견	• 방광을 적출하여 영구적인 요로전환을 한 상태로 이로 인해 직·간접적으로 경미하나 상부요로의 해부학적 및 기능적 변화가 보여지는 경우임 • 현재 양측 경피적신루설치술을 영구히 시행하고 있는 상태 • 현재 양측 중등도 수신증 및 혈청크레아티닌의 상승을 보이고 있음

3) 사례 3

항 목	내 용
대상자	• 57세 남자
과거력	• 방광암으로 근치적방광절제술과 회장도관술을 시행받고 지내던 중 양측 신장의 경도(grade 1) 수신증 발생
현재 나타나는 증상	• 간혹 단측의 측복통을 호소할 때도 있으나 현재 주관적으로 특별한 증상은 없음
검사소견	• 요로조영술에서 특별히 협착부위는 관찰되지 않으나 상부요로로부터 조영제가 경미하게 지연되어 배출되는 것이 관찰됨 • 혈중 크레아티닌 수치는 수술 전 0.9mg/dL에서 수술 후 점차 증가하여 1.8mg/dL에서 고정되었으며 지난 6개월간 수신증의 변화도 관찰되지 않음 • 현재 BUN/Cr 28/1.8 • 현재 양측 수신증의 호전을 위해 양측 경피적신루설치술을 시행한 상태임
진 단	• 양측 수신증에 의한 신부전상태로 판단됨
전신장애율	• 32%
장애평가소견	• 방광을 적출하여 영구적인 요로전환을 한 상태로 이로 인해 직·간접적으로 경미하나 상부요로의 해부학적 및 기능적 변화가 보여지는 경우임 • 현재 양측 경피적신루설치술을 영구히 시행하고 있는 상태 • 현재 양측 경도 수신증 및 혈청크레아티닌의 상승을 보이고 있음

나. 2군

1) 사례 1

항 목	내 용
대상자	• 54세 여자
과거력	• 방광암으로 근치적방광절제술과 회장도관술을 시행받았음
현재 나타나는 증상	• 회장도관술로 인하여 소변주머니를 항상 차고 다니고 있음
검사소견	• BUN/Cr 28/1.0 • 신장초음파: 수신증은 관찰되지 않음
진 단	• 방광암으로 인해 회장도관술을 시행받은 상태
전신장애율	• 28%
장애평가소견	• 영구적인 요로전환(회장도관술)이 필요한 상태이며 이로 인한 상부요로의 해부학적 및 기능적 변화는 관찰되지 않음

2) 사례 2

항 목	내 용
대상자	• 54세 여자
과거력	• 자궁경부암의 전이로 인하여 한쪽 요관의 폐색이 나타남
현재 나타나는 증상	• 요관의 폐색으로 인하여 영구적인 일측 경피적 신루술을 설치하고 있는 상태임
검사소견	• BUN/Cr 28/1.0 • 신장초음파: 수신증은 관찰되지 않음
진 단	• 자궁경부암의 전이로 인한 한 쪽 요관의 폐색
전신장애율	• 26%
장애평가소견	• 한 쪽 요관의 폐색으로 인한 영구적인 요로전환(일측성 경피적 신루술)을 시행해야 하는 상황임 • 경피적 신루술설치후 방광 또는 요도기능이 변화된 결과로부터 상부요로의 기능적, 해부학적 변화는 보여지지 않음

3) 사례 3

항 목	내 용
대상자	• 54세 여자
과거력	• 2층 높이에서 추락하는 수상 후 요추골절 및 다발성 골반골절이 발생함 • 요추고정술 및 보존적 치료를 시행한 상태임
현재 나타나는 증상	• 요추고정술 및 보존적 치료를 시행하였으나 자가배뇨 불가능하여 영구적인 청결자가도뇨를 시행하고 있는 상태임
검사소견	• BUN/Cr 28/1.0 • 신장초음파: 수신증은 관찰되지 않음 • 요역동학검사: 배뇨근 무반사(detrusor arreflexia)가 나타남 • 최대방광용량: 500ml 이상 • 잔뇨 500ml 이상
진 단	• 척수손상에 의한 배뇨근 무반사로 인한 신경인성 방광
전신장애율	• 23%
장애평가소견	• 방광반사활동의 장애로 배뇨에 대한 자발적 조절의 소실로 영구적인 요로전환(청결자가도뇨)을 시행해야 하는 상황임 • 방광 또는 요도기능이 변화된 결과로부터 상부요로기능의 변화는 보여지지 않음

4) 사례 4

항 목	내 용
대상자	• 54세 남자
과거력	• 3층 높이의 공사장에서 추락하여 철봉부위에 기마손상(Straddle injury)를 받은 후 요도내 절개술 및 요도 확장술을 수차례 시행하였으나 호전이 없음
현재 나타나는 증상	• 마지막 요도 조영술 및 요도방광경검사에서 요도가 75% 이상 막혀 영구적인 요로전환이 필요하다고 판단됨 • 자가배뇨 불가능하여 영구적인 치골위방광창냄술을 시행하고 있는 상태임
검사소견	• BUN/Cr 28/1.0 • 신장초음파: 수신증은 관찰되지 않음 • 요도조영술: 조영제가 요도협착부위의 근위부로 전혀 올라가지 않음 • 요도방광경검사: 요도가 거의 완전히 막혀있는 상태이며, 요도 전반이 심하게 경화가 일어나 있음 • 잔뇨 500ml 이상으로 자가 배뇨 불가능
진 단	• 완전요도협착
전신장애율	• 20%
장애평가소견	• 완전요도협착으로 인한 자발적 배뇨의 불가능으로 인한 영구적인 요로전환(치골위방광창냄술)을 시행해야 하는 상황임 • 방광 또는 요도기능이 변화된 결과로부터 상부요로기능의 변화는 보여지지 않음

다. 3군

1) 사례 1

항 목	내 용
대상자	• 61세 여자
과거력	• 보행자 교통사고 후 최근 3년간 4회의 반복되는 요로감염이 발생
현재 나타나는 증상	• 현재 주간 빈뇨(1시간이내 간격) 및 급박뇨가 발생함 • 지난 1년간 항콜린제와 행동치료를 계속 시행하고 있으며, 배뇨간격은 평균 90분으로 늘어났으나 더 이상의 호전은 없음 • 약물 중단 시에는 다시 치료 전의 상태로 돌아가며 지속적인 약물치료가 필요한 상황임
검사소견	• 요역동학검사: 배뇨근 과활동성(detrusor hyperactⅣity) • 최대방광용적: 150ml • 최고요속/평균요속: 11/7ml/sec • 최대배뇨근압(Maximal detrusor pressure): 67cmH_2O • BUN/Cr 18/1.2 • 신장초음파: 수신증은 관찰되지 않음 • 배뇨량/잔뇨: 150/20ml
진 단	• 척수손상의증에 의한 신경인성 방광
장애율	• 14%
장애평가소견	• 방광반사활동의 장애로 배뇨에 대한 자발적 조절의 소실이 발생하였으며 지속적인 약물 치료가 필요한 상황임 • 그러나 방광 또는 요도기능이 변화된 결과로부터 상부요로기능의 변화는 보여지지 않음 • 연속적인 치료를 요하는 방광질환의 증상과 징후를 보임 • 정상방광기능은 치료없이 보여지지 않음 • 간헐적 또는 연속적인 소변 방울 떨어짐을 야기하는 요도기능부전과 연속적인 치료를 요하는 자발적 요조절의 소실이 보이지만 영구적인 요로전환은 필요하지 않음 • 상부요로기능은 방광질환에 의해서 영향 받지 않는 상황임

2) 사례 2

항 목	내 용
대상자	• 61세 남자
과거력	• 3년 전 교통사고 후 요도협착이 발생하여 지속적으로 요도확장술과 내요도절개술을 반복적으로 시행해오고 있음
현재 나타나는 증상	• 현재 세뇨, 잔뇨, 중단뇨가 발생함 • 요도확장술과 내요도절개술 이후에는 일시적으로 배뇨증상이 개선되지만 곧 다시 증상이 재발함
검사소견	• 요역동학검사: 배뇨근 정상활동성(detrusor normoactivity) • 최대방광용적: 450ml • 최고요속/평균요속: 2/1ml/sec • 최대배뇨근압(Maximal detrusor pressure): 67cmH_2O • BUN/Cr 18/1.2 • 신장초음파: 수신증은 관찰되지 않음 • 배뇨량/잔뇨: 50ml/400ml
진 단	• 요도손상에 의한 요도협착
장애율	• 11%
장애평가소견	• 교통사고로 인하여 요도협착이 발생하였으며, 지속적으로 요도확장술 및 내요도절개술을 시행해 주어야 하는 상태임 • 그러나 방광 또는 요도기능이 변화된 결과로부터 상부요로기능의 변화는 보여지지 않음 • 연속적인 치료를 요하는 방광질환의 증상과 징후를 보임 • 정상방광기능은 치료없이 보여지지 않음 • 간헐적 또는 연속적인 소변 방울 떨어짐을 야기하는 요도기능부전과 연속적인 치료를 요하는 자발적 요조절의 소실이 보이지만 영구적인 요로전환은 필요하지 않음 • 상부요로기능은 방광질환에 의해서 영향 받지 않는 상황임

3) 사례 3

항 목	내 용
대상자	• 61세 여자
과거력	• 보행자 교통사고 후 최근 3년간 4회의 반복되는 요로감염이 발생
현재 나타나는 증상	• 현재 잔뇨감이 가장 심함 • 지난 1년간 알파차단제와 같은 약물치료를 계속 시행하고 있으며, 더 이상의 호전은 없음 • 약물 중단 시에는 다시 치료 전의 상태로 돌아가며 지속적인 약물치료가 필요한 상황임
검사소견	• 요역동학검사: 배뇨근 저활동성(detrusor underactivity) • 최대방광용적: 450ml • 최고요속/평균요속: 5/2ml/sec • 최대배뇨근압(Maximal detrusor pressure): 5cmH_2O • BUN/Cr 18/1.2 • 신장초음파: 수신증은 관찰되지 않음 • 배뇨량/잔뇨: 150/350ml
진 단	• 척수손상의증에 의한 신경인성 방광
장애율	• 8%
장애평가소견	• 방광반사활동의 장애로 배뇨근 저활동성이 발생하였으며 지속적인 약물 치료가 필요한 상황임 • 그러나 방광 또는 요도기능이 변화된 결과로부터 상부요로기능의 변화는 보여지지 않음 • 연속적인 치료를 요하는 방광질환의 증상과 징후를 보임 • 정상방광기능은 치료없이 보여지지 않음 • 간헐적 또는 연속적인 소변 방울 떨어짐을 야기하는 요도기능부전과 연속적인 치료를 요하는 자발적 요조절의 소실이 보이지만 영구적인 요로전환은 필요하지 않음 • 상부요로기능은 방광질환에 의해서 영향 받지 않는 상황임

라. 4군

1) 사례 1

항 목	내 용
대상자	• 49세 여자
과거력	• 20년 전 자궁경부암 수술 후 방사선치료를 받음
현재 나타나는 증상	• 2년 전부터 간헐적으로 발생하는 육안적 혈뇨를 동반한 빈뇨, 간헐적 혹은 연속적 소변방울 떨어짐을 주소로 입원 • 육안적 혈뇨가 소실되면 특별한 추가 치료 없이 배뇨증상도 소실됨
검사소견	• 상부요로는 정상이었으며 방광내시경에서 방사선 치료 후 나타나는 모세혈관확장증(telangiectasia) 소견 관찰됨 • 최대방광용적: 150ml • 최고요속/평균요속: 17/12ml/sec • 요역동학검사: 방광근 과활동성(detrusor hyperactivity) • 신장초음파: 수신증은 없음 • BUN/Cr 21/0.8mg/dL
진 단	• 방사선치료 후유증으로 인한 과민성 방광
전신장애율	• 3%
장애평가소견	• 방사선치료 후유증으로 방광근 과활동성, 빈뇨와 혈뇨, 간헐적 혹은 연속적 소변방울 떨어짐이 간헐적으로 발생하고 있으나 재발하는 사이 정상 방광기능을 보이고 상부요로기능의 변화는 보여지지 않았으며 영구적인 요로전환도 필요하지 않았음

2) 사례 2

항 목	내 용
대상자	• 61세 남자
과거력	• 3년 전 교통사고 후 요도협착이 발생하여 간헐적으로 요도확장술과 내요도절개술을 반복적으로 시행해오고 있음
현재 나타나는 증상	• 현재 세뇨, 잔뇨, 중단뇨가 발생함 • 요도확장술과 내요도절개술 이후에는 장기간 배뇨증상이 개선되지만 6개월 정도 이후에는 다시 증상이 재발함
검사소견	• 요역동학검사: 배뇨근 정상활동성(detrusor normoactivity) • 최대방광용적: 450ml • 최고요속/평균요속: 2/1ml/sec • 최대배뇨근압(Maximal detrusor pressure): 67cmH_2O • BUN/Cr 18/1.2 • 신장초음파: 수신증은 관찰되지 않음 • 배뇨량/잔뇨: 50ml/400ml • 요도내시경: 요도가 50% 이내에서 요도의 협착이 관찰되었음
진 단	• 요도손상에 의한 요도협착
장애율	• 2%
장애평가소견	• 교통사고로 인하여 요도협착이 발생하였으며, 간헐적(6개월 이상의 경과 소요) 요도확장술 및 내요도절개술을 시행해 주어야 하는 상태임. • 그러나 방광 또는 요도기능이 변화된 결과로부터 상부요로기능의 변화는 보여지지 않음 • 연속적인 치료를 요하는 방광질환의 증상과 징후는 없음 • 정상방광기능은 치료없이도 확인됨 • 간헐적 또는 연속적인 소변 방울 떨어짐을 야기하는 요도기능부전과 연속적인 치료를 요하는 자발적 요조절의 소실이 보이지만 영구적인 요로전환은 필요하지 않음 • 상부요로기능은 방광질환에 의해서 영향받지 않는 상황임

3) 사례 3

항 목	내 용
대상자	• 49세 여자
과거력	• 20년 전 자궁경부암 수술 후 방사선치료를 받음
현재 나타나는 증상	• 2년 전부터 간헐적으로 발생하는 육안적 혈뇨를 동반한 빈뇨, 간헐적 혹은 연속적 소변방울 떨어짐을 주소로 입원 • 육안적 혈뇨가 소실되면 특별한 추가 치료 없이 배뇨증상도 소실됨
검사소견	• 상부요로는 정상이었으며 방광내시경에서 방사선 치료 후 나타나는 모세혈관확장증(telangiectasia) 소견 관찰됨 • 최대방광용적: 150ml • 최고요속/평균요속: 17/12ml/sec • 요역동학검사: 방광근 정상활동성(detrusor normoactivity) • 신장초음파: 수신증은 없음 • BUN/Cr 21/0.8mg/dL
진 단	• 방사선치료 후유증으로 인한 방광염소견
전신장애율	• 1%
장애평가소견	• 방사선치료 후유증으로 방광근 과활동성, 빈뇨와 혈뇨, 간헐적 또는 연속적 소변방울떨어짐이 간헐적으로 발생하고 있으나 재발하는 사이 정상 방광기능을 보이고 상부요로기능의 변화는 보여지지 않았으며 영구적인 요로전환도 필요하지 않았음 • 방광기능은 정상으로 판단됨

제 2 절 남성생식기(전립선 포함)장애

1. 범주와 원칙

가. 범주

1) 포함 및 제외 범주

신경손상, 외상, 질병 등 여러 가지 원인으로 인해 음경, 음낭, 고환, 부고환, 정삭, 전립선, 정낭 등의 남성생식기의 기능적, 해부학적 기능이 전체적으로 혹은 부분적으로 상실되는 경우를 장애로 평가하여 판정한다.

단, 남성생식기계의 기능적, 해부학적 기능이 최신의 치료법에 의해서 호전된 경우에는 장애평가에서 제외한다.

나. 평가시기

1년 이상 비뇨기과 의사의 치료(약물, 수술 등)에도 불구하고 더 이상의 증상의 호전이 없어 현재의 증상이 고정되었다고 판단될 때를 그 평가시기로 정한다. 의학적으로 최신의 치료법이 적용되어 환자의 상태가 변화가 되었을 때에는 다시 변화된 증상이 고정된 지 1년의 기간이 지난 뒤에 평가하는 것을 원칙으로 정한다. 그러나 내원 당시 진찰 및 검사 소견에서 이미 현재의 증상이 고정되었고 더 이상의 치료가 무의미하다는 것이 자명하다면 그 시점에서 평가를 하여도 된다.

다. 평가 유의사항

장애평가시 추가 치료를 통해 증상이 개선되면 장애율을 하향 조정한다. 장애점수의 합에서 소수점 이하는 반올림하여 가산(add)한다. 고환질환이 음낭질환과 동시에 발생한 경우 가산(add)하지 아니하고 두 질환 중 한 가지로만 장애율을 평가한다. 증상과 징후는 장기별로 기술한다.

2. 장애평가기준과 장애정도

장애평가기준은 각 장기별로 따로 기술한다.

가. 음경

1) 평가 유의사항

음경 기능 소실로 인한 발기 및 사정장애, 감각 이상과, 손상으로 인한 음경의 부분 또는 전체 소실이 있다.

음경 장애를 평가할 때는 성 기능, 임신능력, 및 배뇨 기능 모두를 참작해야 한다. 다만 임신의 능력에 관하여서는 고환, 부고환에서 설명한다.

음경의 장애는 주관적인 증상보다는 객관적인 검사소견을 더 중요시한다.

2) 장애평가기준과 장애정도

〈표 2-10-2-1〉 음경 질환으로 인한 장애평가기준

군	내 용	전 신 장애율(%)	대 표 장애율(%)
1	• 성 관계 불가능 • 수면 중 발기검사 또는 발기유발제 주사 후 음경복합초음파촬영술에서 중증 이상의 소견을 보이는 경우	20~25	23
2	• 삽입이 가능하지만, 정상적인 발기, 사정 및 극치감, 감각에 심한 어려움이 있는 경우 • 수면 중 발기검사 또는 발기유발제 주사 후 음경복합초음파촬영술에서 중등증의 소견을 보이는 경우	14~19	17
3	• 삽입은 가능하지만 정상적인 발기, 사정, 극치감, 감각 등에 약간 어려움이 있는 경우 • 수면 중 발기검사 또는 발기유발제 주사 후 음경복합초음파촬영술에서 경증의 소견을 보이는 경우	0~13	7

각 검사 결과에 대한 전신장애율은 〈표 2-10-2-1〉과 같으며, 특별한 사항이 없을 경우 각 군의 대표 장애율을 장애평가 결과로 제시한다. 단, 의사 판단에 따라 대표 장애율에서 ±3% 부여가 가능하고, 구간 내에서 최대값이나 최소값을 부여할 수 있다. 또한 의사 판단에 의한 ±3% 부여 결과는 각 군 내 범위(최대값 또는 최소값)를 벗어날 수 없다. 장애율을 제시할 경우 이에 상응하는 이유를 기록하도록 한다.

3) 평가항목과 요령

음경 기능을 평가하는 객관적 기법으로는 국제 발기능측정 설문지, 시청각 성사극 및 수면 중 발기검사, 발기유발제 주사 후 음경복합초음파촬영술, 음경해면체내압측정술 및 음경해면체조영술(Dynamic Cavernosometry, Cavernosography) 및 혈관조영술, 신경학적 검사(구해면체 반사시간검사, 음경배부신경 전도속도검사, 음부신경 체감각유발전위검사, 항문 혹은 요도 괄약근 근전도검사) 등이 있으며 장애 진단을 위하여서는 반드시 시청각 성자극 및 수면 중 발기검사, 발기유발제 주사 후 음경복합초음파촬영술은 시행하여야 한다.

가) 국제 발기능측정 설문지

• 경증: 12~21

• 중등증: 8~11

• 중증: 5~7

나) 시청각 성자극 및 수면 중 발기검사

• 경증: 리지스캔(Rigiscan)상 강직도 61~80%

• 중등증: 리지스캔상 강직도 31~60%

• 중증: 리지스캔상 강직도 30% 이하

다) 발기유발제 주사 후 음경복합초음파촬영술

• 경증: 최고피흐름속도(Peak Systolic Velocity; PSV): 21~25cm/sec, 또는 이완기말피흐름속도(End-diastolic velocity; EDV): 5~7cm/sec, 또는 강직도 61~80%

• 중등증: PSV: 15~20cm/sec, 또는 EDV: 8~10cm/sec, 또는 강직도 31~60%

• 중증: PSV: 15cm/sec 이하, 또는 EDV: 11cm/sec 이상, 또는 강직도 30% 미만

4) 검사유의사항

발기유발제 주사 후 음경복합초음파촬영술, 음경해면체내압측정술 및 음경해면체조영술(Dynamic Cavernosometry, Cavernosography) 및 혈관조영술은 한 번의 검사에서 완전한 발기 유발이 되지 않으면 추가로 발기유발제를 투여하여 추가 검사를 할 수 있다.

5) 사례

가) 1 군

① 사례 1

항 목	내 용
대상자	• 18세 남자
과거력	• 외상음경 기저부 완전 절단
현재 나타나는 증상	• 발기 불능
신체검사	• 음경접합수술 및 요도 성형술로 요도 기능 • 유지성기 감각 소실
검사소견	• 발기유발제 주사 후 음경복합초음파촬영술: 중증(PSV: 5cm/sec, EDV 20cm/sec, 강직도 9%) • 수면 중 음경발기 강직도 9%
진 단	• 외상 후 음경 동맥 및 신경계 기능 손상
전신장애율	• 25%
장애평가소견	• 수면 중 발기검사에서 강직도가 10% 이하이며, 발기유발제 주사 후 음경복합초음파촬영술에서 PSV가 5cm/sec 이하이며, EDV도 20cm/sec 이상이고 강직도도 10% 미만임 • 음경감각소실 및 발기부전으로 보형물시술을 실시하여도 사정장애, 극치감 장애, 불임 발생 가능
참 고	• 음경보형물 삽입술시 성관계는 가능하므로 전신장애율의 재조정이 이루어져야 함 • 만일 이 환자가 접합수술에 실패하였다면 최고의 전신장애율을 부여하고 배뇨장애 장애율을 추가로 적용해야 함

② 사례 2

항 목	내 용
대상자	• 18세 남자
과거력	• 외상음경 기저부 완전 절단
현재 나타나는 증상	• 발기 불능
신체검사	• 음경접합수술 및 요도 성형술로 요도 기능 • 유지성기 감각 소실
검사소견	• 발기유발제 주사 후 음경복합초음파촬영술: 중증(PSV: 10cm/sec, EDV 15cm/sec, 강직도 15%) • 수면 중 음경발기 강직도 17%
진 단	• 외상 후 음경 동맥 및 신경계 기능 손상
전신장애율	• 23%
장애평가소견	• 수면 중 발기검사에서 강직도가 20% 이하이며, 발기유발제 주사 후 음경복합초음파촬영술에서 PSV가 10cm/sec 이하이며, EDV도 15cm/sec 이상이고 강직도도 20% 미만임 • 음경감각소실 및 발기부전으로 보형물시술을 실시하여도 사정장애, 극치감 장애, 불임 발생 가능
참 고	• 음경보형물 삽입술시 성관계는 가능하므로 전신장애율의 재조정이 이루어져야 함 • 만일 이 환자가 접합수술에 실패하였다면 최고의 전신장애율을 부여하고 배뇨장애 장애율을 추가로 적용해야 함

③ 사례 3

항 목	내 용
대상자	• 18세 남자
과거력	• 외상음경 기저부 완전 절단
현재 나타나는 증상	• 발기 불능
신체검사	• 음경접합수술 및 요도 성형술로 요도 기능 • 유지성기 감각 소실
검사소견	• 발기유발제 주사 후 음경복합초음파촬영술: 중증(PSV: 14cm/sec, EDV 12cm/sec, 강직도 29%) • 수면 중 음경발기 강직도 29%
진 단	• 외상 후 음경 동맥 및 신경계 기능 손상
전신장애율	• 21%
장애평가소견	• 수면 중 발기검사에서 강직도가 30% 이하이며, 발기유발제 주사 후 음경복합초음파촬영술에서 PSV가 15cm/sec 이하이며, EDV도 11cm/sec 이상이고 강직도도 30% 미만임 • 음경감각소실 및 발기부전으로 보형물시술을 실시하여도 사정장애, 극치감 장애, 불임 발생 가능
참 고	• 음경보형물 삽입술시 성관계는 가능하므로 전신장애율의 재조정이 이루어져야 함 • 만일 이 환자가 접합수술에 실패하였다면 최고의 전신장애율을 부여하고 배뇨장애 장애율을 추가로 적용해야 함

나) 2군

① 사례 1

항 목	내 용
대상자	• 28세 남자
과거력	• 골반 골절 광범위 결합 치골 분리 방광 주위 및 전립선 주위 혈종 전립선막 요도 열상 • 복원 수술하였음, 이후 배뇨 장애 없음
현재 나타나는 증상	• 발기는 되나 삽입이 어려우며, 사정 전에 발기가 사라짐 • 음경 감각이상 • 사정 불가능
신체검사	• 회음부에 절개흉터 있음 • 배뇨 정상
검사소견	• 발기유발제 주사 후 음경복합초음파촬영술: 중등증(PSV: 17cm/sec, 또는 EDV: 9cm/sec, 또는 강직도 40%) • 수면 중 발기검사: 2회 발기가 되었으며, 강직도 40% • 신경학적 검사(구해면체 반사시간검사, 음경배부신경 전도속도검사, 음부신경 체감각유발전위검사, 항문 혹은 요도 괄약근 근전도검사): 비정상
진 단	• 외상으로 인한 음경 감각소실 및 사정 기능이상
전신장애율	• 19%
장애평가소견	• 삽입이 가능하지만, 정상적인 발기, 사정 및 극치감, 감각에 심한 어려움이 있음 • 수면 중 발기검사 또는 발기유발제 주사 후 음경복합초음파촬영술에서 중등증의 소견을 보임

② 사례 2

항 목	내 용
대상자	• 28세 남자
과거력	• 골반 골절 광범위 결합 치골 분리 방광 주위 및 전립선 주위 혈종 전립선막 요도 열상 • 복원 수술하였음, 이후 배뇨 장애 없음
현재 나타나는 증상	• 발기는 되나 삽입이 어려우며, 사정 전에 발기가 사라짐 • 음경 감각이상 • 사정 불가능
신체검사	• 회음부에 절개흉터 있음 • 배뇨 정상
검사소견	• 발기유발제 주사 후 음경복합초음파촬영술: 중등증(PSV: 17cm/sec, 또는 EDV: 9cm/sec, 또는 강직도 50%) • 수면 중 발기검사: 2회 발기가 되었으며, 강직도 50% • 신경학적 검사(구해면체 반사시간검사, 음경배부신경 전도속도검사, 음부신경 체감각유발전위검사, 항문 혹은 요도 괄약근 근전도검사): 비정상
진 단	• 외상으로 인한 음경 감각소실 및 사정 기능이상
전신장애율	• 17%
장애평가소견	• 삽입이 가능하지만, 정상적인 발기, 사정 및 극치감, 감각에 심한 어려움이 있음 • 수면 중 발기검사 또는 발기유발제 주사 후 음경복합초음파촬영술에서 중등증의 소견을 보임

③ 사례 3

항 목	내 용
대상자	• 28세 남자
과거력	• 골반 골절 광범위 결합 치골 분리 방광 주위 및 전립선 주위 혈종 전립선막 요도 열상 • 복원 수술하였음, 이후 배뇨 장애 없음
현재 나타나는 증상	• 발기는 되나 삽입이 어려우며, 사정 전에 발기가 사라짐 • 음경 감각이상 • 사정 불가능
신체검사	• 회음부에 절개흉터 있음 • 배뇨 정상
검사소견	• 발기유발제 주사 후 음경복합초음파촬영술: 중등증(PSV: 17cm/sec, 또는 EDV: 9cm/sec, 또는 강직도 60%) • 수면 중 발기검사: 2회 발기가 되었으며, 강직도 60% • 신경학적 검사(구해면체 반사시간검사, 음경배부신경 전도속도검사, 음부신경 체감각유발전위검사, 항문 혹은 요도 괄약근 근전도검사): 비정상
진 단	• 외상으로 인한 음경 감각소실 및 사정 기능이상
전신장애율	• 15%
장애평가소견	• 삽입이 가능하지만, 정상적인 발기, 사정 및 극치감, 감각에 심한 어려움이 있음 • 수면 중 발기검사 또는 발기유발제 주사 후 음경복합초음파촬영술에서 중등증의 소견을 보임

다) 3 군

① 사례 1

항 목	내 용
대상자	• 32세 남자
과거력	• 음경 압축 부상
현재 나타나는 증상	• 감각 및 사정 정상임 • 발기가 되면 당기는 통증이 있으며 왼쪽으로 활처럼 휜 상태로 발기됨
신체검사	• 해면체 왼쪽 중간에 부분적 반흔이 있음
검사소견	• 발기유발제 주사 후 음경복합초음파촬영술: PSV: 24cm/sec, EDV: 6cm/sec, 강직도 65% • 수면 중 음경발기검사: 3회 발기가 되었으며 강직도 65% • 발기시 20도 좌측으로 휨
진 단	• 왼쪽 중간 해면체에 외상성 섬유화에 의한 음경만곡증
전신장애율	• 9%
장애평가소견	• 삽입은 가능하지만 정상적인 발기, 사정, 극치감, 감각 등에 약간 어려움이 있음 • 수면 중 발기검사 또는 발기유발제 주사 후 음경복합초음파촬영술에서 경증의 소견을 보임
참 고	• 외과 수술로 복원이 가능할 것으로 사료되며, 복원수술을 시행한 경우에는 재판정이 필요함 • 수술 후 합병증(성기의 길이가 짧아짐, 발기장애)이 예상되며, 합병증이 발생 시 추가 평가가 필요함

② 사례 2

항 목	내 용
대상자	• 32세 남자
과거력	• 음경 압축 부상
현재 나타나는 증상	• 감각 및 사정 정상임 • 발기가 되면 당기는 통증이 있으며 왼쪽으로 활처럼 휜 상태로 발기됨
신체검사	• 해면체 왼쪽 중간에 부분적 반흔이 있음
검사소견	• 발기유발제 주사 후 음경복합초음파촬영술: PSV: 24cm/sec, EDV: 6cm/sec, 강직도 75% • 수면 중 음경발기검사: 3회 발기가 되었으며 강직도 75% • 발기시 20도 좌측으로 휨
진 단	• 왼쪽 중간 해면체에 외상성 섬유화에 의한 음경만곡증
전신장애율	• 7%
장애평가소견	• 삽입은 가능하지만 정상적인 발기, 사정, 극치감, 감각 등에 약간 어려움이 있음 • 수면 중 발기검사 또는 발기유발제 주사 후 음경복합초음파촬영술에서 경증의 소견을 보임
참 고	• 외과 수술로 복원이 가능할 것으로 사료되며, 복원수술을 시행한 경우에는 재판정이 필요함 • 수술 후 합병증(성기의 길이가 짧아짐, 발기장애)이 예상되며, 합병증이 발생 시 추가 평가가 필요함

③ 사례 3

항 목	내 용
대상자	• 32세 남자
과거력	• 음경 압축 부상
현재 나타나는 증상	• 감각 및 사정 정상임 • 발기가 되면 당기는 통증이 있으며 왼쪽으로 활처럼 휜 상태로 발기됨
신체검사	• 해면체 왼쪽 중간에 부분적 반흔이 있음
검사소견	• 발기유발제 주사 후 음경복합초음파촬영술: PSV: 24cm/sec, EDV: 6cm/sec, 강직도 85% • 수면 중 음경발기검사: 3회 발기가 되었으며 강직도 85% • 발기시 20도 좌측으로 휨
진 단	• 왼쪽 중간 해면체에 외상성 섬유화에 의한 음경만곡증
전신장애율	• 4%
장애평가소견	• 삽입은 가능하지만 정상적인 발기, 사정, 극치감, 감각 등에 약간 어려움이 있음 • 수면 중 발기검사 또는 발기유발제 주사 후 음경복합초음파촬영술에서 경증의 소견을 보임
참 고	• 외과 수술로 복원이 가능할 것으로 사료되며, 복원수술을 시행한 경우에는 재판정이 필요함 • 수술 후 합병증(성기의 길이가 짧아짐, 발기장애)이 예상되며, 합병증이 발생 시 추가 평가가 필요함

나. 음낭

1) 평가 유의사항

음낭은 고환을 둘러싸서 보호할 뿐만 아니라 고환에 적합한 환경을 조성한다. 증상과 징후에는 통증, 팽대, 고환 비가동성, 부적절한 고환위치, 덩이 등이 있다. 음낭의 장애를 평가할 때는 고환의 보존능력, 외관상 장애를 참작해야 한다.

음낭의 장애는 주관적인 증상보다는 객관적인 검사소견을 더 중요시한다.

2) 장애평가기준과 장애정도

〈표 2-10-2-2〉 음낭 장애평가기준

군	내 용	전신장애율 (%)	대표 장애율 (%)
1	• 음낭이 완전 상실되었으며, 양측 고환이 있으나 구조 및 기능의 보존이 불가능한 경우	11~13	13
2	• 음낭이 대부분(60~89%) 상실되었으며, 고환의 기능을 보존하기 위하여 한쪽 고환을 음낭 이외의 장소로 이동 또는 제거해야 하는 경우	5~10	7
3	• 고환의 기능은 이상이 없으나, 고환의 위치에 변화를 초래할 정도로 음낭이 상실(30~59%)된 경우	0~4	2

각 검사 결과에 대한 전신장애율은 〈표 2-10-2-2〉과 같으며, 특별한 사항이 없을 경우 각 군의 대표 장애율을 장애평가 결과로 제시한다. 단, 1군은 의사의 재량을 부여하지 못한다. 2군과 3군은 의사 판단에 따라 대표 장애율에서 ±3% 부여가 가능하고, 구간 내에서 최대값이나 최소값을 부여할 수 있다. 또한 의사 판단에 의한 ±3% 부여 결과는 각 군 내 범위(최대값 또는 최소값)를 벗어날 수 없다. 장애율을 제시할 경우 이에 상응하는 이유를 기록하도록 한다.

3) 평가항목과 요령

음낭의 임상검사에는 관찰, 촉진, 고환 검사 및 음낭초음파 등이 있다.

4) 검사유의사항

장애 진단을 위하여 음낭초음파는 반드시 시행해야 한다.

5) 사례

가) 1 군

① 사례 1

항 목	내 용
대상자	• 55세 남자
과거력	• 전립선암에 대한 다량의 외부 빔 골반 방사선 치료 • 5년 경과 후 암 치유됨
현재 나타나는 증상	• 거대 생식기관 및 삼출성 피부로 인하여 신체 활동 제한 요인이 됨
신체검사	• 음경 및 음낭 림프부종 • 음경 및 음낭의 피부가 심하게 경화가 일어나 있어 향후 정상피부로의 회복이 불가능한 상태로 판단됨
검사소견	• 전립선특이항원(PSA): 정상 • 음낭초음파: 음낭의 피부가 심하게 부종이 발생한 상태이며, 양측 고환 및 부고환은 심한 위축이 동반된 상태임
진 단	• 음경 및 음낭 피부 방사선조사 후 림프부종
전신장애율	• 13%
장애평가소견	• 음낭피부 전체에 삼출성 질환으로 음낭이 완전 상실되었으며, 양쪽 고환이 있으나 구조 및 기능의 보존이 불가능하다고 판단됨
참 고	• 정액 검사, 호르몬검사(황체형성호르몬(Lutenizing hormone; LH), 난포자극호르몬(Follicle stimulating hormone; FSH), 테스토스테론(Testosterone))로 고환 기능소실 배제가 필요함 • 도플러 초음파검사로 발기능력소실 평가가 필요함

나) 2 군

① 사례 1

항 목	내 용
대상자	• 50세 남자
과거력	• 다리, 생식기관 및 복부에 광범위한 화상
현재 나타나는 증상	• 이식 고환부위에 약간 눌리는 느낌이 있음
신체검사	• 복부 및 다리에 피부 이식 성공적임 • 대퇴부 피부 밑 낭에 한쪽 고환 이식하고 음낭 부위에 적절한 피부 피복을 제공하여 한쪽 고환은 음낭 내에 있음 • 대퇴부에서 한쪽 고환 촉진 할 수 있음
검사소견	• 정액 검사: 정상 • 호르몬 검사(LH, FSH, Testosterone): 정상 • 음낭초음파: 한 쪽 고환은 음낭에서 정상적으로 관찰되었고, 다른 고환도 대퇴부에서 정상적으로 관찰되었음
진 단	• 화상으로 인한 음낭 소실
전신장애율	• 7%
장애평가소견	• 음낭의 대부분을 상실하였으며, 고환의 기능을 보존하기 위하여 한쪽 고환을 음낭 이외의 장소로 이동하였음

다) 3 군

① 사례 1

항 목	내 용
대상자	• 38세 남자
과거력	• 교통사고로 인하여 좌측 음낭의 피부를 소실당하는 사고를 당함
현재 나타나는 증상	• 좌측 고환의 위치가 우측보다 위로 이동되어 있음
신체검사	• 부상으로 인한 좌측 음낭 피부 40% 소실 • 주변 음낭조직을 이용하여 복원, 외견상 보기 흉하지 않음 • 좌측 고환은 좌측 음낭의 위쪽 부위에서 촉지됨, 크기 및 경도는 정상적으로 판단됨
검사소견	• 정액 검사: 정상 • 호르몬검사(LH, FSH, Testosterone): 정상 • 음낭초음파: 우측 고환은 정상적으로 보이며, 좌측 고환은 좌측 음낭의 위쪽 부위에서 확인됨. 크기 및 혈류는 정상적으로 판단됨
진 단	• 음낭피부 일부소실 주변 음낭조직이식으로 음낭 복원
전신장애율	• 2%
장애평가소견	• 고환 운동성 영향 있으나, 고환기능 이상 없음 • 고환의 기능은 이상이 없으나, 고환의 위치에 변화를 초래할 정도로 음낭이 상실되었음

다. 고환, 부고환 및 정삭

1) 평가 유의사항

임신능력 및 성기능 보존을 참작하여 평가하여야 한다.

2) 장애평가기준과 장애정도

〈표 2-10-2-3〉 고환, 부고환 및 정삭질환으로 인한 장애평가기준

군	내 용	전신장애율 (%)	대표 장애율 (%)
1	• 외상 또는 질환으로 양측고환 부고환, 정삭을 모두 소실했거나, 정액, 호르몬기능이 전혀 없는 경우	13	13
2	• 고환, 부고환 또는 정삭의 해부학적 변경이 있거나 질환으로 인한 증상 및 징후가 있으나 빈번하면서 지속적인 치료를 요하며 정액이나 호르몬기능이 비정상, 한쪽 고환의 손실이 있는 경우	7~12	10
3	• 고환, 부고환 또는 정삭의 해부학적 변경이 있거나 질환으로 인한 증상 및 징후가 있으나 지속적 치료 불필요하며, 정액 또는 호르몬 기능은 정상인 경우	0~6	3

각 검사 결과에 대한 전신장애율은 〈표 2-10-2-3〉과 같으며, 특별한 사항이 없을 경우 각 군의 대표 장애율을 장애평가 결과로 제시한다. 단, 1군은 의사의 재량을 부여하지 못한다. 2군과 3군은 의사 판단에 따라 대표 장애율에서 ±3% 부여가 가능하고, 구간 내에서 최대값이나 최소값을 부여할 수 있다. 또한 의사 판단에 의한 ±3% 부여 결과는 각 군 내 범위(최대값 또는 최소값)를 벗어날 수 없다. 장애율을 제시할 경우 이에 상응하는 이유를 기록하도록 한다.

3) 평가항목과 요령

고환, 부고환 및 정삭 기능을 평가하는 객관적 기법에는 고환크기검사, 혈관조영술, 음경복합초음파촬영술, 동맥조영술 및 정맥조영술, 고환생검, 정액검사, 클로미펜(clomiphene) 시상하부 자극검사, 생식샘자극호르몬 분비호르몬(Gonadotropin-releasing hormone; GnRH) 호르몬 뇌하수체 자극검사, 난포호르몬 고환자극검사, LH, FSH, testosterone 검사 등이 있다.

4) 검사유의사항

장애 진단을 위하여 호르몬 자극검사와 정액검사는 반드시 시행해야 하며 필요시 고환생검을 할 수도 있다.

5) 사례

가) 1 군

항 목	내 용
대상자	• 20세 남자
과거력	• 농기계 사용 중 부상: 음낭 및 내용물 절단
현재 나타나는 증상	• 발기 정상임. 하지만 성적 활동 왕성하지 않음
신체검사	• 안정 상태에 도달 시기인 2년 후에 검진 • 회음부 흉터 • 음경은 외관상 정상적으로 촉지됨 • 양측 고환 모두 촉지되지 않음
검사소견	• 호르몬검사(LH, FSH, testosterone): 비정상 • 정액검사: 비정상 • 음낭초음파: 양측 고환을 확인할 수 없음
진 단	• 외상으로 인한 무고환, 무부고환, 무정삭
전신장애율	• 13%
장애평가소견	• 외상으로 양측 고환, 부고환, 정삭을 모두 소실하였고, 정액, 호르몬 기능이 전혀 없는 상태임
참 고	• 비정상적 정액소견으로 불임이 있을 시 참고하여 평가함 • 음낭손상에 대한 추가상병이 필요함 • 발기에 문제가 생기면 추가적인 장애상병추가가 필요함

나) 2 군

항 목	내 용
대상자	• 30세 남자
과거력	• 2년 전 볼거리로 인한 양쪽 고환염 양쪽 고환 위축 • 두 아이의 아버지임
현재 나타나는 증상	• 현재 생식 능력 없음
신체검사	• 양측 고환 촉지시 모두 위축된 소견 관찰됨
검사소견	• 정액 검사 결과 뚜렷한 정자 부족증 • 호르몬검사(LH, FSH, Testosterone): 정상 • 음낭초음파: 양측 고환의 크기가 현저히 작아져 위축된 소견이 관찰됨
진 단	• 볼거리로 인한 후유증으로 발생한 남성불임
전신장애율	• 10%
장애평가소견	• 질환으로 인한 증상 및 징후가 있으며, 정액검사가 비정상

다) 3 군

항 목	내 용
대상자	• 26세 남자
과거력	• 좌측 재발성 부고환염으로 인한 부고환고환염의 반복적 발병 • 정관결찰 거부함 • 자녀 생산을 원하고 있음
현재 나타나는 증상	• 고환 통증 및 부기
진찰 검사	• 전립선, 고환 정상 부고환 결절이 있으며, 압통
검사소견	• 정액검사: 정상 • 호르몬 검사: 정상 • 초음파검사: 좌측 부고환염 소견 • 일반소변검사 및 소변 배양검사: 정상 • 전립선마사지검사: 백혈구가 15/HPF
진 단	• 만성 전립선염, 속발성 만성 좌측 부고환염
장애율	• 3%
장애평가소견	• 만성전립선염, 만성 부고환염으로 인한 증상 및 징후가 있지만 지속적 치료는 불필요하며, 정액, 호르몬기능은 정상임
참 고	• 요로 감염을 효과적으로 치료하기 위한 전립선 마사지 및 요배양 요함

라. 전립선 및 정낭

1) 평가 유의사항

임신능력 및 성기능 보존을 참작하여 평가하여야 한다.

2) 장애평가기준과 장애정도

〈표 2-10-2-4〉 전립선 및 정낭질환 인한 장애평가기준

군	내 용	전신장애율 (%)	대표 장애율 (%)
1	• 전립선암으로 인한 근치적 전립선전적출술 성기능 장애와 요실금 동반한 기관장애가 있는 경우	15	15
2	• 빈번하고 증세가 심각한 전립선 및 정낭 기능이상 또는 질환의 증상 및 징후 그리고 해부학적 변경 그러나 지속적 치료 요하는 경우	7~14	10
3	• 전립선 및 정낭 기능이상 그리고, 해부학적 변경 그러나 지속적 치료 불필요한 경우	0~6	3

* 전립샘암은 주로 노년 환자에서 발생하며, 전립선암 수술로 인한 장애는 음경질환으로 인한 발기부전이나 방광-요도의 장애평가와는 다른 기준을 적용한다.

각 검사 결과에 대한 전신장애율은 〈표 2-10-2-4〉와 같으며, 특별한 사항이 없을 경우 각 군의 대표 장애율을 장애평가 결과로 제시한다. 단, 1군은 의사의 재량을 부여하지 못한다. 2군과 3군은 의사 판단에 따라 대표 장애율에서 ±3% 부여가 가능하고, 구간 내에서 최대값이나 최소값을 부여할 수 있다. 또한 의사 판단에 의한 ±3% 부여 결과는 각 군 내 범위(최대값 또는 최소값)를 벗어날 수 없다. 장애율을 제시할 경우 이에 상응하는 이유를 기록하도록 한다.

3) 평가항목과 요령

전립선 및 정낭 기능의 진단에 유용한 객관적 기법에는 요로조영술, 내시경검사, 전립선 초음파촬영술, 생검, 전립선 마사지검사, 자기공명영상검사, 정액검사, 정관 및 정낭촬영술 등이 있다.

4) 검사유의사항

근치적 전립선적출술로 인한 경우에는 하부요로장애나 발기장애에 대하여 추가적인 병산(combine)을 할 수가 없다.

5) 사례

가) 1 군

항 목	내 용
대상자	• 50세 남자
과거력	• 전립선암으로 인한 근치적 전립선적출술
현재 나타나는 증상	• 간헐적 주간 요실금, 성기능장애
진찰 검사	• 요도 협착 없음
검사소견	• 요속검사: 20ml/sec • 혈중 PSA=0 • 발기유발제 주사 후 음경복합초음파촬영술: 중증(PSV: 14cm/sec 이하, 또는 EDV 11cm/sec 이상 또는 강직도 30%)
진 단	• 근치적 전립선절제술 후 성기능장애, 요실금
전신장애율	• 15%
장애평가소견	• 전립선암으로 인한 근치적 전립선적출술 후 성기능장애와 요실금을 동반한 기관장애가 있음
참 고	• 암 재발 방지를 위한 전립성 특이항원(Prostate Specific Antigen; PSA) 추적관찰 요함 • 근치적 전립선적출술로 인한 경우에는 하부요로장애나 발기장애에 대하여 추가적인 병산(combine)을 할 수가 없음

나) 2 군

항 목	내 용
대상자	• 34세 남자
과거력	• 15개월 전 전립선 농양 배농 • 지속적인 전립선염과 재발성 요도염 증상 있으며 항균제 복용
현재 나타나는 증상	• 회음부 통증 및 미열, 배뇨시 동통
진찰 검사	• 전립선 압통 및 비대
검사소견	• 전립선초음파, 직장수지검사, PSA: 정상 • 전립샘 마사지검사: 백혈구 15/HPF 이상 • 전립선액 박테리아 배양: 양성 • 소변검사: 5/HPF 이상
진 단	• 만성 전립선염, 재발성 요도염
전신장애율	• 10%
장애평가소견	• 만성 전립선염, 재발성요도염으로 인하여 빈번하고 증세가 심각한 전립선질환의 증상 및 징후가 나타나며, 지속적인 치료를 요하는 경우로 판단됨
참 고	• 전립선염증질환으로 인한 경우에는 하부요로장애나 발기장애에 대하여 추가적인 병산(combine)을 할 수가 없음 • 단순한 만성전립선염의 질환으로 인한 경우에는 장애판정에서 제외하며, 시술, 사고, 처치와의 인과관계가 입증된 만성전립선염의 경우에만 한정됨

다) 3 군

항 목	내 용
대상자	• 42세 남자
과거력	• 2년 전 요도카테터 삽입 후 반복되는 만성 전립선염 발생
현재 나타나는 증상	• 반복되는 회음부 불쾌감
진찰 검사	• 전립선 압통 있음
검사소견	• 전립선 마사지검사: 백혈구 15/HPF • 전립선액 박테리아 배양: 음성 • 소변검사: 정상
진 단	• 만성 전립선염으로 지속적 치료는 불필요하나 간헐적 치료는 필요한 상태
전신장애율	• 3%
장애평가소견	• 만성 전립선염으로 인하여 증상 및 징후가 나타나지만 지속적인 치료는 불필요하다고 판단되며, 간헐적인 치료가 필요한 상태
참 고	• 정기적인 추적관찰이 필요함 • 단순한 만성전립선염의 질환으로 인한 경우에는 장애판정에서 제외하며, 시술, 사고, 처치와의 인과관계가 입증된 만성전립선염의 경우에만 한정됨

제 3 절 여성생식기장애

1. 난관 및 난소

가. 범주와 원칙

1) 범주

난관장애의 평가는 난관이 정자와 난자를 수송할 수 있는 능력이 있는지의 여부로 평가되며, 난소장애의 평가는 임신과 관련된 기능뿐만 아니라 호르몬 분비와 관련된 기능도 포함하여 평가하는 것이 타당하다.

2) 평가시기

1년 이상 산부인과 의사의 치료(약물, 수술 등)에도 불구하고 더 이상의 증상의 호전이 없어 현재의 증상이 고착되었다고 판단될 때를 그 평가시기로 정한다. 의학적으로 최신의 치료법이 적용되어 환자의 상태가 변화되었을 때에는 다시 변화된 증상이 고착된 지 1년의 기간이 지난 뒤에 평가하는 것을 원칙으로 정한다.

3) 평가 유의사항

식욕부진, 영양장애, 운동, 스트레스 등에 의한 저성선자극성 무월경은 일시적일 수 있으므로 영구판정을 삼가고 주기적으로 평가한다. 40세 이전 조기 폐경도 회복가능성이 있음을 주지한다. 군 내의 장애율의 정도는 가임연령 기준으로 연령이 낮을수록 높은 등급을 부여한다.

나. 장애평가기준과 장애정도

난관 및 난소의 질환 등에 의한 신체의 영구손상정도를 결정하는 기준은 〈표 2-10-3-1〉을 따른다.

다. 평가항목과 요령

난소, 난관 질환에 대한 병력 청취를 통해 정보를 얻고 난소나 난관 수술 및 치료 등을 받은 경우 수술 기록지, 병리 보고서 등의 의무기록을 통해 난소나 난관의 절제여부를 확인한다.

난소기능을 평가하기 위해 혈액 및 소변호르몬검사, 난소 생검, 기초체온검사 등을 시행할 수 있다(호르몬검사항목은 검사 유의사항에 기술). 난관의 소통 여부는 자궁난관 조영술을 통해 확인할 수 있다. 부인과 영상의학적 검사(초음파검사, CT, MRI 등)와 진단적 복강경검사가 필요할 수도 있다.

라. 검사 유의사항

혈액 및 소변호르몬검사의 종류와 시기

난포자극호르몬(follicle stimulating hormone; FSH), 황체형성호르몬(luteinizing hormone; LH), 에스트라디올(estradiol; E2), 갑상선자극호르몬(thyroid stimulating hormone; TSH), 젖분비호르몬(prolactin; PRL), 억제호르몬(inhibin)(월경주기 2~3일 째)

뇨황체형성호르몬(urine luteinizing hormone; Urine LH)(배란시기 즈음)

마. 장애평가 참고자료와 검사

1) 진단서
2) 의무기록
3) 초음파 혹은 CT 혹은 MRI 검사 결과지
4) 자궁난관조영술
5) 혈액 및 소변호르몬검사
6) 복강경검사
7) 기초체온검사

각 검사 결과에 대한 전신장애율은 〈표 2-10-3-1〉과 같으며, 특별한 사항이 없을 경우 각 군의 대표 장애율을 장애평가 결과로 제시한다. 단, 의사 판단에 따라 대표 장애율에서 ±3% 부여가 가능하고, 구간 내에서 최대값이나 최소값을 부여할 수 있다. 또한 의사 판단에 의한 ±3% 부여 결과는 각 군 내 범위(최대값 또는 최소값)를 벗어날 수 없다. 장애율을 제시할 경우 이에 상응하는 이유를 기록하도록 한다.

〈표 2-10-3-1〉 난관 및 난소 장애평가기준

군	과거력	객관적 검사결과	전신장애율 (%)	대 표 장애율 (%)
1	난관이나 난소의 질환, 혹은 기형에 의한 증상이나 징후가 있으며 치료에 반응하지 않는 경우	폐경 전에 양측 난관이나 난소의 소실이 있음	12~15	14
2	난관이나 난소의 질환, 혹은 기형에 의한 증상이나 징후가 있으며 치료에 반응하지 않는 경우	유의한 난관이나 난소의 질환이 있으나 난관이 소통되고 배란이 가능함	10~11	11
3	난관이나 난소의 질환, 혹은 기형에 의한 증상이나 징후가 있으며 계속적인 치료가 필요한 경우	유의한 난관이나 난소의 질환이 있으나 난관이 소통되고 배란이 가능함	8~9	9
4	간헐적인 난관 및 난소질환의 증상이나 징후가 있으나 계속적인 치료가 필요하지 않은 경우	유의한 난관이나 난소의 질환이 있으나 난관이 소통되고 배란이 가능함	6~7	7
5	간헐적인 난관 및 난소질환의 증상이나 징후가 있으나 계속적인 치료가 필요하지 않은 경우	폐경 전에 정상적으로 기능을 하는 난관이나 난소가 단지 1개만 있음	0~5	3

주 1) 이 분류는 호르몬 기능 소실에 의한 내분비계의 장애를 포함하여 평가한다.
2) 장애를 결정하는 중요한 요소는 해부학적 병리와 생식기능의 상태이다. 양측 난관이나 난소의 소실이 폐경 후에 발생하거나, 더 이상의 임신을 원하지 않는다면 장애율은 0%로 평가한다.

바. 사례

1) 사례 1

항 목	내 용
환자	• 33세 기혼여성
과거력	• 2명의 아이가 있음
현재 나타나는 증상	• 우측에 심한 골반염이 있었으며, 우측 난관의 협부와 팽대부가 막혀 있음 • 현재 특별한 증상은 없음
신체검사	• 자궁은 정상소견이며, 우측 난관이 커져있음
검사소견	• 자궁난관조영술에서 우측 난관의 협부와 팽대부가 막혀있음 • 우측 난관에는 5cm 크기의 난관수종이 보여 난관절제술을 시행받음
진 단	• 한쪽(우측) 난관 절제술
전신장애율	• 5%
장애평가소견	• 한쪽 난관절제술의 장애는 5%로 평가할 수 있음

2) 사례 2

항 목	내 용
환자	• 28세 기혼여성
과거력	• 2명의 아이가 있음 • 심한 골반 자궁내막증에 의해 2차적으로 골반통증이 증가하는 상태임 • 개복 수술을 통해 양측 난소에 있는 자궁내막종의 절제술, 복막에 있는 자궁내막조직의 절제 및 소작술, 천추 앞의 신경절제술을 시행 • 이후 정상적으로 임신이 되어 건강한 아기를 낳았으며 1년 동안 모유수유를 함 • 만성적이고 자주 재발되는 골반통증의 조절을 위해 하루에 2회, 진통제와 소염제를 복용하고 있으나 증상이 여전히 존재함
현재 나타나는 증상	• 우측 난관의 협부와 팽대부가 막혀있음 • 현재 특별한 증상은 없음
신체검사	• 자궁과 양측 자궁부속기 부위에 압통이 있음
검사소견	• 세균배양 검사에서 균은 발견되지 않음
진 단	• 재발성 골반 자궁내막증
전신장애율	• 11%
장애평가소견	• 난관은 소통이 되더라도 질환의 상태가 심하며 증상이 계속되므로 전신장애율 11%로 평가함 • 수술 후 간헐적으로 증상이 있을 때마다 약물을 복용하면 증상이 개선되는 경우에는 전신장애율 9%로 평가할 수 있음 • 수술 후 증상이 없어 치료 없이 지낼 경우에는 선신상애율은 7%로 평가할 수 있음

3) 사례 3

항 목	내 용
환자	• 28세, 기혼여성
과거력	• 어릴 때 윌름씨 종양(Wilms' tumor)이 있어 광범위 신장절제술, 항암화학요법, 복부 방사선 치료를 받음
현재 나타나는 증상	• 생리는 거의 없음 • 임신을 한 적이 없으며 5년 동안 피임을 하지 않은 상태에서 성관계가 있었지만 임신이 되지 않음
신체검사	• 신장절제술의 흉터가 있음
검사소견	• 남편의 정액검사 소견은 정상이며 자궁난관조영술에서 양측 난관의 소통도 정상소견을 보임 • 호르몬 검사에서 일차적인 난소부전의 소견을 보임
진 단	• 일차적 난소부전에 의한 불임
전신장애율	• 15%
장애평가소견	• 난소기능의 상실로 인한 전신장애율을 15%로 정함 • 여기에는 상부요로계장애(신경장애)와 내분비장애도 같이 포함되어 있음

2. 자궁

가. 범주와 원칙

1) 범주

자궁의 가장 중요한 기능은 임신을 하기 위하여 필요한 기관이며 동시에 여성에서 생리를 가능하게 한다. 자궁장애는 임신과 임신의 유지에 영향을 미치는 부분에 대하여 평가하며 임신능력은 나이와 직접 관련이 되기 때문에 나이를 고려한 임신능력의 손상을 평가해야 한다. 생리와 관련된 자궁의 기능은 난소기능의 반영으로 볼 수 있기 때문에 이 부분은 자궁 장애의 평가에서는 제외한다. 자궁의 기능을 임신으로 한정한다.

2) 평가시기

1년 이상 산부인과 의사의 치료(약물, 수술 등)에도 불구하고 더 이상의 증상의 호전이 없어 현재의 증상이 고착되었다고 판단될 때를 그 평가시기로 정한다. 의학적으로 최신의 치료법이 적용되어 환자의 상태가 변화가 되었을 때에는 다시 변화된 증상이 고착된 지 1년의 기간이 지난 뒤에 평가하는 것을 원칙으로 정한다.

3) 평가 유의사항

자궁의 질환이 두 가지 이상일 경우 자궁 내 질환을 가산(add)하여 질환에 따른 장애로 간주한다. 자궁의 질환의 합이 100%를 넘을 경우에는 100%로 계산한다. 임신능력은 연령이 증가할수록 감소하므로 자궁장애정도는 각 자궁장애율의 합(%)에 (100%－연령에 따른 임신 소실율)을 곱하여 계산한다. 즉 연령이 증가할수록 장애율이 낮아진다. 범위가 있는 전신장애율군(2, 3, 4, 5군)은 계산된 장기장애율에서 근사하여 정한다.

나. 장애평가기준과 장애정도

연령에 따른 기준 장애의 비율과 자궁 질환에 따른 장애를 감안하여 자궁장애의 기준으로 산정한다.

그리고 자궁의 질환이 수술 등의 방법으로 치료가 되었을 경우에는 장애 등급을 재산정한다.

대부분의 자궁의 이상은 특이한 증상이 없으며 생리이상이나 불임 등으로 병원을 방문하여 발견되는 경우가 많으며 자궁근종, 자궁암 등의 수술 과정에서 적출(절제)되는 경우가 있다. 자궁 이상은 다음과 같이 나눌 수 있다.

1) 자궁이상의 분류

가) 선천성 이상

① 자궁 기형(uterine anomaly)

② 자궁경관 무력증(incompetent internal os of cervix)

나) 후천성 이상

① 자궁강 유착증(uterine synechiae)

② 자궁근종(myoma), 자궁선근종(adenomyosis), 혹은 자궁용종(polyp)

③ 수술로 인한 자궁의 소실

임신능력의 소실정도는 다음의 〈표 2-10-3-2〉를 참조한다.

〈표 2-10-3-2〉 연령에 따른 출산능력과 성적인 기능

연령	출산능력(%)	성적인 기능(%)
20~34세	100	100
35~44세	60	80
45~50세	20	70
51세 이상	0	50

〈표 2-10-3-3〉 연령에 따른 임신능력의 소실정도

나이	임신능력소실정도(%)
20~34세	0
35~39세	20
40~44세	30
45~49세	50
50세 이상	100

〈표 2-10-3-4〉 자궁질환에 따른 임신능력의 소실정도

<table>
<tr><th colspan="2">자궁질환</th><th>임신능력소실정도(%)</th></tr>
<tr><td rowspan="5">자궁 기형
(uterine anomaly)</td><td>두자궁증(didelphys)</td><td>20</td></tr>
<tr><td>외뿔자궁(unicornuate)</td><td>30</td></tr>
<tr><td>쌍각자궁(bicornuate)</td><td>20</td></tr>
<tr><td>중격자궁(septate)</td><td>30</td></tr>
<tr><td>활꼴자궁(arcuate)</td><td>20</td></tr>
<tr><td colspan="2">자궁경관 무력증</td><td>50</td></tr>
<tr><td rowspan="3">자궁강 유착증
(uterine synechiae)</td><td>경도(mild)</td><td>20</td></tr>
<tr><td>중등도(moderate)</td><td>40</td></tr>
<tr><td>고도(severe)</td><td>80</td></tr>
<tr><td colspan="2">자궁근종 혹은 자궁선근종
(직경 5cm 이상이 최소한 한개)</td><td>10</td></tr>
<tr><td colspan="2">자궁용종</td><td>20</td></tr>
<tr><td colspan="2">자궁적출술을 시행한 경우</td><td>100</td></tr>
</table>

〈표 2-10-3-5〉 자궁장애 평가기준

군	내 용	장기장애율 (%)	전신장애율 (%)
1	임신을 할 수 있는 가능성이 있으나 정상인에 비하여 상대적으로 81~100%의 임신장애를 예상할 수 있는 경우	81~100	20
2	임신을 할 수 있는 가능성이 있으나 정상인에 비하여 상대적으로 51~80%의 임신장애를 예상할 수 있는 경우	76~80	17
		71~75	16
		64~70	15
		57~63	14
		51~56	13
3	임신을 할 수 있는 가능성이 있으나 정상인에 비하여 상대적으로 21~50%의 임신장애를 예상할 수 있는 경우	43~50	12
		37~42	10
		29~36	8
		21~28	6
4	임신을 할 수 있는 가능성이 있으나 정상인에 비하여 상대적으로 11~20%의 임신장애를 예상할 수 있는 경우	18~20	5
		15~17	4
		11~14	3
5	임신을 할 수 있는 가능성이 있으나 정상인에 비하여 상대적으로 10% 이하의 임신장애를 예상할 수 있는 경우	6~10	2
		1~5	1
		0	0

다. 평가항목과 요령

각 질환에서 참고할 수 있는 검사는 다음과 같다.

질 병	방 법
선천성 자궁기형	자궁경검사(혹은, 난관조영술)과 복강경검사
자궁경관 무력증	병력[1)]
자궁강 유착증	난관조영술 혹은 자궁경검사
자궁근종	초음파, CT, MRI(세 가지 중 한 가지)
자궁선근종	초음파, CT, MRI(세 가지 중 한 가지)
자궁용종	자궁경검사
자궁적출술	의무기록으로 확인

주 1) 이전 임신에서 임신 2분기 혹은 3분기 초기에 진통 없이 자궁경부의 개대(dilatation)로 인한 태아 소실 혹은 조산 확인.

자궁강 유착증의 분류는 다음과 같다.

1) 경도(mild): 정상적인 생리 주기를 보이며 자궁경검사에서 몇 몇 반흔 조직의 띠가 보이는 경우

2) 중등도(moderate): 경도(mild)와 고도(severe) 사이에 해당하는 경우

3) 고도(severe): 생리가 없고 자궁경검사에서 완전히 자궁 강이 소실된 경우

자궁의 기능을 임신으로 한정하였을 때 자궁 질환에 따른 장애의 정도는 임신능력의 소실 정도로 판정할 수 있다. 각 자궁 질환에 따른 임신능력 소실정도는 표와 같다. 단, 자궁의 질환이 두 가지 이상일 경우 자궁 내 질환을 가산(add)하여 질환에 따른 장애로 간주한다. 자궁의 질환의 합이 100%를 넘을 경우에는 100%로 계산한다. 임신능력은 연령이 증가할수록 감소하므로 자궁장애정도는 각 자궁장애율의 합(%)에 (100%－연령에 따른 임신소실율)을 곱하여 계산한다. 즉 연령이 증가할수록 장애율이 낮아진다.

라. 검사 유의사항

풍선 카테터(ballon catheter)를 이용한 자궁난관조영술검사 때 풍선확장(ballooning)을 적절하게 하여 자궁 강이 잘 보이도록 한다.

마. 장애평가 참고자료와 검사

1) 진단서

2) 의무기록

3) 초음파 혹은 CT 혹은 MRI검사 결과지

4) 자궁난관조영술

5) 복강경검사, 자궁경검사

바. 사례

1) 사례 1

항 목	내 용
대상자	• 27세 여성
과거력	• 결혼을 앞두고 부인과 검진을 위해 방문
신체검사	• 신체검사에서 자궁이 거위 알 크기로 커져 있었고, 외음부, 난소 등에는 특별한 이상소견이 발견되지 않았음
검사소견	• 초음파검사에서 직경 5cm의 자궁근종이 자궁저부(fundus)에서 발견됨
진 단	• 자궁근종
장애율	• 장기장애율: 10% • 전신장애율: 2%

2) 사례 2

항 목	내 용
대상자	• 37세 여성
과거력	• 1번의 정상 분만과 1번의 자연 유산 후 2년 이상 임신이 되지 않아 병원을 방문하였음
신체검사	• 신체검사에서 외음부와 자궁, 난소 등에 특별한 이상이 발견되지는 않았음
검사소견	• 자궁경검사 결과 자궁 내 경도(mild)의 자궁강 유착증이 있었으며 초음파검사에서 직경 2cm의 자궁근종이 자궁저부(fundus)에서 발견되었음
진 단	• 경도의 자궁강 유착증
장애율	• 장기장애율: 16% • 전신장애율: 4%

3) 사례 3

항 목	내 용
대상자	• 36세 여성
과거력	• 33세에 결혼 후 1년간 피임을 하였으며 그 후 2번의 자연 유산이 있었음
신체검사	• 신체검사에서 외음부와 자궁, 난소 등에 특별한 이상이 발견되지는 않았음
검사소견	• 자궁경검사 결과 자궁강내막(septum)이 의심되었으며 복강경검사로 확진되었음 • 경도의 자궁강 유착증도 함께 있었음
현재 상태	• 임신을 시도하고 있으나 1년 6개월 이상 임신이 되지 않음
진 단	• 선천성 자궁 기형인 자궁강내막(uterine septum) 및 경도의 자궁강 유착증
장애율	• 장기장애율: 40% • 전신장애율: 10%

4) 사례 4

항 목	내 용
대상자	• 32세 여성
과거력	• 이전에 23주와 21주에 진통 없이 조기 분만하여 두 신생아 모두 사망하였음
신체검사	• 신체검사에서 음부와 난소에는 이상이 없었으나 자궁근종이 의심되었음
검사소견	• 초음파검사 결과 직경 8cm의 자궁근종이 자궁저부(fundus)에 있었음
진 단	• 자궁경관 무력증과 자궁근종
장애율	• 장기장애율: 60% • 전신장애율: 14%

5) 사례 5

항 목	내 용
대상자	• 32세 여성
과거력	• 결혼 전 4회의 인공유산 후 2회의 자연유산의 병력이 있음 • 30세 결혼 후 2년 이상 임신이 되지 않아 병원을 방문하였음
신체검사	• 신체검사에서 외음부와 난소에는 이상이 없었으나 자궁근종이 의심되었음
검사소견	• 자궁경검사 결과 고도의(severe) 자궁강 유착증이 있었으며 초음파검사 결과 6cm의 자궁선근종이 자궁체부(body)에서 발견되었음
진 단	• 심각한(severe) 자궁강 유착증과 자궁선근종
장애율	• 장기장애율: 90% • 전신장애율: 20%

3. 외음부 및 질

가. 범주와 원칙

1) 범주

외음부에는 피부 및 성적기능뿐 아니라 비뇨기능이 함께 있다. 비뇨기능에 대해서는 비뇨기계에서 평가 산정하도록 한다. 질 부위는 섬유 근육 조직으로 여성의 성기관이면서 또한 출산 시 산도의 역할을 한다. 질(vagina)은 요도와 항문사이에 위치하고 있으며 신축성이 매우 큰 앞뒤로 납작한 근육성의 기관으로 길이는 약 7~8cm가량이며 뒷벽이 3cm 정도 길며 월경 주기에 따라 길이의 변화가 있다. 음핵과 외음부는 성적기능에 중요한 역할을 하는 발기 기관이다. 질과 외음부는 연령에 따라 출산능력 및 성기능의 중요도가 달라진다.

2) 평가시기

1년 이상 산부인과 의사의 치료(약물, 수술 등)에도 불구하고 더 이상의 증상의 호전이 없어 현재의 증상이 고착되었다고 판단될 때를 그 평가시기로 정한다. 의학적으로 최신의 치료법이 적용되어 환자의 상태가 변화가 되었을 때에는 다시 변화된 증상이 고착된 지 1년의 기간이 지난 뒤에 평가하는 것을 원칙으로 정한다.

3) 평가 유의사항

출산능력과 성기능은 연령이 증가할수록 감소하므로 측정된 장애에 연령에 따른 소실율로 보정해 준다. 성기능의 경우 환자의 심리적인 면이 포함되어 개개인에 따라 주관적일 수 있다. 질의 길이와 직경에 따른 성기능과의 관계는 주관적이며 진찰과 면담을 통한 결과를 종합하여 개별적으로 판정하여야 한다.

나. 장애평가기준과 장애정도

질과 외음부질환으로 인한 영구장애 손상 정도 평가기준은 다음과 같다.

〈표 2-10-3-6〉 출산력과 관련한 장애평가기준

군	과거력	신체검사소견	장기장애율 (%)	전신장애율 (%)
1	• 질 및 외음부의 질환 또는 변형으로 인한 증상이나 증후가 치료로 조절되지 않는 경우	• 질식분만이 불가능한 사람	100	20
2	• 질 및 외음부의 질환 또는 변형으로 인한 증상이나 증후가 치료로 조절되지 않는 경우	• 질식분만이 제한적으로 가능한 사람	80	17
3	• 질 및 외음부의 질환 또는 변형으로 인한 증상이나 증후가 지속적인 치료를 요하는 경우	• 질식분만이 제한적으로 가능한 사람	60	13
4	• 질 및 외음부의 질환 또는 변형으로 인한 증상이나 증후가 지속적인 치료를 요하지 않는 경우	• 질식분만이 제한적으로 가능한 사람	45	9
5	• 질 및 외음부의 질환 또는 변형으로 인한 증상이나 증후가 지속적인 치료를 요하지 않는 경우	• 질식분만이 가능한 사람	30	3

〈표 2-10-3-7〉 성기능과 관련한 장애평가기준

군	과거력	신체검사소견	장기장애율 (%)	전신장애율 (%)
1	• 질 및 외음부의 질환 또는 변형으로 인한 증상이나 증후가 치료로 조절되지 않는 경우	• 성관계가 불가능한 경우	100	20
2	• 질 및 외음부의 질환 또는 변형으로 인한 증상이나 증후가 치료로 조절되지 않는 경우	• 성관계가 가능하나 어려움이 있는 경우	80	17
3	• 질 및 외음부의 질환 또는 변형으로 인한 증상이나 증후가 지속적인 치료를 요하는 경우	• 성관계가 가능하나 어려움이 있는 경우	60	13
4	• 질 및 외음부의 질환 또는 변형으로 인한 증상이나 증후가 지속적인 치료를 요하지 않는 경우	• 성관계가 가능하나 어려움이 있는 경우	45	9
5	• 질 및 외음부의 질환 또는 변형으로 인한 증상이나 증후가 지속적인 치료를 요하지 않는 경우	• 성관계가 가능한 경우	30	3

※ 연령에 따른 가감은 개별적으로 산정한 후 아래 표와 같이 감산한다.

연령	출산력	성기능
20~35세	100%	100%
35~45세	60%	80%
45~50세	20%	70%
50세 이상	0%	50%

다. 평가항목과 요령

질과 외음부의 기능에서 해부학적인 구조가 산도로서의 역할에 중요하지만, 성기능의 경우는 여성호르몬과 심리적인 영향이 모두 평가에 포함되어야 하는 포괄적인 것이므로 해부학적인 요소와 상담을 통한 포괄적인 장애평가가 필요하다. 따라서 질의 길이와 직경에 따른 성기능과의 관계는 주관적이며 진찰과 면담을 통한 결과를 종합하여 개별적으로 판정하여야 한다. 소음순과 음핵은 성기능에서 가장 중요한 역할을 하며 진찰로 해부학적 결함의 유무를 알아내고 면담 결과를 포함하여 포괄적으로 판정한다.

라. 검사 유의사항

누공(직장질루)의 평가 시 누관 조영술(fistulogram)은 대장내시경 검사와 질경(speculum)을 통한 시진과 병행되어야 검사의 정확성을 높일 수 있다.

마. 장애평가 참고자료와 검사

1) 진단서
2) 의무기록
3) 누관 조영술(fistulogram)
4) 질 분비물 도말검사, 배양검사

바. 사례

1) 사례 1

항 목	내 용
대상자	• 38세 여자
과거력	• 비만하며 3번의 자연분만력이 있음 • 만성적이고 재발성의 음부 및 대퇴부위의 피부염이 있었음 • 소양증과 피부염을 치료하였으나, 따뜻하고 습한 날씨에 악화되었음 • 체중감량 및 몸에 꽉 끼는 옷을 피하고, 위생적 관리 후 증상은 호전되었음 • 과도한 외음부의 자극이 없는 경우에는 만족스러운 성관계가 가능하였음
현재 나타나는 증상	• 피부염은 호전되어 증상이 없음
신체검사	• 경미한 홍반
임상적 고찰	• 진균 감염 배양은 음성이었으며 당 검사는 정상임
진 단	• 외음 피부염: 간찰진(intertrigo)
장애율	• 전신장애율: 1%
장애평가소견	• 어려움 없이 성관계가 가능하고 현재 치료가 필요 없으므로 장애율을 1%로 정함

2) 사례 2

항 목	내 용
대상자	• 34세 여자
과거력	• 2번의 자연분만 후 발생한 직장질루를 수술로 복구하였음 • 심한 질 협착으로 간헐적인 질 확장을 시행하며 질 연고를 지속적으로 도포하였음 • 직장질루 수술 부위의 협착으로 인하여 질식 분만은 위험하였으므로 3번째 분만은 제왕 절개술을 시행하였음
현재 나타나는 증상	• 성관계는 가능하나 성적 감각이 둔하고 극치감에 장애가 있고 성교통이 있음
신체검사	• 홍반성의 작고 얇은 질이 관찰되었음
임상적 고찰	• 시행하지 않았음
진 단	• 질의 수술 후 유착
장애율	• 전신장애율 −9%: 추후 별다른 치료 없이 제한적으로 성관계 가능할 경우 −13%: 에스트로겐 크림과 윤활제를 사용하여야만 성관계 가능할 경우 −17%: 에스트로겐 크림과 윤활제를 사용하여도 성관계에 어려움이 있을 경우

3) 사례 3

항 목	내 용
대상자	• 40세 여자
과거력	• 2번의 분만력 • 침윤성 자궁경부 편평세포암 • 방사선 치료 • 방광 질 누공 및 직장질루와 질 협착이 있었으며 임신 가능성은 없었음
현재 나타나는 증상	• 성교 불가능
신체검사	• 질의 깊이가 2cm이고 자궁경부에 이르는 누관의 직경은 5mm이었음 • 누관을 통해 점액 및 대변과 소변이 배출되었음
임상적 고찰	• 시행하지 않았음
진 단	• 방광질누공 및 직장질루와 심한 질협착
장애율	• 전신장애율: 20%

제11장 종양혈액장애

김봉석

제1절 종양장애

1. 범주와 원칙

가. 범주

종양장애의 평가대상은 모든 암질환이 포함된다. 암질환은 근치적 치료(수술, 방사선요법, 화학요법, 이식 등) 후 무병상태의 경우와 진단되었을 때 전이되었거나 근치적 치료 후 재발하여 더 이상 완치를 기대할 수 없는 경우로 양분하여 장애평가를 하여야 한다.

암질환에 대한 근치적 치료를 한 경우 재발의 근거가 없다면 치료의 결과로 발생된 후유증 또는 기능장애가 평가 대상이 된다.

완치가 불가능한 전이성 또는 재발성 암질환의 경우 원발부 장애와 함께 전이부 장애가 있을 수 있으며, 원발부 장기의 장애는 없이 전이부 장애만 있을 수도 있다. 따라서 전체적인 진행정도를 모두 평가에 포함하여야 한다.

나. 평가시기

상태가 고정되어 상병이 수술 또는 기타 치료로 악화나 호전의 가능성이 없는 경우에 평가한다. 상태 고정이란 앞으로 1년이 지난 뒤에도 좋아지거나 나빠지지 않고 거의 변화하지 않으리라 판단되는 상태를 말한다.

1) 근치가 완료된 경우

- 근치 후 일시적 또는 영구적으로 손상된 장기별 기능에 대해 장애를 평가한다.
- 근치 후 장애평가는 매 2년마다 재평가한다.

- 근치 후 기능 손상이 영구장애로 판단될 경우에는 재평가하지 않는다(이 경우 전문의에 의한 영구장애 — 영구 장루 또는 요루 등 — 소견을 첨부해야 한다).
- 근치 후 신체장애는 손상 장기별 장애기준에 따라 평가한다. 예를 들면 방광암으로 방광을 완전 적출하여 완치되었다면 장애는 방광 완전 소실에 상응하는 장애로 평가한다. 직장암으로 장루를 시행하였다면 장루에 대한 장애평가를 하되 만일 일정 기간 후 복원술을 시행한다면 이후 재평가가 되어야 한다. 근치 후 손상 장기 장애평가는 필요에 따라 해당 전문과에 의뢰하여 평가의 객관성을 도모할 수 있다.

2) 전이성 또는 재발성의 경우

- 전이성 또는 재발성 암질환은 병의 진행속도가 상대적으로 빠르고 환자별 차이가 있을 수 있으므로 1년마다 장애를 평가하고 필요에 따라 환자 또는 보호자의 악화 신청으로 재평가를 할 수 있다.
- 전이성 또는 재발성 암질환은 비록 고식적 치료(화학요법, 방사선요법, 면역요법 등)를 시행한다 하더라도 완치를 기대하기 어렵고 일시적 호전 후에도 다시 악화되는 경과를 보이므로 고정 상태를 판정하기가 쉽지 않을 수 있다. 따라서 이 경우는 표준요법(또는 추천요법)에 대한 반응, 화학요법(regimen) 변경 횟수, 구제요법과 반응 그리고 향후 치료계획, 나아가 환자의 신체활동도를 고려하여 고정 상태 시점을 판단하여야 한다.

다. 평가 유의사항

전이성 또는 재발성 암질환은 각 암종에 따라 다를 수 있지만 평균 수명이 대개 수개월에서 1년 이내이며 그 이상이라 하더라도 대부분의 경우 2년을 넘기기가 힘들다. 그러나 드물게는 진행 없이 2년 이상 장기간 생존하는 경우도 있을 수 있다. 따라서 암질환의 장애평가는 근치적 치료 유무, 기대여명, 치료시기 그리고 신체활동도 등을 종합하여 이루어져야 한다.

암질환에 대한 근치적 치료 후 보조적(adjuvant) 항암요법을 하는 경우 그리고 재발성 또는 전이성 암질환이라 하더라도 임상적 완전관해 후 1년이 경과한 뒤에도 진행의 근거가 없는 경우는 무병상태로 인정하여 장애평가를 한다. 단, 이 경우도 치료의 결과로 발생된 후유증에 대해서는 장기별 기능장애정도에 준하여 평가한다.

종양장애 평가기준의 각 군에서 전신장애율은 같은 군에서도 항암요법의 과거력, 종양의 진행속도, 신체활동도, 예상수명에 따라 장애율에 차이가 있을 수 있다.

2. 장애평가기준과 장애정도

〈표 2-11-1-1〉 종양장애 장애평가기준

군	내 용	전신장애율 (%)	대 표 전신장애율(%)
1	더 이상의 치료가 불가능하며 항상 개호와 침대생활 ECOG 수행상태계수 4급에 상응하는 상태	60~75	68
2	재발 또는 진행하여 2차 이상 항암제에 불응하고 수시개호 ECOG 수행상태계수 3급에 상응하는 상태	46~59	53
3	전이성 또는 재발성 질환으로 항암(화학, 방사선)요법 ECOG 수행상태계수 2급에 상응하는 상태	31~45	38
4	ECOG 수행상태계수 1급에 상응하는 상태	16~30	23
5	완치 후 5년 이상 경과했으나 후유증이 있음 ECOG 수행상태계수 0급이나 일상생활에 제한 있음	0~15	8

* ECOG 수행상태계수=Eastern Cooperative Oncology Group Performance Status Scale; ECOG-PSS

각 검사 결과에 대한 전신장애율은 〈표 2-11-1-1〉과 같으며, 특별한 사항이 없을 경우 각 군의 대표 장애율을 장애평가 결과로 제시한다. 단, 의사 판단에 따라 대표 장애율에서 ±3% 부여가 가능하고, 구간 내에서 최대값이나 최소값을 부여할 수 있다. 또한 의사 판단에 의한 ±3% 부여 결과는 각 군 내 범위(최대값 또는 최소값)를 벗어날 수 없다. 장애율을 제시할 경우 이에 상응하는 이유를 기록하도록 한다.

〈표 2-11-1-2〉 ECOG 수행상태계수

정도	내 용
0	모든 활동 가능, 어떤 제한 없이 병에 걸리기 전과 동일하게 일 수행
1	육체적인 힘든 일은 제한이 있지만 거동이나 가벼운 성질의 일은 가능(예를 들면 가벼운 집안 일이나 사무실 일)
2	거동이나 자가 치료는 가능하나 어떠한 일도 수행하기 어려움; 일하는 시간의 50% 이상
3	제한적으로 자가 치료 가능하며 깨어있는 시간의 50% 이상을 누워있거나 휠체어를 이용함
4	완전히 무력한 상태; 어떠한 자가 치료도 불가능하며 대부분의 시간을 침대에서 보냄

3. 평가항목과 요령

- 진단서, 소견서 및 의무기록지
- 조직검사
- 혈액검사: 일반혈액검사, 종양표지자검사
- 내시경검사, 혈관조영검사, 뼈스캔
- 방사선학적 검사: 초음파검사, 컴퓨터단층촬영, 자기공명영상촬영, 양전자방출단층촬영
- 장애평가는 장애 진단서상 소견과 함께 필요한 경우에는 각종 혈액학적 검사, 내시경적 검사, 혈관촬영검사, 핵의학적 검사 및 방사선학적 검사의 결과를 확인하여 객관적인 근거를 바탕으로 해야 한다.

4. 검사 유의사항

전이성 또는 재발성 암질환은 치료에 의한 호전과 진행에 의한 악화가 반복되거나 치료에도 불구하고 지속적으로 악화될 수 있으므로, 평가 시점의 검사결과뿐만 아니라 필요에 따라 이전 검사결과부터 연속적인 경과를 검토하여 장애평가를 할 필요가 있을 수 있다.

5. 사례

항 목	내 용
대상자	• 66세 남자, 전이성 위암
과거력	• 2008년 8월 진행성 위암(3기) 수술, 수술 후 보조항암화학요법을 시행하고 추적 관찰 중 간 및 복강내 림프절 전이 소견으로 Folfox 요법 8회, Folfiri 요법 6회 후 진행하여 현재 도세탁셀과 시스플라틴 복합항암화학요법(DP) 2회 후 안정 병변으로 지속적 투여 예정임
현재 나타나는 증상	• 간헐적 복통, 항암요법으로 구역/구토, 식욕부진
신체검사	• 2cm 크기의 좌측 경부절 촉지, ECOG 수행상태계수 2
검사소견	• 복부 CT스캔상 우측 간엽에 4cm 전이성 종괴, 대동맥 주위를 둘러싼 림프절 종대
진 단	• 수술 후 간과 복부 림프절에 재발한 위암, 2차 요법(folfox, folfiri) 실패 후 3차 요법(DP) 후 안정성 병변 유지
전신장애율	• 38%
장애평가소견	• 재발성 위암으로 3차 항암화학요법 후 안정병변이나 6개월 이내 악화가 예상되며 현재 신체활동도는 ECOG 수행상태계수 2로 종양장애 평가기준 3군에 해당되고 전신장애률은 38%, 장기장애율 50%로 판정

제 2 절 혈액장애

1. 범주와 원칙

가. 범주

혈액장애는 골수, 림프절, 비장 등 조혈기관의 병변 또는 기능장애로 혈액 순환 세포(적혈구, 백혈구, 혈소판)와 혈액 응고 또는 면역 반응에 관여하는 인자들이 정상에서 벗어나 많거나 적어서 발생하는 질환이 평가대상이다. 대상질환으로는 빈혈(재생불량성빈혈, 순수적혈구무형성증 등), 응고인자결핍 또는 저혈소판증을 포함한 혈소판장애에 의한 출혈성 질환, 증상을 동반한 혈구과다증(진성적혈구증다증, 고혈소판증), 수혈 또는 기타 치료를 요하는 골수이형성증후군, 면역바이러스 등 감염에 의한 백혈구장애, 혈전성 질환 그리고 표적치료 또는 세포독성 치료와 조혈모세포이식이 필요한 혈액암(백혈병, 다발성골수종 등)이 있다.

나. 평가시기

상태가 고정되어 상병이 치료로 악화나 호전의 가능성이 없는 경우에 평가한다. 상태 고정이란 앞으로 1년이 지난 뒤에도 좋아지거나 나빠지지 않고 거의 변화하지 않으리라 판단되는 상태를 말한다.

• 치료 후 일정 기간이 지난 후 상태가 고정되었다고 판단되는 시점에서 평가하거나 치료 중이라도 더 이상 상태 변화를 기대하기 어려운 경우에는 고정상태로 판단하고 평가를 할 수 있다.

다. 평가 유의사항

장애평가는 근치적 치료 유무, 치료시기 그리고 신체활동도 등을 종합하여 이루어져야 한다. 백혈병, 다발성골수종 등 혈액암의 경우에는 종양평가에서처럼 근치적 치료 유무, 치료 후유증, 기대여명, 화학요법(regimen) 변경 횟수, 구제요법과 반응 그리고 향후 치료 계획, 신체활동도를 고려하여 평가하여야 한다.

혈액암의 경우에도 완전관해 후 보조적(adjuvant) 항암요법을 하는 경우 그리고 재발성 혈액암이라 하더라도 구제요법으로 완전관해 후 1년이 경과한 뒤에도 진행의 근거가 없는 경우는 무병상태로 인정하여 장애평가를 한다. 단, 이 경우도 치료의 결과로 발생된 후유증에 대해서는 장기별 기능장애정도에 준하여 평가한다.

혈액장애 평가기준의 각 군에서 전신장애율은 같은 군에서도 치료를 포함한 과거력, 진행 속도, 신체활동도, 예상수명에 따라 장애율에 차이가 있을 수 있다.

2. 장애평가기준과 장애정도

가. 빈혈 또는 적혈구 이상에 의한 장애

〈표 2-11-2-1〉 빈혈로 인한 장애평가기준

군	내 용	전신장애율 (%)	대 표 전신장애율(%)
1	증상이 있으며, 혈색소 6g/dL[1] 미만으로 매 주마다 2~3U 수혈 요함[2]	60~75	68
2	증상이 있으며, 혈색소 6g/dL[1] 미만으로 매 2주마다 2~3U 수혈 요함[2]	46~59	53
3	증상이 있으며, 혈색소 6~7.9g/dL[1] 이하로 매 4~6주마다 2~3U 수혈 요함[2]	31~45	38
4	증상이 있으며, 혈색소 8~9.9g/dL[1] 이하로 수혈은 필요하지 않음	16~30	23
5	증상이 없으며, 혈색소 10g/dL 이상으로 수혈은 필요하지 않음	0~15	8

주 1) 수혈 전 수준
2) 수혈 혈액의 용혈을 암시

각 검사 결과에 대한 전신장애율은 〈표 2-11-2-1〉과 같으며, 특별한 사항이 없을 경우 각 군의 대표 장애율을 장애평가 결과로 제시한다. 단, 의사 판단에 따라 대표 장애율에서 ±3% 부여가 가능하고, 구간 내에서 최대값이나 최소값을 부여할 수 있다. 또한 의사 판단에 의한 ±3% 부여 결과는 각 군 내 범위(최대값 또는 최소값)를 벗어날 수 없다. 장애율을 제시할 경우 이에 상응하는 이유를 기록하도록 한다.

나. 백혈구 이상에 의한 장애

〈표 2-11-2-2〉 백혈구 이상으로 인한 장애평가기준

군	내 용	전신장애율 (%)	대 표 전신장애율(%)
1	• 증상이 있으며, 중성구 250/dL 이하로 집에서 항생제 정주 요함 • 1년에 6회 이상의 항암치료가 필요한 백혈병	60~75	68
2	• 증상이 있으며, 250/dL<중성구≤500/dL임 • 1년에 3-5회의 항암치료가 필요한 백혈병	46~59	53
3	• 증상이 있으며, 500/dL<중성구≤750/dL임 • 1년에 2 차례 이하의 항암치료가 필요한 백혈병	31~45	38
4	• 증상이 있으며, 750/dL<중성구≤1000/dL임 • 1년 이상 관해 후 5년 이내 재발한 항암제 경구 투여 백혈병	16~30	23
5	• 증상이 없으며, 중성구 1000/dL이상임 • 5년 이상 관해된 백혈병	0~15	8

각 검사 결과에 대한 전신장애율은 〈표 2-11-2-2〉과 같으며, 특별한 사항이 없을 경우 각 군의 대표 장애율을 장애평가 결과로 제시한다. 단, 의사 판단에 따라 대표 장애율에서 ±3% 부여가 가능하고, 구간 내에서 최대값이나 최소값을 부여할 수 있다. 또한 의사 판단에 의한 ±3% 부여 결과는 각 군 내 범위(최대값 또는 최소값)를 벗어날 수 없다. 장애율을 제시할 경우 이에 상응하는 이유를 기록하도록 한다.

다. 면역바이러스감염에 의한 장애

〈표 2-11-2-3〉 면역바이러스감염으로 인한 장애평가기준

군	내 용	전신장애율 (%)	대 표 전신장애율(%)
1	CD4 양성 T 세포수 100 이하로 1년에 2회 이상 감염으로 입원치료가 필요한 HIV감염	60~75	68
2	CD4 양성 T 세포수 100 이상 200 미만으로 1년에 1회 이상 감염으로 항생제치료가 필요한 HIV감염	46~59	53
3	CD4 양성 T 세포수 200 이상 500 미만으로 감염예방을 위해 지속적 치료가 필요한 HIV감염	31~45	38
4	CD4 양성 T 세포수 500 이상 800 미만으로 증상때문에 가끔 치료가 필요한 HIV감염	16~30	23
5	CD4 양성 T 세포수 800 이상으로 치료가 필요하지 않는 HIV감염	0~15	8

각 검사 결과에 대한 전신장애율은 〈표 2-11-2-3〉과 같으며, 특별한 사항이 없을 경우 각 군의 대표 장애율을 장애평가 결과로 제시한다. 단, 의사 판단에 따라 대표 장애율에서 ±3% 부여가 가능하고, 구간 내에서 최대값이나 최소값을 부여할 수 있다. 또한 의사 판단에 의한 ±3% 부여 결과는 각 군 내 범위(최대값 또는 최소값)를 벗어날 수 없다. 장애율을 제시할 경우 이에 상응하는 이유를 기록하도록 한다.

라. 혈액응고이상에 의한 장애

〈표 2-11-2-4〉 혈액응고이상으로 인한 장애평가기준

군	내 용	전신장애율 (%)	대표 전신장애율(%)
1	혈소판 수 20×103/uL 이하로 1년 3회 이상 출혈 또는 응고인자 1% 미만으로 1년 3회 이상 출혈한 출혈성 질환	60~75	68
2	혈소판 수 20－60×103/uL로 1년에 2회 이내 출혈 또는 응고인자 1% 미만으로 1년 2회 이내 출혈한 출혈성 질환	46~59	53
3	혈소판 수 60×103/uL 이상으로 치료가 반드시 필요한 혈소판 결핍 또는 응고인자 2~5%로 1년 2회 이내 출혈한 출혈성 질환	31~45	38
4	혈소판 수 100－140×103/uL로 가끔 치료 필요함. 또는 응고인자 6~30%로 1년 2회 이상 치료가 필요한 출혈성 질환	16~30	23
5	혈소판 수 140×103/uL 이상으로 치료가 필요하지 않음	0~15	8

각 검사 결과에 대한 전신장애율은 〈표 2-11-2-4〉와 같으며, 특별한 사항이 없을 경우 각 군의 대표 장애율을 장애평가 결과로 제시한다. 단, 의사 판단에 따라 대표 장애율에서 ±3% 부여가 가능하고, 구간 내에서 최대값이나 최소값을 부여할 수 있다. 또한 의사 판단에 의한 ±3% 부여 결과는 각 군 내 범위(최대값 또는 최소값)를 벗어날 수 없다. 장애율을 제시할 경우 이에 상응하는 이유를 기록하도록 한다.

3. 평가항목과 요령

• 진단서, 소견서 및 의무기록지
• 조직검사, 유세포분석
• 혈액검사: 일반혈액검사, 지혈검사, 혈청단백 전기영동, 직접/간접 항글로불린검사, 저온

응집소분석, 면역화학 및 면역글로불린분석

- 유전학적 검사, 세포유전학 검사
- 골수 흡인 및 생검
- 방사선학적 검사: 초음파검사, 컴퓨터단층촬영, 자기공영영상촬영, 양전자방출단층촬영
- 장애평가는 장애 진단서상 소견과 함께 필요한 경우에는 각종 혈액학적 검사, 유전학적 검사, 골수검사 및 방사선학적 검사의 결과를 확인하여 객관적인 근거를 바탕으로 해야 한다.

4. 검사 유의사항

혈액질환 역시 치료에 의한 호전과 진행에 의한 악화가 반복되거나 치료에도 불구하고 지속적으로 악화될 수 있으므로, 평가 시점의 검사결과뿐만 아니라 필요에 따라 이전 검사결과부터 연속적인 경과를 검토하여 장애평가를 할 필요가 있을 수 있다.

5. 사례

항 목	내 용
대상자	• 59세 여자
과거력	• 고혈압과 당뇨병으로 투약 중 1년 전 혈액검사상 백혈구 증가 소견으로 추가 검사상 만성골수성백혈병으로 진단 후 글리벡(300mg) 복용
현재 나타나는 증상	• 간헐적 어지러움, 경도 쇄약감
신체검사	• 특이소견 없음, ECOG 수행상태계수 1
검사소견	• 혈색소 10.9d/dL, 중성구 1, 130/dL, 혈소판 98×10^3/uL • 세포유전학적 완전관해, 분자유전학적 부분관해
진 단	• 만성골수성백혈병, 만성기
전신장애율	• 10%
장애평가소견	• 글리벡 투여 후 세포유전학적 완전관해 상태로 경도의 증상이 있으나 양호한 신체활동도를 가지고 있고 향후 지속적인 관해 상태가 유지될 수 있을 것으로 판단하여 전신장애율 10%로 판정

제12장 내분비장애

김여주 · 이경석

1. 범주와 원칙

내분비 계통은 시상하부-뇌하수체 복합체, 갑상선, 부갑상선, 부신, 췌장 및 생식샘으로 구성되어 있다. 내분비샘은 호르몬을 분비하여 신체 여러 기관 또는 조직의 활동을 조율한다. 여러 가지 내분비샘의 작용은 상호의존적으로 하나의 내분비샘에 장애가 발생하였을 경우 다른 내분비샘의 기능장애로 나타날 수 있으며, 이로 인해 다른 신체 계통에 영향을 미치게 된다. 그러므로 하나의 내분비샘에 영구장애가 발견되면 이것이 다른 여러 신체 계통에 미치는 영향을 고려한 후 장애평가를 하여야 한다.

2. 장애평가기준

가. 평가원칙

내분비 기관의 기능이상은 샘의 손상 또는 위축, 비대, 과다형성 또는 신생물 관련 질환 등에 의해 발생한다. 내분비장애는 하나 또는 여러 내분비샘에서 생긴 호르몬 분비이상 및 호르몬 작용의 이상이 내분비 조직이 아닌 다른 조직에 미치는 영향 때문에 발생하게 된다. 장애 등급은 병증의 심한 정도, 약물처치의 필요성 및 일상활동 수행에 미치는 영향 등을 반영한다.

내분비장애에 의해 호르몬의 기능저하가 발생될 경우, 경구 또는 비경구적 방법으로 호르몬을 대체할 수 있으며, 호르몬의 대체가 불가능할 경우를 제외하고는 호르몬 대체 치료로 사실상의 생리학적 정상화가 이루어질 수 있다. 그러므로 단순히 호르몬의 분비가 감소되었다고 해서 장애로 평가할 수 없다. 그러나 호르몬 대체가 생리적인 호르몬 분비를 완벽하게 대신할 수 없고 이로 인해 정상 활동의 수행이나 스트레스 반응 능력 등에 어려움이 생겼을 경우 이를 기준으로 장애평가를 할 수 있다.

내분비 호르몬의 기능저하는 다른 기관의 장애를 초래하거나 또는 다른 기관의 장애 발생과 연관되어 나타낼 수 있다. 이 경우 다른 신체 계통의 장애율은 별도로 평가한 후 이를 본 장(章)에서 제시한 장애율과 병산(combine)하여 전신장애율을 산정한다.

내분비 호르몬의 기능항진은 효과적으로 치료되는 경우가 많지만, 치료 후 호르몬의 결핍이 발생될 수 있다. 이 경우 후유증의 정도와 이에 의한 일상활동 수행 능력에 미치는 영향을 평가한 후 장애율을 결정한다.

적절한 치료 후에도 환자가 질병 이전의 양호한 건강 상태를 완전히 회복하지 못했을 때에는 정상 건강 상태의 불완전한 회복을 감안하여 장애율을 약간(1~3%) 조정할 수 있다. 내분비 호르몬의 기능저하나 기능항진의 진단은 현재 일반적으로 인정되고 있는 객관적 검사결과와 기준에 따르며, 상응하는 결과를 첨부 또는 확인하여 평가한다.

나. 신체기능 또는 질병 종류 구분

1) 시상하부-뇌하수체 축

내분비 기능에서 시상하부-뇌하수체-종말호르몬 분비기관은 호르몬 기능의 하나의 축으로 작용하여 서로 상호의존적인 역할을 하게 된다. 그러므로 시상하부 및 뇌하수체는 하나의 작용단위로 간주된다.

뇌하수체 호르몬의 기능저하는 뇌하수체나 시상하부에 생긴 종양과 수술적, 방사선 치료 후에 발생하며 산후 출혈에 의한 쉬한증후군 등에 의해 발생되며 각각의 호르몬의 결핍에 따라 다양한 형태로 나타나며, 뇌하수체 전엽호르몬의 기능항진은 뇌하수체 샘종으로 인한 (1) 프로락틴 과다분비(PRL), (2) 성장호르몬(GH) 과다분비, (3) 갑상선자극호르몬(TSH) 과다분비, (4) 부신피질자극호르몬(ACTH) 과다분비, (5) 생식샘자극호르몬(GnRH) 과다분비 등으로 나타난다.

뇌하수체 후엽호르몬인 항이뇨호르몬(바소프레신)의 기능 이상에 의해 요붕증과 항이뇨호르몬분비과잉증후군이 발생된다.

(1) 시상하부-뇌하수체 축의 구조적 이상은 컴퓨터 단층 촬영(CT), 자기공명영상(MRI) 등으로 평가하고 드물게 혈관조영술이 이용되기도 한다.

(2) 시상하부-뇌하수체 축 호르몬들의 기능은 자극검사와 억제검사를 통하여 평가된다.

① 성장호르몬 기능저하증은 소아에서는 발육장애를 나타내지만 성인에서는 증상이 미미할 수 있다. 그러나 장기간의 성장호르몬 결핍은 체지방의 증가와 중심성 비만의 원인이 될 수 있고 골밀도 감소, 근육량 감소에 의한 운동 능력의 감소, 삶의 질 저하, 심혈관질환의 증가 등이 동반될 수 있다. 진단은 인슐린 유발 저혈당에 의한 성장호르몬 자극검사, 성장호르몬자극호르몬(GHRH) 자극검사, 아르기닌 자극검사, L-도파 자극검사 등의 호르몬 자극검사에서 혈청 성장호르몬이 정상적으로 분비되지 못할 경우나 인슐린양성장인자-I을 측정함으로써 진단한다.

② 이차성 부신피질자극호르몬 기능저하증은 부신에서 코르티솔과 부신 안드로겐의 감소를 초래한다. 증상은 모호할 경우가 많으며 대개 두통, 체중감소, 피로감, 오심, 구토, 복통 등이 있다. 인슐린 유발 자극검사 또는 부신피질자극호르몬분비호르몬(CRH) 자극검사, 바소프레신 자극검사 등의 뇌하수체-부신 축 기능검사에서 혈청 ACTH와 코르티솔이 기준치 이상 분비되지 못할 경우 진단한다.

③ 이차성 갑상선 기능저하증(뇌하수체 및 시상하부 갑상선 저하증)은 한랭못견딤, 피곤함, 근육통, 체중증가 등의 증상과 안구주변부종과 건반사 이완기장애 등이 나타난다. 진단은 갑상선호르몬의 수치가 낮고 TSH의 증가가 없는 경우 의심할 수 있으며 갑상선자극호르몬분비호르몬(TRH)에 의한 TSH 자극검사로 평가할 수 있다.

④ 이차성 생식샘 기능저하증은 이차성징의 발생과 유지, 생식능력에 장애를 초래한다. 남성에게서는 테스토스테론 수치가, 여성에게서는 에스트로겐 수치가 낮고 LH와 FSH이 낮거나 정상일 때 의심할 수 있으며, 황체호르몬유리호르몬(LHRH)을 투여한 후 LH와 FSH의 분비를 자극한 후 기준치 이상으로 증가되지 못할 경우 평가할 수 있다.

⑤ 복합적인 뇌하수체 전엽호르몬들의 분비기능은 인슐린과, 갑상선자극호르몬분비 호르몬, 생식샘자극호르몬분비호르몬을 동시에 투여한 후 30분 간격으로 2시간 동안 뇌하수체 전엽호르몬들의 분비량을 측정하거나, 성장호르몬자극호르몬, 부신피질자극호르몬분비호르몬, 갑상선자극호르몬분비호르몬과 생식샘자극호르몬분비호르몬을 동시에 투여한 후 30분 간격으로 2시간 동안 뇌하수체 전엽호르몬들의 분비량을 측정함으로써 평가할 수 있다.

⑥ 항이뇨호르몬 기능저하증인 요붕증은 소변이 농축되지 않아 희석되므로 소변량의 증가를 특징으로 한다. 진단은 혈장 및 요 오스몰 농도 측정과 수분 제한검사로 요농축 자극이 있을 때 요삼투질 농도가 낮아 있음을 증명하고, 항이뇨호르몬의 투여 후 요삼투질 농도가 증가되는 것으로 판정한다.

⑦ 프로락틴분비샘종은 가장 흔한 뇌하수체 종양으로서 여성에서 무월경과 불임, 유즙분비를 남성에서는 성기능 감소와 발기부전, 불임 등을 일으킬 수 있다. 진단은 생리적 또는 약물 등 다른 원인에 의해 증가되는 고프로락틴혈증의 원인들을 배제한 후 평가되어야 한다.

⑧ 성장호르몬 분비샘종은 증가된 성장호르몬과 인슐린양성장인자-I(Insulin like growth factor-I)에 의해 여러 임상 양상을 나타내고 체성 및 대사적 효과에 영향을 미치게 된다. 호르몬 증가의 진단은 75g 경구포도당부하 검사를 통해 1~2시간 이내에 성장 호르몬이 기준치 미만으로 감소하지 않으면 확진할 수 있다.

⑨ 갑상선자극호르몬분비샘종은 갑상선기능항진증의 드문 원인으로 갑상선기능항진증의 전형적인 증상으로 보이나 아무런 증상을 나타나지 않는 경우도 있다. 진단은 상승되어 있는 혈청 갑생샘호르몬 수치와 부적절하게 정상 또는 증가된 TSH 분비, 그리고 CT나 MRI에서 뇌하수체샘종의 존재를 증명하는 것이다.

⑩ 부신피질자극호르몬분비샘종(쿠싱병)은 만성적 코르티솔의 과다에 의해 얇고 윤기 없는 피부, 중심성 비만, 고혈압, 월상안, 당뇨병, 골다공증 등이 나타날 수 있고 고안드로겐혈증에 의한 여드름, 다모증 등이 나타나며 우울증, 조증 등의 정신과적 문제를 일으킬 수 있다. 진단은 코르티솔의 과다를 증명하는 것으로 혈중 및 요중 코르티솔 측정 및 하룻밤동안 1mg 덱사메타손 억제검사를 시행하며, 저용량데사메타손 억제검사로 호르몬의 증가를 확진할 수 있다. 감별진단을 위해 혈청 ACTH 수치, 뇌하수체 MRI, 하수체정맥동검사 등이 시행된다.

⑪ 심장, 신장, 부신 및 갑상선 기능이 정상일 때 부적절하게 높은 요 삼투질농도를 보이는 저나트륨혈증이 있으면 항이뇨호르몬분비과잉증후군을 진단할 수 있다.

시상하부-뇌하수체 축 질환으로 인한 장애평가기준은 〈표 2-12-1〉을 참조한다.

〈표 2-12-1〉 시상하부-뇌하수체 축 질환으로 인한 장애평가기준

군	내 용	객관적 소견	전 신 장애율(%)
1	치료에도 불구하고 심한 증상 및 징후가 지속되며 일상활동 수행능력에 심각한 영향을 미침	• 뇌하수체호르몬 기능저하증: 뇌하수체 호르몬의 분비가 부분 혹은 완전하게 결핍되어 있고, 치료에도 불구하고 부족한 호르몬을 정상 수치까지 조절이 불가능함 • 뇌하수체호르몬 기능항진증: 수술 또는 약물 치료에도 불구하고 동반질환의 악화로 인해 호르몬의 수치가 정상화되지 않고 선행 질환의 악화나 이차적 질환이 발생하며 전신증상이 악화됨	12
2	치료를 통한 관련 증상 및 징후의 관리가 충분하지 않고 일상활동 수행 능력에 약간의 영향을 미침	• 뇌하수체호르몬 기능저하증: 뇌하수체 호르몬의 분비가 부분 혹은 완전하게 결핍되어 있고, 치료로 정상 호르몬 수치가 유지되고 있으나 호르몬 분비 감소와 연관된 증상들이 지속됨 • 뇌하수체호르몬 기능항진증: 수술 및 약물 치료에도 불구하고 호르몬의 수치가 정상화되지 않으나 치료 후 호르몬 항진과 연관된 증상들이 부분적인 호전을 보이고 선행질환의 악화나 이차적 질환의 발생이 관찰되지 않음	8
3	지속적 치료를 통해 효과적으로 질환을 관리하고 일상활동 수행능력에 미치는 영향도 최소한에 그침	• 뇌하수체호르몬 기능저하증: 뇌하수체 호르몬의 분비가 부분 혹은 완전하게 결핍되어 있으나 치료로 정상 호르몬 수치가 유지되고 호르몬 분비 감소와 연관된 증상들이 미미함 • 뇌하수체호르몬 기능항진증: 치료 후 호르몬의 수치는 정상이나 선행 질환으로 인한 전신증상이 지속됨	3

시상하부-뇌하수체 질환을 앓는 환자의 증상이 지속적 치료를 통해 효과적 관리가 가능하고 일상활동 수행능력에 미치는 영향이 미미하다면 3군으로 분류한다.

약물 처치가 필요 없다면 장애율 조정이 가능할 수 있다.

2) 갑상선

갑상선은 갑상선호르몬을 분비하여 신체 여러 기관의 대사에 영향을 미친다.

임상검사는 (1) 토탈 티록신, 프리 티록신, 트리요오드사이로닌 및 프리 트리요오드사이로닌을 포함하는 혈청 갑상선 호르몬 수치, (2) 민감 분석으로 측정한 혈청 갑상선자극호르몬, (3) 갑상선의 방사성요오드 섭취, (4) 갑상선 항체 등을 측정할 수 있다.

임상검사는 갑상선 기능항진증 혹은 갑상선 기능저하증의 진단을 위해 필요하며 갑상선의 장애정도를 평가하는 기준으로 사용하기에는 적절치 않다.

갑상선 기능저하증의 경우 갑상선 호르몬 수치보다 신체 다른 기관의 질환으로 인해 정상적인 혈중농도로의 호르몬 보충이 불가능한지가 장애의 정도를 결정하는 데 있어 더 중요한 요소이다.

갑상선 기능저하증을 앓는 대부분의 환자는 치유가 가능하며 일상활동수행능력에 별다른 영향을 주지 않는다. 그러나 일부 갑상선 기능항진증 환자에게서 볼 수 있는 안구병증은 갑상선 중독상태가 치유된 후에도 지속될 수 있고 드물지만 영구적 얼굴 변형 또는 시각 장애를 남길 수도 있으며 심한 경우 시력상실의 원인이 되기도 한다. 이러한 질환은 해당 분야에서 제시한 기준에 따라 평가하여야 한다. 갑상선 기능항진증에 의해 적절한 치료 후에도 심방세동이 지속되는 경우는 심혈관 계통의 기준에 따라 평가하여야 한다.

대부분의 갑상선저하증은 갑상선호르몬을 이용하여 충분히 관리할 수 있다. 그러나 다른 관련 신체 기관의 질환 때문에 완전한 호르몬의 치환이 불가능 한 경우가 있다. 갑상선 질환으로 인한 장애평가기준은 〈표 2-12-2〉를 참조한다.

〈표 2-12-2〉 갑상선 질환으로 인한 장애평가기준

군	내 용	전 신 장애율(%)
1	• 갑상선 기능저하증의 전형적인 증상 및 징후가 있으면서 • 갑상선의 해부학적 손실 또는 변경 및 확진된 갑상선 기능저하의 교정을 위해 지속적인 갑상선호르몬 보충요법을 하고 있으나 다른 신체 계통의 질환 때문에 갑상선호르몬의 부분 치환만 가능한 경우	8
2	• 갑상선 기능저하증의 전형적인 증상 및 징후가 있으면서 • 갑상선의 해부학적 손실 또는 변경 및 확진된 갑상선 기능저하의 교정을 위해 지속적인 갑상선호르몬 보충요법이 요구되는 경우	3

3) 부갑상선

4개의 부갑상선에서 분비되는 부갑상선호르몬은 골격계통, 소화계통, 신장 및 신경계통의 적정 기능 유지에 필수적인 혈청 칼슘 및 인의 수치를 조절한다.

부갑상선 기능의 평가방법은 혈청 칼슘, 인, 알부민, 크레아티닌, 마그네슘, 부갑상선호르몬, 1.25$(OH)_2$ 비타민D, 25(OH) 비타민D 등의 수치, 소변의 칼슘 수치, 크레아티닌 청소율 등으로 평가할 수 있다. 초음파촬영술, MRI, CT 스캔, 방사성동위원소(sestamibi) 주사(scan) 또는 핵의학 검사(sestamibi scan)는 부갑상선 샘종의 위치를 밝혀내기 위해 사용되며, 정맥

신우조영술, 골격 방사선 사진, 골밀도검사도 필요할 수 있다.

(1) 부갑상선 기능항진증은 골절, 신장 결석 또는 신장 기능상실 등의 이차 증상 및 징후가 지속될 수 있으나 외과 처치만으로도 주요 이상을 교정할 수 있다. 이때 이차 증상은 해당 분야에서 제시한 기준에 따라 평가하여야 한다. 다만, 외과 수술이 실패하거나 환자가 수술을 받을 수 없는 경우에만 장애정도가 평가된다.

영구장애는 〈표 2-12-3〉의 기준에 따라 군을 분류하여야 한다.

〈표 2-12-3〉 부갑상선 기능항진증 관련 신체증상에 따른 장애정도

군	내 용	전신장애율(%)
1	• 치료가 불가능하고 혈청 칼슘이 15mg/dL 이상인 경우(중증 고칼슘혈증)	6
2	• 치료가 불가능하고 혈청 칼슘이 15mg/dL 미만인경우	4
3	• 불완전한 치료로 혈청 칼슘이 정상화 되지 못하는 경우	3
4	• 치료로 혈청 칼슘이 정상화 되나 신석화화 및 신결석이 동반되거나 크레아티닌 청소율이 30% 미만이거나 골밀도 T-점수가 −2.5 이하인 경우	2
5	• 치료로 혈청 칼슘이 정상화 되는 경우	0

(2) 부갑상선 기능저하증은 대부분의 경우 장기간의 치료를 요하는 만성 질환으로서 〈표 2-12-4〉에서처럼 증상의 정도에 따라 장애군이 결정된다.

〈표 2-12-4〉 부갑상선 기능저하증 관련 장애평가기준

군	내 용	전신장애율(%)
1	• 영구적인 부갑상선 기능저하증이 있으며 지속적인 활성형 비타민 D와 칼슘의 보충요법에도 정상 칼슘치로 유지되지 못할 경우	6
2	• 영구적인 부갑상선 기능저하증이 있으며 지속적인 활성형 비타민 D와 칼슘 치료로 정상 칼슘 수치로 유지되는 경우	2
3	• 일시적인 부갑상선 기능저하증	0

4) 부신피질(Adrenal cortex)

부신피질에서는 부신피질 호르몬을 합성, 분비한다. 이 호르몬들은 전해질 및 수분 대사 그리고 탄수화물, 지방 및 단백질의 중간 대사에 관여하며 염증 반응, 세포막 투과성 및 면역

반응에 영향을 주고 이차 성징의 발달 및 유지에 기여하며 부신피질에서 분비되는 호르몬은 다음과 같다.

가) 당질코르티코이드

나) 염류코르티코이드

다) 부신 안드로겐

부신피질 호르몬의 과다 또는 과소 분비에 의해 발생되는 기능 이상은 때론 뇌하수체 등의 다른 내분비샘의 기능장애와 연관이 되어 발생될 수 있으며 이런 경우는 부신장애 및 다른 샘과 관련된 장애를 함께 평가해야 하고 이러한 장애들을 '〈표 1-1-2-5〉의 장애율병산표'를 이용, 병산(combine)한 후 전신장애를 평가하여야 한다.

임상검사는 (1) 요중 및 혈청의 유리 코르티솔, 알도스테론과 같은 부신피질호르몬의 측정 (2) 부신피질자극호르몬, (3) 혈청 전해질, 혈장 포도당 및 크레아티닌 측정, (4) 부신피질 기능의 억제 및 자극 검사 및 (5) 부신의 X-선 사진, 뇌하수체 배액의 CT 스캔, MRI, 동맥조영술, 정맥조영술 등이 있다.

(1) 일차성 부신피질기능저하증은 자가면역성질환, 결핵 등의 감염질환, 부신절제술이나 부신출혈등에 의해 발생될 수 있으며 전신쇠약, 체중 감소, 식욕부진, 오심, 색소과다 침착, 저혈압, 실신 등의 증상이 발생된다. 장기간 글루코코르티코이드와 염류부신피질호르몬 보충요법이 필요하며, 평생 지속되는 질환이다.

부신피질기능저하증의 진단은 부적절한 호르몬의 분비를 증명하여야 하며 이를 위해 '급속 부신피질 자극검사'를 시행하여 자극된 코르티솔과 알도스테론이 기준치 이상 상승하지 못할 경우 진단하게 된다.

환자가 보충요법을 받는 동안 일상활동에 전혀 지장을 보이지 않다가도 발열, 외상, 감염 등의 스트레스에 적적히 반응하지 못하기 때문에 호전 여부를 평가하기가 쉽지 않다. 이와 같은 스트레스에 대한 반응 능력손상은 면밀한 검토가 필요하며 〈표 2-12-5〉에 명시한 기준에 따라 평가한다.

〈표 2-12-5〉 일차성 부신 기능저하증 관련 장애평가기준

군	내 용	전 신 장애율(%)
1	• 주요 질환[1] 발병 시 부신위기의 심각한 증상 있음	15
2	• 급성 질환의 경우 증상 및 징후 조절이 불충분함	7
3	• 치료를 통해 증상 및 징후 조절됨	2

주 1) 증상이 재발되고 치료를 통해 조절할 수 없으면 영구장애가 있는 것으로 간주한다.

(2) 일차성 부신피질호르몬의 과다 분비는 분비되는 호르몬의 종류에 따라 1) 일차성부신피질기능항진증(ACTH비의존성 쿠싱증후군)과 2) 알도스테론증으로 나눌 수 있다.

① ACTH비의존성 쿠싱증후군은 부신피질 종양, 미세결절이형성증, 거대결절성즐식증 등에 의해 발생된다. 임상증상은 질병의 이환기간이나 심한 정도에 따라 달라질 수 있으며 중심성 비만, 월상안, 견갑골 사이의 버팔로험프, 얼굴이 붉어지거나 복부의 자주색 선조 등이 나타나고 근위부 근약화, 골다공증, 당뇨병의 원인이 되기도 한다. 진단은 코르티솔의 과다를 증명하는 것으로 혈중 및 요중 코르티솔 측정 및 하룻밤 동안 1mg 덱사메타손 억제검사를 시행하며, 저용량데사메타손 억제검사로 호르몬의 증가를 확진할 수 있다. 감별진단을 위해 혈청 ACTH 수치, 부신의 초음파, CT, ^{131}I를 이용한 콜레스테롤 스캔, 부신 특이 PET 검사 등이 이용된다.

② 일차성 알도스테론증은 염류코르티코이드 호르몬인 알도스테론의 과다 분비와 관련된 증후군으로 그 원인이 부신 내에 있는 경우이다. 알도스테론분비 선종 또는 암, 부신피질 증식증 등에 의해 발생되며 저칼륨혈증을 유발하고 다음, 다뇨, 두통 등의 증상이 나타나고 고혈압이 동반된다. 진단은 혈장 알드스테론 농도 15ng/dL이고 혈장 레닌 활성도 1.0ng/mL per hour 이하, 또는 혈장 알도스테론/레닌 활성도 비 20ng/이 per ng/mL per hour 이상일 때 진단할 수 있고, 생리식염수 부하검사 등의 억제검사에서 정상적으로 억제되지 않는 알도스테론 분비 증가를 확인함으로써 확진할 수 있다.

③ 글루코코르티코이드의 생리학적량 초과 투여의 만성 부작용인 의인성 쿠싱증후군에 기인한 부신피질호르몬 과다의 경우에는 투여량 및 치료 기간과 관련이 있으며, 골다공증, 고혈압, 당뇨병의 원인이 되며, 백내장, 근육병증, 선조증 및 쉽게 멍이 드는 증상을 초래한다. 영구장애는 스테로이드를 투여하는 질환의 심각성과 만성 정도에 따라 0%에서 100%까지 그 범위가 다양하다.

일차성 부신피질기능항진증이나 의인성 부신피질호르몬 과다의 경우로 인한 신체장애는 〈표 2-12-6〉의 기준에 따라 평가한다.

〈표 2-12-6〉 일차성 부신피질 기능항진증[1]과 관련된 신체장애 평가기준

군	내 용	전 신 장애율(%)
1	• 공격적인 전이 성향을 가진 부신 암에 의한 경우	가변적임[2]
2	• 수술이나 약물 조절로 효과적으로 호르몬 과다에 의한 증상과 증후의 조절이 가능한 경우 또는 글루코코르티코이드의 대량 투여로 인한 발생한 경우	7
3	• 호르몬의 과다 증상이 영구적인 합병증을 일으키지 않았고 수술적 제거로 완전히 제거된 경우 또는 글루코코르티코이드의 통상적인 약리적 투여량으로 인해 발생한 부신피질항진증의 경우	2

주 1) 이 표는 근육병증, 쉽게 멍이 들거나 비만처럼 부신 스테로이드의 전신 영향 때문에 발생하는 신체장애를 평가할 경우에 사용하여야 한다. 백분율 표시 평가 장애율은 당뇨병 또는 골다공증으로 인한 골절 등 관련 장애와 병산(combine)한다.
2) 장애정도는 다른 신체 기관의 종양이 미치는 영향에 따라 달라진다. 해당 부위의 장애평가기준을 참고한다.

5) 부신수질

부신수질은 주로 에피네프린, 노에피네프린 등의 카테콜라민을 합성, 분비한다. 에피네프린은 혈압 및 심장 박출량을 조절하고 신체의 중간 대사에 어느 정도 영향을 미친다. 부신수질은 생명 또는 안녕의 유지에 반드시 필요한 것은 아니지만 부신수질 결여가 스트레스에 대한 반응으로서 일상활동수행능력에 지장을 줄 경우에는 영구장애평가의 대상이 될 수 있다. 부신피질의 기능항진은 크롬성세포종이나 드물게 세포의 과다형성 때문에 발생한다. 크롬성세포종은 교감신경조직이 있는 곳이면 신체 어느 곳에서나 발병할 수 있으면 발작 또는 지속 고혈압과 관련이 있으며 관상 동맥질환의 증상을 발생 혹은 악화시킬 수 있다. 크롬성 세포종은 다발성으로 발병하기도 하고 갑상선 속질 암종 및 부갑상선 과다형성과 동반되어 발병하기도 하는데 이를 다발내분비신생물증후군이라 한다. 약 10%의 크롬성세포종은 악성이다.

임상검사에는 (1) 전체 카테콜라민, 에피네프린, 노르에피네프린을 포함하는 대사에 의해 전환되지 않은 요중 카테콜라민 및 이들의 요중(尿中) 감성(減成) 산물인 바닐린만델 산, 메타네프린 등의 측정, (2) 혈장 카테콜라민, 에피네프린, 노르에피네프린 및 도파민의 측정, (3) 부신 CT 스캔 및 MRI (4) 방사성동위원소(MIBG; $^{123}I/^{131}I$-metaiodobenzyl guanidine) 주사 또는 핵의학 검사(metaiodobenzyl-guandiane scan) 뉴클레오티드 스캔 등이 있다.

카테콜라민과 카테콜라민 대사산물 측정 수치의 높고 낮음이 장애정도를 판정하는 기준이 되지는 않는다. 장애정도를 결정하는 데에는 크롬성세포종을 수술로 제거할 수 있는지 여부, 약물로 카테콜라민 과다로 인한 증상과 징후를 조절할 수 있는지 여부가 중요하다.

크롬성세포종 관련 영구장애는 〈표 2-12-7〉의 기준에 따라 분류한다.

〈표 2-12-7〉 크롬성세포종 관련 장애평가기준

군	내 용	전 신 장애율(%)
1	• 광범위하게 전이된 악성 크롬성세포종의 카테콜라민 과다 증상을 조절할 수 없는 경우에서처럼 심한 경우	50
2	• 수술할 수 없는 악성 크롬성세포종의 카테콜라민 과다 증상 및 징후를 차단제로 조절할 수 있는 경우처럼 심하지 않은 경우	18
3	• 지속 고혈압이 심혈관 질환을 일으키지 않았고 양성 종양을 외과적으로 제거할 수 있는 경우처럼 최소인 경우	3

6) 췌장(랑게르한스 섬)

인슐린은 췌장 랑게르한스 섬에서 분비되는 호르몬 중 하나이다. 이 호르몬은 탄수화물, 지질, 단백질 등의 정상적 대사에 필요하다.

당뇨병은 인슐린의 분비나 작용에 이상이 있을 경우에 발생된다. 당뇨병으로 인한 장애의 대부분은 만성 합병증과 관련이 있다. 그러므로 검사자는 당뇨병의 만성 합병증의 유무를 확인할 필요가 있으며 관련된 다른 신체 계통의 장애에 대한 판정은 필요한 경우 해당 분야의 전문가에게 의뢰할 수 있다.

당뇨병의 주요 만성 합병증 및 관련 장애에는 (1) 시각 장애를 일으키는 망막병증, (2) 신장 장애를 일으키는 신장병증, (3) 다양한 신경병증 장애를 일으키는 신경병증, (4) 뇌혈관 질환, 말초혈관 질환 및 죽상경화심장병을 일으키는 죽상경화증 등이 있다.

임상검사로는 (1) 공복 시 및 식후 혈장 포도당 수치 측정, (2) 당화혈색소 수치 측정, (3) 총 콜레스테롤, 중성지방, 고밀도 지질단백(HDL), 저밀도 지질단백 수치 측정, (4) 심전도 또는 심장부하검사(운동부하검사, 동위원소를 이용한 촬영(Thallium SPECT), 관상동맥조영술), (5) 안저촬영 혹은 안과검사, (6) 혈청 크레아티닌 및 요단백 배출 측정(일회뇨를 이용한 알부민/크레아티닌 비, 4시간 혹은 8시간 소변 검체를 이용한 미세단백뇨 측정, 24시간 요단백 측정)을 포함하는 신장기능검사, (7) 말초 순환에 대한 검사(Ankle-brachial index, 도플러검사, CT angiography, conventional angiography), (8) 신경학적 검사와 신경전도속도 측정(NCV) 등이 있다.

당뇨병의 인슐린 결핍에 대한 판단은 공복시 C-펩타이드 농도 0.4~0.6ng/mL 이하 또는 글루카곤 자극 후 측정된 C-펩타이드가 1.0~1.8ng/mL 이하를 기준으로 하며, 자가항체 존재 여부가 제1형 당뇨병의 진단에 도움을 줄 수 있다.

당뇨병과 관련해서는 합병증의 존재 유무와는 관계없이 혈당 조절과 관련된 장애율만을 판정하며 합병증과 관련된 다른 계통의 장애는 '〈표 1-1-2-5〉의 장애율병산표'를 이용, 포도당 조절 불안정때문에 발생하는 장애와 병산(combine)하여야 한다.

혈당조절의 적절성에 대해서는 '최소 3개월 이상' 충분히 치료를 시행하고 환자도 치료에 성실하게 응하였음에도 혈당조절이 충분치 않을 경우를 혈당조절이 불량한 경우로 본다. 혈당조절 상태에 대한 판단은 미리 정해진 당화혈색소 기준이 아닌 주치의의 판단에 따른다. 이는 환자 개개인의 상태에 따라 개개인에게 적합한 혈당조절 기준이 달라져야 하기 때문이다.

당뇨병으로 인한 영구장애는 〈표 2-12-8〉의 평가기준에 따라 평가한다.

〈표 2-12-8〉 당뇨병으로 인한 장애평가기준

구	내 용	전 신 장애율(%)
1	• 제1형 당뇨병 환자로서 환자 본인 및 주치의의 성실한 노력에도 불구하고 고혈당증 또는 일상생활에 지장을 초래하는 심한 저혈당증이 자주 발생하는 경우	22
2	• 제1형 당뇨병 환자이거나 지속적인 적극적 치료에서 혈당 조절이 일상생활에 영향을 줄 정도로 불량한 제2형 당뇨병 환자의 경우	12
3	• 혈당 조절을 위해 생활습관 개선뿐 아니라 약물(경구혈당강하제 혹은 인슐린)을 이용해야 하는 제2형 당뇨병 환자의 경우	3

7) 생식샘

생식샘은 남성 및 여성의 신체 및 성발달 그리고 행동에 영향을 미치는 성호르몬을 생산하는 것 외에 정자 또는 난자를 생산한다. 고환의 주요 호르몬은 테스토스테론이고 난소의 주요 호르몬은 에스트로겐 및 프로게스테론이다.

임상검사로는 (1) 혈장 생식샘자극호르몬(FSH, LH), 젖분비호르몬, 테스토스테론, 에스트로겐, 프로게스테론, 디하이드로에피앤드로스테론-황산염(dehydroepiandrosterone-sulfate; DHEA-S), 안드로스텐디온의 측정 및 요 17-케토스테로이드(17-ketosteroids) 측정, (2) 아동 및 청소년의 골격 연령 방사선 측정, (3) 뇌하수체, 부신 및 난소검사를 위한 CT 스캔 또는 MRI, (4) 염색체검사, (5) 고환 생검, (6) 정액검사, (7) 질 세포학적 검사, (8) 골반강경 또는 복강경 검사법, (9) 자궁내막 생검, (10) 난소 생검, (11) 여성의 골반 초음파검사 등이 있다.

생식 불능으로 인한 장애 및 생식샘 기능이상과 관련된 기타의 장애는 〈표 2-12-9〉에 따라 평가하여야 한다.

〈표 2-12-9〉 생식샘 질환 관련 신체 장애평가기준

군	내 용	전 신 장애율(%)
1	• 생식 불능 등의 영구장애가 있으며 지속적인 성호르몬 치료가 필요한 경우	13
2	• 성호르몬 치료로 증상 및 징후가 부분적으로 호전되며 지속적인 성호르몬 치료가 필요한 경우	8
3	• 성호르몬 치료로 증상 및 징후가 정상화되나 지속적인 성호르몬 치료가 필요한 경우	3
4	• 일시적인 성호르몬 치료로 정상화되는 경우	0

8) 젖샘

젖샘은 모유를 생산, 저장, 분비한다. 젖샘의 결여는 남성에게서는 전신장애를 초래하지 않으나 여성인 경우 모유를 먹일 수 없게 된다.

유방이 없는 가임기 여성, 패드를 사용해야 할 만큼 심한 젖 분비과다증 환자, 일상활동 수행에 지장을 초래할 정도로 고통스러운 여성형 유방증을 가진 남성 등은 각각 3(0~5)%의 전신장애로 평가할 수 있다. 여기에 정신장애가 병존하면 전신장애율은 그만큼 병산(combine) 한다.

9) 대사성 골질환

대사성 골질환은 골절, 통증, 변형, 말초신경포착 등이 없다면 장애를 남기지 않는다.

임상검사에는 (1) 듀얼 에너지 X-선 흡수계측(DEXA), (2) 알칼리 인산분해효소, 오스테오칼신, 아교질교차연결 등과 같은 생화학 표지자, (3) 요 칼슘 배출, (4) 방사선 사진 및 골 스캔, (5) 골 생검 등이 있다.

통증, 골격 변형, 말초신경병증 등이 수반되지 않은 경우에는 일상활동에 영향을 주지 않

기 때문에 장애율은 0%가 된다. 지속적 호르몬 및 무기질 요법으로 증상이 모두 사라진다면 장애율은 2%가 된다. 통증 완화를 위해 지속적 치료가 요구되고 일상활동 수행에 제한이 있다면 장애율은 3~4%에 해당한다〈표 2-12-10〉.

〈표 2-12-10〉 대사성 골질환 관련 신체 장애평가기준

군	내 용	전신장애율(%)
1	• 골격 변형이나 말초신경병증이 있으며 골다공증성 골절이 있고 골다공증 치료제[1)]의 투여가 필요한 경우	4
2	• 골통증이 있으며 골다공증성 골절이 있고 골다공증 치료제[1)]의 투여가 필요한 경우	3
3	• 증상 및 징후가 없으나 골밀도 T-점수가 −2.5 이하이고 골다공증 치료제[1)]의 투여가 필요한 경우	2
4	• 증상 및 징후가 없으며 치료가 필요 없는 경우	0

주 1) 골다공증 치료제: 비스포스포네이트, 선택적 에스트로겐 수용체 작용물질(Selective Estrogen Receptor Modulator; SERM), 칼시토닌, 부갑상선호르몬.

제13장 근골격계장애

이상구 · 권범선 · 정양국 · 김준성 · 이기행

제 1 절　척추 · 골반장애

1. 범주와 원칙

가. 범주

척추, 골반장애란 경추, 흉추, 요추, 천추를 포함하는 골반과 관련된 질병이나 손상으로 인한 장애를 평가한다. 척추는 척추뼈 자체의 문제뿐만 아니라 척추강내의 신경계 손상이 동반될 수 있으므로 척수장애와 관련된 문제로 장애가 있는 경우에는 중추신경계(뇌, 척수병변) 장애를 적용하여 병산(combine)하며 척추체 병변과 관련된 신경근 손상인 경우에는 이를 포함하여 평가한다. 단 척추신경근과 관련이 없는 말초신경 병변에 의한 장애인 경우에는 상 · 하지장애의 말초신경장애를 적용한다.

척추병변은 척추 외상인 경우를 제외하면 일종의 자연적 퇴행성 병변과 관련되어 나타날 수 있는 병변으로 정밀검사소견에서 병변소견이 나타난다고 하더라도 무증상의 경우가 빈번히 나타나고 있으므로 장애평가대상의 척추병변의 부위는 수술적 치료를 시행한 경우나 보존적 치료가 요구되는 병변부위(수술적 처치가 불가한 경우)에 국한한다.

나. 평가시기

장애평가를 결정하는 시기는 피검자가 '의학적 최대회복상태(MMI; Maximum Medical Improvement)'에 도달한 시점에 진찰 소견에 근거하여 실시하도록 한다. 즉 척추 질환이 있는 피검자에 대한 평가는 증상이 안정 상태에 도달했을 때 실시한다. 즉 치료 지속 여부에 상관없이 상태의 변화가 발생할 가능성이 거의 없을 때 또는 '의학적 최대회복상태(MMI)'에 도달했을 때를 평가시기로 한다.

다. 평가 유의사항

1) 척추에 관련된 장애평가는 척추병변장애(척추외상 및 척추 질환에 의한 병변)와 척수장애, 척추신경근장애를 대상으로 한다.

2) 척추병변장애부분을 경추부, 흉추부, 요천추부 세부위로 나누어 시행한다. (제 2 천추부 이하는 골반장애에서 평가하도록 한다.)

3) 척추병변의 진단명에 근거하여 평가를 시행하며 단순한 경부통이나 요통을 나타내는 축성통증(Axial pain)은 장애평가 대상으로 하지 아니한다.

4) 운동범위 각도의 제한의 측정은 평가내용에서 배제한다.

5) 척추장애평가는 단순한 호소증상만으로 평가하는 것이 아니라 영상검사[1)]나 특수검사[1)] 소견, 임상적 자료 및 신체검사 소견 등 객관적인 자료가 있어야 한다. 특히 신경근병증(radiculopathy)은 척추신경근의 압박이나 손상으로 인하여 나타나는 증상으로 그 정도의 평가(단발성 혹은 다발성)는 임상적 소견 및 신체검사 소견이나 근전도(Electromygraphy; EMG) 소견을 바탕으로 평가하며 근전도 소견에서의 이상소견은 단순히 척추주위의 근육의 이상소견이 아니라 상·하지 신경근과 관련이 있는 소견을 적용한다.

6) 보존적 치료를 시행한 경우는 반드시 장애내용과 관련이 있는 부분을 대상으로 한다.

7) 동일부위에 두 가지 이상의 척추병변이 존재하는 경우에는 가장 장애정도가 큰 경우를 적용하여 평가한다. 즉 추간판탈출증과 척추전방전위증이 있는 경우에는 각각을 따로 산정하지 아니하고 장애정도가 큰 것을 적용한다.

8) 해부학적으로 다른 두 부위(경추, 흉추, 요추)에 장애가 있는 경우에는 각각 이를 산정하여 병산(combine)하지만 세 부위 모두 장애가 잔존하는 경우에는 장애율이 큰 두 부위를 병산(combine)한다.

9) 척추병변장애로 인하여 척수장애 혹은 척추신경근장애가 동반되었을 경우에는 이를 병산(combine)하도록 한다.

10) 척수장애는 뇌병변장애의 사지기능장애항(척수장애평가항)을 적용하여 평가한다.

11) 척수장애와 척추신경근장애가 동시에 있는 경우에는 장애정도가 큰 쪽을 적용한다.

12) 척추신경근장애가 있는 경우 이를 상·하지기능장애를 따로 적용하여 이를 병산(combine)하지 못한다.

---

1) 영상검사란 X-ray 사진, CT, MRI, Bone scan 등을 말하며 특수검사란 근전도(EMG), 신경전위검사(EP) 등을 말한다.

13) 병산(combine)은 각각의 장애율을 백분율에 의거하여 더하는 것으로 병산표(19~21쪽 〈표 1-1-2-5〉 참조)에 따른다.

$$A+\frac{(100-A)}{100}\times B$$

14) 가산(add)은 A장애율과 B장애율의 단순 합을 말한다(A+B).

2. 장애평가기준과 장애정도

가. 척추병변 장애평가기준

1) 해부학적 척추병변의 구분: 세 부위로 구분하되 질환이나 병변에 따라 골성 척추(bony spine), 또는 운동분절(motion segment)로 아래와 같이 세분한다.

〈표 2-13-1-1〉 척추병변 구분

부 위	골성척추부위	운동분절부위(병소 구간)
경추부(Cervical)	후두골-제 1 흉추간(O-C1-T1)	후두골-제 1 경추간-제 7 경추-제 1 흉추 (O-C1-C7-T1)
흉추부(Thoracic)	제 1 흉추-제12흉추간(T1-12)	제 1 - 2 흉추간-제12흉추-제 1 요추간 (T1-T2-T12-L1)
요천추부(Lumbar)	제 1 요추-제 1 천추간(L1-S1)	제 1 - 2 요추간-제 5 요추-제 1 천추간

2) 진단명에 근거한 척추장애평가

• 척추병변 진단명

가) 추간판탈출증

나) 척추불안정증 또는 가관절

다) 협착증 또는 척추전방전위증

라) 척추골절 또는 탈구

3) 장애구분

무증상(5군), 경도(4군), 중도(3군), 고도(2군), 극도(1군)

4) 척추병변부위의 장애구간 및 장애율

척추병변에서 장기의 전체 신체 상태에 차지하는 부분적인 장애정도를 85%를 기준으로 하며, 각 부위의 전신장애율은 경추부(30%), 흉추부(22%), 요천추부(33%)를 기준으로 한다.

〈표 2-13-1-2〉 척추병변부위의 군에 따른 전신장애율

구 분		전신장애율(%)		
군	정도	경추부	흉추부	요천추부
1	극도	24~30	16~22	26~33
2	고도	19~23	11~15	19~25
3	중도	9~18	6~10	10~18
4	경도	1~8	1~5	1~9
5	무증상	0	0	0

5) 척추장애율 보정

① 각 군 내에서 장애율의 보정은 가장 낮은 장애율부터 가산(add)을 시작한다. 즉 군내 최저장애율에 보정장애율을 가산(add)한다.

② 보정장애율 가산(add)이 등급 간의 장애율을 넘지 못한다. 즉 평가등급에서 가산(add)을 많이 하여도 상위등급의 장애율로 넘을 수 없다.

③ 평가자는 피검자의 장애정도의 판단에 따라 3% 이내에서 장애율을 가산(add)할 수 있다.

〈표 2-13-1-3〉 척추장애율 보정률

내 용	장애보정률(%)
• 고정술(골유합술)을 시행한 경우(3군 이상) • 관혈수술을 시행한 경우(4군인 경우)	2
• 건측에 비해(좌우 비교하여) 근위축정도가 2cm 이상(둘레) 있는 경우	2
• 동일부위에 재수술을 시행한 경우(재수술이 고정술인 경우 유합술로 적용)	2
• 근전도에서 이상소견이 나타나는 G Ⅲ /G Ⅳ 정도의 근력약화 소견이 나타나는 경우(3군 이상) • 적절한 치료에도 불구하고 VAS(Visual Analogue Scale) 7점 이상의 조절되지 않는 통증이 잔존하는 경우(4군인 경우)	2
• 장애정도에 따른 평가자의 재량으로 가산(add)	0~3(이내)

나. 척추신경근장애 평가기준

1) 상지 혹은 하지의 척추신경근의 운동마비에 의하여 운동마비정도가 근력 2등급(Poor grade)의 마비상태인 경우에는 각 관절부에 따라 상지부는 10%, 하지부는 8%의 장애율을 병산(combine)할 수 있다.

2) 척추신경근장애로 인하여 2개의 관절부 혹은 양측성으로 관절부의 운동마비가 잔존하는 경우에는 각각의 장애율을 병산(combine)한다.

3) 운동마비가 근력등급 3등급인 경우에는 장애율 보정을 적용한다.

다. 척수장애 평가

중추신경계장애의 2단계 평가방법의 사지장애 평가를 적용한다. (45~46쪽 참조; 중추신경계장애의 기능장애항 참조)

라. 골반장애 평가

1) 제 2 천추 및 골반골 손상에 의한 경우에 해당된다.

2) 하지장애 평가 중 골반장애항을 따른다.

3. 평가항목과 요령

가. 척추병변 진단명에 따른 장애평가

1) 추간판탈출증

- 장애평가 대상의 추간판탈출증이란 영상소견에서 추간판 돌출이 뚜렷하고 명백한 신경근 압박이 있는 경우를 말하며 추간판팽윤증이나 중심성 추간판탈출증은 제외한다.
- 영상검사 소견에서 추간판의 탈출소견이 있다고 모두 적용하는 것은 아니며 신체검사 소견에서 신경근 압박으로 인한 증상이 잔존하는 경우를 말한다.
- 추간판탈출증으로 인하여 수술적 치료를 시행받은 경우 적용한다(예; 인공디스크 삽입술 등).

〈표 2-13-1-4〉 추간판탈출증장애 평가 포함 범주

구 분		내 용
군	정도	
1	극도	• 1구간 이상의 병소로 수술 후 심부염증으로 인하여 치료를 시행받은 후 후유증상이 잔존하는 경우 • 2구간 이상의 병소로 보존적 혹은 수술적 치료를 시행 후 임상적으로 병소부위와 연관된 신경근병증이 양측성 혹은 다발성으로 잔존하는 경우
2	고도	• 2구간 이상의 병소로 보존적 혹은 수술적 치료를 시행 후 임상적으로 병소부위와 연관된 단발성 신경근병증이 일측성 혹은 1구간으로 잔존하는 경우
3	중도	• 1구간의 병소로 보존적 혹은 수술적 치료를 시행한 후 임상적으로 병소부위와 연관된 단발성 신경근병증이 잔존하는 경우
4	경도	• 1구간 이상의 병소로 보존적 혹은 수술적 치료를 시행한 후 병소와 연관된 입증되지 않는 신경근병증이 잔존하는 경우
5	무증상	• 1구간 이상의 병소로 보존적 혹은 수술적 치료로 잔존증상이 남지 않은 경우나 축성통증(Axial pain)만 잔존하는 경우

2) 불안정 또는 가관절 병변

- 척추불안정증 또는 가관절소견이 관찰되는 경우 이에 대해 수술적 치료를 시행하거나 수술적 치료가 요구되는 상태의 충분한 보존적 치료를 시행한 후 후유증상이 남은 경우를 평가한다.
- 불안정 소견은 판자비(Panjabi) 불안정 정도에 만족하는 것을 말한다.
- 가관절 소견은 고정수술을 시행하였을 경우 불유합이나 기기 파손 등으로 인한 유합의 실패가 있는 경우를 적용한다.
- 불안정 또는 가관절에 대해 수술적 치료를 시행한 경우에 적용한다.

〈표 2-13-1-5〉 불안정 또는 가관절 병변장애 평가 포함 범주

구분		내 용
군	정도	
1	극도	• 1구간 이상의 불안정이나 가관절로 수술 후 심부염증으로 인하여 치료를 시행받은 후 후유 증상이 잔존하는 경우 • 2구간 이상의 불안정이나 가관절로 보존적 혹은 수술적 치료를 시행 후 임상적으로 병소부위와 연관된 신경근병증이 양측성 혹은 다발성으로 잔존하는 경우
2	고도	• 2구간 이상의 불안정이나 가관절로 보존적 혹은 수술적 치료를 시행한 후 임상적으로 병소부위와 연관된 신경근병증이 단발성으로 잔존하는 경우
3	중도	• 1구간의 불안정이나 가관절로 보존적 혹은 수술적 치료를 시행 후 임상적으로 병변부위와 관련된 단발성의 신경근병증이 잔존하는 경우
4	경도	• 1구간 이상의 불안정이나 가관절로 보존적 혹은 수술적 치료로 신경근병증이 병소와 연관된 입증되지 않는 신경근병증이 잔존하는 경우
5	무증상	• 1구간 이상의 불안정이나 가관절로 보존적 혹은 수술적 치료로 잔존 증상이 남지 않은 경우나 축성통증(Axial pain)만 잔존하는 경우

3) 협착증 또는 전방전위증

- 주로 경추부와 요천추부에 해당되며 흉추부에는 후종인대 골화증이나 황색인대 골화증인 경우에 해당된다.
- 단순히 협착상태로 평가하는 것이 아니라 증상과 관련이 있으며 수술적 치료가 요구되는 정도의 상태를 평가한다.
- 보존적 치료와 수술적 치료를 시행한 경우 모두 다 해당되며 이로 인하여 나타나는 증상 정도를 평가한다.
- 척추 혹은 척수종양 그리고 척추염증성 질환(예: 척추결핵 등)인 경우 이를 적용한다.
- 척추 및 척수 종양인 경우에는 동반되는 신경증상(척수병변)이 있는 경우 이를 병산(combine)하도록 한다.
- 경·흉추부인 경우 협착증상으로 인하여 척수병변(myelopathy) 소견이 나타나는 경우에는 척수장애평가를 병산(combine)하도록 한다.
- 마미총증후군(cauda equina syndrome)이 있어 배뇨·배변장애정도가 뚜렷이 확인되는 경우에는 척수장애평가항을 응용하여 병산(combine)한다.

〈표 2-13-1-6〉 척추협착증 또는 전방전위증 장애평가 포함 범주

구분		내 용
군	정도	
1	극도	• 1구간 이상의 협착 혹은 전방전위증으로 수술 후 심부염증으로 인하여 치료를 시행 받은 후 후유증상이 잔존하는 경우 • 2구간 이상의 협착 혹은 전방전위증으로 보존적 혹은 수술적 치료를 시행 후 임상적으로 병소부위와 관련된 신경근병증이 양측성 혹은 다발성으로 있거나 심한 신경인성파행 증상(독립보행이 불가하여 보조가 필요한 경우)이 잔존하는 경우
2	고도	• 2구간 이상의 협착 혹은 전방전위증으로 보존적 혹은 수술적 치료를 시행 후 임상적으로 병소부위와 관련된 단발성의 신경근병증이나 심한 신경인성파행이 잔존하는 경우(10분 이상의 보행이 어려운 정도)
3	중도	• 1구간의 협착 혹은 전방전위증으로 보존적 혹은 수술적 치료를 시행 후 임상적으로 병소부위와 관련된 단발성의 신경근병증이나 신경인성파행(NIC Sx.) 증상이 잔존하는 경우
4	경도	• 1구간 이상의 협착증 및 전방전위증으로 보존적 혹은 수술적 치료 이후 신경근병증이나 신경인성파행(Neurogenic Intermittent Claudication Sx.)이 병소와 연관되어 입증되지 않는 증상이 잔존하는 경우
5	무증상	• 1구간 이상의 협착증 및 전방전위증으로 보존적 혹은 수술적 치료로 잔존 증상이 남지 않은 경우나 축성통증만 잔존하는 경우

4) 척추골절 또는 탈구

- 척추골절은 골절의 정도와 추체 이외의 척추골절, 척추 압박골절, 척추탈구 상태로 이를 평가하도록 한다.
- 척추탈구는 외상과 관련된 사항을 평가한다.
- 추체 외 골절, 압박골절, 탈구 2가지 이상의 병변이 함께 잔존하는 경우에는 가장 장애정도가 심한 것을 택일하여 평가하도록 한다.
- 척추체 압박 골절은 25% 미만과 25~50%, 50% 이상으로 구분된다.
- 제1-2경추간은 해부학적 구조가 타 척추체와는 상이하게 다르므로 이를 따로 적용한다.
- 골절에 의한 척수손상이 잔존하는 경우는 척수손상장애평가를 적용하여 병산(combine)한다.

〈표 2-13-1-7〉 척추골절 또는 탈구장애 평가 포함 범주

구분		내용
군	정도	
1	극도	• 1개 척추 혹은 1구간 이상의 수술 후 심부염증으로 인하여 치료를 시행받은 후 후유 증상이 잔존하는 경우 • 1개 이상의 추체의 >50% 골절로 보존적, 수술적 치료를 시행 후 임상적으로 병소부위와 관련된 신경근병증이 양측성 혹은 다발성으로 잔존하는 경우 • 2구간 이상의 탈구(혹은 제1-2경추간)로 보존적, 수술적 치료를 시행 후 임상적으로 병변부위와 관련된 양측성 혹은 다발성의 신경근병증이 잔존하는 경우
2	고도	• 1개 이상의 추체의 >50% 골절로 보존적, 수술적 치료를 시행 후 임상적으로 병소부위와 관련된 단발성의 신경근병증이 잔존하는 경우 • 2구간 이상의 탈구(혹은 제1-2경추간)로 보존적, 수술적 치료를 시행 후 임상적으로 병변부위와 관련된 단발성의 신경근병증이 잔존하는 경우
3	중도	• 1개 이상의 추체의 25~50% 골절로 보존적, 수술적 치료를 시행 후 임상적으로 병소부위와 관련된 신경근병증 징후가 잔존하는 경우 • 1구간의 탈구로 보존적, 수술적 치료를 시행 후 임상적으로 병변부위와 관련된 단발성의 신경근병증이 잔존하는 경우
4	경도	• 1개 이상의 추체의 <25% 골절이나 후방부 척추의 골절(추체외골절; 후궁골절, 극돌기 골절, 횡돌기 골절)로 신경근병증이 병소와 연관되어 입증되지 않는 증상이 잔존하는 경우 • 1구간 이상의 탈구로 보존적 혹은 수술적 치료로 신경근병증이 병소와 연관되어 입증되지 않는 신경근병증이 잔존하는 경우
5	무증상	• 척추체 혹은 추체외의 1 이상의 골절로 보존적 혹은 수술적 치료로 증상이 남지 않은 경우

나. 척추신경근장애 평가

1) 운동신경근의 마비장애만을 평가한다.

2) 근력의 약화 정도를 평가하여 척추장애율에 병산(combine)한다.

3) 반드시 근전도에 의한 이상 병변소견이 상·하지의 마비와 관련되어 나타나야 한다.

4) 운동마비정도는 근력 2등급(Poor grade) 이하를 기준으로 한다.

5) 상지와 하지의 장애정도에 기여하는 바가 다르므로 상지와 하지의 장애율을 다르게 적용한다.

6) 상지 및 하지의 관절부의 운동과 관련된 마비로 한정한다.

가) 상지: 견관절부, 주관절부, 완관절부 이하(수지관절부 포함)

나) 하지: 고관절부, 슬관절주, 족관절부(족지관절부는 제외)

〈표 2-13-1-8〉 척추신경근장애에 따른 근력약화 장애평가기준

관절부위		장애율(Grade Ⅱ 이하)(%)
상지관절부	견관절부(Shoulder)	10
	주관절부(Elbow)	10
	완관절부 이하(Wrist and Hand)(수지 관절부 포함)	10
하지관절부	고관절부(Hip)	8
	슬관절부(Knee)	8
	족관절부(Ankle); 족지관절부 제외	8

다. 척수장애 평가

중추신경계장애의 2단계 평가방법의 사지장애 평가를 적용한다.

라. 골반장애 평가

하지장애의 골반장애 평가를 적용한다.

마. 척추·골반장애 평가 요령

1) 가장 먼저 장애상태가 척추 및 골반과 관련이 있는지 확인한다.
   척추병변장애의 부위를 확인한다. (골반장애인 경우 하지항목 적용)
2) 장애와 관련이 있는 부위를 확인한다.
   경추, 흉추, 요추부, 골반부인지를 확인한다.
3) 장애와 관련이 있다고 생각되는 척추병변 진단명을 확인한다. 이때 여러 질환이 있다고 하더라도 가장 장애가 크다고 여기는 질환을 선택한다. 질환이 포함되지 않는다면 이에 준용하는 것을 택하면 된다.
   ① 추간반탈출증, ② 불안정증/가관절, ③ 협착/전위증,④ 골절/탈구
   그 외 이에 속하지 않는 질환, 예를 들면 척추종양이나 척추 낭종 등은 이와 관련이 가까운 상병을 택하여 정한다.
4) 척추병변에서 진단명에 해당되는 군을 확인한다.
   장애와 관련된 부위 구간 확인 필요 ; 1부위, 2부위 이상
   장애 증상의 신경근병증의 유,무 관련 및 일측 혹은 양측성 확인

장애군에서 가장 낮은 장애율을 정한다.

① 1군은 2 구간 이상의 장애병변이 있는 것으로 양측성 혹은 다발성으로 신경근 병변이 잔존하는 상태로 수술적인 경우나 비 수술적인 경우라도 신경학적 증상이 뚜렷한 경우를 택하여야 하며 근전도 소견에서도 이상소견이 뚜렷이 나타나는 경우를 택하는 것이 좋다. 또한 염증에 의한 경우는 심부 염증인 경우로 이로 인하여 신경학적 증상이 잔존하는 경우를 말한다.

② 2군은 2 구간 이상의 장애와 관련된 병변이 있으며 단발성의 신경근 병변이 뚜렷이 나타나는 경우로 수술적 치료를 시행받은 후에도 증상이 잔존하는 경우이며 비수술적인 경우에는 근전도 소견에서 뚜렷한 이상소견이 나타나는 경우를 말한다.

③ 3군인 경우에는 1구간에 장애와 관련된 병변이 있으며 단발성의 신경근 병변이 뚜렷이 나타나는 경우로 수술적 치료를 시행받은 후에도 증상이 잔존하는 경우이며 비수술적인 경우에는 근전도 소견에서 뚜렷한 이상소견이 나타나는 경우를 말한다.

④ 4군인 경우에는 장애와 관련된 상병이 나타나 있지만 이로 인한 신경근 병변은 뚜렷하지 않으나 장애와 관련된 증상이 있다고 생각되는 경우를 말한다.

⑤ 5 군은 신경학적 장애증상이 전혀 잔존하지 않는 상태를 말한다.

5) **선택된 군에서의 가장 낮은 장애율에 장애 보정률을 적용하여 장애율을 더하여 준다. 즉 가장 낮은 장애율에서 시작한다.** (예; 요추 1군 26%, 2군 19%, 3군 10%, 4군 1%, 5군 0%)

① 고정술 유, 무를 확인한다(4군인 경우에는 수술적 치료 여부를 확인한다; 여기에서 수술적 치료는 내시경 수술을 포함하는 관혈적 수술을 말한다).

② 근위축 여부를 확인한다; 둘레가 2cm 이상 차이나는 경우를 인정한다.

③ 재수술 여부를 확인한다.

④ 근전도 소견에서 나타나는 근력약화(3등급 혹은 4등급)를 확인한다. 4군인 경우에는 적절한 치료에도 불구하고 VAS 7점 이상의 조절되지 않는 통증이 잔존하는 경우를 확인한다.

⑤ 평가자의 재량에 따라 보정율을 0~3% 범위 내에서 조정하여 가산(add)할 수 있다.

⑥ 척추장애율 보정 결과가 다음 군의 장애율을 넘어서는 안된다.
(즉 3군에서 장애율 보정을 한 결과가 2군보다 높아서는 안된다.)

6) 척추병변의 장애율을 결정한다.

7) 척수장애나 척추신경근장애 여부를 확인한다.

척수장애인 경우에는 중추신경계장애의 기능장애항을 적용하며 이를 병산한다. 또한 척추신경근장애인 경우에는 근력 2등급(Poor grade) 이하인 경우를 말하며 감각신경에 의한 장애는 포함되지 않는다. 상지인 경우에는 각 관절부와 관계되어 각 10%의 장애를, 하지인 경우에는 각 8%의 장애율을 병산(combine)할 수 있다.

8) 척추병변장애율에 척수장애나 척추신경근장애율을 병산(combine)한다.
(병산율 적용식이나 병산표(19~21쪽 〈표 1-1-2-5〉 참조)를 이용한다)

9) 최종 척추장애율을 결정한다.

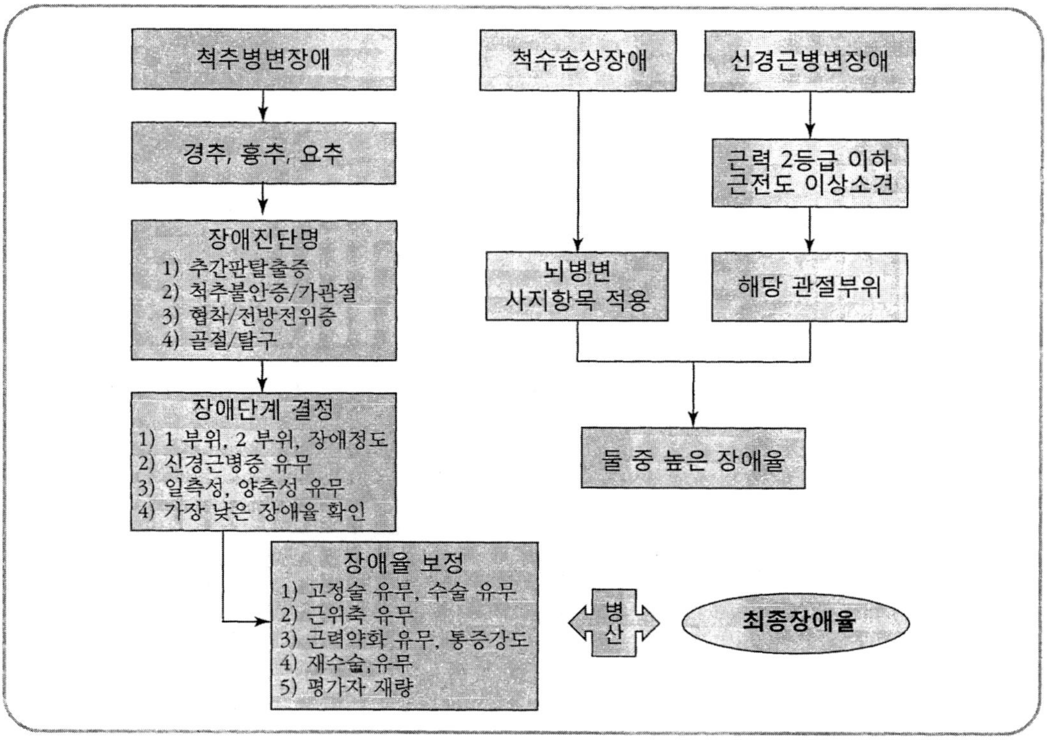

〈그림 2-13-1-1〉 척추장애 평가 흐름도

4. 검사 유의사항

가. 근력의 정도(Grade)

1) 근력 5등급: Grade V; Normal: 충분한 저항을 이기고 관절을 움직일 수 있다.

2) 근력 4등급: Grade Ⅳ; Good: 중력과 어느 정도의 저항을 이기고 관절을 움직일 수 있다.

3) 근력 3등급: Grade Ⅲ; Fair: 중력을 겨우 이기고 관절을 움직일 수 있다.

4) 근력 2등급: Grade Ⅱ; Poor: 중력이 없는 상태에서 관절을 움직일 수 있다.

5) 근력 1등급: Grade Ⅰ; Trace: 근육의 수축은 확인되나 관절을 움직일 수 없다.

6) 근력 0등급: Grade 0; None: 근육 수축의 증거가 없다.

나. 척추불안정증에 대한 판정기준

척추의 불안정성 즉 운동 분절 통합성의 상실은 척추뼈의 다른 척추뼈에 대한 전후 운동이 경추에서는 3.5mm, 흉추에서는 2.5mm, 요추에서는 4.5mm를 각각 초과할 때 인정한다. 그리고 또 다른 방법으로 불안정이 의심되는 두 개의 인접 척추분절 각 운동의 차이를 측정하는 데 요추에서는 신전굴곡사진에서 L1-2, L2-3 및 L3-4에서 15도 이상일 때 및 L4-5에서 20도 이상일 때, L5와 S1 사이의 각 운동이 25도 이상인 경우이며 일반 측면사진인 경우에는 22도 이상, 경추의 경우에는 신전굴곡사진에서는 20도 이상, 일반 측면사진인 경우에는 11도 이상인 경우에 불안정성이 있다고 본다.[2)]

〈표 2-13-1-9〉 척추불안정 판정기준

부위	전위정도	일반측면상의 인접척추와의 각도	신전굴곡 사진상 인접척추와의 각도	
경추	3.5mm	11° 이상	20° 이상	
흉추	2.5mm			
요추	4.5mm	22° 이상	요추1-2, 2-3, 3-4	15° 이상
			요추4-5	20° 이상
			요추5-천추1	25° 이상

다. 척추신경근 분포

척추신경근 분포 기준은 〈표 2-13-1-10〉을 참고한다.

2) 참고문헌: Rothman-Simeone; The Spine, 5th edition. pp. 143-149, 2006.

〈표 2-13-1-10〉 척추 신경근 분포표: 일반적인 신경근증후군

디스크 높이	신경근	운동장애	신경장애	연관된 반사
허리				
요추 3-4번	요추 4번	대퇴사두근	전대퇴부, 전슬부, 내측 다리와 발	슬관절
요추 4-5번	요추 5번	장무지신근	외측 대퇴부, 전외측 다리, 중배부 발	내측 슬건
요추5번-천추1번	천추 1번	족저굴근	후측 다리, 외측 발	발목
목				
경추 4-5번	경추 5번	삼각근, 이두근	전외측 어때와 팔	이두근
경추 5-6번	경추 6번	노쪽 손목 신근, 이두근	외측 위팔과 손 엄지손가락	위팔노근
경추 6-7번	경추 7번	손목 굴근, 삼두근, 수지신근, 자측 손목 신근	중지	삼두근
경추 7번-흉추1번	경추 8번	수지 굴근, 손 내인근	중간 위팔과 손, 인지, 소지	없음
흉추 1-2번	흉추 1번	손 내인근	내측 위팔	없음

라. 상지 감각이상 분포

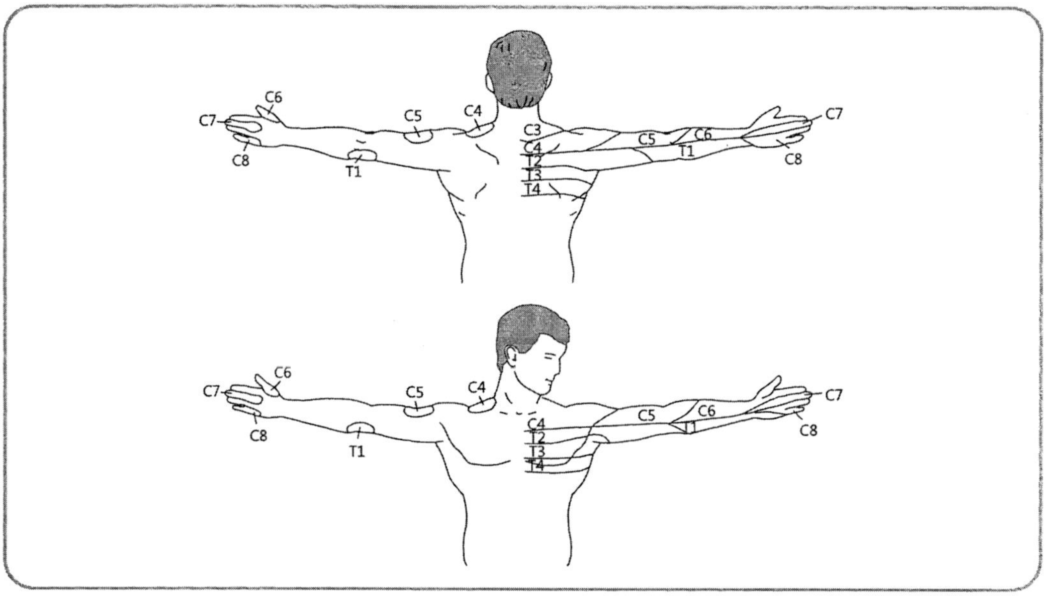

〈그림 2-13-1-2〉 상지 감각이상 분포

마. 하지 감각이상 분포

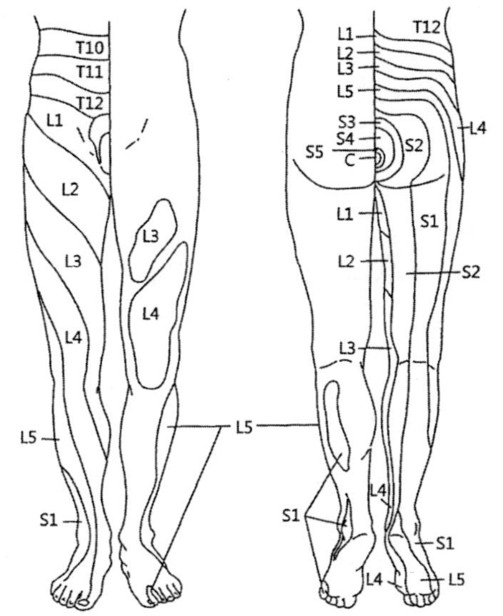

〈그림 2-13-1-3〉 하지 감각이상 분포

5. 사례

가 . 사례 1. 요추간반탈출증; 증상호전 및 잔존증상 없음

항 목	내 용
대상자	• 28세 남자
과거력	• 물건을 옮기다가 요추부 통증 및 좌측 둔부 통증 호소 • 영상학적 검사소견에서 제 5 요추-1천추간 추간판탈출증 소견이 관찰되나 그 정도는 미약한 상태임
치 료	• 보전적 치료를 시행하였음
현재 나타나는 증상	• 현재에는 증상이 호전된 상태로 직장복귀하였으며 일상업무 수행에 이상이 없는 상태 • 신경학적 검사소견에서 정상소견
진 단	• 제 5 요추-1천추간의 추간판탈출증; 무증상 상태
장애평가소견	• 요추부; 무증상 5 군(0%)
전신장애율	• 0%

나. 사례 2. 경추 추간판탈출증; 증상 잔존

항 목	내 용
대상자	• 47세 여자
과거력	• 가사업무 수행 중 머리를 부딪히며 심한 경추부 통증 및 우측 상지 통증으로 내원 • 당시 진찰소견에서 우측 상지 방사통 소견이 보였고, 경추부 MRI 영상학적 검사 소견에서 제 4 - 5 경추간 추간판탈출증 소견이 관찰되나 그 정도는 심하지 않음
치 료	• 보전적 치료를 시행하였음
현재 나타나는 증상	• 현재에는 경추부 및 상지부의 통증을 호소하나, 신경근병증 양상은 아니며 감각 이상소견도 확인되지 않음. 또한 근력약화 소견은 보이지 않음 • 간헐적 약복용을 하고 있으나 VAS 5점 정도에 해당됨
검사소견	• 전기신경생리학적 검사에서 이상소견 없음
장애평가소견	• 경추부; 경도 4군(1~8%)
장애율 보정	• 수술적 치료(−), 근위축: (−), VAS; 5 (7 이하)
증상의 심각성 여부에 따른 가산율	• 3% 이내 가산(add)
전신장애율	• 4%(1%+3%)

다. 사례 3. 요추간반탈출증; 수술 후 상태 증상 잔존, 신경근병증은 없음

항 목	내 용
대상자	• 38세 남자
과거력	• 무거운 물건을 들다가 좌측 하지 방사통 및 좌측 둔부 통증으로 내원 • 하지 직거상 검사 소견에서 우측 80도, 좌측 60도 소견 관찰됨 • 보존적 치료를 시행받았으나 증상의 호전이 없이 지속됨 • 요추부 MRI 영상학적 검사소견에서 제 4 - 5 추간판탈출증 소견이 좌측 후외측으로 나타남
치 료	• 보전적 치료에 호전이 없어 미세침습적 추간판 절제술을 시행 • 1구간 수술적 치료: 제 4 - 5 요추간 단순감압술
현재 나타나는 증상	• 현재에는 뚜렷한 요통증상을 일관되게 호소하며 저린 감각이상 호소하나 신경근병증 양상은 아닌 것으로 보임. 근력약화 소견은 보이지 않음 • 척추신경근장애는 없음
검사소견	• 전기신경생리학적 검사에서 이상소견 없음 • 통증정도 측정에서 VAS 7점
장애평가소견	• 요추부 경도 4군(1~9%)
장애율 보정	• 수술적 치료시행(+), 근위축: (−), 뚜렷한 통증 잔존(VAS=7)
증상의 심각성 여부에 따른 가산율	• 3% 이내 가산(add)(통증 점수가산; 2% 적용)
전신장애율	• 7%(1%+2%+2%+2%)

라. 사례 4. 요추간판탈출증; 수술 후 상태 신경근병증 잔존

항 목	내 용
대상자	• 50세 남자
과거력	• 반복적인 들기작업 등의 요추부에 부담되는 작업을 7년간 수행한 후에 6개월 전부터 요통과 좌측 대퇴부의 방사통이 발생 • 당시 진찰소견에서 좌측 하지직거상 검사에서 양성이었고, 요추부 MRI 영상학적 검사소견에서 제 4 - 5 추간판탈출증 소견이 좌측 후외측으로 나타남
치 료	• 보전적 치료에 호전이 없어 미세침습적 추간판 절제술을 시행 • 1구간 수술적 치료: 단순감압술
현재 나타나는 증상	• 현재에는 뚜렷한 요통증상을 일관되게 호소하나, 좌측 하지부에 감각이상(제 5 요추신경근 범위)을 호소하였고 근력약화 소견은 보이지 않음 • 단발성 신경근병증 상태, 척추신경근장애는 없음
검사소견	• 하지직거상 검사: 음성 • 전기신경생리학적 검사에서 이상소견 없음
장애평가소견	• 요추부 중도 3군(10~18%)
장애율 보정	• 고정술(유합술): (−), 근위축: (−)
증상의 심각성 여부에 따른 가산율	• 3% 이내 가산(add)
전신장애율	• 13%(10%+3%)

마. 사례 5. 제3-4-5요추간 척추전방전위증; 수술 시행, 증상 잔존 및 족하수 상태

항 목	내 용
대상자	• 58세 남자
과거력	• 1년 전부터 요통과 양측 하지부의 방사통 및 보행장애가 있어, 진찰소견 및 요추부 MRI 영상학적 검사 등에서 제 4 - 5 요추-제 1 천추 척추전방전위증의 진단을 받음 • 보전적 치료를 시행하였으나 증상이 점차 악화되어서 해당부위의 2분절 척추유합술을 시행함
치 료	• 요천추부 전방전위증: 2구간 수술적 치료 • 척추고정술 시행
현재 나타나는 증상	• 현재에도 뚜렷한 요통 및 좌측 족부의 근력약화로 족하수 소견이 보임 • 감각이상을 호소하고, 요추부 운동범위의 비대칭적 소실소견이 있거나, 좌측 하지부의 신경학적 징후가 있음 • 척추신경근장애 잔존: 다발성 신경근병증 잔존
검사소견	• 전기신경생리학적 검사에서 좌측 제 5 요추 신경근의 이상소견 보임 • 족하수 근력은 저항이 없는 상태에서 중력을 이기는 정도(Grade 2)임
장애평가소견	• 요천추부 고도(2군): 19~25%
장애율 보정	• 고정술 시행: 2%, 재수술(−) 근위축 소견(−)
증상의 심각성 여부에 따른 가산율	• 3%(뚜렷한 증상 및 통증)
척추 신경근 장애; 유	• 족관절부 근력 2등급(Grade 2)=8% 병산(combine)
전신장애율	• 31%(19%+2%+3%=24% 와 8% 병산(combine))

바. 사례 6. 흉추 압박골절; 척추성형술 시행

항 목	내 용
대상자	• 67세 여자
과거력	• 1년 전 넘어지며 제11흉추 35% 정도의 압박골절이 있었음
현재 나타나는 증상	• 독립보행은 가능하며 신경학적 이상증상은 보이지 않으나 흉요추부 통증을 호소함 • 임상적 병변과 어느 정도 관련이 있음
진 단	• 척추 압박 골절 38% • 임상적 병변 부위와 관련 있음 • 신경근병변 소견은 보이지 않음 • 척수 손상 등 신경학적 결손은 관찰되지 않음
장애평가소견	• 척추골절 흉추부(25~49%) 중도(3군): 6~10%
장애율 보정	• 척추성형술 시행: 유합술(－), 근위축(－), 재수술(－)
증상의 심각성 여부에 따른 가산율	• 2%
전신장애율	• 8%(6%＋2%)

사. 사례 7. 경추골절 및 척수손상으로 인한 마비 증상 잔존

항 목	내 용
대상자	• 28세 남자
과거력	• 사다리에서 추락하여 약 40%의 압박 및 방출 소견을 동반한 C6 척추체 골절상 입음 • 방광 조절 상실 및 양쪽 다리 쇠약 있음 • 부상 4주 후 3개 팔 근육에 대한 근전도에서 양성으로 확인된 C7 단위 신경근병증으로 증명된 양쪽 팔의 저린감 및 쇠약증 있음 • C6 척추체절제술 및 C5-C7 고정술
현재 나타나는 증상	• 통증은 호전되었으나 감각이상 증상이 잔존함 • 양 팔에 저린감 및 쇠약증 있으며 세심한 작업수행에 어려움이 있음; 잔류 방광 증상 없음 • 독립보행은 가능하나 경사길이나 계단, 의자에서 혼자 일어나기 어려운 상태
진 찰	• C7으로부터 가벼운 말단 부위 감각 변화 있음
검사소견	• 신경진단 검사: 위 기재 내용 참조; 방사선 사진에는 C5-C7 고정술 융합 상태 양호함
진 단	• 척수 손상을 동반한 C6 불안정성 압박골절
평 가	• 척추병변장애 －제5-6-7경추 고정상태; 2 구간 －6경추 고절에 의한 제5-6, 6-7경추 탈구상태 －양측 신경손상 잔존; 양측성 신경근 병증 • 경추부 골절 또는 탈구 극도(1군): 24~30%
장애율 보정	• 고정술: 2%, 근위축(－), 재수술(－)
증상의 심각성 여부에 따른 가산율	• 3%
척수장애	• 신경근장애도 잔존하지만 척수장애가 더 크기 때문에 이를 적용함 • 진찰 소견 －독립보행은 가능하나 경사길이나 계단, 의자에서 혼자 일어나기 어려운 상태: 30% －양쪽 팔의 저린감, 쇠약, 세심한 작업을 위한 손동작의 어려움 등; 10%, 15% －장 또는 방광 기능이상은 없음; 0 －호흡기능 양호; 0 －성생활; 가능함; 0 • 척수장애 장애율 평가; 47% 척추장애율과 병산(combine)함
장애율	• 62%(척추장애율(24%＋2%＋3%)＋척수장애율(47%) 병산(combine))

제 2 절 상지장애

1. 범주와 원칙

가. 범주

- 상지장애란 견관절, 주관절, 완관절 및 수부관절의 질병과 손상으로 상지기능이 저하된 경우와 상지의 일부 혹은 전부가 소실된 경우를 말한다.
- 통증에 의하여 일시적으로 상지기능이 저하된 경우는 상지장애로 평가하지 않으며 복합부위통증증후군으로 인한 장애는 관절강직과 말초신경의 감각신경 이상으로 인한 장애율로 평가한다.
- 뇌나 척수의 질환과 손상에 의한 상지기능의 저하는 중추신경계장애에 포함하여 평가하며 상지기능장애를 추가로 적용하지 않는다. 경추부 상완신경총의 손상이나 질환에 따른 상지기능 저하는 상지장애에 포함하여 평가한다.

나. 평가시기

- 외상이나 질환으로부터 회복되는 데 장기간의 시일이 요할 경우 경과 중의 일시적인 신체장애가 있는 것이 사실이나 지속적으로 변화하는 장애를 산술적으로 평가하기는 현실적으로 불가능하므로 대한의학회 장애평가기준에서는 영구적인 장애만을 대상으로 한다.
- 상지장애의 원인이 되는 질병과 손상에 대한 최선의 치료를 하여 장애가 고착되고 충분한 적응 기간을 거친 후에 장애를 평가하게 되는데, 장애가 고착되었다는 것은 의학적 최대회복상태(maximum medical improvement, MMI)에 도달함을 의미하며 향후 12개월간 중대한 증상이나 기능의 변화가 없을 것으로 예상되는 상태이다(증상 고정상태란 향후 12개월 안에 변화 가능성이 3% 미만인 경우로 같은 의미로 사용된다).
- 상지기능은 일상생활활동에 필수적이므로 일부 기능이 저하된 경우라도 남은 상지기능으로 보상적인 동작을 수행하게 되므로 장애 고착 직후 평가를 할 경우 기능장애가 과대평가 될 가능성이 있으므로 반드시 충분한 적응 기간을 거친 후 장애를 평가해야 한다.
- 통상적으로 충분한 적응 기간은 원인 질환이나 장애의 종류, 상태에 따라 다르나 최소한 원인질환 발생이나 혹은 수술 후 12개월 이상 경과한 시점이어야 한다. 절단장애는 예외

적으로 절단술 후 즉시 평가할 수 있다.

> 상지장애의 평가는 원인질환 발생 혹은 수술 후
> 12개월 이상 경과하여 증상이 고착된 후 평가한다.

다. 평가 유의사항

- 재수술 및 통증 등의 합병증이 우려되는 경우 장애평가를 미루어야 한다. 그러나 정확한 장애평가를 위해서는 정상의 해부학적 구조, 외상이나 질병의 원인, 병태생리, 자연경과, 치료 및 예후에 대한 이해와 지식이 있어야 하고 피감정인에 대한 세밀하고도 재현성 있는 검사와 진찰이 중요하다.
- 필요할 경우 적절한 방사선 검사나 진단검사의학 검사 또는 특수기능검사 등을 활용할 수 있어야 한다. 때에 따라서는 치료종결시의 일회적인 검사만으로는 불충분하며 일정 간격을 두고 반복적으로 계측하고 평가하는 것이 필요하다.
- 어떤 사람에서는 수부의 우세가 뚜렷하여 우세손 여부가 일상생활활동이나 작업수행에 영향을 미치는 것이 사실이어서 이를 장애율 평가에 반영하는 것이 정확한 장애판정에 필요할 경우도 있다. 그러나 우세손과 비우세손이 명확하지 않을 수 있고 우세의 정도가 다르며 이를 객관적으로 측정하기 힘들기 때문에 장애평가 적용에 어려움이 있으므로 대한의학회 장애평가기준에서는 우세손 여부를 구분하지 않았다.
- 연령에 따른 장애율의 차이는 논란의 대상이나 대한의학회 장애평가기준에서는 신체장애율을 평가하므로 그 차이를 인정하지 않고 있다.
- 일상생활동작과 마찬가지로 장애평가 시의 동작도 일정 정도의 준비운동(warming up)을 거친 후에 평가하는 것이 실제에 근접한 정확한 장애평가를 가능하게 하므로 이를 염두에 두어야 한다.

> - 상지장애의 평가는 충분한 적응기간을 거친 후 평가한다.
> - 우세손에 의한 추가 장애는 인정하지 않는다.
> - 연령에 따른 장애율 보정은 하지 않는다.

2. 장애평가기준과 장애정도

- 상지장애는 ① 절단장애, ② 질환별 장애, ③ 말초신경장애, ④ 말초혈관질환장애, ⑤ 관절강직장애로 나누어 평가한다.

> - 질환별 장애는 관절별로 한 가지 질환만 인정한다.
> - 말초신경장애 및 말초혈관질환 장애는 타 장애와 병산(combine)한다.
> - 관절강직장애는 질환별 장애를 적용할 수 없을 때만 적용한다.
> - 절단 근위부의 관절강직 혹은 질환별 장애는 절단장애와 병산(combine)한다.

- 질환별 장애는 관절별로 한 가지 장애를 인정하고 여러 관절에 장애가 중복되어 있는 경우 장애율을 병산(combine)할 수 있다. 이 경우 병산(combine) 방법은 장애율이 각각 A%, B%인 경우 병산장애율(%)은 〔A+(100-A)×B/100〕으로 계산한다. 예외적으로 가산(add) 규정이 있는 경우에 한하여 〔A+B〕%로 가산(add)하도록 한다.
- 상지장애 평가의 기준은 절단 장애〈표 2-13-2-1〉, 질환별 장애〈표 2-13-2-3〉~〈표 2-13-2-6〉, 말초신경장애〈표 2-13-2-8〉~〈표 2-13-2-9〉, 관절운동장애〈표 2-13-2-10〉-〈표 2-13-2-25〉로 나누어 표의 규정에 따라 평가한다.
- 진단명에 의거한 질환별 장애는 환자의 기능, 이학적 검사 및 방사선 검사 결과에 따라 경도, 중등도, 고도로 나누어 평가한다〈표 2-13-2-2〉. 말초신경 장애는 경도, 중도, 고도, 극도로 나눈다〈표 2-13-2-7〉.
- 표에 기술한 신체장애율은 상지장애율이며, 수부관절의 경우 별도로 수부장애율을 적용한다. 수부장애율은 병산(combine)한 후 90%를 적용하여 상지장애율로 환산하며, 수부장애율 A%는 상지장애율 (A×0.9)%이다.
- 각 수지별로 구해진 절단장애율, 질환별 장애율 혹은 관절강직장애율은 수부장애율로 가산(add)하여 전체 수부장애율를 구한 다음 이를 상지장애율로 환산한다. 단 동일수부에 상지장애율로 평가되는 장애와 수부장애율로 평가되는 장애가 동반되어 있을 때는 각각에 대하여 먼저 상지장애율을 구한 다음 병산(combine)한다.
- 견관절, 주관절, 완관절 및 수부관절 상지장애율을 병산(combine)한 후 전신장애율로 환

산한다. 상지기능은 전신기능의 60%이므로 상지장애율 B%는 전신장애율 (B×0.6)%이다. 만일 양측 상지장애가 동반되어 있을 때는 각각의 상지장애율을 전신장애율로 평가한 다음 전신장애율 수치를 병산(combine)한다.

- 장애율은 해당 장기장애율을 병산(combine)할 때 소수점 이하는 반올림하고, 전신장애율로 환산한 뒤 전신장애율 최종값도 반올림하여 정수로 나타낸다. 예를 들어 상지장애율 47%와 11%를 병산(combine)하면, [47+(100−47)×0.11]=52.8%이며, 52.8%를 소수점 이하 반올림하여 53%를 상지장애율이라고 하며, 전신장애율로 환산하면 53%×0.6=31.8%로, 소수점 이하 반올림하면 전신장애율은 32%이다.

〔상지장애율=(수부장애율×0.9)%〕
〔전신장애율=(상지장애율×0.6)%〕
양측 상지장애가 있는 경우 각각을 전신장애율로 평가한 다음 병산(combine)한다.

3. 평가항목과 요령

가. 절단장애

- 절단에 의한 장애율은 해당 관절의 최대기능을 의미하며, 나머지 영역의 장애에 대한 기준 장애율이 된다. 양측 상지가 절단된 경우 각 상지의 상지장애율을 전신장애로 환산한 후 병산(combine)한다. 상지는 전신장애의 60%이다.
- 절단장애율은 절단 위치에 따라 아래 〈표 2-13-2-1〉의 기준에 따라 정하며 절단 위치가 기준 항목과 정확히 일치하지 않는 경우 원위부 절단장애율(낮은 장애율)을 선택한다.
- 절단장애 평가시 평가 부위에 대한 단순방사선 사진을 촬영하여 정확한 절단부위를 확인하는 것이 좋다.
- 절단지 상태에 따른 장애율 조정을 하지 않는다. 단 근위부 관절의 관절운동장애는 별도로 평가하여 병산(combine)한다.

• 방사선검사로 절단지를 확인하고 표에서 정한 위치에 따라 분류한다.
• 표가 정한 위치와 일치하지 않으면 근접한 근위부 절단(낮은 장애율)을 선택한다.
• 절단지 상태에 따른 장애율 조정은 하지 않는다.

• 수부 절단에서 여러 수지에 걸쳐 절단장애가 있는 경우 각각을 가산(add)한다. 이는 각각의 수지 기능을 합하여 수부 기능 100%로 정하였기 때문이며 이 원칙은 질환별 장애 및 관절강직장애에도 같은 방식으로 적용된다.
• 수부 절단 또는 말초신경장애에서 근위부 수지 관절강직을 병산(combine)할 경우 근위부 관절 강직은 상지장애율로 환산한 후 병산(combine)하여야 한다. 〈표 2-13-2-1〉의 수지별 절단장애율 및 〈표 2-13-2-8〉의 말초신경장애율은 상지장애율 %이고 〈표 2-13-2-17〉부터 〈표 2-13-2-22〉까지 수지 관절강직장애율은 수부장애율 %이므로 같은 수준의 상지장애율로 환산 후 병산(combine)하여야 한다.

〈표 2-13-2-1〉 절단장애평가기준

절단 위치	상지장애율(%)
견갑-흉곽(scapulothoracic)	110
견관절 이단(shoulder disarticulation)	100
상완(삼각근 부착부보다 근위부)	100
상완(삼각근 부착부보다 원위부)-전완(이두박근 부착부보다 근위부)	95
전완(이두박근 부착부보다 원위부)-수부(중수골)	93
수부(중수지 관절부위에서 모든 손가락 절단)	90
수부(중수지 관절부위에서 엄지를 제외한 모든 손가락 절단)	54
무지 수근중수지관절(carpometacarphalangeal joint)	38
무지 중수골 절단(metacarpal bone)	37
무지 중수지관절(metacarpophalgeal joint)	36
무지 지관절(interphalangeal joint)	18
시지 및 중지 중수지관절(metacarpophalgeal joint)	18
시지 및 중지 근위지관절(proximal interphalangeal joint)	14
시지 및 중지 원위지관절(distal interphalangeal joint)	8
환지 및 약지 중수지관절(metacarpophalgeal joint)	9
환지 및 약지 근위지관절(proximal interphalangeal joint)	7
환지 및 약지 원위지관절(distal interphalangeal joint)	5

나. 질환별 장애

1) 장애율 구하는 방법

- 장애의 원인이 되는 질환의 진단명을 관절별로 분류된 질환별 장애표 〈표 2-13-2-3〉~〈표 2-13-2-6〉에서 찾는다. 〈표 2-13-2-2〉에 의거하여 ① 환자의 기능, ② 이학적 검사, ③ 방사선 검사 결과에 따라 중증도를 구한다.
- 〈표 2-13-2-3〉~〈표 2-13-2-5〉에서 중증도(경도, 중등도, 고도)에 해당되는 장애율을 적용한 후 관절별로 병산(combine)한다. 이때 경도는 잔존하는 소견이 없는 경우(장애율 0%)를 포함하며 고도는 기능의 완전소실을 포함한다.
- 손상의 과거력이 있으나 객관적인 이상소견 없이 잔존하는 통증이나 증상에 대한 장애는 해당 부위별로 일생동안 1회만 인정한다.
- 질환별 장애에 적용할 항목이 없으나 잔여 증상으로 관절운동 제한이 있는 경우 관절강직 항목으로 평가할 수 있다. 반면 진단명은 있으나 잔여증상이 없을 때는 〈표 2-13-2-3〉~〈표 2-13-2-6〉와 상관없이 장애율 0%를 적용한다.

진단명 확인 → 관절별 장애율 표에서 해당 진단명 선택 → 중증도 결정 → 경도/중등도/고도 중에서 상지장애율 선택

2) 중증도 구하는 방법(〈표 2-13-2-2〉의 사용법)

- 질환별 장애의 중증도는 ① 병력 청취를 통한 환자의 기능, ② 진찰 소견을 토대로 한 이학적 검사 소견, ③ 방사선검사 소견의 세 가지 세부 검사항목에서 가장 많이 평가된 중증도를 택한다.
- 다빈도 중증도가 없을 경우에는 중간 중증도를, 중간 중증도도 없는 경우에는 가장 높은 중증도를 택한다.
- ①~③의 세부 검사항목에서 중증도 차이가 날 경우 가장 높은 중증도를 택할 수 있으며, 검사항목의 평가결과가 진단명이나 다른 세부항목의 결과와 일치하지 않으며 신뢰할 수 없을 때 해당항목은 질환의 중증도 결정시 반영하지 않는다.

- 중증도는 ① 환자의 기능 ② 이학적 검사 ③ 방사선검사항목으로 결정한다.
- 항목 내(예, ①의 하부 2 항목 간)에서는 **가장 높은** 중증도를 선택하고,
- 항목 간(①, ②, ③ 세 항목 간)에서는 **다빈도** 중증도 선택한다.

〈표 2-13-2-2〉 질환별 장애의 중증도 구하는 원칙

검사항목			경 도	중등도	고 도
① 환자의 기능	증상 유무		과도한 활동시 통증 또는 증상이 있음	보통의 일상생활 동작 수행시 통증 또는 증상이 있음	가벼운 일상생활 동작 수행 또는 휴식시에도 통증 또는 증상이 있음
	일상생활동작 수행의 독립성		독립적으로 자신을 돌볼 수 있음	타인의 도움이 부분적으로 필요함	타인의 도움이 전적으로 필요함
② 이학적 검사	진찰 소견 (압통, 부종, 종괴, 염발음 등)		시진에 의해서는 이상소견이 관찰되지 않으나 촉진에 의해서는 이상소견이 관찰됨	시진에 의해서는 경미한 이상소견이 관찰되고, 촉진에 의해서는 중증의 이상소견이 관찰됨	촉진과 시진에 의해서 중증의 이상소견이 관찰됨
	불안정성	견관절	급성 재해력이 없으며, 안정성 검사에서 증상이 재현되지 않을 수 있고 확인되는 해부학적 병변이 없음. 견갑와-상완 전위는 1~2등급임	급성 재해력이 있으며 안정성 검사에서 증상이 재현되고 해부학적 병변이 확인되며, 견갑와-상완 전위가 2등급(아탈구)임	급성 재해력이 있으며 안정성 검사에서 증상이 재현되고 해부학적 병변이 확인되며, 견갑와-상완 전위가 3등급(완전탈구)임
		주관절	정상측에 비하여 5~9° 의 내외측 관절열림이 있음	정상측에 비하여 10~29° 의 내외측 관절열림이 있음	정상측에 비하여 30° 이상의 내외측 관절열림이 있음
		완관절	이상음(click or clunk)이 이학적 검사상 재현되지 않거나 또는 정상측에 비하여 5~9° 의 내외측 관절열림이 있음	이상음이 이학적 검사상 재현되어 확인되거나 정상측에 비하여 10~29° 의 내외측 관절열림이 있음	이상음이 이학적 검사상 항상 재현되거나 정상측에 비하여 30° 이상의 내외측 관절열림이 있음
		수지관절	인대에 긴장력을 주면 통증이 있음	인대에 긴장력을 가하면 통증과 함께 5mm 미만의 관절 열림 현상이 있음	인대에 긴장력을 가하면 5mm 이상 관절 열림 현상이 있음
	변형	주관절·완관절 요측 및 척측 편위	경도 10~19°	중등도 20~29°	고도 30° 이상
		수지 외측 편위	경도 5~9°	중등도 10~19°	고도 20° 이상

	수지 회전 변형	경도 5~14°	중등도 15~29°	고도 30° 이상
	운동 범위[1]	경도 10~24%	중등도 25~49%	고도 50% 이상
	근 위축[2]	경도 1~1.9cm	중등도 2~3.9cm	고도 4cm 이상
③ 방사선 검사	견관절	증상을 동반하지 않는 경도의 회전근개 파열, 관절와순 병변 또는 상완 이두건 병변이 있음	증상을 보이는 회전근개 파열, 관절와순 병변, 상완 이두건 병변 중의 하나를 확인한 경우	증상을 보이는 회전근개 파열, 관절와순 병변, 상완 이두건 병변 중의 두 가지 이상 확인한 경우
	관절염[3]	관절 간격이 정상이거나 경도로 좁아짐 또는 골극 형성	관절 간격이 중등도로 좁아지고 연골하 낭종 또는 골극 형성, 방사선상 경도의 후외상성 관절염 소견, 함몰을 보이지 않는 무혈성 괴사	관절 간격이 고도로 좁아지고 관절의 양측면에 연골하 낭종 형성 또는 골극 형성, 함몰/단편화가 있는 무혈성 괴사
	관절 이완 (stress test 상)	10° 미만의 불안정성	10~29° 의 불안정성	30° 이상의 불안정성
	완관절	요월상골각: 11~20° 주상월상골각: 61~70° 주상월상골 간격: 3~5mm 삼각월상골간 충형성: 1mm 초과 경도의 척측 전위	요월상골각: 21~30° 주상월상골각: 71~80° 주상월상골 간격: 6~8mm 삼각월상골간 충형성: 2mm 초과 중등도의 척측 전위	요월상골각: 31° 이상 주상월상골각: 80° 초과 주상월상골 간격: 8mm 초과 삼각월상골간 충형성: 3mm 초과 고도의 척측 전위

주 1) 정상측 혹은 정상치와 비교하여 감소된 정도

2) 상완부 또는 전완부에서 이완, 신전상태에서 측정시 정상측과 비교하여 판정

3) 관절간경이 경도로 좁아진 경우란 관절간격이 2~3mm 미만, 중등도로 좁아진 경우는 관절간격이 1~2mm 미만, 고도로 좁아진 경우란 관절간격이 1mm 미만인 경우를 말한다.

3) 견관절

〈표 2-13-2-3〉 견관절 부위 질환별 장애평가기준

질환명	내 용	상지장애율(%)		
		경도	중등도	고도
연부조직				
견관절 타박상 또는 압좌상	잔존하는 증상이 있고 객관적인 이상소견이 있음	1	2	3
견관절 점액낭염	잔존하는 증상이 있고 객관적인 이상소견이 있음	2	3	4
근육/건				
염좌/긴장 불안정성이나 관절강직은 없으나 지속적인 동통이 있는 경우	손상이나 작업력의 과거력이 있으나 객관적인 이상소견 없이 잔존하는 증상	0	1	2
건 염	손상이나 작업력의 과거력이 있으나 객관적인 이상소견 없이 잔존하는 증상	0	1	2
	정상 관절 운동을 보이지만 기능 소실이 있음	1	3	5
회전근개 부분층 파열	손상이나 작업력의 과거력이 있으나 객관적인 이상소견 없이 잔존하는 증상	0	1	2
	정상 관절 운동을 보이지만 기능 소실이 있음	1	3	5
회전근개 손상 전층 파열 혹은 건 파열	손상이나 작업력의 과거력이 있으나 객관적인 이상소견 없이 잔존하는 증상	1	3	5
	손상의 과거력이 있고 정상 관절운동을 보이지만 기능 소실이 있음	3	5	7
인대/뼈/관절				
충돌증후군	손상이나 작업력의 과거력이 있으나 객관적인 이상소견 없이 잔존하는 증상	0	1	2
	손상의 과거력이 있고, 정상 관절운동을 보이지만 기능 소실이 있음	1	3	5
견봉쇄골관절 손상 또는 질환	손상이나 작업력의 과거력이 있으나 객관적인 이상소견 없이 잔존하는 증상	1	3	5
	정상 관절운동을 보이지만 기능 소실이 있음	1	3	5
	원위부 쇄골 절제술 후, 또는 제 3 형 견봉쇄골관절 탈구(견봉쇄골 관절낭과 오구쇄골인대 완전 파열)	8	10	12
	제 4, 5, 6 형 견봉쇄골관절 탈구	16	20	24
견관절 탈구	도수적으로 완전 정복 가능함	8	10	12
	도수적으로 완전 정복이 가능하지 않음	16	20	24
	정복이 되지 않음	34	40	46
단방향성 견관절 불안정증	활동에 따른 증상과 연관성이 있고 관절와상완 관절의 전위가 grade Ⅰ 또는 Ⅱ	4	6	8

	상완골두의 아탈구(급성 손상의 과거력, 활동에 따른 증상과 연관성, 불안정증, 관절와상완 관절의 전위가 grade Ⅱ, 원인이 되는 해부학적 병변이 있음)	9	11	13
	상완골두의 탈구(급성 손상의 과거력, 활동에 따른 증상과 연관성, 불안정증, 관절와상완 관절의 전위가 grade Ⅲ, 원인이 되는 해부학적 병변이 있음)	20	24	25
다방향성 견관절 불안정증(양측성 다방향성 불안정증 환자 제외)	외상의 과거력이 있고 두 방향 이상에서 보이는 견관절의 불안정증 (* 수술 후 불안정증은 보이지 않으나 영구히 지속되는 증상이 있을 때는 관절 강직 항목 적용함, * 정상 관절운동은 견관절 통증 항목 적용함)	9	11	13
	상완골두의 탈구(급성 손상의 과거력, 활동에 따른 증상과 연관성, 불안정증, 관절와상완 관절의 전위가 grade Ⅲ, 원인이 되는 해부학적 병변이 있음)	22	24	25
손상 후에 증상을 호소하는 양측성 다방향성 불안정증	손상 또는 작업력의 과거력이 있음	0	1	1
상부 관절와순 전후 병변 파열을 포함하는 관절와순 병변	객관적인 이상소견이 있으면서 증상이 잔존하거나 정상 관절운동을 보이지만 기능 소실이 있음	1	3	5
상완 이두건 탈구/아탈구	객관적인 이상소견이 있으면서 증상이 잔존하거나 정상 관절운동을 보이지만 기능 소실이 있음	1	3	5
골 절	객관적인 이상소견이 있으면서 증상이 잔존하거나 정상 관절운동을 보이지만 기능 소실이 있음	1	3	5
유리체 또는 골연골 병변	정상 관절운동을 보이지만 기능 소실이 있음	3	5	7
후외상성 퇴행성 관절 질환	후외상성 퇴행성 관절 질환(손상의 기록이 있고 손상받은 관절에만 방사선 검사에서 관찰되는 경도의 관절염)	1	5	9
관절고정술(유합술)	기능적인 위치(20~40° 굴곡, 20~40° 외전, 20~50° 내회전)에서 견관절 고정술 후 상태 * 관절 고정 위치가 적절하지 않을 때는 관절강직 항목 적용	26	30	34
견관절 전 치환술	정상 관절운동을 보이는 인공 관절 치환술 후 상태	20	24	25
	정상 관절운동을 보이는 절제술 후 상태	26	30	34
	합병증[1]이 있거나 불안정하거나 감염되었을 경우	34	40	46

주 1) 관절강직을 포함하나 관절강직 25% 미만은 합병증이 있는 경우로 인정하지 않는다.

4) 주관절

〈표 2-13-2-4〉 주관절 부위 질환별 장애평가기준

질환명	내 용	상지장애율(%)		
		경도	중등도	고도
연부조직				
피부 또는 연부조직 손상을 남긴 주관절 타박상 또는 압좌상	객관적인 이상소견이 있으면서 증상이 잔존함	1	2	3
주두 점액낭염	객관적인 이상소견이 있으면서 증상이 잔존함	1	2	3
근육/건				
염좌/긴장 불안정성이나 관절강직은 없으나 지속적인 동통이 있는 경우	손상의 과거력이 있으나 객관적인 이상소견 없이 잔존하는 통증	0	1	2
상과염: 외측 또는 내측	손상의 과거력이 있으나 객관적인 이상소견 없이 잔존하는 증상	0	1	2
	수술 후 잔존하는 증상이 있음	3	5	7
원위부 상완 이두건 파열	정상 관절운동을 보이지만 근력 감소가 있음	3	5	7
인대/뼈/관절				
측부인대손상: 내측 또는 외측	간헐적인 재발성 불안정 증상이 있음	3	5	7
	빈번하게 발생하며 기능 제한을 초래하는 재발성 불안정증	8	10	12
지속적인 주관절 아탈구 또는 탈구	도수적으로 완전 정복 가능함	8	10	12
	도수적으로 완전 정복이 가능하지 않음	16	20	24
	정복이 되지 않음	34	40	46
골 절	정상 관절운동을 보이지만 객관적인 이상소견을 동반한 증상이 잔존하거나 기능 소실이 있음	1	3	5
유리체 또는 골연골 병변	정상 관절운동을 보이지만 기능 소실이 있음	3	5	7
외상 후 퇴행성 관절 질환	후외상성 퇴행성 관절 질환(손상의 기록이 있고 손상받은 관절에만 방사선검사에서 관찰되는 경도의 관절염)	1	5	9
관절고정술(유합술)	기능적인 위치(70~80° 굴곡, 20~30° 회내전)에서 주관절 고정술 후 상태 * 관절 고정 위치가 적절하지 않을 때는 관절강직 항목 적용	26	30	34

주관절 전 치환술	정상 관절운동	20	24	26
	합병증[1]이 있거나 불안정하거나 감염되었을 경우	34	40	46
요골두 치환술	정상 관절운동	6	8	10
	합병증[1]이 있거나 불안정하거나 감염되었을 경우	9	11	13

주 1) 관절강직을 포함하나 관절강직 25% 미만은 합병증이 있는 경우로 인정하지 않는다.

5) 완관절

〈표 2-13-2-5〉 완관절 부위 질환별 장애평가기준

질환명	내 용	상지장애율(%)		
		경도	중등도	고도
연부조직				
손목 종물 혹은 결절종	잔류 증상과 함께 객관적인 소견이 있는 경우	1	2	3
근육/건				
염좌/긴장 불안정성이나 관절강직은 없으나 지속적인 동통이 있는 경우(예, de Quervain's disease, intersection syndrome, non-specific tendinits)	운동 범위 제한은 없으나 기능적 제한이나 통증이 있는 경우	0	1	2
손목의 근육 혹은 건의 파열/열상	운동 범위 제한은 없으나 기능적 소실이 있는 경우	3	5	7
인대/뼈/관절				
불안정을 동반한 염좌 혹은 완관절 탈구	이상음(click or clunk)이 이학적 검사상 재현되지 않는 경도의 불안정성(중증도 구할 시 표1의 불안정성 항목 제외) 또는 정상측에 비하여 5~10° 의 불안정성	6	8	10
	이상음이 이학적 검사상 재현되어 확인되는 중등도의 불안정성 또는 정상측에 비하여 10~20° 의 불안정성	14	16	18
	이상음이 이학적 검사상 항상 재현되는 고도의 불안정성 혹은 탈구또는 정상측에 비하여 20° 이상의 불안정성	20	24	25
삼각 섬유 복합체 파열 (Triangular fibrocartilage complex TFCC tear)	TFCC 손상이 확인되었고 수술 여부에 상관없이 잔여 소견이 있음	6	8	10

골절	관절운동은 정상이지만 잔여증상과 객관적 소견 또는 기능적 장애가 있음	1	3	5
월상골 무혈성 괴사 (Avascular necrosis(AVN) of lunate, Kienbock's disease)	Stage 1. 방사선이나 MRI 소견상 정상이거나 초기 단계	1	2	4
	Stage 2. 방사선이나 MRI 소견상 비정상 소견이나 월상골 허탈이 없음	3	5	7
	Stage 3. 방사선이나 MRI 소견상 월상골 허탈 또는 분절화가 있음	14	16	18
	Stage 4. 방사선이나 MRI 소견상 월상골 허탈 또는 분절화가 있고, 인접한 뼈 변형이 있음. 수술 후 잔여 증상에 중증도를 판정함	17	22	25
외상 후 퇴행성 관절 질환	관절 운동은 정상이나 방사선 검사상 경도의 외상 후 관절염 소견이 있음 * 관절 운동범위의 제한이 있는 경우 관절강직 항목으로 평가함	1	5	9
수근간의 융합 (scaphoid-capitate, capitate-hamate, hamate-triquetrum)	성공적 융합인 경우 * 융합이 성공적이지 못하여 관절 위치가 기능적이지 못한 경우 관절강직으로 평가함	8	10	12
손목 융합 (wrist arthrodesis)	기능적 위치에서 손목 융합됨(10 extension to 10 flexion, radial 5 to ulnar 10) * 관절 위치가 기능적이지 못한 경우 관절운동장애로 평가함	26	30	34
손목 성형술 (wrist(total)arthroplasty)	정상 관절운동인 경우	20	24	25
	합병증[1], 불안정성 또는 감염증이 있는 경우	26	30	34
요수근 관절 성형술 (Radiocarpal arthroplasty)	정상 관절운동인 경우	14	16	18
	합병증[1], 불안정성 또는 감염증이 있는 경우	17	21	25
수근골 성형술 (ulnar head isolated, proximal row carpectomy, or carpal bone(isolated) arthroplasty)	정상 관절운동인 경우	8	10	12
	합병증[1], 불안정성 또는 감염증이 있는 경우	14	15	17
요골 경상돌기 성형술 (radial styloid(isolated) arthroplasty)	정상 관절운동인 경우	3	5	7
	합병증[1], 불안정성 또는 감염증이 있는 경우	8	10	12

주 1) 관절강직을 포함하나 관절강직 25% 미만은 합병증이 있는 경우로 인정하지 않는다.

6) 수부관절

- 수부관절은 작은 운동을 하는 여러 개의 수지관절로 이루어져 있어서 상지장애율로 표시할 경우 미세한 수부장애를 적절히 반영하지 못하므로 수부장애율로 평가한다.
- 수부장애율은 상지장애율의 90%이므로 수부 질환별 장애에 의한 상지장애율은 〔상지장애율＝각각의 수지에 해당하는 수부 질환별 장애율×해당 수지별 지수×0.9〕이다.
- 수부 질환별 장애가 여러 수지에 걸쳐 있는 경우 각각을 수지별로 적용하여 가산(add)한다. 단, 수지별로는 가장 큰 장애 한 가지만은 질환별 장애로 적용하여야 한다. 중복된 낮은 장애율의 질환은 중증도 결정에 반영될 수 있다.
- 수부관절의 기능(100%)은 무지(40%), 제 2 수지(20%), 제 3 수지(20%), 제 4 수지(10%), 제 5 수지(10%)의 합이므로 수부관절 장애율은 각각의 수지에 해당하는 수부 질환별 장애율에 해당 수지별 지수(무지 0.4, 제 2, 3 수지 0.2, 제 4, 5 수지 0.1)을 곱한 후 가산(add)하여 전체장애율을 구한다. 이상의 평가방법은 관절강직장애율 계산에도 동일하게 적용된다.

> 수부장애율＝[(무지장애율×0.4)＋(시지장애율×0.2)＋
> (중지장애율×0.2)＋(약지장애율×0.1)＋(약지장애율×0.1)]

- 미국의학협회 영구장애평가지침은 수부 관절질환에 수지장애율을 적용하고 이를 표를 이용하여 수부장애율 전환하여 병산(combine)하도록 하고 있으나 대한의학회 장애평가기준에서는 상기 공식을 적용하여 전산화에 기여하도록 하고 있다.

〈표 2-13-2-6〉 수부 질환별 장애평가기준

장애 분류	내 용	수부장애율(%)		
		경도	중등도	고도
연부조직				
경미한 연부조직 또는 피부 손상 운동 범위제한이 없고 불안정성 및 수지 결손이 없으나 통증을 동반함	잔여 증상과 함께 지속적이고 객관적인 소견이 있는 경우 (예, 통증을 동반한 외상 후 관절 비대, 50% 미만의 손톱변형, 압통과 비후성 반흔이 동반된 흉터, 3mm 미만의 잔여 이물질, 잔여 결절종낭 또는 점액낭 등)	2	4	6
중한 연부조직 또는 피부 손상, 외상 후 2차적으로 50%를 초과하는 손톱의 변형, 원위 수질 결손(distal phalanx pulp loss), 3mm 이상의 잔여 이물질 등	수질의 50% 미만의 결손, 외상 후 2차적으로 50%를 초과하는 손톱 변형, 3mm 이상의 잔여 이물질	6	8	10
	수질의 50%를 초과하는 결손, 골수염의 합병증	16	20	24
근육 · 건				
염좌/긴장	운동 범위 제한은 없으나 기능적 제한이나 통증이 있는 경우	4	6	8
수지의 협착성 건활막염(trigger digit)	수술적 치료를 포함한 적절한 치료를 하였음에도 불구하고 지속적인 방아쇠 운동을 보이는 경우	4	6	8
총지신근, 시지신근의 신건 파열/열상(mallet finger)	관절운동은 정상이지만 통증이나 기능적 장애가 있음	4	6	8
심지굴근, 천지굴근, 장무지굴근의 굴건 파열/열상	관절운동은 정상이지만 통증이나 기능적 장애가 있음	4	6	8
인대/뼈/관절				
외상 후 퇴행성 관절 질환	방사선 검사상 외상 후 관절염 소견이 있으며 관절 운동은 정상이지만 통증이나 기능적 장애가 있음	4	6	8
탈골 또는 염좌				
무지 중수지간	10° 미만의 불안정성	1	3	5
	10~19° 불안정성	3	5	7
	20° 이상의 불안정성	8	10	12
무지 지간	10° 미만의 불안정성	3	5	7
	10~19° 불안정성	8	10	12
	20° 이상의 불안정성	14	15	17

무지 수근중수간	10° 미만의 불안정성	14	15	17
	10~19° 불안정성	21	25	25
	20° 이상의 불안정성	29	35	41
수지 원위지간	10° 미만의 불안정성	3	5	7
	10~19° 불안정성	8	10	12
	20° 이상의 불안정성	14	15	17
수지 근위지간	10° 미만의 불안정성	8	10	12
	10~19° 불안정성	14	15	17
	20° 이상의 불안정성	21	25	25
수지 중수지간	10° 미만의 불안정성	14	15	17
	10~19° 불안정성	16	20	24
	20° 이상의 불안정성	21	25	25
골절				
무지 중수골	관절운동은 정상이지만 통증이나 기능적 장애가 있음	8	10	12
원위 지골	관절운동은 정상이지만 통증이나 기능적 장애가 있음	2	4	6
근위 및 중위 지골, 중수골	관절운동은 정상이지만 통증이나 기능적 장애가 있음	4	6	8
중수골 골두	관절운동은 정상이지만 통증이나 기능적 장애가 있음	6	8	10
관절강직 혹은 강직융합술 후 상태	* 관절강직으로 평가함			
관절 성형술 시행한 경우	* 관절 성혈술이란 인공관절 혹은 절제관절성형술(resection arthroplasty) 및 이에 준하는 수술을 의미함 * 후유증상이 없는 경우라도 장애를 인정함			
엄지 수근중수간	관절운동은 정상이지만 통증이나 기능적 장애가 있음	26	30	34
수지 원위지간	관절운동은 정상이지만 통증이나 기능적 장애가 있음	3	5	7
수지 근위지간	관절운동은 정상이지만 통증이나 기능적 장애가 있음	8	10	12
수지 중수지간	관절운동은 정상이지만 통증이나 기능적 장애가 있음	16	20	24

주: 지간(interphalangeal; IP), 중수지간(metacarpophalangeal; MCP), 수근중수간(carpometacarpal; CMC), 원위지간(distal interphalangeal; DIP), 근위지간(proximal interphalangeal; PIP).

다. 말초신경장애

- 말초신경장애는 상지 신경손상과 질병으로 이학적 검사 및 근전도검사에 이상 있는 경우 평가한다. 말초신경장애는 감각신경과 운동신경으로 나누어 평가한 후 병산(combine)한다.

말초신경장애율 = 〔A + (100-A) × B/100〕 (단, 이때 A의 장애율이 B보다 높다)

- 감각신경은 감각이 소실된 정도와 근전도검사 소견에 따라 경도, 중도, 고도로 나누어 평가하고, 운동신경은 도수근력검사 및 근전도검사 소견에 따라 경도, 중도, 고도, 극도로 나누어 평가한다〈표 2-13-2-7〉.
- 감각신경의 이학적 검사로는 두 점 식별력을 사용할 것을 추천하며 두 점 식별력이 7~15mm일 경우 중도(Ⅱ), 16mm 이상일 경우 고도(Ⅲ)를 적용할 수 있다.
- 감각 및 운동신경 모두 근전도검사 소견과 이학적 검사 소견에 차이가 날 경우 낮은 중증도를 적용한다.

〈표 2-13-2-7〉 감각신경 및 운동신경 중증도

감각신경	경도(Ⅰ)	감각저하, 가벼운 촉각검사에서 이상
	중도(Ⅱ)	감각소실, 가벼운 촉각 및 통각은 소실되었으나 심부감각은 남아있으며, 신경전도검사에서 감각신경활동전위의 뚜렷한 감소가 있음
	고도(Ⅲ)	감각 완전소실, 신경전도검사에서 감각신경활동전위(SNAP)가 나타나지 않음
운동신경	경도(Ⅰ)	도수근력검사(MMT) 4
	중도(Ⅱ)	도수근력검사(MMT) 3, 근전도검사에서 동원양상(recruitment pattern)이 저하되어 있음
	고도(Ⅲ)	도수근력검사(MMT) 2, 근전도검사에서 동원양상(recruitment pattern)이 현저하게 저하되어 있음
	극도(Ⅳ)	도수근력검사(MMT) 1~0, 근전도검사에서 운동단위활동전위(MUAP)가 나타나지 않음

〈표 2-13-2-8〉 말초신경 장애평가기준

내 용			상지장애율(%)			
			경도(Ⅰ)	중등도(Ⅱ)	고도(Ⅲ)	극도(Ⅳ)
상완신경총 (brachial plexus)	전 상지형(whole arm) (제 5 - 8 경추 및 제 1 흉추신경근(C5-C8, T1))	감각신경	13	43	71	
		운동신경	13	38	63	88
	상위체간(Upper trunk) (제5, 6경추신경근(C5, C6))	감각신경	3	11	18	
		운동신경	9	25	47	66
	중위체간(Middle trunk) (제 7 경추신경근(C7))	감각신경	1	2	4	
		운동신경	5	13	22	31
	하위체간(Lower trunk) (제 8 경추 및 제 1 흉추신경근(C8, T1))	감각신경	3	9	14	
		운동신경	9	25	44	61
상완신경총 분지의 개별신경 (individual nerve)	흉근신경(Pectoralis)	운동신경	1	2	3	4
	액와신경(Axillary)	감각신경	1	2	4	
		운동신경	5	13	22	31
	후견갑신경(Dorsal scapular)	운동신경	1	2	3	4
	장흉신경(Long thoracic)	운동신경	2	6	9	13
	내측상완피신경(Medial brachial cutaneous)	감각신경	1	2	4	
	상하 견갑하신경 (Subscapularis (upper and lower))	운동신경	1	2	3	4
	상견갑신경(Suprascapular)	운동신경	2	6	10	14
	근피신경 (Musculocutaneous)	감각신경	1	2	4	
		운동신경	3	10	16	22
	흉배신경(Thoracodorsal)	운동신경	1	4	6	9
정중신경 (median nerve)	수관절 부(Elbow level)	감각신경	5	17	27	
		운동신경	6	17	29	40
	전골간신경(Anterior interosseous branch	운동신경	2	6	9	13
	수근관절부(Wrist level)	감각신경	5	17	27	
		운동신경	1	4	6	9
	지신경(무지) (digital branch(thumb))	감각신경	1	3	5	
	지신경(제 2 - 4 수지) (digital branch (2nd-4th finger))	감각신경	0	1	3	

요골신경 (radial nerve)	주관절 상부(삼두근 근력 소실) (Above elbow (loss of triceps))	감각신경	1	2	4	
		운동신경	6	17	25	38
	주관절부(삼두근 근력 보존) (Elbow level (sparing of triceps))	감각신경	1	2	4	
		운동신경	5	13	22	31
	후골간신경분지 (완관절 신전근 보존) (Posterior interosseous branch (sparing of wrist extensor))	운동신경	4	8	14	20
	천요골감각신경(Superficial radial sensory nerve)	감각신경	1	2	4	
척골신경 (ulnar nerve)	주관절부(Elbow level)	감각신경	1	3	5	
		운동신경	6	17	29	40
	수근관절부(Wrist level)	감각신경	1	3	5	
		운동신경	5	13	22	31
	지신경(Digital branch)	감각신경	0	1	2	

라. 말초혈관질환에 의한 장애

1) 원칙

- 말초혈관질환에는 동맥 폐쇄질환, 정맥질환, 림프부종을 포함한다.
- 방사선검사나 초음파검사로 동맥질환이나 정맥질환이 확인되어야 한다.
- 림프부종의 경우 림프신티그라피에서 지연된 소견이 있어야 한다.
- 말초혈관질환의 진단명이 명확하여야 하고(방사선검사 소견 제시), 중증도(경도, 중도, 고도, 극도)를 판정할 경우 앞선 중증도에 의한 증상을 모두 포함하여야 한다. 예를 들어 동맥질환 중 극도를 적용하기 위해서는 수지상완지수(Finger Brachial Index; FBI) < 0.8 (경도), 파행(중도 및 고도), 절단(고도)을 모두 만족하고 안정시 계속적인 통증(극도)이 있어야 한다.

〈표 2-13-2-9〉 상지 혈관질환 장애평가기준

상지전신 (상지)	경도 4(6)%	중도 10(17)%	고도 19(32)%	극도 33(55)%
동맥질환	간헐적 파행 FBI<0.8	중등도 동작에도 파행이 나타남	경미한 동작에도 파행이 나타남 말단지의 절단	안정시에도 계속적인 통증
정맥질환	부종이 있으며 계속 스타킹을 착용해야 함	중등도 부종 팔의 둘레가 2cm 이상 차이 피부변화	피부변화, 심부궤양	
림프부종	림프부종이 있으며 계속 스타킹을 착용해야 함	팔의 둘레가 3cm 이상 차이	팔의 둘레가 6cm 이상 차이	

마. 관절강직장애

- 관절강직장애는 원인이 되는 진단명이 질환별 장애 항목에 해당되지 않는 경우 적용한다. 관절강직을 설명할 수 있는 명확한 원인을 찾아서 질환별 장애로 평가하는 것을 원칙으로 하므로 관절강직을 적용하는 경우는 원인 규명을 위한 검사 결과를 제시하여야 한다.
- 관절강직장애는 수동적 관절운동범위를 사용하여 평가하며 관절강직장애율은 견관절, 주관절, 완관절 및 수부관절에 각각 적용하여 병산(combine)한다. 단 능동적 관절운동범위가 실재의 관절기능을 더 잘 반영한다는 명확한 사유가 있을 때는 능동적 관절운동범위로 평가할 수 있다. 예를 들면 질환별 장애에서 관절강직으로 평가하도록 규정한 경우와 명백한 원인질환이 있으나 질환별 장애에서 규정하고 있지 않는 경우 등으로 피검사자의 충분한 협조가 있어야 능동적 관절운동범위를 적용한다.

- 관절강직의 원인질환을 최대한 규명하여 질환별 장애를 적용한다.
- 관절강직 장애는 수동운동범위를 평가하므로 실제 기능보다 장애율이 낮게 평가된다.
- 질환별 장애에서 관절강직으로 장애평가를 하도록 한 경우 능동운동범위를 평가할 수 있다(단, 피검사자의 충분한 협조가 있어야 한다).

• 각 관절별 운동방향에 따른 장애율은 가산(add)〔A+B〕% 하고, 다른 관절과는 병산(combine)한다. 예외적으로 수부장애율은 각 수지별 수부장애율을 가산(add) 후 상지장애율로 환산하여 구한 수부장애율을 견, 주, 완관절 장애율과 병산(combine) 〔A+(100-A)×B/100〕% 한다.

> • 같은 관절의 다른 운동방향 장애율은 가산(add)하고,
> • 다른 관절의 관절강직장애율은 병산(combine)한다.

• 관절강직장애평가의 기본 원리
 - 관절 운동범위의 측정은 관절의 중립위치를 영점으로 하여 움직이는 방향에 따라 평가하며 (+)는 순방향을 뜻하고(-)는 역방향을 나타낸다.
 - 관절에 두 개 이상의 운동면이 있으면 운동형태 각각은 하나의 운동단위로 간주되고 각각의 관절운동 단위에는 '기능적 자세'가 있어 관절이 유합되었을 때 가장 장애가 적은 각을 뜻하며 이에서 멀어질수록 장애율은 증가하게 된다. 즉 각각의 관절에는 고유의 운동단위가 있어 이들 각각에 대한 평가가 필요하며 같은 정도의 운동범위를 보이더라도 운동영역의 어느 범위이냐에 따라 기능적인 결과가 달라진다. 지나치게 한쪽 끝 영역에 치우친 가동범위는 중간 영역대의 기능적 가동범위보다 유용하지 않아 더 큰 장애로 평가된다.

> • 기능적 위치에서 고정된 관절의 장애율이 가장 작다.
> • 표 각 컬럼의 최상위장애율이 그 각도에서의 완전강직시 장애율이다.
> • 최상위 장애율에서 운동범위가 커짐에 따라 가로/세로 방향으로 장애율이 감소한다.

 - 장애판정의 시기와 관련하여 관절강직에 대한 평가는 일반적으로 최소 12개월 이상 경과한 시점으로 충분한 재활치료 후 더 이상의 관절운동 개선이 어려울 것으로 판단되는 시점에 시행한다. 만약 내고정물 등이 관절운동을 제한하는 경우에는 내고정물을 제거한 후 측정하며 의학적 치료를 통해 관절운동범위의 호전이 예상된다면 그러

한 치료를 먼저 시행한 후 관절운동장애를 평가하는 것이 원칙이다.

- 정상인의 각 관절의 가동범위는 개인차가 있을 수 있어 건측과 환측을 동시에 측정하여 비교하는 것이 바람직하다. 그러나 각 개인의 개별 관절운동범위를 일일이 다 고려하여 장애율을 평가하기는 어려우므로 대한의학회 장애평가기준에서는 평균적인 관절운동범위를 정상관절운동범위로 설정하여 장애율을 설정하였다.
- 관절운동제한과 관련하여 하나의 논점은 장애율 산정에 능동적 관절운동범위를 기준으로 할 것인지 수동적 관절운동범위를 기준으로 할 것인지의 문제로 기능적 유용성 면에서 능동적 관절운동범위가 더 관절기능을 잘 나타낸다고 볼 수 있으나 피감정인의 근력에 의해 움직이는 능동적 운동범위는 피검자의 성실하고도 협조적인 참여를 전제로 한 것으로 장애에 따른 보상을 위해 의도적으로 관절운동제한을 과장하려는 경우가 드물지 않다. 따라서 대한의학회 장애평가기준에서는 수동적 관절운동범위를 기준으로 장애율을 평가하고 수동적 운동범위에 비하여 능동적 운동범위가 감소하는 경우(신경이상에 의한 근육의 마비 혹은 외상 후 건이나 근육의 파열이 있을 때 등)는 말초신경장애 혹은 질환별 장애로 평가한다.
- 수동적 운동범위는 검사자가 외부에서 힘(약 0.5kg 중)을 가하여 움직이는 관절운동범위를 의미한다. 따라서 운동범위 측정시 근육을 충분히 이완시킨 상태에서 측정하고 과도한 힘으로 관절을 신장시키지 않는다.
- 운동범위를 측정할 때는 육안적으로 인지되는 운동범위는 실제 각도기(goniometer)를 사용한 계측과 상당한 차이를 보일 수 있으므로 반드시 측정부위에 적합한 각도기를 이용하여 측정해야 한다.
- 먼저 중립 0° 위치를 설정하고 여기에서부터 움직이는 각도를 측정하여 표시한다. 특정 관절의 운동범위는 인접관절의 위치에 따라서도 달라지므로 제시된 측정방법을 정확히 숙지하여 평가하여야 한다. 수지관절의 경우 완관절이 중립위치, 전완부가 회내위치로 유지된 상태에서 수지 근위관절을 신전위로 고정한 상태로 개별관절의 운동범위를 측정하거나 모든 세 관절은 동시에 굴곡-신전하면서 수지운동의 전체 운동범위를 측정할 수 있다.

- 관절운동범위는 측정부위에 적합한 각도기를 사용하여 계측한다.
- 운동범위 측정시 규정된 자세를 취하여 인접 관절의 위치를 정한다.

－통증에 의한 관절운동범위의 감소는 관절강직장애로 평가해서는 안 되고, 질환별 장애 혹은 말초신경장애를 적용한다.

－실제 측정한 각도가 표의 각도와 다를 경우 큰 각도(작은 장애율)를 선택한다. 단 관절운동범위 간 장애율의 차이가 4% 이상일 경우 중간값 중 적절한 값을 취할 수 있다.

- 실제 측정된 값을 반올림하지 않고 내림하여 표에서 정한 각도로 표기한다.
  단, 각도 차이가 커서 올림-내림 시 4% 이상 장애율 차이가 나면 중간값을 취한다.

- 관절강직장애율 표 사용방법－견관절 신전/굴곡의 예

－표의 종축과 횡축이 관절운동의 시점과 종점이 되므로 양측 방향의 각도를 각각 측정하여 만나는 지점의 장애율을 택한다.

－견관절이 60° 굴곡된 상태로 움직이지 않는 완전 강직의 경우에는 〈표 2-13-2-10〉에서 신전 －60°와 굴곡 60°는 같은 각도이며, 굴곡 60°(가로축) 신전 －60°(세로축)가 만나는 지점의 20%가 상지장애율이다.

- 중립위치를 영점으로 (+)는 순방향, (－)는 역방향으로 표기한다.
- 굴곡 60°는 신전 －60°와 같은 각도가 된다.

－견관절이 굴곡 60°까지 가능하고 신전 0°까지 가능한 부분 강직인 경우에는 견관절 굴곡이 0~60°의 움직임이 가능한 경우로 신전은 0° 이상 되지 않으며, 〈표 2-13-2-10〉에서 굴곡 60°(가로축), 신전 0°(세로축)이 만나는 11%가 장애율이다.

－견관절이 굴곡 60°까지 가능하고 신전방향으로 30° 움직이는 부분 강직인 경우에는 굴곡 30°에서 60°까지 움직임이 가능한 경우로 신전은 －30°이고, 〈표 2-13-2-10〉에서 굴곡 60°(가로축), 신전 －30°(세로축)이 만나는 13%가 장애율이다.

• 이처럼 관절강직장애를 수동관절운동범위로 측정하고 측정된 각도를 표를 사용하여 관절강직장애율을 평가하는 것은 관절강직 평가의 주관적 요소를 배제하고 장애율 전산화를 위한 것이다.

1) 견관절

• 견관절의 정상 운동 범위는 (1) 굴곡 0~180 및 신전 0~50, (2) 내전 0~50 및 외전 0~180, (3) 내회전 및 외회전 0~90이다.
• 의자에 편히 앉은 자세에서 내회전과 외회전은 견관절을 90° 외전시키고 주관절을 90° 굴곡시킨 상태에서 측정한다.
• 견관절 장애율은 신전-굴곡, 내전-외전, 내회전-외회전 장애율을 가산(add)한다. 〔(1)+(2)+(3)〕%

〈표 2-13-2-10〉 견관절 신전-굴곡 장애평가기준(1)

굴곡 \ 신전	상지장애율(%)											
	−50°	−40°	−30°	0°	30°	45°	60°	75°	90°	120°	150°	180°
−180°												30
−150°											29	27
−120°										28	26	24
−90°									27	25	23	21
−75°								24	22	20	18	17
−60°							20	19	18	16	13	12
−45°						18	17	16	14	12	10	8
−30°					15	14	13	12	11	9	7	5
0°				24	13	12	11	10	9	7	5	3
30°			26	23	12	11	10	9	8	6	4	2
40°		29	25	22	11	10	9	8	7	5	3	1
50°	30	28	24	21	10	9	8	7	6	4	2	0

〈표 2-13-2-11〉 견관절 내전-외전 장애평가기준(2)

외전 \ 내전	상지장애율(%)										
	−50°	−30°	0°	30°	45°	60°	75°	90°	120°	150°	180°
−180°											18
−150°										17	16
−120°									17	15	15
−90°								16	15	13	12
−75°							13	12	11	9	8
−60°						11	8	9	8	6	5
−45°					10	9	8	7	6	4	3
−30°				9	9	8	7	6	5	2	2
0°			14	9	9	8	7	6	5	3	2
30°		17	13	8	7	7	6	5	4	2	1
50°	18	17	12	7	6	6	5	4	3	1	0

〈표 2-13-2-12〉 견관절 내회전-외회전 장애평가기준(3)

외회전 \ 내회전	상지장애율(%)								
	−90°	−60°	−40°	−20°	0°	20°	40°	60°	90°
−90°									12
−60°								10	10
−40°							9	8	8
−20°						8	8	7	7
0°					7	6	6	5	5
20°				6	6	5	5	4	4
40°			6	5	5	4	4	3	3
60°		7	5	4	4	3	3	2	2
90°	12	5	3	2	2	1	1	0	0

2) 주관절

- 주관절의 정상운동범위는 (1) 신전-굴곡 0~140°, (2) 회내전-회외전 0~80° 이다.
- 의자에 편히 앉은 자세에서 시행하고, 회내전과 회외전은 주관절을 90° 굴곡시킨 상태에서 측정한다.
- 주관절 장애율은 신전-굴곡, 회내전-회외전장애율을 가산(add)한다. 〔(1)+(2)〕%

〈표 2-13-2-13〉 주관절 신전-굴곡 장애평가기준(1)

굴곡 / 신전	상지장애율(%)											
	0°	20°	40°	60°	70°	80°	90°	100°	110°	120°	130°	140°
−140°												42
−130°											38	37
−120°										34	33	32
−110°									30	29	28	27
−100°								27	25	23	22	21
−90°							24	22	20	18	17	17
−80°						21	19	17	15	13	12	11
−70°					23	19	17	14	12	10	9	8
−60°				25	21	17	14	12	10	8	7	6
−40°			31	23	19	14	12	10	8	6	5	4
−20°		36	29	21	17	12	10	8	5	4	3	2
0°	42	34	27	19	15	10	8	6	4	2	1	0

〈표 2-13-2-14〉 주관절 회외전-회내전 장애평가기준(2)

회내전 / 회외전	상지장애율(%)								
	−80°	−60°	−40°	−20°	0°	20°	40°	60°	80°
−80°									28
−60°								26	25
−40°							24	23	22
−20°						22	21	20	19
0°					15	15	14	13	12
20°				8	7	7	6	5	4
40°			11	7	6	6	5	4	3
60°		19	9	5	5	5	3	2	1
80°	28	18	8	4	3	3	2	1	0

3) 완관절

- 완관절의 정상운동범위는 (1) 굴곡-신전 0~60°, (2) 요측편위 0~20° 및 척측편위 0~30° 이다.
- 완관절 장애율은 굴곡-신전장애와 요척측 편위장애를 가산(add)한다. 〔(1)+(2)〕%

〈표 2-13-2-15〉 완관절 굴곡 및 신전 장애평가기준(1)

굴곡 / 신전	상지장애율(%)												
	−60°	−50°	−40°	−30°	−20°	−10°	0°	10°	20°	30°	40°	50°	60°
−60°													42
−50°												38	36
−40°											33	32	30
−30°										29	27	26	24
−20°									25	23	21	20	18
−10°								21	20	18	16	15	13
0°							21	19	18	16	14	13	11
10°						21	18	16	15	13	11	10	8
20°					24	20	17	15	14	12	10	9	7
30°				26	22	18	15	13	12	10	8	7	5
40°			29	25	21	17	14	12	11	9	7	6	4
50°		38	27	23	19	15	12	10	9	7	5	4	2
60°	42	36	25	21	17	13	10	8	7	5	3	2	0

〈표 2-13-2-16〉 완관절 요측편위 및 척측편위 장애평가기준(2)

요측편위 / 척측편위	상지장애율(%)					
	−30°	−20°	−10°	0°	10°	20°
−20°						18
−10°					14	12
0°				9	7	5
10°			9	8	6	4
20°		14	7	6	4	2
30°	18	12	5	4	2	0

4) 수부관절

- 완관절은 중립위, 전완부는 회내(pronation)상태로 측정하려는 관절 이외의 관절은 중립위에 고정하여 측정하고, 운동각도는 중립위(neutral position)를 0°로 표기한다.
- 운동범위는 중립위를 신전 0°로 하여 일반적으로 0~60° 혹은 90°이며 과신전되어 구축되는 경우는 중립위로 평가한다.
- 수부 관절강직장애율은 견, 주, 완관절에 비해 작아서 수부장애율로 표시하였다.

• 각 수지(무지, 시지, 중지, 환지, 약지)의 중수지관절(MP)과 지관절(IP)은 서로 다른 관절이므로 각 수지 내에서 장애율을 병산(combine)한다(참고, 견·주·완관절의 운동방향별 장애율은 같은 관절이므로 가산(add)함).

• 수부관절의 기능(100%)은 무지(40%), 제 2 수지(20%), 제 3 수지(20%), 제 4 수지(10%), 제 5 수지(10%)의 합이므로 수부관절장애율은 각각의 수지에 해당하는 수부 질환별 장애율에 해당 수지별 지수(무지0.4, 제 2, 3 수지 0.2, 제 4, 5 수지 0.1)을 곱한 후 가산(add)하여 전체장애율을 구한다(질환별 장애와 동일한 방법).

> 수부장애율＝[(무지장애율×0.4)＋(시지장애율×0.2)＋
> (중지장애율×0.2)＋(약지장애율×0.1)＋(약지장애율×0.1)]

• 수부관절장애는 상지장애율의 90%이다. 따라서 수부 질환별 수지장애에 의한 상지장애율은 〔상지장애율＝각각의 수지에 해당하는 수지 질환별 장애율×해당 수지별이지수×0.9〕이다.

> 상지장애율＝(수부장애율×0.9)%

가) 무지 관절 강직

• 무지의 운동 방향은 (1) 중수지 관절의 굴곡-신전 운동, (2) 지관절의 굴곡-신전 운동, (3) 대립운동으로 평가한다.

• 무지 수근중수관절 운동방향은 외전, 내전, 대립 등이 있으나 각각을 측정하지 않고, 무지를 대립위에서 무지 지관절 피부주름(IP flexion crease)에서 셋째 손가락 중수골 위치의 원위 손바닥 주름(distal palmar crease)의 최대거리를 측정하여 평가한다. 따라서 무지 수근중수관절의 기능은 대립으로만 평가한다.

• 각 운동방향의 장애율을 병산(combine)하여 무지장애율을 구한다.

〈표 2-13-2-17〉 무지 중수지 관절 굴곡-신전 장애평가기준(1)

굴곡 / 신전	수지장애율(%)					
	−40°	−20°	0°	20°	40°	60°
−60°						10
−40°					7	5
−20°				5	3	1
0°			6	4	2	0
20°		8	6	4	2	0
40°	10	8	6	4	2	0

〈표 2-13-2-18〉 무지 지관절 굴곡-신전 장애평가기준(2)

굴곡 / 신전	수지장애율(%)					
	−20°	0°	20°	40°	60°	80°
−80°						15
−60°					12	11
−40°				10	8	7
−20°			7	6	4	3
0°		9	5	4	2	1
20°	13	8	4	3	1	0

〈표 2-13-2-19〉 무지 수근중수지관절 대립운동 장애평가기준(3)

무지 대립운동 측정 방법 (Thumb opposition)	최대거리 (cm)	수지장애율(%)	
		불완전 강직	완전 강직
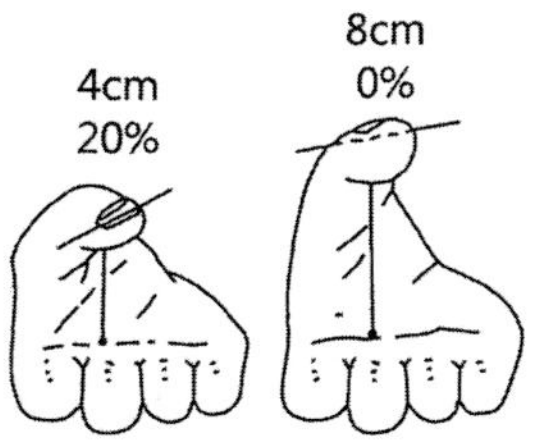 무지를 대립위에서 무지 지관절 피부주름(IP flexion crease)에서 원위 손바닥 주름(distal plamar crease)의 최대거리를 측정한다. 거리가 멀수록 장애가 적다.	0	75	75
	1	51	67
	2	35	60
	3	24	52
	4	15	45
	5	11	37
	6	6	40
	7	4	45
	8	0	49

나) 수지 관절강직

- 수지 관절운동방향은 (1) 중수지관절의 신전-굴곡, (2) 근위지관절의 신전-굴곡, (3)원위지관절의 신전-굴곡이다.
- 각 관절별 장애율은 병산(combine)한다.
- 수지에 적용하는 수지 장애율이 높은 것은 관절별 장애율은 병산(combine)한 후 수지별 지수(제 2·3 수지 0.2, 제 4·5 수지 0.1)를 곱하여 수부장애율을 구하고 이를 가산(add)하여 전체 수부장애율을 구한 다음 다시 상지장애율(수부장애율×0.9)%로 환산하기 때문이다.
- 정상 관절각(중수지관절의 신전-굴곡 0-90, 근위지관절의 신전-굴곡 0-90, 원위지관절의 신전-굴곡 0-60)을 벗어난 상태로 완전강직된 경우 절단장애와 같은 장애를 갖게되므로 절단장애율 기준인 중수지관절 100%, 근위지관절 80%, 원위지관절 45%를 적용한다.

〈표 2-13-2-20〉 중수지관절 신전-굴곡 장애평가기준(1)

굴곡 / 신전	수지장애율(%)									
	0°	10°	20°	30°	40°	50°	60°	70°	80°	90°
−90°										100
−80°									91	85
−70°								82	77	71
−60°							73	67	62	56
−50°						63	58	52	47	41
−40°					54	49	44	38	33	27
−30°				45	39	34	29	23	18	12
−20°			48	43	37	32	27	21	16	10
−10°		51	45	40	34	29	14	18	13	7
0°	54	49	43	38	32	27	22	16	11	5

* 90° 보다 심한 비정상적 위치에서의 강직(abnormal position ankylosis) 100%

〈표 2-13-2-21〉 근위지관절 신전-굴곡 장애평가기준(2)

신전 \ 굴곡	수지장애율(%)									
	0°	10°	20°	30°	40°	50°	60°	70°	80°	90°
−90°										75
−80°									70	64
−70°								65	59	53
−60°							60	54	48	42
−50°						55	49	43	37	31
−40°					50	44	38	32	26	20
−30°				53	47	41	35	29	23	17
−20°			55	49	43	37	31	25	19	13
−10°		57	51	45	39	33	27	21	15	9
0°	60	54	48	42	36	30	24	18	12	6

* 90° 보다 심한 비정상적 위치에서의 강직(abnormal position ankylosis) 80%

〈표 2-13-2-22〉 원위지관절 신전-굴곡 장애평가기준(3)

신전 \ 굴곡	수지장애율(%)						
	0°	10°	20°	30°	40°	50°	60°
−60°							42
−50°						39	34
−40°					35	30	25
−30°				33	27	22	17
−20°			30	25	19	14	9
−10°		33	28	23	17	12	7
0°	36	31	26	21	15	10	5

* 90° 보다 심한 비정상적 위치에서의 강직(abnormal position ankylosis) 45%

바. 통증장애

1) 범주와 원칙

가) 포함 및 제외 범주 제시

- 본 통증장애 영역의 평가기준 마련에 있어 관련 전문가 간의 이견이 많았으며, 본 평가기준에서는 복합부위통증증후군(Complex Regional Pain Syndrome, CRPS)만을 장애평가 대상으로 한다.

- 기존 장애평가에서 다루지 않았던 통증 질환이나, 통증으로 인한 장애가 해당 부위의 비통증장애보다 뚜렷하게 심할 경우, 그리고 통증에 대한 객관적 증거(objective findings)나 합의가 부족한 경우 등 일반적인 통증과 관련한 장애평가는 적절한 평가도구가 마련되고 적정 수준의 합의가 마련되면 이를 반영하기로 한다.
- 복합부위통증증후군에 의해 장애를 평가할 때에는 복합부위통증증후군에 의한 장애만 인정하고, 다른 부위에 의한 장애는 모두 인정하지 않는다.

나) 진단

① 감별진단

- CRPS의 주 증상은 통증이며, 이 주 증상이 매우 주관적이기 때문에 정신과적인 환자 평가와 검사를 통하여 ① 신체형 장애(somatoform disorder), ② 인위성 장애(factitious disorder), ③ 꾀병(malingering)을 감별 진단하여야 한다.
- 통증에 의한 장애평가를 위해서는 반드시 정신과(전문의)의 소견을 제출하여야 한다. 또한 그 외 복합부위통증증후군으로 오인될 수 있는 다른 질환과 감별 진단되어야 한다.

② 진단기준

- 치료적 목적으로 사용되는 국제통증연구학회(International Association for the Study of Pain; IASP) 진단기준과 달리 장애평가를 위해서는 객관적인 징후만을 사용하도록 한다.
- 복합부위통증증후군에 대한 장애평가는 〈표 2-13-2-23〉의 객관적 진단기준 11개 중 8개 이상이 동시에 충족되어야만 평가할 수 있다.

〈표 2-13-2-23〉 복합부위통증증후군의 객관적 진단 기준 항목

국소 임상 징후		점수
혈관운동 변화	피부 색깔: 검붉거나 창백한 색깔	1
	피부 온도: 차가움	1
	부종	1
발한기능 변화	건조하거나 습한 피부	1
영양 변화	피부의 탄력: 매끄러우며, 탄력이 없는 피부	1
	연부조직의 위축: 특히 손가락 끝 부위	1
	관절의 가동 범위: 강직과 수동적 관절가동범위 감소	1
	손발톱의 변화: 흠집, 휘어짐, 구부러짐	1
	모발의 변화: 빠짐, 길게 자람, 가늘어짐	1
방사선학적 징후	단순 방사선 검사: 이영양성 골변화, 골다공증	1
	골스캔 검사: 복합부위 통증증후군에 합당한 소견	1

- 피부온도 차이의 객관화를 위하여 적외선 체열 촬영 등 기록 가능한 검사를 실시한다. 병기에 따라 유의한 온도 차에 따른 논란이 많이 있으나 평가시에 측정하여 1.0° 이상인 경우만을 인정한다.
- 수동적 관절운동범위의 감소는 통증으로 인한, 또는 통증이 올까 두려운 환자의 저항으로 인한 감소가 아니어야 하며 정상운동범위의 25% 이상의 감소가 있어야 한다.
- 손톱의 변화는 진균류의 감염으로 인한 것이 아니어야 한다. 그 외의 지표들에 대해서는 의무기록 상에 명확한 기록과 사진으로 확인된 것들만 인정한다.

2) 평가항목과 요령

가) 장애율 결정

- 객관적 진단기준에 의해 CRPS의 장애 진단기준에 적합할 경우, 상지 장애 진단기준에 의해 평가한다.
- 평가방식은 먼저 관절강직으로 인한 장애율을 평가하고 이후 통증 정도에 따라 말초신경의 감각신경 이상으로 인한 장애율을 평가한다.
- 두 장애율을 병산(combine)한 후 상지장애율을 전신장애율로 변환하여 장애율을 계산한다.

CRPS로 진단된 경우 말초신경의 감각장애와 관절강직장애를 각각 평가하여 병산(combine)한다.

4. 검사 유의사항

- 상지장애를 평가할 때 4개 관절(견관절, 주관절, 완관절, 수부관절)을 기준으로, 5개 장애(절단장애, 질환별장애, 말초신경장애, 말초혈관질환장애, 관절강직장애)를 적용한다.
- 같은 증상의 두 가지 장애를 동시에 적용하지 않는다. 질환별 장애와 관절강직장애를 동시에 적용하지 않으며, 말초신경손상과 혈관질환의 경우 타 장애와 병산(combine)할 수 있으나 같은 증상을 보일 수 있는 장애는 병산(combine)하지 않는다.
- 질환별 장애를 적용할 경우 같은 관절에 같은 기능장애를 초래하는 두 가지 질환이 있으면, 주된 한 가지 질환의 장애만 평가한다. 나머지 질환은 중증도 선정에 반영되므로 중복하여 적용하지 않는다.
- 말초신경장애를 적용할 경우 같은 신경에 두 개의 손상이나 질환이 있으면 근위부 장애 하나만 적용한다. 이는 말단에서 같은 기능장애를 초래하기 때문이다.
- 말초혈관질환에 의한 장애를 평가할 경우 방사선검사소견이 반드시 있어야 하고 중증도 적용 시 앞선 중증도 규정을 모두 만족하여야 더 높은 중증도를 적용할 수 있다. 말단에 절단이 있는 경우 절단장애와 비교하여 더 큰 장애를 적용할 수 있다. 질환별 장애가 동반 될 경우 혈관질환에 의한 기능장애와 다른 기능장애를 초래한다는 근거를 제시하여야 한다.
- 관절강직장애는 평가의 객관성을 담보할 수 없어서 가능한 질환별 장애를 적용하도록 한다. 질환별 장애가 명확하지 않을 경우 수동적 관절운동을 측정하고 질환별 장애에서 관절강직장애로 평가하도록 한 경우 기능을 반영하기 위하여 능동적 관절운동을 적용할 수 있다.

5. 사례

가. 사례 1. 견관절 질환별 장애

항 목	내 용
과거력	• 좌측 견관절 충돌증후군으로 관절경 수술을 시행한 후 6개월 경과하였으나 지속적인 통증을 호소하여 장애평가 의뢰함
현재 나타나는 증상	• 통증의 정도는 일상생활동작수행시에 발생하지만 휴식시에는 발생하지 않아서 일상생활은 독립적으로 가능함
검사소견	• 이학적 검사상 압통은 없고 연발음이 관찰되나 불안정성은 없었음 • 운동범위는 정상적이었으며 이완시 견관절 주위 근육의 위축되어 우측에 비하여 2cm 가량 있음 • 방사선 검사상 관절 간격이 약간 좁아져 있는 것 이외에 특이 소견은 없음
장애율	• 상지장애율: 3% • 전신장애율: 2%
장애평가소견	• 견관절 충돌증후군의 진단명이 명백하므로 (2) 질환별 장애의 〈표 2-13-2-3〉을 적용하여 견관절, 인대/뼈/관절, 충돌증후군을 적용함 • 중증도는 〈표 2-13-2-2〉를 기준으로 ① 환자의 기능은 일상생활시 통증 있으므로 중등도로 평가하고, ② 이학적 검사는 근위축이 있으므로 중등도로 평가하며, ③ 방사선검사는 정상이므로 경도에 해당하여 종합적인 중증도는 중등도에 해당됨 • 따라서 본 환자의 상지장애는 질환별 장애 〈표 2-13-2-3〉의 충돌증후군 중에서 '손상의 과거력이 있고 정상관절운동을 보이지만 기능 소실이 있는 경우'의 중등도 장애를 적용하여 상지장애 3%, 전신장애 1.8%를 인정함
해 석	• 장애의 원인이 되는 진단명이 분명하여 질환별 장애 〈표 2-13-2-3〉을 적용함 • 단, 관절운동범위의 제한이 있는 경우 관절강직장애를 적용할 수 있음 • 중증도는 〈표 2-13-2-2〉에서 ①~③의 세 가지 항목의 각각 평가할 때는 세부항목 중 중증도가 가장 높은 것을 선택함. 예를 들어 ① 환자의 기능에서 일상생활시 통증(중등도)과 독립적인 일상생활(경도)로 중증도의 차이가 있는 경우 중증인 중등도를 선택함. 그러나 세 가지 항목을 종합한 전체 중증도는 종합적인 중증도 평가는 많은 중증도로 정함. 이는 환자의 주관적인 증상 호소만으로 고도로 평가하지 않기 위함임 • 전신장애율은 상지장애율의 60%이므로 상지장애 3%×0.6=1.8%임

나. 사례 2. 수부 관절강직장애

항 목	내 용
대상자	• 30세 남자
과거력	• 작업 중 프레스 기계에 우측 손이 끼이는 부상을 입음
현재 나타나는 증상	• 수부의 근육과 건의 다발성 압궤손상으로 충분한 치료를 받았으나 제 2, 3, 4, 5 수지의 중수지관절과 근위지 및 원위지관절에 관절강직이 후유증으로 남음
검사소견	• 방사선검사: 골절은 없었음 • 이학적 검사: 수동적 관절운동범위는 제 2, 3, 4, 5 수지 모두 중수지 관절 굴곡 20~40°로 관절운동범위가 20°이고, 근위지관절 굴곡 10~30°로 운동범위가 20°이고, 원위지관절 굴곡20°에서 고정되어 있음
장애율	• 상지장애율: 48% • 전신장애율: 29%
장애평가소견	• 제 2 수지 −중수지관절 운동범위 〈표 2-13-2-20〉 굴곡40, 신전-20, 수지장애 37% −근위지관절 운동범위 〈표 2-13-2-21〉 굴곡30, 신전-10, 수지장애 45% −원위지관절 운동범위 〈표 2-13-2-22〉 굴곡20, 신전-20, 수지장애 30% 이상을 병산(combine)하여 제 2 수지장애율 45+(100−45)×0.37+(100−20.4)×0.30=89.3% • 제 3, 4, 5 수지 역시 같은 방법으로 병산(combine)하여 제 3, 4, 5 수지장애율 각각 89.3% • 전체 수부관절장애율은 수지별 지수를 곱하여 가산(add)함: (89.3%×0.2)+(89.3%×0.2)+(89.3%×0.1)+(89.3%×0.1) =17.9+17.9+8.9+8.9%=53.6% • 상지장애율로 환산: 53.6%×0.9=48.2%(반올림: 48%) • 전신장애율: 48%×0.6=28.8%임(반올림: 29%)
해 석	• 수부장애율은 각각의 수지에서 중수지, 근위지, 원위지 관절강직장애율을 구하여 병산(combine)함. 중수지, 근위지, 원위지 관절이 서로 다른 관절로서 각 수지의 기능 100%를 관절별로 분할하지 않았고 절단장애율을 기준으로 각 관절별 장애를 정하였기 때문임 • 반면 전체 수부관절장애는 각 수지별로 기능을 분할(무지40%, 제 2, 3 수지 각 20%, 제 4, 5 수지 각 10%)하여 수부기능을 100%로 정하였기 때문에 기능 분배의 정도에 따른 수지별 장애율(무지0.4, 제 2, 3 수지 0.2, 제 4, 5 수지 0.1)을 곱하여 가산(add)하여야 함 • 수부기능은 상지기능의 90%로 규정하므로 0.9를 곱하여 상지장애로 환산하고 0.6을 곱하여 전신장애율로 환산함

다. 사례 3. 절단장애

항 목	내 용
대상자	• 56세 남자
과거력	• 1년 전 작업 중 벨트에 우측손이 휘감겨 주관절하부에서 요, 척골의 광범위한 연부조직손상을 동반한 개방성 분쇄골절 및 주관절부 인대손상이 발생, 주관절하 절단술 시행받았으며 주관절부 관절운동 제한에 대하여 재활치료를 받음
현재 나타나는 증상	• 주관절하부 8cm에서 절단상태. 절단단의 상태는 양호하나 주관절의 관절운동제한이 있음. 주관절인대손상에 따른 불안정성은 보이지 않음
신체검사	• 우주관절의 수동적 관절운동범위는 굴곡 구축 30도에서 추가 굴골은 120도까지 가능함. 회전운동은 회내전 60도에서 회외전 70도까지 가능함
검사소견	• 우주관절부 단순방사선사진상 내측 관절낭 및 측부인대부에 이소성골화가 보임
진 단	• 우 전완부 절단 및 우 주관절부 부분강직
장애율	• 상지장애율 93% • 전신장애율 56%
장애평가소견	• 우전완부 절단은 93% 상지장애에 해당함 • 주관절부 강직 장애는 －굴곡/신전 장애는 3% 상지장애 －회내전/회외전 장애는 2% 상지장애 주관절 강직장애는 3＋2＝5%의 상지장애에 해당함 • 절단장애와 강직장애를 병산(combine)하면 93＋(100-93)×0.05＝93.4% 상지장애이며 전신장애로 환산하면 93×0.6＝56%임
해 석	• 절단된 사지에서 절단 부위보다 상위의 관절에 관절운동장애가 함께 있는 경우로 절단장애와 상위 관절의 관절운동장애를 병산(combine)해야 하는 경우임

라. 사례 4. 주관절 질환별 장애

항 목	내 용
대상자	• 78세 여자
과거력	• 9개월 전 손을 짚고 넘어지면서 좌측 주관절 내측측부인대의 부분파열 및 요골 골두의 분쇄골절 발생. 요골두 치환술을 시행 후 3주간 석고 고정하였으며 그 후 운동제한 주관절 경첩 보조기를 이용하여 점차적으로 관절운동을 시행받음
현재 나타나는 증상	• 요골두 치환상태이며 주관절 관절운동의 제한이 있음. 보통의 일상생활동작 수행에는 제한이 없으나 과도한 사용시 주관절부의 통증을 호소함
신체검사	• 관절운동범위는 굴곡 구축 20도에서 추가 굴골은 120도까지 가능함. 회전운동은 회내전 70도에서 회외전 70도까지 가능함. 주관절부 외반부하검사상 반대측에 비해 경도의 내측 열림이 있음
검사소견	• 좌 주관절부 단순방사선사진상 인공 요골두의 고정 상태는 양호함. 외반부하 방사선 검사상, 반대측에 비하여 6도의 내측 열림이 관찰됨. 혈액의 염증지수 검사상 CRP는 0.3mg%로 정상 소견임
진 단	• 좌 주관절부 요골두 치환상태 및 주관절 부분강직
장애율	• 전신장애율 5%
장애평가소견	• 질환별 장애의 주관절 요골두 치환상태에 해당하며 중증도 평가에서 환지의 기능, 이학적 검사, 단순방사선사진상 모두 경도의 중증도에 해당함. 관절운동 제한은 정상치의 20%로 합병증에는 해당되지 않으나 6도의 내반 불안정성이 있으므로 요골두 치환술, 합병증이 있거나, 불안정하거나 감염되었을 경우의 경도에 해당하여 9%의 상지장애로 평가됨 • 전신장애로 환산하면 5.4%이나 소수점 이하로 반올림하면 5%의 전신장애에 해당함

마. 사례 5. 수부 질환별 장애

항 목	내 용
대상자	• 48세 남자
과거력	• 고등학교 때 철봉에서 떨어지면서 우측 손목을 짚어 동통 및 부종이 있었으나 특별한 치료 없이 지냈으며 수년 전부터 발생하여 점차 악화되는 우측손목 통증에 대하여 진찰상 주상골 불유합 진행성붕괴 제 4 기(SNAC 4기)로 진단되어 1년 전 주상골절제술 및 유두골, 월상골, 삼각골 및 유구골 유합술을 시행받음
현재 나타나는 증상	• 우측손목의 관절운동 제한이 있으며 보통의 일상생활동작 수행에는 제한이 없으나 과도한 사용시 완관절부의 통증을 호소함
신체검사	• 굴곡/신전이 35/40도, 척측편위/요측편위가 30/20
검사소견	• 단순방사선사진상 수근골간 융합상태는 양호하나 요골-월상골간 관절간격이 정상측에 비하여 1.2mm 감소되어 있음
진 단	• 우완관절 수근골간 융합상태 및 요골월상골간 외상 후 퇴행성관절염
장애율	• 전신장애율 6%
장애평가소견	• 성공적인 수근골간융합상태이나 병발된 요골월상골간 외상 후 퇴행성관절염이 있으며 중증도 평가에서 환자의 기능은 경도 이학적 검사상 관절운동제한은 30%로 중등도, 방사선검사상 관절간격이 중등도로 좁아져 있어 수근골간유합 상태, 중증도 중등도로 평가되어 10%의 상지장애에 해당함 • 이를 전신장애로 환산하면 6%의 장애임

바. 사례 6. 요골 신경 손상으로 인한 감각장애

항 목	내 용
대상자	• 45세 남자
과거력	• 일 년 전에 작업 중 전완 배부를 칼로 베임. 당시 인대 손상은 없었고 봉합술을 시행하였으며 요골신경 손상이 있었음
현재 나타나는 증상	• 엄지와 시지의 감각이상을 호소하지만 관절 구축이 없었고 일상생활동작에 지장을 초래하지 않았음 손상 부위에 가벼운 압박을 가해도 심한 통증을 호소하여 신경종이 의심되나 복합부위통증 증후군 진단기준에 부합하지 않았음
신체검사	• 엄지 손가락 요골신경 부위에 촉각 통강이 완전 소실되어 두 점 식별력 검사상 1.6cm 이상에서도 감각 구별이 전혀 되지 않았음 근력검사와 관절 가동력은 정상이었음
검사소견	• 근전도검사상 요골신경 감각신경활동전위(SNAP)가 유발되지 않았고 이 밖에 정중신경과 척골신경 전도검사는 정상적이었음
진 단	• 요골 감각신경 완전 손상
장애율	• 전신장애율 3%
장애평가소견	• 요골신경 손상이 이학적 검사와 근전도검사에서 증명된 사례임. 요골 손상은 주관절 근위부와 원위부로 나뉘고 감각신경 손상만 인정되며 중증도는 완전 감각신경소실로 고도에 해당함. 고도의 감각이상이 인정되기 위해서는 이학적 검사소견과 근전도검사소견 모두 고도이어야 하며 양측이 차이가 날 경우 낮은 중증도를 택함 • 말초신경 손상 〈표 2-13-2-8〉 요골신경, 감각 손상, 중증 • 상지장애율 4%

사. 사례 7. 상완신경총 손상으로 인한 상지 마비

항 목	내 용
대상자	• 37세 남자
과거력	• 집안일을 하다가 사다리에서 떨어지면서 우측 상지에 신장 손상(stretch injury)을 받음 방사선 검사상 골절과 탈구는 관찰되지 않았으나 우측 상지의 마비 증상이 있었음
현재 나타나는 증상	• 수상 후 12개월이 경과하였으나 우측 어깨 근력이 감소되어 일상생활에 지장이 있고, 우측 어깨의 통증과 팔 전반에 걸친 감각저하를 호소하였음
신체검사	• 수동적 관절운동범위는 정상이었음 도수근력검사상 견관절 굴곡과 외전 및 · 주관절 굴곡이 2등급으로 일상생활동작 수행에 어려움이 있음 • 어깨와 상완의 촉각은 소실되었으나 심부감각은 약간 남아있었음
검사소견	• 근전도검사상 우측 상완신경총 손상, 상위체간부위, 축색 부분단열증(Rt BPI, upper trunk level, partial axonotmesis)의 소견이 있었음 • 구체적인 검사 소견으로 삼각근과 이두박근에 탈신경 소견이 있고 운동단위동원 양상이 현저하게 감소되어 있었고, 근피신경의 감각신경활동전위 진폭이 감소되어 있었음
진 단	• 우측 상완신경총 상부 줄기 손상
장애율	• 전신장애율 32%(53%×0.6=31.8% → 소수점 이하 반올림 : 32%)
장애평가소견	• 낙상에 의한 상완신경총 손상의 사례로 이학적 소견과 근전도 검사결과에서 차이가 있음. 이 경우 이학적 검사로 정확한 위치를 알기 어렵고 불완전 손상의 경우 중증도를 예측하기 어려움 • 근전도검사는 손상 위치뿐만 아니라 손상의 정도와 신경회복 여부를 알 수 있어서 장애평가에 유용함 • 말초신경 손상 〈표 2-13-2-8〉 상완신경총-상위체간부(brachial plexus-upper trunk)손상으로 운동신경 고도 47%, 감각신경 중도 11%에 해당하므로, • 상지장애율 [47+(100-47)×0.11]=52.8%(소수점 이하 반올림 : 53%)

아. 사례 8. 포착성 신경병증

항 목	내 용
대상자	• 55세 여자
과거력	• 서서히 발생한 우측 손 저림 증상으로 2년 전에 수근관 증후군으로 진단받고 수술을 하였고, 증상 호전되어 직장에 복귀함
현재 나타나는 증상	• 직장에서 일을 많이 하면 과거와 같은 손 저림 증상이 재발하고 손에 감각 저하가 있지만, 일상생활에는 지장을 초래하지 않음
신체검사	• 도수근력검사는 4등급으로 경미한 근위약 소견이 있고, 감각검사상 약간의 촉각 소실이 있고 두 점 식별력은 10mm이었음 • 수술 부위 상처는 안정적이고 관절강직은 없었음
검사소견	• 근전도검사상 우측 정중신경운동 및 감각신경 전도차단이 경미하게 있으며, 단무지 외전근 운동단위활동전위의 동원양식이 감소되어 있고 정중신경 감각신경 활동전위 진폭이 감소되어 있음
진 단	• 수근관 증후군, 수술 후 상태
장애율	• 전신장애율 11%
장애평가소견	• 수근관 증후군 수술 후 감각장애가 지속되는 경우이다. 두점 식별력은 7~15mm가 중도에 해당되므로 근전도 소견과 일치함. 그러나 운동신경의 경우 이학적 소견은 경도이나 근전도 소견은 중도로 차이가 있는데 이 경우 낮은 중증도를 선택해야 하므로 경도에 해당됨 • 정중신경 손목부위 신경손상에 준하여 평가함. 감각신경은 중도 17%, 운동신경은 경도 1%에 해당하므로 병산(combine) 시, • 상지장애율 17.8%(소수점 이하 반올림 : 18%)

자. 사례 9. 말초혈관질환

항 목	내 용
대상자	• 45세 여자
과거력	• 10년 전에 피부경화증(scleroderma) 진단받고 치료 중인 환자로 우측 수부는 시지와 환지의 원위지관절 이하로 절단상태(autoamputation)이고 좌측 수부 2, 4, 5 수지 말단에 궤양으로 약물치료를 일 년 이상 받고 있으나 증상이 지속되고 있다.
현재 나타나는 증상	• 양측 모두 수부에 부종이 관찰되고 레이나우드 현상(Raynaud's phenomenon)이 양성이었다. 좌측 수부 통증으로 인하여 일상생활에 장애를 호소하였고, 우측 수지는 절단으로 불편함은 있으나 일상생활동작 수행은 가능하였다. 양측 수부의 통증은 모든 일상동작시 발생하고 안정을 취하면 감소하였다
신체검사	• 양측 수지의 온도가 감소되어 있고, 수지/상완 온도비율(finger/brachial ratio)은 0.6임
검사소견	• 도플러(Doppler)검사 소견상 미세순환장해(microcirculation impairment) 소견이 있음
진 단	• 말초혈관질환에 의한 상지장애
장애율	• 전신장애율 19%
장애평가소견	• 피부경화증으로 진단받고 일년 이상 치료받은 병력이 있고 도플러검사로 확인된 말초혈관질환장애임 우측 수부의 절단장애율을 별도로 계산하지 않고 말초혈관질환에 의한 장애만을 인정함. 만일 절단장애율이 32% 이상으로 혈관 장애율보다 클 경우 말초혈관장애 대신 절단장애를 인정할 수 있으나 중복하여 적용할 수 없음 • 현재 나타나는 증상이 수부장애이므로 혈관질환 이외의 장애가 견관절, 주관절에 중복되었을 경우 중복하여 적용할 수 있지만 이 경우 수부장애가 아님을 확인하여야 함. 예를 들어 주관절에서 신경손상이 있는 경우 수부에 기능장애로 나타나므로 중복하여 적용할 수 없음 • 상지 혈관질환 〈표 2-13-2-9〉 고도 • 상지장애율 32%

차. 사례 10. CRPS

항 목	내 용
대상자	• 46세 남자
과거력	• 광산 노동자로 우 수부 제 3 및 4 수지 중위지골 골절로 수상하여 관혈적 정복술 강선고정술을 시행받았으나 수술 후 점차 악화되는 우측 수부 전완부의 심한 동통성 저림, 강직, 근위축 등을 주소로 마취통증의학과에서 치료받았으나 더 이상의 호전이 없고 일 년 이상 증상이 지속되었음
현재 나타나는 증상	• 우측 수부 및 전완부의 심한 동통성 저림, 부종, 강직, 근위축 등의 소견과 피부 및 손톱의 변화를 보임
신체검사	• 피부온도가 반대측보다 1.5℃ 차가우며 피부 색깔이 창백하고 부종이 있음. 피부는 건조하고 매끄러웠고 손가락 끝 부위가 위축되어있음. 손톱이 휘어져 있었고 수지관절 전체의 강직이 있음 • 수동적 관절운동범위는 우측 완관절 굴곡/신전 20도/10도, 척측편위/요측편위 10도/5도이며, 우수 무지의 대립은 4cm에서 불완전강직이고 중수지관절 30도, 지관절 10도 굴곡위치에서 완전강직을 보임. 2-5수지는 중수지관절 20도, 근위지관절 10도, 원위지관절 10도 굴곡위치에서 완전강직을 보임. 수부의 감각 저하를 보였고, 신경전도검사상 정중신경과 척골신경 감각신경활동전위가 나타나지 않음
검사소견	• 우 수부 단순방사선사진상 이영양성 골 변화를 보이며 삼상골주사검사에서 CRPS에 합당한 소견을 보임
진 단	• 복합부위통증증후군
장애율	• 전신장애율 39%
장애평가소견	• 〈표 2-13-2-23〉 진단기준 11개 중 8개 이상 확인되어 복합부위통증증후군으로 진단되고 이 경우 관절강직 장애와 감각신경장애를 각각 평가하여 병산(combine)함 • 완관절 관절운동장애는 상지장애율 21%(굴곡/신전15%+요골/척골편위6%)임. 수부장애율은 무지장애율 27%(대립15%, 중수지7%, 지관절9% 병산(combine)), 2-5수지장애율 각각 85%(중수지48%, 근위지57%, 원위지33%)을 수지별 지수를 적용하여 총 17% [(27×0.4)+(85×0.2)+(85×0.2)+(85×0.1)+(85×0.1)]로서 상지장애율 15%임. 완관절과 수부의 장애율을 병산(combine)하면 관절강직 장애는 상지장애율 39%임 • 감각신경장애는 손목 부위의 정중신경과 척골신경의 감각신경장애로 감각신경활동전위가 유발되지 않으나 감각 완전소실은 아니므로 중도(Ⅱ)를 적용하여야 하고 이 경우 상지장애율은 각각 3%로서 이를 병산(combine)하면 말초신경장애율은 상지장애율 6%임 • 복합부위통증증후군의 상지장애율은 관절강직장애(39%)와 감각신경장애(6%)를 병산(combine)하여 43%이고 이를 전신장애로 환산하면 39%임

6. 참고

가. 견관절 운동범위

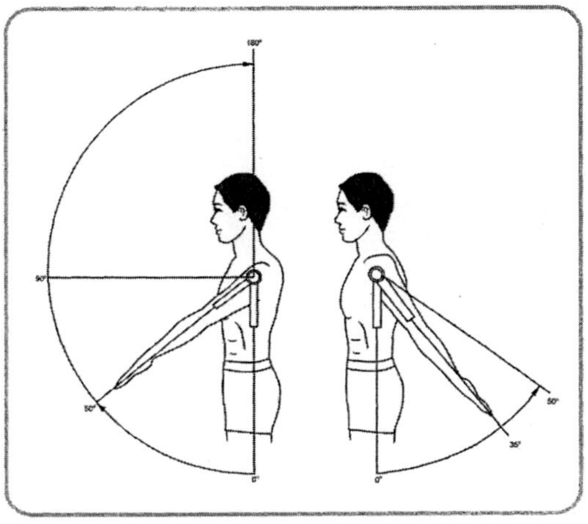

〈그림 2-13-2-1〉 견관절의 굴곡과 신전

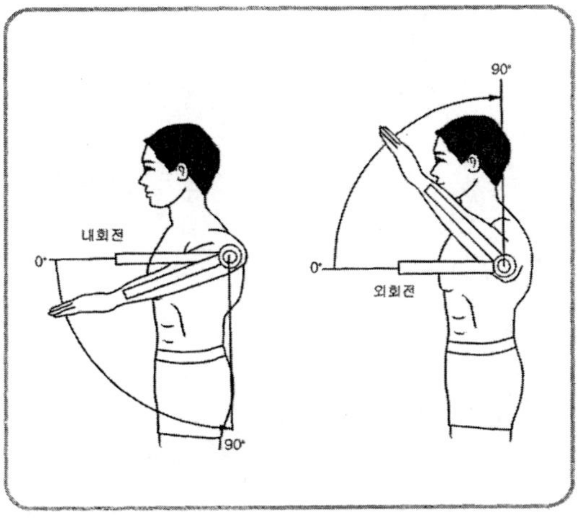

〈그림 2-13-2-2〉 견관절의 내회전과 외회전

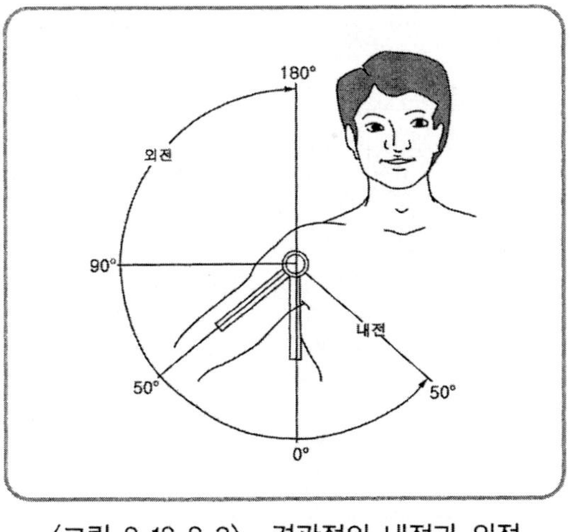

〈그림 2-13-2-3〉 견관절의 내전과 외전

나. 주관절 운동범위

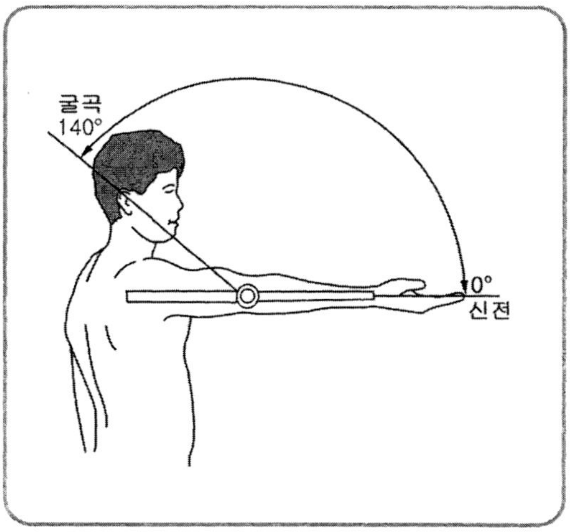

〈그림 2-13-2-4〉 주관절의 굴곡과 신전

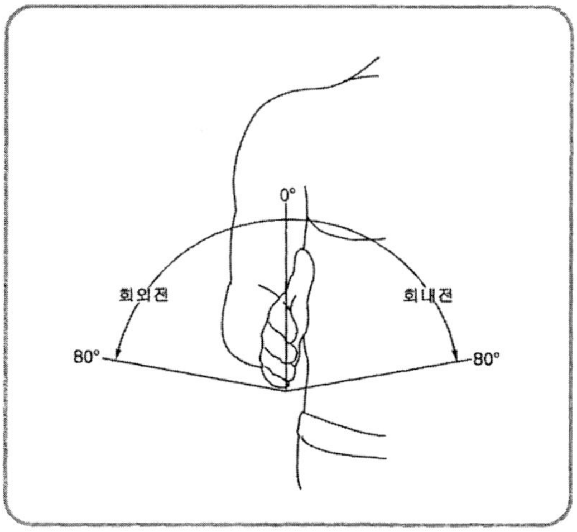

〈그림 2-13-2-5〉 주관절의 회내전과 회외전

다. 완관절 운동범위

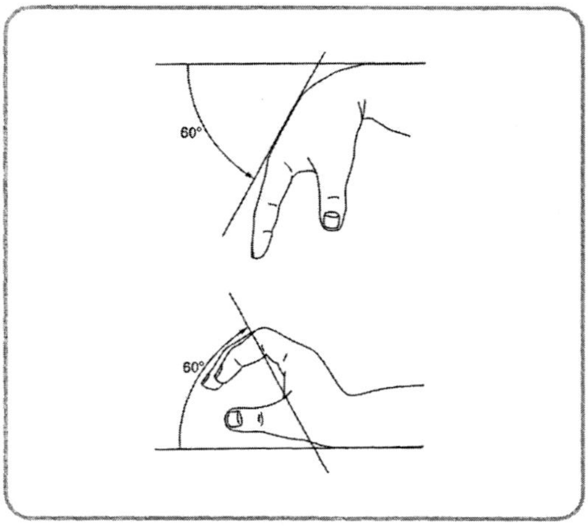

〈그림 2-13-2-6〉 완관절의 굴곡과 신전

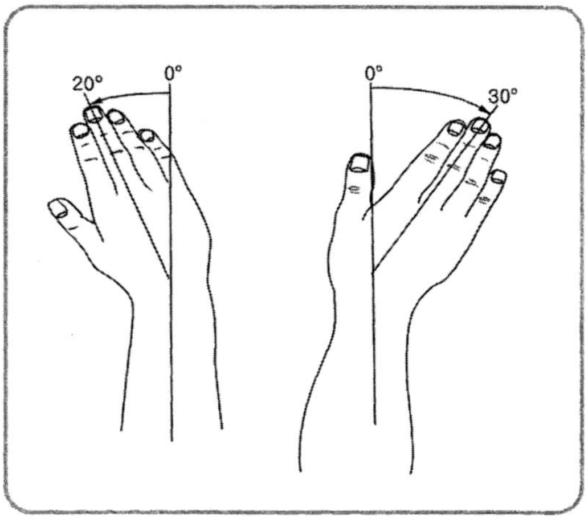

〈그림 2-13-2-7〉 완관절의 요측편위와 척측편위

라. 무지 운동범위

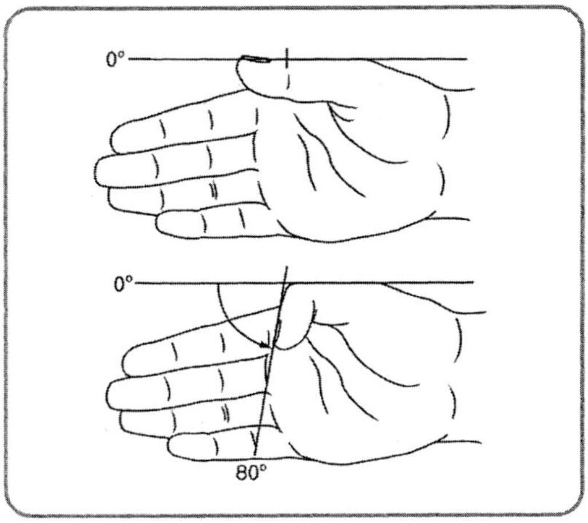

〈그림 2-13-2-8〉 무지 지관절 굴곡과 신전

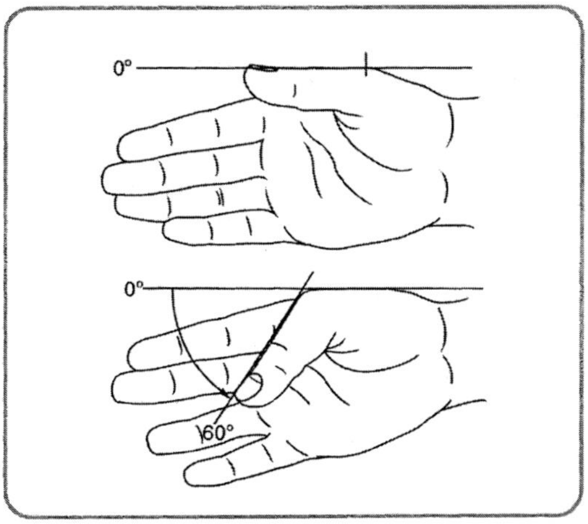

〈그림 2-13-2-9〉 무지 중수지관절의 굴곡과 신전

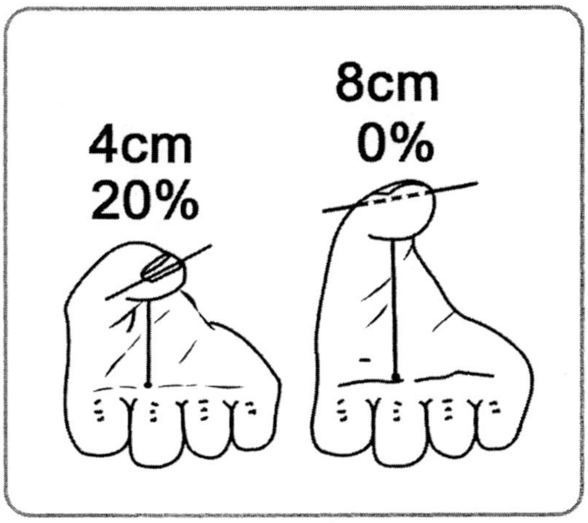

〈그림 2-13-2-10〉 무지 대립 거리

무지를 대립위에서 무지 지관절 피부주름(IP flexion crease)에서 원위손바닥 주름(distal plamar crease)의 최대거리를 측정한다. 거리가 멀수록 장애가 적다.

마. 지관절 운동범위

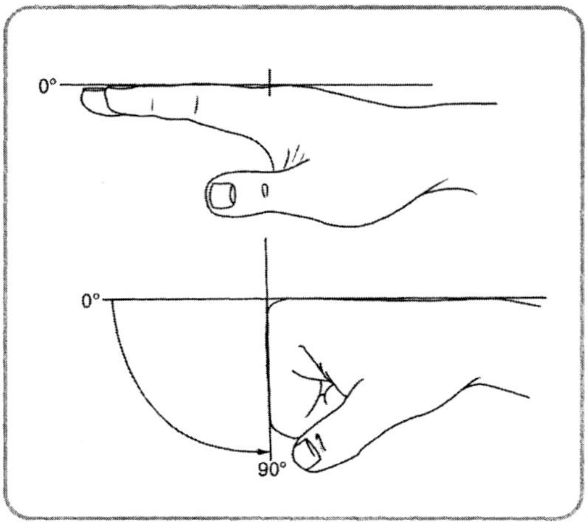

〈그림 2-13-2-11〉 중수지 관절

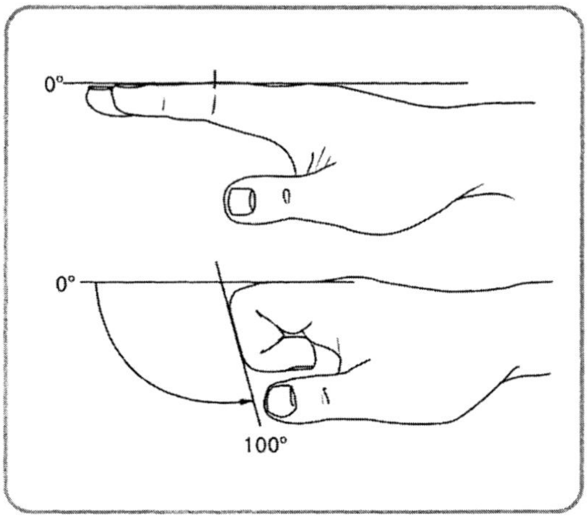

〈그림 2-13-2-12〉 근위지 관절

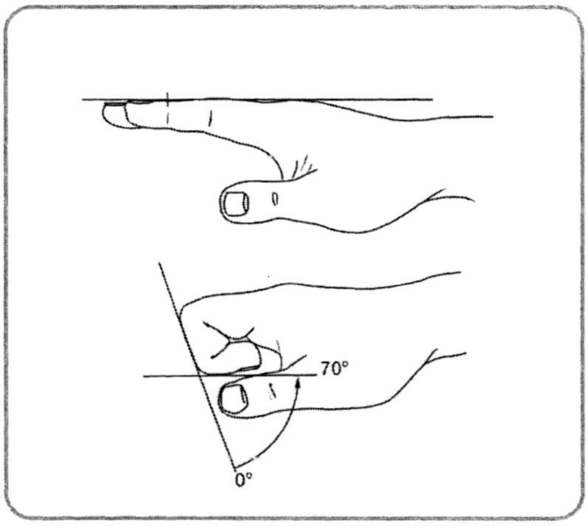

〈그림 2-13-2-13〉 원위지 관절

제 3 절 하지장애

1. 범주와 원칙

가. 범주

하지장애란 다리와 발의 질병과 손상으로 골반, 고관절, 슬관절, 족관절 및 족부의 관절강직과 불안정성, 신경손상과 혈관질환 등으로 하지기능이 저하된 경우와 하지의 일부 혹은 전부를 소실한 경우를 말한다. 통증에 의한 기능 저하의 경우 하지장애로 평가하지 않는다. 림프부종에 의한 하지기능장애는 말초혈관장애에 준하여 평가한다.

나. 평가시기

하지장애의 원인이 되는 질환에 대한 최선의 치료를 하여 장애가 고착되고 충분한 적응 기간을 거친 후 장애를 평가하여야 한다. 장애가 고착되었다는 것은 의학적 최대회복상태(maximum medical improvement, MMI)에 도달함을 의미하며, 향후 12개월 간 중대한 증상이나 기능의 변화가 없을 것으로 예상되는 상태(변화가 없거나 변화 가능성이 3% 미만인 경우)를 말한다. 통상적으로 충분한 적응 기간은 원인 질환 발생 후 1년 혹은 수술 후 1년이며, 절단장애는 예외적으로 절단술 후 즉시 평가할 수 있으나 재수술 및 통증 등의 합병증이 우려되는 경우 장애평가를 미루어야 한다.

> 하지장애의 평가는 충분한 적응기간을 거친 후 평가한다.

2. 장애평가기준

하지장애는 가. 절단장애, 나. 다리 길이 차이, 다. 질환별 장애, 라. 말초신경장애, 마. 말초혈관질환에 의한 장애, 바. 관절강직장애의 영역으로 나누어 평가한다. 각 영역별 장애 중 가장 주된 장애 하나만을 평가한다. 그러나 말초신경장애 및 말초혈관질환장애는 타 장애와 병산(combine)한다. 관절강직장애는 질환별 장애를 적용할 수 없을 때만 적용한다. 그러나 하지의 여러 관절에 장애가 중복되어 있는 경우 장애율을 병산(combine)할 수 있고, 이때 병산(combine) 방법은 장애율이 각각 A%, B%인 경우 병산 장애율(%)은 〔A+(100-A)×B/100〕으로 계산한다. 예외적으로 관절강직의 경우 관절별 운동방향에 따른 장애율은 가산(add)하며 이 경우 가산 장애율은 〔A+B〕%이다(단, 이때 A의 장애율이 B보다 높다). 한 개 이상의 관절에 장애가 있거나 병산(combine)해야 하는 질환이 있는 경우는 하지장애율로 병산(combine) 후 전신장애율로 환산한다.

장애율은 해당 장기장애율을 병산(combine)할 때 소수점 이하는 반올림하고, 전신장애율로 환산한 뒤 전신장애율 최종값도 반올림하여 정수로 나타낸다. 예를 들어 하지장애율 47%와 11%를 병산(combine)하면, [47+(110−47)×0.11]=52.8%이며, 52.8%를 소수점 이하 반올림하여 53%를 하지장애율이라고 하며, 전신장애율로 환산하면 53%×0.4=21.2%로, 소수점 이하 반올림하면 전신장애율은 21%이다.

- 질환별 장애는 관절별로 한 가지 질환만 인정한다.
- 말초신경장애 및 말초혈관질환장애는 타 장애와 병산(combine)한다.
- 관절강직장애는 질환별 장애를 적용할 수 없을 때만 적용한다.
- 장애를 병산(combine)할 때는 하지장애율로 병산(combine) 후 전신장애율로 환산한다.

3. 평가항목과 요령

가. 절단장애

절단에 의한 장애율은 해당 관절의 최대기능을 의미하며, 나머지 영역의 장애에 대한 기준 장애율이 된다. 양측 하지가 절단된 경우 각 하지의 하지장애율을 전신장애로 환산한 후 병산(combine)한다. 하지는 전신장애의 40%이다. 골반절단의 경우 하지장애율을 초과하여 평가한다. 절단 장애율은 절단 위치에 따라 아래 〈표 2-13-3-1〉의 기준에 따라 정하며 절단위치가 기준 항목과 정확히 일치하지 않는 경우 원위부 절단장애율(낮은 장애율)을 선택한다. 절단장애 평가시 절단부위가 불명확한 경우 단순방사선 사진을 촬영하여 평가한다.

전신장애율=(하지장애율×0.4)%

〈표 2-13-3-1〉 하지 절단장애평가기준

절단	전신(하지) 장애율(%)
반골반절제	44(110)
고관절 관절이단	40(100)
무릎 위	
근위부	40(100)
대퇴 중간	40(100)
원위부	36(90)
슬관절이단	36(90)
무릎 아래	
8cm 미만	32(80)
8cm 이상	28(70)
사임(Syme) 절단(후족부)	25(62)
중족부(midfoot)	18(45)
중족골(transmetatarsal)	16(40)
제 1 중족골	8(20)
기타 중족골	2(5)
모든 발가락 중족지골(MTP) 관절에서	9(22)
엄지발가락 중족지골 관절에서	5(12)
엄지발가락 지절 사이 관절에서	2(5)
기타 발가락 중족지골 관절에서	1(2) 각각

나. 다리 길이 차이

〈표 2-13-3-2〉 다리 길이 차이

길이 차이(cm)	전신(하지) 장애율(%)
1.5cm 이상	2(5)
3cm 이상	4(10)
5cm 이상	8(20)
10cm 이상	12(30)

- 다리 길이의 측정은 앙와위로 누운 자세에서 전상장골극(ASIS)에서 내측 복사뼈까지의 길이를 측정한다.
- 3번 측정하여 평균값을 사용한다.

• 골반경사, 슬관절 굴곡구축, 발목 부종 등이 있을 때에는 상기 방법으로 측정하는 것이 부정확하므로 방사선 촬영에 의하여 다리 길이를 측정한다.

다. 질환별 장애

1) 중증도 구하는 방법

질환별 장애의 장애율은 기본적으로 중도의 값이 대표값이고 이보다 경할 때는 경도, 심할 때는 고도의 값을 가진다. 중증도는 ① 환자의 기능, ② 이학적 검사 소견 및 ③ 방사선검사 소견의 세가지 세부 검사항목에서 가장 많이 평가된 중증도를 택한다. 다빈도 중증도가 없을 경우에는 중간 중증도를 택한다.

①~③의 세부 검사항목에서 중증도 차이가 날 경우 가장 높은 중증도를 택할 수 있으며, 검사항목의 평가결과가 진단명이나 다른 세부항목의 결과와 일치하지 않으며 신뢰할 수 없을 때 해당항목은 질환의 중증도 결정시 반영하지 않는다.

> 중증도는 ① 환자의 기능 ② 이학적 검사 ③ 방사선 검사항목으로 결정한다.
> 항목 내(예, ②의 하부 6 항목 간)에서는 가장 높은 중증도를 선택하고, 항목 간(①, ②, ③ 세 항목 간)에서는 다빈도 중증도 선택한다.

〈표 2-13-3-3〉 질환별 장애의 중증도 구하는 원칙

검사항목		경 도	중등도	고 도
① 환자의 기 능	(1) 보행	보행시 통증	보행시 보조장구가 필요함(지팡이, 목발, 단하지 등의 보조기) 트렌델렌버그(Trendelen burg) 징후 검사 양성 정도	보행 불가
② 이학적 검 사	(2) 진찰 소견 (압통, 부종, 종괴, 염발음 등)	시진과 촉진상 이상소견이 명확하지 않음	시진상 경미하나, 촉진상 명확한 이상소견이 있음	시진과 촉진상 중증의 이상소견이 관찰됨
	(3) 불안정성	경도의 불안정성	중등도의 불안정성	육안적 불안정성
	(4) 변형 및 부정정렬	경도의 변형	중등도의 변형	고도의 변형
	(5) 운동 범위[1]	경도	중등도	고도
	(6) 근 위축 (정상측과 비교 혹은 정량적으로 측정함)	1~1.9cm	2~3.9cm	4cm 이상
	(7) 다리 길이 차이	1.5~2.9cm	3~4.9cm	5cm 이상
③ 방사선 검 사	(8) 관절염	관절 간격이 정상이거나 경도로 좁아짐 또는 골극 형성	관절 간격이 중등도로 좁아지고 연골하 낭종 또는 골극 형성, 방사선상 경도의 후외상성 관절염 소견, 함몰을 보이지 않는 무혈성 괴사	관절 간격이 고도로 좁아지고 관절의 양측면에 연골하 낭종 형성 또는 골극 형성, 함몰/단편화가 있는 무혈성 괴사

주 1) 〈표 2-13-3-5〉 하지 부전강직 항목의 경도, 중등도, 고도 분류에 따른다.
—관절염의 평가시 관절간격은 체중부하 영상에서 측정한다.

2) 골반

〈표 2-13-3-4〉 골반 부위 질환별 장애평가기준

질환명	내 용	하지장애율(%)		
		경도	중등도	고도
골 절				
치골, 장골, 좌골, 천골	비전위 골절, 치골 결합부 이개 >1cm, <3cm	1	2	3
	>1cm, <2cm 전위 골절, 치골 결합부 이개 ≥3cm, 불안정성 없음	4	5	6
	≥2cm 전위 골절, 치골 결합부 이개≥3cm, 불안정성	7	9	11
	천골-장골 전위, 수술후 합병증-골수염, 가관절	12	14	16

3) 고관절

〈표 2-13-3-5〉 고관절 부위 질환별 장애평가기준

질환명	내 용	하지장애율(%)		
		경도	중등도	고도
연부조직				
타박상 또는 점액낭염	증상 및 이학적 검사상 이상소견이 있음	0	1	2
	운동제한이 있음	1	2	3
	만성 점액낭염 및 보행장애 소견	5	7	9
근육/건				
건염 및 건손상(건파열)	촉진시 통증이 있으며 운동장애가 있음	0	1	3
	운동장애가 있으며 근력약화가 있음	3	5	7
화골성 근염	크기가 작음	0	1	2
	만져지며 운동장애가 있음	3	5	7
인대/뼈/관절				
고관절 탈구	고관절 탈구의 병력 및 증상	3	5	7
	고관절 탈구의 병력 및 관절 손상	7	10	13
	반복성 고관절 탈구	26	30	34
고관절 무혈성 괴사		10	16	30
비구순 손상	비구순 아절제술/재건술	1	2	3
	비구순 전절제술	3	4	5
골절				
골연골 골절	1cm 미만	3	5	7
	1cm 이상	14	16	18
비구 골절	비전위 비구 골절	5	7	9
	1~2mm 전위	14	16	18
	3~4mm 전위	19	22	25
	5mm 이상 전위	31	37	43
대퇴 근위부 대퇴경부, 대전자간, 대퇴전자하 골절[1]	경도운동장애	5	7	9
	중등도 운동장애	16	20	24
	고도 운동장애	26	30	34
대전자, 소전자 골절 후 불유합/부정유합		7	10	13
관절염	관절간격 3mm	5	7	9
	관절간격 2mm	16	20	24
	관절간격 1mm 이하	26	30	34

대퇴절골술	수술결과 보통(fair) 또는 양호(good)	19	22	25
	수술결과 불량(poor)(관절삼출액, 운동제한, 불안정성)	31	37	43
고관절 전치환술	양호	21	25	29
	보통(보통위치, 3회 미만의 탈구, 경도의 운동제한)	31	37	43
	불량(불량위치, 3회 이상의 탈구, 중등도 이상의 운동제한, 삽입물의 이완)	59	67	75
	만성감염된 상태	67	75	83

주 1) 관절의 부전강직에서 평가한다.
주 2) 관절운동범위의 평가는 미국의학협회 영구장애평가지침을 참고할 수 있다.

4) 슬관절

〈표 2-13-3-6〉 슬관절 부위 질환별 장애평가기준

질환명	내 용	하지장애율(%)		
		경도	중등도	고도
연부조직				
타박상, plica(주름) 또는 점액낭염	촉진시 지속적인 이상소견	0	1	2
	지속적인 운동제한이 있음	1	2	3
근육/건				
건염 및 건손상(건파열)	촉진시 이상소견	1	2	3
	경도의 운동장애	5	7	9
	중등도의 운동장애 및/또는 뚜렷한(심각한) 근력약화가 있음	7	10	13
화골성 근염	크기가 작음	0	1	2
	크기가 크며 운동제한이 있음	3	5	7
인대/뼈/관절				
반월상연골판 손상	부분절제술(내측 또는 외측), 손상 또는 재건술	1	2	3
	전절제술(내측 또는 외측) 또는 이식술	5	7	9
	부분절제술(내측 과 외측)	7	10	13
	전절제술(내측 과 외측)	19	22	25
십자인대 또는 측부인대 손상	경도(3~5mm)의 불안정성	7	10	13
	중등도(6mm 이상)의 불안전성	14	16	18
십자인대와 측부인대	경도(3~5mm)의 불안전성	7	10	13
	중등도(6~10mm)의 불안전성	19	22	25
	고도(11mm 이상)의 불안전성	31	37	43
슬개골 아탈구 또는 탈구	경도의 불안전성	5	7	9
	중등도의 불안전성	14	16	18
	고도의 불안전성	19	22	25
슬개골 제거	부분	5	7	9
	전체	19	22	25
골 절				
대퇴 간부	10~14° 의 각형성	5	7	9
	15~19° 의 각형성	14	16	18
	20° 이상의 각형성	31	37	43
	불유합 또는 골수염	52	60	68

대퇴 과상부 또는 관절내 과간골절	전위는 없으나 이학적 소견이상	3	5	7
	5~9° 의 각형성	7	10	13
	10~19° 의 각형성	19	22	25
	20° 이상의 각형성이거나 2mm 이상의 관절면 전위	31	37	43
	불유합 또는 골수염	52	60	68
슬개골 골절	전위는 없으나 이학적 소견이상	5	7	9
	관절면 3mm 이하의 전위	7	10	13
	슬개골 전위 및 불유합	14	16	18
경골 고평부 골절	전위는 없으나 이학적 소견이상	3	5	7
	5~9° 이하의 각형성	7	10	13
	10~19° 의 각형성이거나 2mm 미만의 관절면 전위	19	22	25
	20° 이상의 각형성이거나 2mm 어상의 관절면 전위	31	37	43
	불유합, 골수염, 또는 심한 분쇄상 전위가 있는 경우	52	60	68
경골 근위 간부 골절	전위는 없으나 이학적 소견이상	3	5	7
	5~9° 이하의 각형성	7	10	13
	10~19° 의 각형성	14	19	24
	20° 이상의 각형성	26	30	34
	불유합 또는 골수염	50	54	58
관절염(대퇴-경골)1)	관절간격 3mm, 연골 전층 결손 또는 불유합된 골연골 골절	5	7	9
	관절간격 2mm	16	20	24
	관절간격 1mm	26	30	34
관절염(슬개골-대퇴)1)	연골 전층 결손 또는 불유합된 골연골 골절	1	3	5
	관절간격 2mm	7	10	13
	관절간격 1mm	14	15	17
슬관절 전치환술	양호	21	25	25
	보통(굴곡관절운동 범위가 100° 이하이거나 대퇴경골 간각이 외반 0~10° 의 범위를 벗어난 경우)	31	37	43
	불량(굴곡관절운동 범위가 60° 이하이거나 육안적 불안정성이 있거나 방사선 소견상 해리가 증명되는 경우)	59	67	75
	만성감염된 상태	67	75	83

주 1) 관절염(대퇴-경골)과 관절염(슬개골-대퇴)의 장애율은 병산(combine)하여 산정할 수 없다.

5) 족(발목)관절

〈표 2-13-3-7〉 족관절 부위 질환별 장애평가기준

질환명	내 용	하지장애율(%)		
		경도	중등도	고도
연부조직				
외상에 의한 발톱 손상 굳은살/외상후 욕창 족저근막염, 점액낭염	이학적 검사상 이상소견이 있음	0	1	2
근육/건				
건염 및 건손상(건파열) 후골경골근	촉진시 통증이 있으며 운동장애가 있음	2	4	6
	중도운동장애가 있으며 근력약화가 있음	7	10	13
	건기능 소실, 편평족	14	16	18
	고정된 변형: 편평족 및 후족부 내반변형	28	34	40
건염 및 건손상(건파열) 아킬레스건	촉진시 통증이 있으며 운동장애가 있음	2	4	6
	중도운동장애가 있으며 근력약화가 있음	7	10	13
	건기능 소실, 편평족	14	16	18
건염 및 건손상(건파열) 기타 근육	촉진시 통증이 있으며 운동장애가 있음	1	2	3
	중도운동장애가 있으며 근력약화가 있음	3	5	7
인대/뼈/관절				
족관절 불안정성	경도의 불안전성; 정상측과 비교할 때 전후면 부하(AP stress view) 2~3mm, 내반(varus) 5~9°	3	5	7
	중도의 불안전성; 정상측과 비교할 때 전후면 부하(AP stress view) 4~6mm, 내반(varus) 10~15°	7	10	13
	고도의 불안전성; 정상측과 비교할 때 전후면 부하(AP stress view) >6mm, 내반(varus) >15°	14	16	18
중족지관절 불안전성		1	4	7
골 절				
경골 원위부	경도의 운동장애/부정렬(5~9° 의 각형성)	5	9	13
	중도의 운동장애/부정렬(10~19° 의 각형성)	14	19	24
	고도의 운동장애 /부정렬(20° 이상의 각형성)/ 불유합/회전변형/골수염	26	30	34
	골수염이 동반된 불유합	50	54	58
경골 원위부(관절내)	경도의 운동장애/부정렬(5~9° 의 각형성)	7	10	13

족관절(malleolar)	중도의 운동장애/부정렬(10~19° 의 각형성)	19	22	25
	고도의 운동장애 /부정렬(20° 이상의 각형성) /불유합/회전변형/골수염	31	37	43
	골수염이 동반된 불유합	52	60	68
거골, 종골	경도의 운동장애/부정렬	7	10	13
	중도의 운동장애/부정렬	19	22	25
	고도의 운동장애 /부정렬/불유합/회전변형/골수염	31	37	43
	골수염이 동반된 불유합	52	60	68
주상골, 입방골, 설상골	경도의 운동장애/부정렬	5	7	9
	중도의 운동장애/부정렬	14	16	18
	고도의 운동장애 /부정렬/불유합/회전변형/골수염	26	30	34
리스프랑 골절	경도의 운동장애/부정렬	5	7	9
	중도의 운동장애/부정렬	14	16	18
	고도의 운동장애 /부정렬/불유합/회전변형/골수염	26	30	34
	골수염이 동반된 불유합	52	60	68
제 1 중족골	10° 이상 각형성 및 통증	5	7	9
제2-5중족골	10° 이상 각형성 및 통증	3	5	7
복수 중족골	10° 이상 각형성 및 통증	7	10	13
종자골	전이(displaced)	3	5	7
족지골	전이(displaced)	3	5	7
변 형				
중족부-요족	경도	1	2	3
	중도	5	7	9
중족부-족부후방돌출 (rocker bottom)	경도	3	5	7
	중도	7	10	13
	고도	16	20	24
관절염				
족부(경골-거골, 거골-종골, 거골-주상골 모두 포함)	1~2mm	26	30	34
	0~1mm, 고도의 관절가동역 제한	52	60	68
족관절	골극 및 감입증상, 골연골 골절, 국소무혈성 괴사	1	2	3
	3mm	3	5	7
	2mm	14	16	18
	0~1mm	16	20	24
거골하관절	골극 및 감입증상, 골연골 골절, 국소무혈성 괴사	0	1	2
	2mm	3	5	7

	0~1mm	14	16	18
거골-주상골	골극 및 감입증상, 골연골 골절, 국소무혈성괴사	0	1	2
	0~1mm	7	10	13
종골-입방골	0~1mm	3	5	7
제 1 중족지관절	0~1mm	3	5	7
제2-5중족지관절	0~1mm	1	2	4
족지관절	0~1mm	0	1	2
관절유합술				
거골 주위골 (Pan-talar)	중립위	50	60	64
	부정렬	59	75	75
경골-종골-거골	중립위	37	43	49
	부정렬	50	60	64
족관절, 거골하관절, 삼중유합술	중립위	7	10	13
	경도의 부정렬	16	20	24
	중도의 부정렬	26	30	34
	고도의 부정렬	52	60	68
족지관절	제 1 족지	7	10	13
	제2-5족지	0	1	2
	제1-5족지	14	16	18
족관절 전치환술	양호	21	25	25
	보통(통증 및 30° 미만의 운동범위)	31	37	43
	불량(심한 통증 및 15° 미만의 운동범위 제한 및 부정렬)	59	67	75
	만성감염된 상태	67	75	83

라. 말초신경장애

1) 말초신경의 장애평가

말초신경장애는 하지 신경손상과 질병으로 이학적 검사 및 근전도검사에 이상이 있는 경우에 평가한다.

말초신경장애는 감각신경과 운동신경으로 나누어 평가한 후 병산(combine)한다.

$$[A + (100-A) \times B/100]$$

감각신경은 감각이 소실된 정도에 따라 경도, 중도, 고도로 나누어 평가한다〈표 2-13-3-8〉.

감각신경에 대한 평가는 피부분절에 따라 촉각 및 통각을 측정하여 평가한다.

운동신경은 도수근력검사와 근전도 검사의 소견에 따라 경도, 중도, 고도, 극도로 나누어 평가한다〈표 2-13-3-8〉.

〈표 2-13-3-8〉 감각신경과 운동신경 평가

감각신경	경도(Ⅰ)	• 감각저하, 가벼운 촉각 검사에서 이상
	중도(Ⅱ)	• 감각소실, 가벼운 촉각 및 통각은 소실되었으나 심부감각은 남아있으며, 신경전도검사에서 감각신경활동전위의 뚜렷한 감소가 있음
	고도(Ⅲ)	• 감각 완전소실, 신경전도검사에서 감각신경활동전위(SNAP)가 나타나지 않음
운동신경	경도(Ⅰ)	• 도수근력검사(MMT) 4(정상 5단계). 운동신경전도검사에서 복합근 활동전위의 이상소견(잠시의 지연, 속도의 감소 등) 있음
	중도(Ⅱ)	• 도수근력검사(MMT) 3, 근전도 검사에서 동원양상(recruitment pattern)이 저하되어 있음. 운동신경전도 검사에서 복합근 활동전위의 감소(정상측의 50% 이상)가 있음
	고도(Ⅲ)	• 도수근력검사(MMT) 2, 근전도 검사에서 동원양상(recruitment pattern)이 현저하게 저하되어 있음. 운동신경전도 검사에서 복합근 활동전위의 뚜렷한 감소(정상측의 50% 이하)가 있음[1)]
	극도(Ⅳ)	• 도수근력검사(MMT) 1-0, 근전도검사에서 운동단위활동전위(MUAP)가 나타나지 않음. 운동신경전도검사에서 복합근 활동전위가 유발되지 않음

주 1) 하지의 경우: 총비골신경, 경골신경, 좌골 신경에 해당함.

〈표 2-13-3-9〉 말초신경 장애평가기준

<table>
<tr><th colspan="3" rowspan="2">내 용</th><th colspan="4">하지장애율(%)</th></tr>
<tr><th>Ⅰ</th><th>Ⅱ</th><th>Ⅲ</th><th>Ⅳ</th></tr>
<tr><td rowspan="4">감각신경</td><td>외측 대퇴 피신경</td><td>감각신경</td><td>3</td><td></td><td></td><td></td></tr>
<tr><td>표재비골신경</td><td>감각신경</td><td>3</td><td></td><td></td><td></td></tr>
<tr><td>비복신경</td><td>감각신경</td><td>3</td><td></td><td></td><td></td></tr>
<tr><td>복재신경</td><td>감각신경</td><td>3</td><td></td><td></td><td></td></tr>
<tr><td rowspan="3">운동신경</td><td>폐쇄신경</td><td>운동신경</td><td>1</td><td>3</td><td>5</td><td>7</td></tr>
<tr><td>상둔부신경</td><td>운동신경</td><td>5</td><td>14</td><td>23</td><td>33</td></tr>
<tr><td>하둔부신경</td><td>운동신경</td><td>8</td><td>24</td><td>40</td><td>56</td></tr>
<tr><td rowspan="10">복합(감각 및 운동신경)</td><td rowspan="2">대퇴신경</td><td>감각신경</td><td>4</td><td></td><td></td><td></td></tr>
<tr><td>운동신경</td><td>10</td><td>30</td><td>50</td><td>60</td></tr>
<tr><td rowspan="2">좌골신경</td><td>감각신경</td><td>4</td><td>6</td><td>12</td><td></td></tr>
<tr><td>운동신경</td><td>9</td><td>25</td><td>47</td><td>66</td></tr>
<tr><td rowspan="2">총비골신경</td><td>감각신경</td><td>1</td><td>2</td><td>3</td><td></td></tr>
<tr><td>운동신경</td><td>5</td><td>16</td><td>26</td><td>37</td></tr>
<tr><td rowspan="2">경골신경</td><td>감각신경</td><td>2</td><td>2</td><td>10</td><td></td></tr>
<tr><td>운동신경</td><td>5</td><td>14</td><td>22</td><td>31</td></tr>
<tr><td rowspan="2">내측 또는 외측 족저신경</td><td>감각신경</td><td>1</td><td>2</td><td>3</td><td></td></tr>
<tr><td>운동신경</td><td>1</td><td>2</td><td>3</td><td>4</td></tr>
</table>

마. 말초혈관질환에 의한 장애

1) 원칙

- 말초혈관질환에는 동맥 폐쇄질환, 정맥질환, 림프부종을 포함한다.
- 방사선검사나 초음파검사로 동맥질환이나 정맥질환이 확인되어야 한다.
- 림프부종의 경우 림프신티그라피에서 지연된 소견이 있어야 한다.

〈표 2-13-3-10〉 하지 혈관질환 장애평가기준

편측 하지	경도	중도	고도	극도
	6%	17%	32%	55%
동맥질환	간헐적 파행	100m 미만 보행시 파행이 나타남 ABI(0.71~0.9)	20m 미만 보행시 파행이 나타남 말단지의 절단 ABI(0.41~0.70)	안정시에도 계속적인 통증 ABI(≤0.40)
정맥질환	부종이 있으며 계속 압박 스타킹을 착용해야 함	중등도 부종 3cm 이상 차이 피부변화	피부변화, 심부 궤양	
림프부종	림프부종이 있으며 계속 압박 스타킹을 착용해야 함	림프부종 4cm 이상 차이	림프부종 stageⅢ 8cm 이상 차이	

* ABI: 발목-상완 지수(ankle brachial index)

바. 관절강직장애

1) 완전 강직(Total Ankylosis)

• 각관절의 방향에 따른 하지장애율을 가산(add)하여 전신장애율로 환산한다.

가) 고관절

• 최적 위치의 강직은 25°에서 40°까지의 굴곡 및 중립 회전, 내전 및 외전이다. 이 위치는 50%의 하지장애를 나타낸다.

• 회전, 내전, 외전에 의한 장애는 가산(add)한다. 최적 위치의 장애: 50%

〈표 2-13-3-11〉 고관절 강직

굴곡 강직	전신(하지) 장애율(%)
0~15°	34(85)
15~24°	28(70)
25~39°	20(50)
40~59°	28(70)
60~75°	34(85)
75° 이상	40(100)

외전 강직	내전 강직	내회전 강직	외회전 강직	전신(하지)장애율(%)
		5~9°	10~19°	5(12)
5~14°	5~9°	10~19°	20~29°	10(25)
15~24°	10~14°	20~29°	30~39°	15(37)
25° 이상	15° 이상	30° 이상	40° 이상	20(50)

나) 슬관절

- 적정 위치장애를 초과하는 장애는 표의 기준을 따라 평가한다. 무릎의 위치이상에는 내반, 외반, 회전이상 등이 포함된다.
- 최적 위치는 중립 정렬에서 10°에서 15°까지의 굴곡이다. 이를 중심으로 각도별 장애율을 가신(add)한다. 최적 위치의 장애: 67%

〈표 2-13-3-12〉 슬관절 강직

굴곡 강직	전신(하지)장애율(%)
0~19°	27(67)
20~29°	29(73)
30~39°	37(92)
40° 이상	40(100)

외반 강직	내반 강직	내회전 강직	외회전 강직	전신(하지)장애율(%)
10~19°	0~9°	10~19°	10~19°	(12)
20~29°	20~29°	20~29°	20~29°	(25)
30° 이상	30° 이상	30° 이상	30° 이상	(33)

다) 족(발목)관절

- 중립 위치로부터의 변이는 표의 기준에 따라 평가한다. 최대 장애는 전신장애 25%, 하지장애 62%이다.

• 최적 강직 위치는 굴곡, 신전, 내반 또는 외반이 없는 중립 위치이다. 중립 위치에서의 발목 강직은 전신장애 10%, 하지장애 25%에 해당된다. 발의 장애는 가산(add)한다.

〈표 2-13-3-13〉 족관절 강직

족저 굴곡 또는 굴곡 강직	전신(하지) 장애율(%)
20° 이상 배측 굴곡	17(42)
10~19° 배측 굴곡	13(33)
0~9° 배측 굴곡	10(25)
0~9° 족저 굴곡	10(25)
10~19° 족저 굴곡	12(30)
20~29° 족저 굴곡	15(37)
30° 이상 족저 굴곡	19(47)

외반위 강직(varus)	내반위 강직(valgus)	내회전 강직	외회전 강직	(하지) 장애율(%)
	5~9°			(3)
5~9°	10~19°	0~9°	10~19°	(8)
10~19°	20~29°	10~19°	20~29°	(12)
20~29°	30° 이상	20~29°	30~39°	(25)
30° 이상		30° 이상	40° 이상	(37)

라) 족지관절

〈표 2-13-3-14〉 족지관절 강직

족지관절장애	전신(하지)장애율(%)
제 1 족지	
중족지 관절	
중립위	2(5)
20도 신전	3(8)
20도 굴곡	4(11)
지절 관절	
중립위	0.5(1)
20도 신전	1(2)
제2, 3, 4, 5족지 강직	0.5(1)

2) 부전강직(Partial anklyosis)

• 운동범위의 제한이 기질적 근거때문에 발생한 것이라는 확신이 서면, 3회에 걸쳐 측정을

하고 이 중에서 가장 큰 운동범위를 적용한다.

〈표 2-13-3-15〉 하지 부전강직

전신장애율 (하지)%	1(2)	2(5)	3(7)	4(10)	6(15)	8(20)	12(30)	14(35)
고관절		경도		중도		고도		
굴곡		80~100°		50~79°		<50°		
굴곡구축		10~19°		20~29°		≥30°		
내회전		10~20°		0~9°				
외회전		20~30°		0~19°				
외전		15~25°		5~14°		<5°		
내전		0~15°						
외전구축		0~5°		6~10°		11~20°		
슬관절				경도		중도		고도
굴곡				80~109°		60~79°		<60°
굴곡구축				5~9°		10~19°		>19°
족관절			경도		중도		고도	
저굴			11~20°		0~10°			
첨족변형					10~19°		>19°	
배굴			10~0°					
족 부	경도	중도						
후족부 내번(inversion)	10~20°	0~9°						
외번(eversion)	0~10°							
제2-5족지 중족지관절신전	0~10°							
제 1 족지 중족지관절 신전	15~30°	0~9°						
족지 관절 굴곡	<20°							

가) 평가방법

① 고관절

- 굴곡: 앙와위로 누운 상태에서 고관절과 슬관절을 굴곡시켜 측정한다.
- 내전-외전: 앙와위로 누운 상태에서 한쪽 다리를 굴곡시킨 후 측정한다.

• 내회전-외회전: 복와위로 누운 상태에서 슬관절을 90° 굴곡시킨 후 측정한다.

② 슬관절

• 앙와위로 누운 상태에서 각도기를 다리의 외측에 위치시킨 후 무릎을 굽히면서 측정한다.

③ 족관절

• 배굴-척굴: 무릎을 굽힌 상태에서 측정한다.

• 내번-외번: 복와위 자세에서 아킬레스건과 종골의 중앙을 이은 선이 이루는 각도를 측정한다.

• 내회전-외회전: 무릎을 굽힌 상태에서 각도기를 족관절의 전방에 위치시킨 후 경골과 제2중수지를 이은선이 이루는 각도를 측정한다.

④ 중족지관절

• 굴곡: 각도기를 중족지 관절의 위쪽 표면에 놓고 굴곡시키면서 측정한다.

• 신전: 각도기를 발바닥에 놓고 신전시키면서 측정한다.

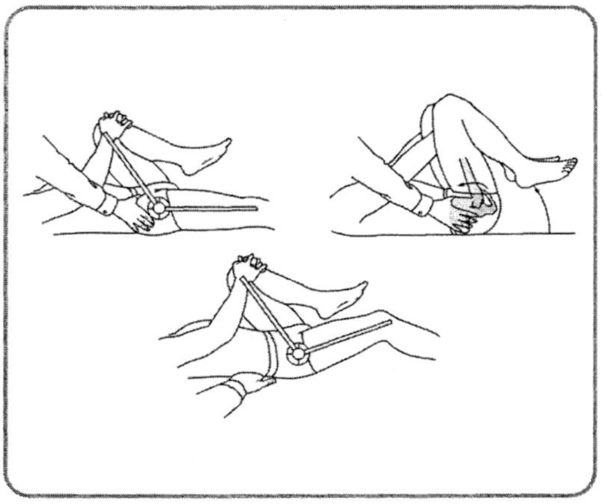

〈그림 2-13-3-1〉 고관절 1

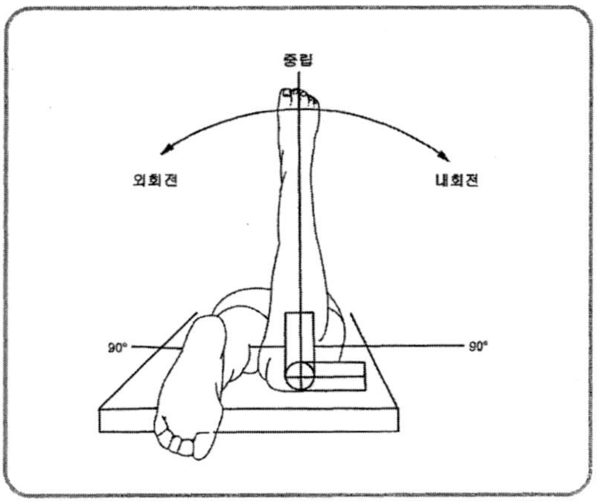

〈그림 2-13-3-2〉 고관절 2

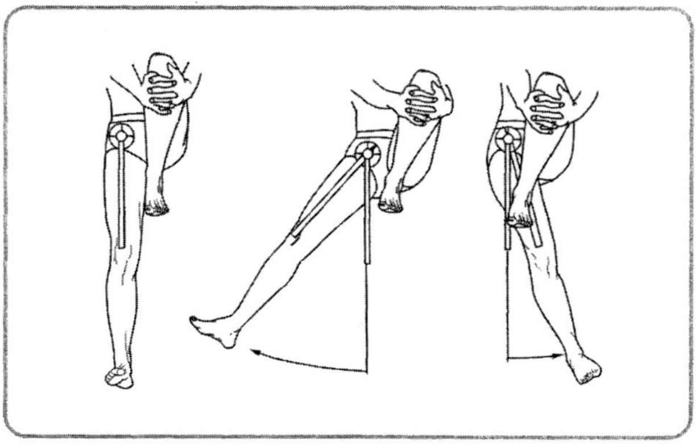

〈그림 2-13-3-3〉 고관절 3

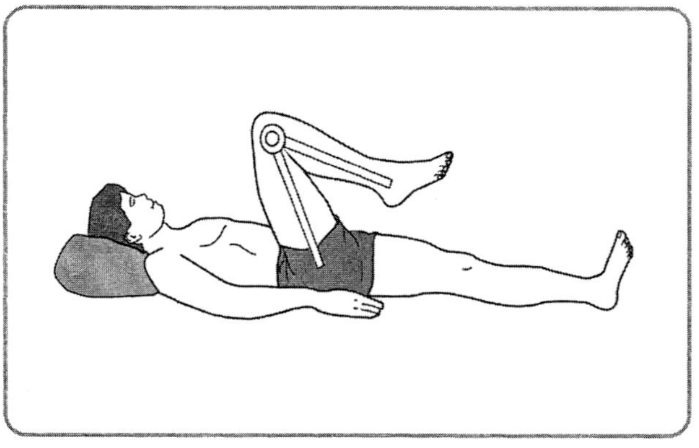

〈그림 2-13-3-4〉 슬관절

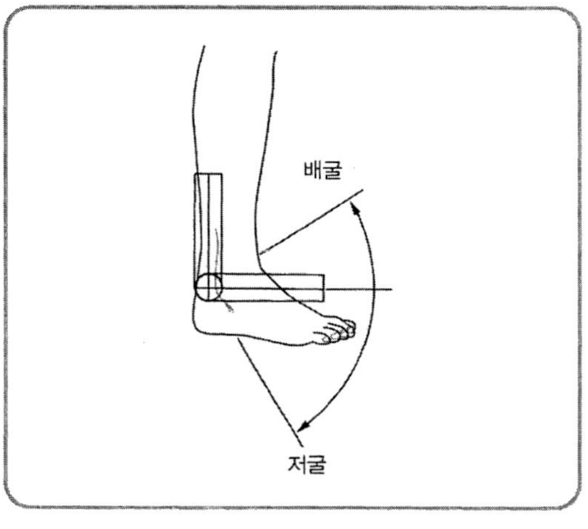

〈그림 2-13-3-5〉 족관절 1

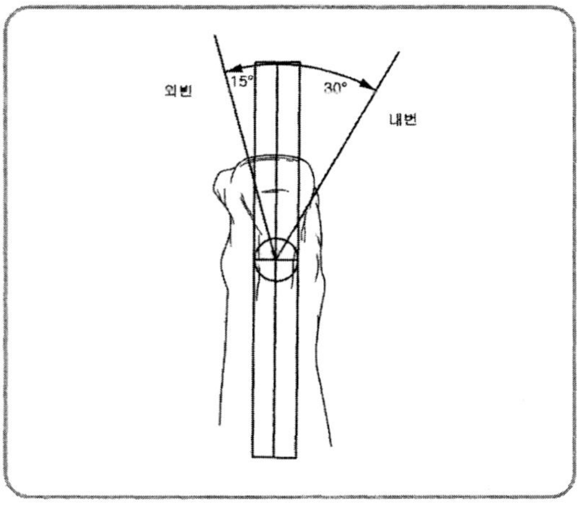

〈그림 2-13-3-6〉 족관절 2

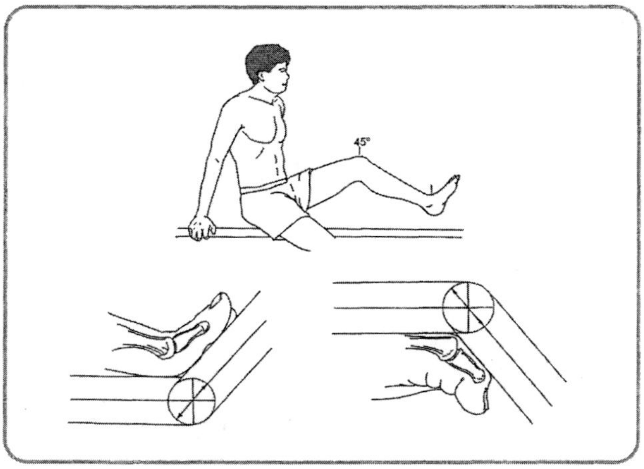

〈그림 2-13-3-7〉 족지관절

사. 통증장애

통증장애는 복합부위통증후군만을 대상으로 하며, 평가기준은 상지장애의 통증장애평가기준을 준용한다.

4. 사례

가. 사례 1. 슬관절 관절치환술

항목	내 용
대상자	• 50세 남자
과거력	• 20년전 우측 반월상연골판의 손상이 있어 절제술을 받았으며 관절염이 진행되어 보행장애가 심해져 관절치환술을 시행받았음
현재 나타나는 증상	• 건측에 비해 불편하지만 특별한 통증 없이 보행이 가능함
검사소견	• 이학적 검사상 관절가동역은 5° 신전에서 95°까지 굴곡 가능하였고 전방 전위검사(anterior drawer test)에서 8mm의 움직임이 관찰되었으며 4° 내반(valgus)된 정열을 보이고 있었음 • 다리근력은 정상적이었으며 대퇴사두근의 둘레 차이는 1cm 미만이었고 다리 길이 차이는 없었음
진 단	• 우측 슬관절 전치환술상태로 보통(fair)에 해당함
전신장애율	• 하지장애율: 31% • 전신장애율: 12%
장애평가소견	• 우측 슬관절 전치환술상태로 굴곡관절운동범위가 100° 이하여서 보통에 해당함 • 기능상 보행에 큰 문제가 없고 중등도의 불안전성이 있으나 부정정렬이 경미하고 다리 길이 차이가 없으며 뚜렷한 근위축 소견도 없어 질환별 장애의 경도를 적용할 수 있음 〈표 2-13-3-3〉 • 따라서 본 환자의 장애는 질환별 장애 〈표 2-13-3-6〉의 슬관절 전치환술 보통의 경도를 적용하여 하지장애 31%를 인정함

나. 사례 2. 족관절 염좌

항 목	내 용
대상자	• 40세 여자
과거력	• 1년 전 넘어지면서 좌측 발목이 내반되는 손상을 입어 보조기 등을 착용하고 치료를 하였음
현재 나타나는 증상	• 발목의 통증과 간헐적인 종창이 있으며 보행시 통증으로 다리를 절음
검사소견	• 이학적 검사상 병적보행을 하나 지팡이는 필요 없음 • 종아리의 둘레차이는 1cm이며 약간의 종창이 보임. 다리 길이 차이는 없음 • 배굴 15, 저굴 20°, 내번 15°, 외번 10° • 전방 방위 검사(Anterior drawer test)(+) • 내반 부하 단순 방사선(Varus stress X-ray): 건측에 비해 5mm이상 차이가 남
진 단	• 좌측 족관절 염좌
전신장애율	• 하지장애율: 10% • 전신장애율: 4%
장애평가소견	• 좌측 족관절에 중도의 불안전성(4~6mm)이 있음 • 환자의 증상에서 보행시 통증만 있으므로 경도에 해당 • 종창이 보이고 촉진상 명확한 소견이 있어 중등도 적용. (근위축이 2cm 미만이고 관절가동역도 경도에 해당하며 다리길이 차이가 없어 경도에 해당하나 가장 높은 것을 적용함) 〈표 2-13-3-3〉 • 방사선 검사는 해당 사항이 없음 • 따라서 본 환자의 장애는 질환별 장애 〈표 2-13-3-7〉의 족관절 질환별 장애평가기준의 족관절 중도의 불안전성 항목의 중등도를 적용함

다. 사례 3

항 목	내 용
대상자	• 30세 여자
과거력	• 2년 전 낙상으로 우측 발목이 골절되어 수술 없이 치료를 하였음
현재 나타나는 증상	• 발목의 통증과 간헐적인 종창이 있으며 보행시 통증으로 다리를 절음
검사소견	• 이학적 검사상 병적보행을 하나 지팡이는 필요 없음 • 종창은 없으며 촉진시 특별한 소견은 없음 • 종아리의 둘레차이는 1cm이며 다리 길이 차이는 없음 • 배굴 5°, 저굴 5° • 방사선 소견에서 경골 및 비골의 내과 및 외과 골절 후 유합 소견을 보임 • 변형 소견은 없음
진 단	• 족관절 양과골절
전신장애율	• 하지장애율: 19% • 전신장애율: 8%
장애평가소견	• 환자의 증상에서 보행시 통증만 있으므로 경도에 해당 • 우측 족관절에 중도의 관절가동역 제한이 있음 • 종창도 뚜렷하지 않고 촉진상 명확한 소견이 없어 경도 적용 〈표 2-13-3-3〉 • 방사선 검사에서 관절염 소견은 없음 • 따라서 본 환자의 장애는 질환별 장애 〈표 2-13-3-7〉의 족관절 질환별 장애평가기준의 족관절 골절 중도의 운동장애 항목의 경도를 적용함

라. 사례 4

항 목	내 용
대상자	• 73세 여자
과거력	• 8년 전 넘어지면서 발생한 우측 대퇴골 전자간부 골절에 대하여 관혈적 정복술 및 내고정술을 시행받았음
현재 나타나는 증상	• 간헐적인 고관절의 통증을 호소하며 보행시 통증으로 다리를 절어서 지팡이를 짚고 다님
신체검사	• 이학적 검사상 대전자부에 압통이 있었으며 관절가동역은 굴곡 90°, 신전 0°, 내전 15°, 외전 20°, 내회전 20°, 외회전 30° 로 제한이 있었으며 건측에 비해 다리 길이가 1cm 짧아져 있었고 대퇴부 둘레도 1cm 감소되어 있었음
검사소견	• 단순방사선사진상 이전 골절부위는 유합된 상태이었으며 골절부 경도의 부정유합으로 대퇴경간각이 감소되어 1cm 단축이 보임. 관절간격은 정상측과 차이를 보이지 않음
진 단	• 우측 대퇴골 전자간 골절로 인한 고정 상태 후 관절강직
전신장애율	• 하지 장애율: 5% • 전신장애율: 2%
장애평가소견	• 대퇴골 전자간 골절로 진단이 명백하여 질환별 장애의 〈표 2-13-3-5〉을 적용하여 대퇴 근위부, 대퇴경부, 전자간, 대퇴전자하 골절 항목 적용함. • 환자의 중증도는 〈표 2-13-3-3〉을 기준으로 ① 환자의 기능은 보행시 보조장구가 필요하므로 중등도해 해당함. ② 이학적 검사는 진찰 소견상 시진상 경미하나 촉진상 압통이 있으므로 중등도, 불안정성 없으므로 경도, 변형 및 부정정렬은 경도의 대퇴경간각 감소로 1cm 단축있어 경도, 고관절 운동범위는 〈표 2-13-3-13〉 적용하여 건측에 비하여 경도, 근위축은 경도, 다리 길이 차이 경도이므로 이상을 종합하면 경도에 해당 ③ 방사선 검사상 관절간격 정상으로 경도 → 이상으로 장애의 중증도는 경도에 해당함〈표 2-13-3-3〉 • 따라서 본 환자의 장애는 질환별 장애 〈표 2-13-3-5〉의 대퇴 근위부, 대퇴경부, 대전자간, 대퇴전자하 골절에서 경도의 운동장애를 보이며 질환별 장애의 중증도 경도를 적용하여 5%의 하지 장애율 2%의 전신장애율을 인정함

마. 사례 5

항 목	내 용
대상자	• 67세 남자
과거력	• 5년 전 지속적인 좌측 고관절 통증이 있어서 시행한 단순 방사선 사진상 관절염 소견이 보여서 고관절 전치환술을 시행받았음
현재 나타나는 증상	• 수술 이후 4차례의 탈구가 있어서 도수정복 시행받았으며 보행시 통증이 있으며 절어서 지팡이가 필요함
신체검사	• 시진상 고관절부 이상소견 없으며 촉진상 고관절부위 압통을 호소하며 관절가동역은 굴곡구축 20° 신전에서 70° 굴곡, 내전 0°, 외전 10°, 내회전 0°, 외회전 10°로 제한있었으며 건측에 비해 다리 길이가 2cm 짧아져 있었고 대퇴부 둘레도 3cm 감소되어 있었음
검사소견	• 대퇴 스템 주위로 이완 소견 보임
진 단	• 좌측 고관절 전치환술상태
전신장애율	• 하지 장애율: 67% • 전신장애율: 27%
장애평가소견	• 환자의 질환별 장애의 중증도는 ① 환자의 기능에서 보행시 보조장구가 필요하므로 중등도해 해당함. ② 이학적 검사에서 진찰 소견상 시진상 경미하나 촉진상 압통이 있으므로 중등도에 해당함. 고관절 탈구 4회 있어 불안정성 중등도에 해당함. 변형 및 부정정렬 없으므로 경도에 해당함 • 고관절 운동범위는 〈표 2-13-3-13〉 적용하여 건측에 비하여 고도에 해당함. 근위축은 3cm 차이로 중등도, 다리 길이 차이는 2cm로 경도에 해당함 • 따라서 이학적 검사에의 다빈도 중증도는 중등도 3회, 경도 2회, 고도 1회로서 이학적 검사에서의 중증도는 중등도에 해당함 • 방사선검사는 해당 사항 없음 → 이상으로 고관절 치환술의 장애의 질환별 중증도는 중등도에 해당함 〈표 2-13-3-3〉 • 따라서 본 환자의 장애는 질환별 장애 〈표 2-13-3-5〉의 고관절 전치환술에서 불량에 해당하며 중증도는 중등도로 67%의 하지장애를 인정함. 전신장애율은 하지장애율의 40%이므로 67%×0.4=26.8%임

바. 사례 6

항 목	내 용
대상자	• 60세 남자
과거력	• 18세경 우 고관절에 결핵성 관절염으로 추정되는 병력이 있음
현재 나타나는 증상	• 고관절 통증은 없으나 걷기 힘들고 차를 타거나 내리기도 힘들어 지팡이를 사용하여 보행 중임
신체검사	• 우측 고관절의 운동은 없으며 45도 굴곡, 15도 외회전, 10도 외전된 위치에서 완전강직을 보임 • 신경혈관상태는 정상적임
검사소견	• 방사선검사에서 치유된 결핵성 관절염으로 인한 고관절 유합된 상태를 보임 • 고관절은 굴곡, 외회전 및 외전 변형을 보임
진 단	• 결핵성 관절염의 후유증으로 인한 우측 고관절의 완전강직
전신장애율	• 하지 장애율: 100% • 전신장애율: 40%
장애평가소견	• 최적의 위치에서의 강직은 하지의 50% 장애임 • 이 사례의 경우 최적의 상태가 아니므로 추가 장애비율이 가산(add)되어야 함 • 굴곡위치가 45도로 〈표 2-13-3-11〉에 따라 하지장애 70%, 15도 외회전은 12%의 하지장애, 10도 외전은 25%의 하지장애를 나타내어 이를 가산(add)하면 70%+12%+25%=107%임 • 장애는 절단으로 인한 것을 초과할 수 없으므로 하지장애 100%가 되고 이는 전신장애율 40%에 해당함

사. 사례 7

항 목	내 용
대상자	• 55세 여자
과거력	• 3개월 전 버스에서 하차 중 보도에 우측 무릎을 꿇고 넘어짐 • 수상 직후 방문한 의료기관에서 신체검사 및 단순방사선 검사상 이상 없다고 들었으나, 우측 무릎의 동통이 계속됨
현재 나타나는 증상	• 통증의 정도는 일상생활 수행시에도 발생하며 계단을 오르내리기 힘들어 함 • 휴식시에는 통증이 완화되며 독립 보행은 가능하나 경도의 파행이 있음
신체검사	• 90도 슬관절 굴곡위에서 우측 슬관절에 고도의 후방전위검사 양성 소견이 있고 경도의 관절내 삼출이 느껴짐. • 관절의 부전강직은 없음
검사소견	• MRI 소견상 우측 슬관절의 후방십자인대가 대퇴골 부착부에서 실질내 파열되어 연속성이 소실되어 있음 • 그 외 기타 인대나 반월상연골의 이상소견은 없음
진 단	• 우측 슬관절 후방십자인대 파열
전신장애율	• 하지장애율 16% • 전신장애율 6%
장애평가소견	• 후방십자인대 파열의 진단명이 명백하므로 질환별 장애의 〈표 2-13-3-6〉의 〈십자인대 또는 측부인대 손상〉을 적용함. 불안정성의 정도는 경도가 아니고 중등도임을 인정함. 질환별 중증도는 〈표 2-13-3-3〉을 기준으로 ① 환자의 기능은 보행시 보조장구의 사용은 필요하지 않으므로 경도로 평가하고, ② 이학적 검사는 육안적 불안정성은 아니나 중등도의 불안정성이 잔존하므로 중등도로 평가하며, ③ 방사선검사는 해당사항이 없음. 세부 검사항목에서 중증도 차이가 날 경우 가장 높은 중증도를 택하므로 종합적인 중증도는 ② 이학적 검사에서의 〈중등도〉에 해당함
해석	• 수상 후 간과된 인대 파열에 대하여는 먼저 치료를 선행하고 치료 종결 후 장해를 평가함이 원칙이지만 슬관절 후방십자인대 단독 파열이 중년 이상의 성인에서 발생한 경우는 치료 결과가 좋지 않고 보존적 치료 성적과 차이가 없는 것으로 보고되고 있어 더 이상의 후속 치료를 포기하고 현 시점에서 장애를 평가할 수 있음

아. 사례 8

항 목	내 용
대상자	• 45세 남자
과거력	• 2년 전 교통사고로 좌측 원위 대퇴골 및 근위 경골에 개방성 분쇄 골절이 발생하여 수차례 수술 받았으나 감염이 합병되고 골절 치유가 지연되어 현재 좌측 슬관절은 완전강직 상태임
현재 나타나는 증상	• 통증은 심하지 않으나 걷거나 앉거나 운전시 슬관절의 불편감이 현저함
신체검사	• 좌측 슬관절 주위에 다발성 절개 반흔이 있고 25° 굴곡위 및 15° 외반위에서 전혀 관절의 가동성 없음
검사소견	• 단순 방사선 사진상 원위 대퇴골 및 근위 경골의 골절은 골유합되었음
진 단	• 좌측 슬관절 완전 강직
전신장애율	• 하지장애율 85% • 전신장애율 34%
장애평가소견	• 좌측 슬관절의 20~29° 굴곡위 완전강직은 〈표 2-13-3-12〉에 의거하여 전신장애율 29%에 해당하고 같은 표의 두 번째 항목 중에서 10~19도 외반 강직의 전신장애율 4.8%(하지장애율 12%)를 병산(combine)하면 종합적인 전신장애율은 33.8% 로 평가된다

자. 사례 9

항 목	내 용
대상자	• 72세 여자
과거력	• 1년 전 우측 슬관절에 발생한 골관절염에 대하여 슬관절 전치환술을 받았음
현재 나타나는 증상	• 일상생활 수행은 가능하고 평지 보행시에는 통증도 거의 없으나 계단을 오르내리거나 바닥에 앉기(양반자세 등) 힘들어 함 • 휴식시에는 통증이 완화되며 보행기나 보장구 사용은 필요 없음
신체검사	• 우측 슬관절은 완전 신전위에서 125° 까지 굴곡이 가능하며 경도의 전방 불안정성이 있으나 외반 및 내반 불안정성은 없음. 경도의 사두고근 위축이 있고 시진과 촉진상 국소염증반응 등 이상소견은 없음
검사소견	• 단순방사선 검사상 대퇴경골간각은 외반 6° 이며 치환물의 이완이나 방사선투과선이나 기타 비정상적 골용해 소견은 없음
진 단	• 우측 슬관절 전치환술
전신장애율	• 하지장애율 21% • 전신장애율 8%
장애평가소견	• 슬관절의 굴곡운동범위가 100도를 초과하고 대퇴경골간각이 외반 0~10° 의 범위를 벗어나지 않으므로 〈표 2-13-3-6〉의 〈슬관절 전치환술〉 항목 중 양호에 해당함. 질환별 중증도는 〈표 2-13-3-3〉을 기준으로 ① 환자의 기능은 보행 시 보조장구의 사용은 필요하지 않으므로 경도로 평가하고, ② 이학적 검사는 압통, 부종, 종괴, 염발음 등 없고 근위축도 심하지 않아 역시 경도로 평가하며, ③ 방사선검사는 해당사항이 없음 • 그러므로 질환별 중등도는 경도로 평가되므로 하지장애율은 21%로 평가함

• 질환별 장애평가시 증상 항목이 대부분 경도가 나와서 중등도 산출에 어려움이 있으므로 상향 조정이 필요함.

• 하지장애율 평가시 족부장애율이 상대적으로 높은 부분이 있어 추후 검토가 필요함.

• 족부질환 중증도 분류의 구체적 기준이 추가적으로 필요함.

제14장 외모피부장애

김우섭·문기찬

1. 범주와 원칙

가. 범주

피부 자체의 기능적 장애는 없는 경우로서 1형 및 2형 피부장애에 기인한 자체 증상 또는 치료의 과정 또는 후유증으로 인하여 피부의 국소적 증상이 적절한 치료나 처치에도 불구하고 더 이상 개선될 여지가 없이 고착된 반흔(흉터)를 비롯한 피부의 국소적 추형/추흔에 한한다.

나. 평가시기

1년 이상의 성실하고, 지속적인 치료에도 불구하고 병변의 호전이 거의 없을 정도로 장애 병변이 고착된 후에 시행한다. 단, 소아 청소년(통상 만 18세 미만)인 경우 성장함에 따라 정상 신체 발달에 따른 피부 병변의 변화 가능성을 고려하여 피부장애판정은 사춘기 이후/성인까지 유보할 수 있다.

다. 평가 유의사항

외모피부장애는 신체기능장애가 있는 타 장애와 가산(add)하여 평가할 수 없으며 이때는 상대적으로 높은 장애만 인정한다.

피부장애가 자해 창상이나 광범위 문신 등 스스로 유발시킨 병변인 경우는 판정을 유보할 수 있다.

2. 장애평가기준과 장애정도

평가기준으로 외모피부장애에 한하여 평가한다. 외모라 함은 신체에서 평상의 의복으로 가려있지 않고 일상적으로 노출되는 부분으로 한정한다. 또한 외모피부장애의 정도는 원칙적으로 병변의 성상(색조, 반흔, 조직유형, 구조적 변형 등)과 병변의 크기(면적)를 기준으로 삼는

〈표 2-14-1〉 외모피부 장애평가기준표

군	내 용	전신 장애율 (%)	대표 장애율 (중간값)
1	(1) 노출된 안면부 추흔 60% 이상(3.6%~)인 경우	31~36	34
2	(1) 노출된 안면부의 반흔이 60% 이상(3.6%~)인 경우 (2) 노출된 안면부의 추흔이 30% 이상 60% 미만(1.8%~3.6%)인 경우 (3) 노출된 팔다리의 추흔이 60% 이상(16.2%~)인 경우	25~30	28
3	(1) 노출된 안면부의 반흔이 30% 이상 60% 미만(1.8%~3.6%)인 경우 (2) 노출된 안면부의 추흔이 15% 이상 30% 미만(0.9%~1.8%)인 경우 (3) 노출된 팔다리의 반흔이 60% 이상(16.2%~)인 경우 (4) 노출된 팔다리의 추흔이 30% 이상 60% 미만(8.1%~16.2%)인 경우 (5) 코의 2/3 이상 결손이 있는 경우 (6) 양쪽 안검의 대부분의 결손이 있는 경우 (7) 왜소증 판정을 받은 경우 주2) 참조	19~24	22
4	(1) 노출된 안면부의 반흔이 15% 이상 30% 미만(0.9%~1.8%)인 경우 (2) 노출된 안면부의 추흔이 7.5% 이상 15% 미만(0.45%~0.9%)인 경우 (3) 노출된 팔다리의 반흔이 30% 이상 60% 미만(8.1%~16.2%)인 경우 (4) 노출된 팔다리의 추흔이 15% 이상 30% 미만(4% ~8.1%)인 경우 (5) 코의 1/3-2/3 결손이 생긴 경우 (6) 한쪽 안검의 현저한 결손이 있는 경우 (7) 양쪽 귀 모두 대부분의 결손이 있는 경우	13~18	16
5	(1) 노출된 안면부의 반흔이 7.5% 이상 15% 미만(0.45%~0.9%)인 경우 (2) 노출된 안면부의 추흔이 3.8% 이상 7.5% 미만(0.23%~0.45%)인 경우 (3) 노출된 팔다리의 반흔이 15% 이상 30% 미만(4% ~8.1%)인 경우 (4) 노출된 팔다리의 추흔이 7.5% 이상 15% 미만(2%~4%)인 경우 (5) 코의 1/3 이하 결손이 있는 경우 (6) 한쪽 귀의 대부분의 결손	7~12	10
6	(1) 노출된 안면부의 반흔이 7.5% 미만(~0.45%)인 경우 (2) 노출된 안면부의 추흔이 3.8% 미만(~0.23%)인 경우 (3) 노출된 팔다리의 반흔이 7.5% 이상 15% 미만(2%~4%)인 경우 (4) 노출된 팔다리의 추흔이 7.5% 미만(~2%)인 경우	0~6	3

주 1) 괄호 속의 수치는 전체 표면적에 대한 백분율로 환산한 수치임
2) 성장이 멈춘 20세 이상의 남성으로서 신장이 145cm 이하인 사람(다만, 왜소증의 증상이 뚜렷한 경우에는 18세 이상에서 적용 가능), 성장이 멈춘 18세 이상의 여성으로서 신장이 140cm 이하인 사람인 경우에는 3군을 적용한다.

다. 또한 켈로이드성 흉터나 0.5cm 이상의 함몰이나 융기로 인한 피부조직의 구조적 변형이 있을 경우 추흔('보기흉한 흉터')으로 평가한다.

〈표 2-14-2〉 외모피부 장애평가기준-대표 장애율

군	내 용	대표 전신장애율(%)
1	(1) 최고값은 노출 안면부 추흔이 100%(6%)일 경우	36
	(1) 중간값은 노출 안면부 추흔이 80%(4.8%)일 경우	34
	(1) 최저값은 노출 안면부 추흔이 60%(3.6%)일 경우	31
2	(1) 최고값은 노출 안면부 반흔이 100%(6%)일 경우	30
	(1) 중간값은 노출 안면부 반흔이 80%(4.8%)일 경우	28
	(1) 최저값은 노출 안면부 반흔이 60%(3.6%)일 경우	25
	(2) 최고값은 노출 안면부 추흔이 60%(3.6%)일 경우	30
	(2) 중간값은 노출 안면부 추흔이 45%(2.7%)일 경우	28
	(2) 최저값은 노출 안면부 추흔이 30%(1.8%)일 경우	25
	(3) 최고값은 노출 팔다리 추흔이 100%(27%)일 경우	30
	(3) 중간값은 노출 팔다리 추흔이 80%(21.6%)일 경우	28
	(3) 최저값은 노출 팔다리 추흔이 60%(16.2%)일 경우	25
3	(1) 최고값은 노출 안면부 반흔이 60%(3.6%)일 경우	24
	(1) 중간값은 노출 안면부 반흔이 45%(2.7%)일 경우	22
	(1) 최저값은 노출 안면부 반흔이 30%(1.8%)일 경우	19
	(2) 최고값은 노출 안면부 추흔이 30%(1.8%)일 경우	24
	(2) 중간값은 노출 안면부 추흔이 22.5%(1.35%)일 경우	22
	(2) 최저값은 노출 안면부 추흔이 15%(0.9%)일 경우	19
	(3) 최고값은 노출 팔다리 반흔이 100%(27%)일 경우	24
	(3) 중간값은 노출 팔다리 반흔이 80%(21.6%)일 경우	22
	(3) 최저값은 노출 팔다리 반흔이 60%(16.2%)일 경우	19
	(4) 최고값은 노출 팔다리 추흔이 60%(16.2%)일 경우	24
	(4) 중간값은 노출 팔다리 추흔이 45%(12.15%)일 경우	22
	(4) 최저값은 노출 팔다리 추흔이 30%(8.1%)일 경우	19
4	(1) 최고값은 노출 안면부 반흔이 30%(1.8%)일 경우	18
	(1) 중간값은 노출 안면부 반흔이 22.5%(1.35%)일 경우	16
	(1) 최저값은 노출 안면부 반흔이 15%(0.9%)일 경우	13
	(2) 최고값은 노출 안면부 추흔이 15%(0.9%)일 경우	18
	(2) 중간값은 노출 안면부 추흔이 11.25%(0.675%)일 경우	16

	(2) 최저값은 노출 안면부 추흔이 7.5%(0.45%)일 경우	13
	(3) 최고값은 노출 팔다리 반흔이 60%(16.2%)일 경우	18
	(3) 중간값은 노출 팔다리 반흔이 45%(12.15%)일 경우	16
	(3) 최저값은 노출 팔다리 반흔이 30%(8.1%)일 경우	13
	(4) 최고값은 노출 팔다리 추흔이 30%(8.1%)일 경우	18
	(4) 중간값은 노출 팔다리 추흔이 22.5%(6.05%)일 경우	16
	(4) 최저값은 노출 팔다리 추흔이 15%(4%)일 경우	13
5	(1) 최고값은 노출 안면부 반흔이 15%(0.9%)일 경우	12
	(1) 중간값은 노출 안면부 반흔이 11.25%(0.675%)일 경우	10
	(1) 최저값은 노출 안면부 반흔이 7.5%(0.45%)일 경우	7
	(2) 최고값은 노출 안면부 추흔이 7.5%(0.45%)일 경우	12
	(2) 중간값은 노출 안면부 추흔이 5.625%(0.3375%)일 경우	10
	(2) 최저값은 노출 안면부 추흔이 3.75%(0.225%)일 경우	7
	(3) 최고값은 노출 팔다리 반흔이 30%(8.1%)일 경우	12
	(3) 중간값은 노출 팔다리 반흔이 22.5%(6.05%)일 경우	10
	(3) 최저값은 노출 팔다리 반흔이 15%(4%)일 경우	7
	(4) 최고값은 노출 팔다리 추흔이 15%(4%)일 경우	12
	(4) 중간값은 노출 팔다리 추흔이 11.25%(3%)일 경우	10
	(4) 최저값은 노출 팔다리 추흔이 7.5%(2%)일 경우	7
6	(1) 최고값은 노출 안면부 반흔이 7.5%(0.45%)일 경우	6
	(1) 중간값은 노출 안면부 반흔이 3.75%(0.225%)일 경우	3
	(1) 최저값은 노출 안면부 반흔이 0%(0%)일 경우	0
	(2) 최고값은 노출 안면부 추흔이 3.75%(0.225%)일 경우	6
	(2) 중간값은 노출 안면부 추흔이 1.875%(0.1125%)일 경우	3
	(2) 최저값은 노출 안면부 추흔이 0%(0%)일 경우	0
	(3) 최고값은 노출 팔다리 반흔이 15%(4%)일 경우	6
	(3) 중간값은 노출 팔다리 반흔이 11.25%(3%)일 경우	3
	(3) 최저값은 노출 팔다리 반흔이 7.5%(2%)일 경우	0
	(4) 최고값은 노출 팔다리 추흔이 7.5%(2%)일 경우	6
	(4) 중간값은 노출 팔다리 추흔이 3.75%(1%)일 경우	3
	(4) 최저값은 노출 팔다리 추흔이 0%(0%)일 경우	0

* 괄호 속의 수치는 전체 표면적에 대한 백분율로 환산한 수치임.

3. 평가항목과 요령

외모피부장애 평가는 신체의 동체 즉 배, 가슴이나 등에 있는 병변은 평가에 고려하지 않는다. 따라서 머리부위와 팔다리에 있는 병변을 대상으로 하게 되나 머리라도 통상 두발로 덮인 부위를 제외한 노출안면부와 상지의 팔꿈치관절 아래, 하지의 무릎관절 아래의 병변만 평가한다. 병변의 성상은 예를 들면 단순한 피부 변색만 있는지 또는 수술 후의 단순 흉터인지 아니면 켈로이드같은 흉터인지 또는 피부 및 유관 조직의 0.5cm 이상의 함몰이나 융기를 동반한 병변인지를 평가한다. 병변의 크기(면적은) 체표면의 부위별 상대 범위 즉 화상에서 사용하는 9의 법칙(Rule of Nine)을 이용하여 계산하면 편리하다. 성인에서 손가락을 모아서 편 한 손바닥크기는 성인 체표면 면적의 약 1%에 해당하므로 이를 기준으로 여러부위의 병변의 면적을 가산(add) 계산하는 데 유용하다. 또한 병변의 부위도 평가에 참작한다. 예를 들어 얼굴에 있는 5cm×5cm의 병변은 정강이에 있는 같은 크기의 병변보다도 높게 평가한다. 이를 반영하기 위해 병변의 크기를 해당부위별 상태 면적크기로 기준은 정하였다. 또한 얼굴에서 눈, 코, 귀의 피부조직의 결손은 각 해당조직의 상대결손 정도(3등분)로 별도 판정한다. 이로 인한 기능의 저하가 동반되는 경우(예로 시력장애, 청각장애 등)에는 해당 항목의 타신체장애영역와 비교하여 높은 장애율만 인정한다.

4. 검사 유의사항

외모피부장애의 대상과 평가는 3형 피부장애만 포함하지만 병변의 성상을 파악하기위하여 병변유발원인으로서 1형과 2형의 질환을 유추할 수 있는 객관적인 제검사를 참고한다. 특히 환자의 병록, 병변의 조직병리감시, 병변의 사진이 필수이며 또한 진료나 수술, 치료내용을 경시적으로 파악하도록 한다.

5. 사례

가. 사례 1

항 목	내 용
대상자	• 21세 여성
과거력	• 6세 때 집안 화재로 전신에 화상(화상이외 특이 질환 없음)
현재 나타나는 증상	• 몸, 팔다리에 광범위한 화상 흉터
신체검사	• 전신 광범위한 흉터 보임 • 부위에 따라 부분 켈로이드성 흉터로 보임
검사소견	• 화상으로 인한 피부장애 • 화상치료당시와 치료 후 약 6개월 후의 병록기록과 사진 검토상 향후 1년 이상이라도 흉터는 크게 개선될 여지는 없다고 판단됨 • 단순흉터와 부분 켈로이드 혼합으로 앞가슴과 오른손, 얼굴의 일부분, 오른쪽 어깨는 켈로이드성 흉터임 • 노출안면부: 노출안면부의 50% 화상 흉터병변 중 50%를 추흔(켈로이드)으로 판정 • 노출된 팔다리: 노출 팔다리의 45% 화상 흉터병변 중 70% 정도 추흔(켈로이드)으로 판정 • 기타: 앞가슴의 20%, 복부의 10%, 등의 상부 20%
진 단	• 화상 흉터
전신장애율	• 22%
장애평가소견	• 노출안면부: 반흔(50%) → 3군(전신장애율: 19~24%), 추흔(25%) → 3군(전신장애율: 19~24%) • 노출팔다리: 반흔(45%) → 4군(전신장애율: 13~18%), 추흔(32%) → 3군(전신장애율: 19~24%) • 최종평가: 여러 부위에 걸친 병변은 중복누적 평가하지 않고 높은 군만 인정하여 3군 전신장애율 19~24% 적용(대표 장애율 22%)

나. 사례 2

항 목	내 용
대상자	• 18세 아프간 여성
과거력	• 학대받고 가출 후 탈레반 즉결서 유죄, 남편이 직접 코를 벰
현재 나타나는 증상	• 코 베인 상흔
신체검사	• 2010년 8월 타임즈 참고
검사소견	• 코끝이 예리한 칼로 전단흔과 결손
진 단	• 코 결손 1/3 이상 2/3 미만
전신장애율	• 16%
장애평가소견	• 후각장애가 있더라도 장애율이 3%이므로 외모피부장애 등급만으로 판정 • 4군 전신장애율 13~28% 적용(대표 장애율 16%)

제 3 부

직업에 따른 노동능력상실률

제 1 장 직업에 따른 노동능력상실률 평가방법

제 1 장 직업에 따른 노동능력상실률 평가방법

원종욱

제 1 절 평가절차 및 원칙

1. 평가원칙

직업에 따른 노동능력상실률의 평가는 대한의학회 장애평가기준에 따른 장애율을 근거로 하여 평가하는 것을 원칙으로 한다. 장애율은 백분율(%)로 평가된 것이어야 하며, 노동능력상실률도 백분율(%)로 표시한다.

한 가지 이상의 장애를 갖고 있는 경우 노동능력상실률은 각각의 장애에 대한 노동능력상실률을 구한 후 병산(combine)한다.

2. 평가절차

직업에 따른 노동능력상실률의 평가는 다음 절차에 따라 평가한다.

① 대한의학회 장애율 확인

② 직업군 선정(직업군 분류표; 부록 1)

③ 장애계열 선정(직업에 따른 노동능력상실지수표; 부록 2)

④ 노동능력상실지수 선정(직업에 따른 노동능력상실지수표)

⑤ 노동능력상실률 평가(노동능력상실지수에 따른 노동능력상실률; 부록 3)

⑥ 노동능력상실률 병산(combine)(필요시)

제 2 절 평가방법 해설

1. 직업군 선정

가. 직업군 분류방법

우리나라 표준직업분류(6차 개정, 2007)는 최근의 국제표준직업분류(International Standard Classification of Occupations; ISCO-08) 변화를 반영하여 작성한 것으로 최근의 국내에 직업들을 잘 반영하고 있다. 따라서 직업에 따른 노동능력상실률 평가에서는 표준직업분류 6차 개정판을 적용하였다.

국내직업분류는 대분류 1자리(10개), 중분류 2자리(52개), 소분류 3자리(149개), 세분류 4자리(426개), 세세분류는 5자리(1,206개)로 구분하고 있고, 직업의 업무특성을 최대한 반영하기 위해 1,206개의 세세분류를 이용하여 분류하였다.

노동능력상실률을 반영하기 위한 직업군의 분류는 육체적 강도의 분류(5개군)와 직업의 특성분류(9개군)를 병행해서 이루어졌으며, 직업분 분류번호의 첫째 자리는 육체적 강도를 의미하고, 둘째 자리는 직업의 특성분류, 셋째 자리는 세부분류를 의미한다.

직업군 번호의 첫 번째 수는 강도분류번호(strength designator)로서 그 일이 육체적으로 얼마나 힘든 일인지(arduousness)를 나타낸다. 이러한 강도 분류번호는 1~5까지의 수로 나타내며, 1은 매우 경한(very light) 직업, 2는 경한(light) 직업, 3은 중등도(medium)의 직업, 4는 힘든(heavy) 직업, 5는 매우 힘든(very heavy) 직업을 의미한다.

직업군 번호의 두 번째 수는 직종분류번호(occupational designator)로서 1~9의 수로 이루어져 있으며, 각 번호의 의미는 아래와 같다.

1: 전문직 또는 사무기술직(professional, technical or clerical)

2: 수작업(hand intensive)

3: 기계 조작(machine operator or tender)

4: 청소 및 관리(cleaners or attendants)

5: 운전(drivers)

6: 육체노동 및 운반(laborers, material handlers)

7: 정비, 설치, 수리 및 서비스(mechanics, installers, repairers, servicers)

8: 건설업(contruction workers)

9: 기타 직종(miscellaneous)

직업군 번호의 마지막 세 번째 수는 동일 직업군 내에 신체부위별 요구도의 차이가 있을 때 이를 구별하기 위한 분류번호이다. 가령 직업군 번호 110은 전형적인 전문직 종사자로서 다소 키보드를 사용하지만 많이 사용하지는 않고, 약간은 걷거나 서야 할 필요가 있는 직업적 특성이 있는 것을 나타내며, 대표적인 직업으로는 변호사가 있다. 111은 110과 유사한 전문사무직 종사자지만 키보드 사용이 좀 더 빈번한 직종을 나타내며 대표적 직업으로는 회계사가 있다. 112는 일반 사무직 종사자들로서 대부분의 근무 시간 동안 앉아서 일하며 키보드를 이용하는 일이 매우 빈번한 직종으로서 대표적으로 경리, 비서직 등이 해당된다.

〈표 3-1-2-1〉 직업군 분류표

노동강도 / 직업특성	1. 매우 경한 (very light)	2. 경한 (light)	3. 중등도 (moderate)	4. 힘든 (heavy)	5. 매우 힘든 (very heavy)
1. 전문, 사무직	110, 111	210, 210-s, 211, 212, 213, 213-s, 214, 215, 215-s	310, 311		
2. 수작업		220, 221, 221-s	320, 321, 322	420	
3. 기계조작			330	430	
4. 청소, 관리		240	340		
5. 운전		250, 251	350, 351, 352		
6. 육체노동, 운전			360	460	560
7. 정비, 설치, 수리			370	470	
8. 건설			380	480, 481, 482	
9. 기타		290	390	490, 491, 492	590

나. 직업군 선정

평가 대상자의 직업은 장애가 발생하기 전의 직업으로 평가하며, 직업군은 직업군 분류표(부록 1)에 따라 분류, 선정한다. 직업군 분류표의 직업은 한국표준직업분류의 세세분류에 따랐다. 따라서 직업에 대한 상세정보는 표준직업분류에 따르기를 권장한다. 평가 대상자의 직업 명칭이 불분명하거나 표준직업분류에 없는 경우 가장 근접한 직업을 선정한다.

직업군은 직업군 분류표(부록 1)에서 찾을 수 있으며, 직업군을 쉽게 찾기 위해서는 직업군을 분류한 컴퓨터 파일을 이용할 수 있으며, 컴퓨터 파일을 이용하기 어려운 경우 위 〈표 3-1-2-1〉의 직업군 분류표에서 근접한 직업군을 선택한 후 확인하는 방법이 좋다.

표준직업분류에 없는 직업을 가진 사람의 경우도 직업군 분류표(〈표 3-1-2-1〉)에서 근접한 직업군을 선택한 후 세분류를 확인하여 최종 직업군을 선정하는 것이 바람직하다.

다. 현재 직업이 없는 장애인에 대한 직업군 선정

현재 직업이 없는 사람은 다음 3가지 경우로 분류할 수 있다.

첫째, 미성년자로 성인이 될 때까지 직업이 없을 것으로 생각되는 사람이나 고령자로 향후 직업을 가질 가능성이 매우 낮은 사람

둘째, 성인으로 미취업자나 가정주부와 같이 직업을 가질 가능성이 있는 사람

셋째, 이전에 직업이 있었지만 장애 발생 당시만 잠시 휴직하고 있는 경우의 사람

1) 향후 직업을 가질 가능성이 없거나 매우 낮은 사람

직업이 없는 미성년자는 성년이 될 때까지는 직업이 없을 것으로 추정하는 것이 논리적이다. 또한 65세 이상의 고령자로 현재 직업이 없는 사람도 향후 직업을 가질 가능성은 매우 낮다. 이런 사람들은 직업이 없기 때문에 직업에 따른 노동능력상실이 없다고 보는 것이 논리적이다.

따라서 이와 같은 사람들은 직업에 따른 노동능력상실지수를 [1]로 평가하는 것이 타당하다. 다만 미성년자나 65세 이상의 노인의 경우라도 현재 직업이 있다면 직업에 따른 노동능력상실지수를 선택하여야 한다.

다만 미성년자의 경우 성년이 될 때까지는 노동능력상실지수 [1]을 적용하지만, 성년 이후는 성인 미취업자에 해당하는 노동능력상실지수를 적용하는 것이 바람직하다.

2) 성인으로 언제라도 직업을 가질 수 있는 사람

취업을 준비하고 있는 성인이나 가정주부의 경우 어떤 직업이라도 가질 수 있다. 그러나 현재 직업이 없기 때문에 직업에 따른 노동능력상실률을 정하기 어렵다. 이런 사람들의 경우 어떤 직업을 가질지 추정하기는 어렵지만 근로자의 수가 가장 많은 직업을 가질 것으로 추정하는 것이 논리적일 것이다.

본서에서는 장애계열별로 모든 직업군을 1부터 7까지의 노동능력상실지수로 구분하고 있다. 따라서 각 노동능력상실지수에 해당하는 직업군에 속한 근로자의 분포를 파악하여 가장 많은 비중을 차지하는 노동능력상실지수를 해당 장애계열의 평균 직업에 대한 노동능력상실지수로 보는 것이 타당할 것으로 생각한다.

직업이 없는 미성년자는 성년이 될 때까지는 직업이 없을 것으로 추정하는 것이 논리적이다. 또한 65세 이상의 고령자로 현재 직업이 없는 사람도 향후 직업을 가질 가능성은 매우 낮다. 이런 사람들은 직업이 없기 때문에 직업에 따른 노동능력상실이 없다고 보는 것이 논리적이다.

장애계열과 직업에 따른 노동능력상실지수 표에서 직업군 [999]는 각 장애계열별로 가장 많은 근로자 수를 포함하는 노동능력상실지수를 나타낸다.

따라서 현재 직업이 없는 성인은 특별한 이유가 없다면 직업군 [999]를 적용하는 것이 바람직하다.

3) 휴직중인 사람

직업이 있었지만 장애 발생 당시 휴직 중이었던 사람은 다음 두 가지 경우를 생각해서 직업군을 선정한다.

첫째, 이전의 직업으로 구직하고자 하는 사람. 이 사람의 경우 이전의 직업을 토대로 직업군을 선정하면 된다.

둘째, 이전에 직업이 있었지만 새로운 직업을 찾고 있는 사람. 이 사람의 경우 성인 미취업자로 직업군을 선정하는 것이 바람직하다.

이 사람들의 경우는 어떤 방법을 선택하는지에 따라 노동능력상실지수에 차이가 발생할 수 있으므로 직업군 선정에 주의를 기울여야 한다. 그러나 위의 두 가지 경우 중 어떤 것인지 판단하는 것은 의학적인 문제가 아닌 사회적 또는 법적인 문제이므로 여기서 판단은 유보한다.

4) 기타

성년 미취업자의 경우 직업군 [999]를 적용하는 것이 논리적이다. 그러나 특정 직업을 갖기 위해서 전문 교육을 받거나 훈련을 받고 있는 사람의 경우 직업군 [999]를 적용하는 것이 부적절할 수 있다. 예를 들어 조리사가 되기 위해서 조리사 학원을 다니고 있는 사람의 경우 직업군 [999]를 적용하는 것보다는 직업군 [322, 조리사, 주방장]를 적용하는 것이 타당할 것으로 보인다. 이와 같이 전공이 명확하여 대학이나 학원 등에서 전문 교육을 받고 있는 사람은 해당 전공에 따른 직업을 고려해서 직업군을 선정하는 것이 바람직하다.

그러나 전문 교육을 받았다고 해서 반드시 그 직업에 종사한다고 보기 어려울 수도 있다. 이런 상황에 대한 판단은 의학적인 것보다는 법적인 문제이므로 여기서는 판단을 유보한다.

2. 장애계열 확인

가. 장애계열

직업에 따른 노동능력상실률을 평가하기 위한 장애계열은 대한의학회 장애평가기준에 따른 장애계열과 다르다. 즉, 노동능력상실률에 있어서의 장애계열은 직업에 따른 차이를 반영하기 위한 것이기 때문에 신체기능평가를 위한 장애계열과는 다소의 차이가 있다.

장애계열에 따른 노동능력상실지수표에서의 장애계열은 총 50가지로 구분되어 있으며, 각 장애계열은 직업의 특성을 최대한 반영할 수 있도록 직업군과 연계하여 구분하였다. 이 장애계열은 대한의학회 장애평가기준에 따른 장애계열에 적합하도록 구성하였지만 차이가 있는 부분은 의학적 판단에 따라 장애계열을 선정한다.

나. 장애계열 확인

장애계열의 선정은 단순히 대한의학회 장애율을 이용하는 것이 아니고, 직업에 따른 노동능력상실률을 평가하는 것이기 때문에 장애율 평가시에 어느 부위의 장애인지 명확한 평가가 필요하다.

따라서 직업에 따른 노동능력상실률을 평가하기 위한 장애계열은 장애의 신체부위와 장애의 종류에 따라 결정한다. 장애계열은 직업에 따른 노동능력상실지수표(부록 2)에 따라 의사가 결정한다. 장애계열이 두 가지 이상으로 분류될 수 있는 경우 노동능력상실지수가 더 높은 쪽을 선택한다.

다. 직업군 선정

노동능력상실률 평가에서 장애율은 대한의학회 장애평가기준에 따른 장애율을 사용하기 때문에 대한의학회 장애율을 우선 평가하거나, 이미 평가된 장애율을 확인하여 사용한다.

직업에 따른 노동능력상실률을 평가하기 위한 장애계열은 대한의학회 장애평가기준에 따른 장애계열과 다르다. 즉, 노동능력상실률에 있어서의 장애계열은 직업에 따른 차이를 반영하기 위한 것이기 때문에 신체기능 평가를 위한 장애계열과는 다소의 차이가 있다. 따라서 대한의학회 장애율은 단순한 장애율을 이용하는 것이 아니고, 어느 부위의 장애인지 명확한 평가가 필요하다.

3. 직업에 따른 노동능력상실지수

직업에 따른 노동능력상실지수는 직업군과 장애계열이 정해지면 노동능력상실지수표(부록 2)에 따라 결정된다.

노동능력상실지수는 1부터 7까지의 숫자를 가진다. 노동능력상실지수가 클수록 노동능력상실정도가 큰 것을 의미한다. 노동능력상실지수 [1]은 신체장애율과 같은 노동능력상실률을 가지며, 이는 직업에 따른 노동능력상실이 없음을 의미한다. 노동능력상실지수 [7]은 해당 장애계열에서 직업에 따른 노동능력상실정도가 가장 큰 것을 말한다.

4. 노동능력상실률

노동능력상실률은 신체장애율과 노동능력상실지수를 이용하여, 노동능력상실률표(부록 3)에 따라 결정한다.

노동능력상실지수의 크기와 노동능력상실률의 크기는 비례하지만 일치하지는 않는다. 즉, 신체장애율의 정도에 따라 노동능력상실률의 크기 달라진다. 예를 들어 신체장애율이 1%인 경우 노동능력상실률은 노동능력상실지수가 1일 때 1%, 7일 때 2%로 불과 1%만 차이가 발생한다. 또한 신체장애율이 100%인 경우 노동능력상실지수의 크기와 관계없이 노동능력상실률은 100%이다. 반면에 노동능력상실지수가 1일 때는 50%이지만 7인 경우 68%로 18%의 차이가 발생한다.

노동능력상실률의 차이는 신체장애율이 아주 낮거나 높은 구간에서는 차이가 적고, 신체장애율이 50% 부근에서 최대로 나타난다.

5. 노동능력상실률의 병산(combine)

신체장애가 두 가지 이상인 경우 전신장애율은 각각의 신체장애율을 병산(combine)하여 결정한다.

노동능력상실률은 장애계열에 따라 노동능력상실지수가 달라지기 때문에 각각의 신체장애율과 장애계열 및 직업군에 따른 노동능력상실률을 결정하고, 각 장애에 따른 노동능력상실률을 병산(combine)한다. 노동능력상실률을 병산(combine)하는 방법은 신체장애율을 병산(combine)하는 방법과 동일하며 다음과 같다.

두 가지 장애로 인한 노동능력상실률이 각각 A%, B%인 경우

노동능력상실률 병산(combine) = A% + (100 − B)/100 × B%

6. 장애판정 사례

가. 학생

항 목	내 용
대상자	• 21세 학생
진 단	• 악골손상 • 족부손상
직업군 적용	• 999

성인 학생으로 직업군 [999]를 적용하여 각각의 장애에 노동능력상실지수는 5, 6이 적용되었고, 장애율을 병산(combine)하여 최종 노동능력상실률은 27%임.

사례 1. 21세 남자(직업: 학생) (장애율: %)

장애종류	맥브라이드 노동능력상실률	대한의학회 신체장애율	직업계수 적용 노동능력상실률
악골손상	10	10	10
좌측 제 1 족지 강직	2	2	3
외상 후 뇌증후군	12	10	16
최종 노동능력상실률	22	20	27

나. 직업이 두 가지인 사람

항 목	내 용
대상자	• 49세 남자 • 보험모집인을 하면서 호프집 운영
과거력	• 사고로 사지부전마비 발생 • 기왕증: 장애율 30%
진 단	• 사지부전마비 • 신경인성방광 • 발기부전
직업군 적용	• 보험모집인: 251 • 호프집 운영: 322

직업군 251/322의 각 장애영역별 노동능력상실지수는 각각 상지 5/6, 하지 4/5, 신경인성방광 5/1, 발기부전 1/1을 적용하였다. 판례에서는 맥브라이드 장애평가 중 사지부전마비에서 기왕증에 의한 30%를 감한 장애율을 인정하였고, 신경인성방광과 발기부전에 대한 노동능력 상실률을 병합하여 74%를 인정하였다.

대한의학회 장애평가기준은 사지마비를 상하지로 나누어 평가하면 사지부전마비가 신체장애율 70%, 노동능력상실률 80%/83%로 평가되어 기왕증을 적용하면 2개 직업에서 각각 50%/53%로 평가되었으며, 최종 노동능력상실률은 55%/58%로 평가되었다.

이 경우 어떤 노동능력 상실률을 적용할 것인지에 대한 판단은 의학적인 것이 아니라, 사회적인 것으로 법적인 판단에 따른다.

사례 2. 49세 남자(직업: 보험모집인/조리사) (장애율: %)

장애종류	맥브라이드 노동능력상실률	대한의학회 신체장애율	직업계수 적용 노동능력상실률	
			보험설계사(251)	조리사(322)
사지부전마비	100-30(기왕증)=70	상지: 51 하지: 40	상지: 63 하지: 48	상지: 66 하지: 51
		70	80 50#	83 53#
신경인성방광	10	5	8	7
발기부전	5	3	3	3
최종 노동능력상실률	74	73	83 55#	85 58#

기왕증 적용

다. 직업을 가질 가능성이 없는 사람

항 목	내 용
대상자	• 66세 남자 • 사고발생 당시 무직
진 찰	• 기질적 뇌증후군 • 보행제한

66세 남자로 현재 직업이 없고 향후 노령으로 직업을 가질 가능성이 없기 때문에 직업을 인정하지 않았다. 노동능력 상실지수는 1을 적용하여 신체장애율과 노동능력상실률이 동일하다.

사례 3. 66세 남자(직업: 무직/노령으로 직업인정 안함) (장애율: %)

장애종류	맥브라이드 노동능력상실률	대한의학회 신체장애율	직업계수 적용 노동능력상실률
			무직/노동능력상실 없음
기질적 뇌증후군	23	15	15
보행제한	–	5	5
최종 노동능력상실률	23	19	19

(이 사례는 판례에서 직업을 인정하지 않았기 때문에 노동능력상실을 정하지 않고, 신체장애율만 인정함)

부 록

부록 1 직업군 분류표

직업군	110	
직업군의 특징	전문직 및 관리자	
신체부위별 요구	주로 실내에서 업무를 수행 고도의 두뇌활동을 요구 컴퓨터 키보드를 어느 정도 사용하나 그룹 111 보다 적게 사용	
표준직업분류	직업코드	직업명
	11101	국회의원
	11102	지방의회의원 및 교육위원
	11103	중앙정부 고위공무원
	11104	지방정부 고위공무원
	11105	공공기관 임원
	11106	정당 및 특수단체 임원
	11201	기업 대표이사
	11202	기업 고위임원
	12010	정부행정 관리자
	12021	총무 및 인사 관리자
	12022	기획·홍보 및 광고 관리자
	12023	재무 관리자
	12024	자재 및 구매 관리자
	12029	그 외 경영지원 관리자
	12090	그 외 행정 및 경영지원 관리자
	13111	인문과학 연구 관리자
	13112	사회과학 연구 관리자
	13113	생명 및 자연 과학 연구 관리자
	13114	공학 연구 관리자
	13119	그 외 연구 관리자
	13121	대학교 총장 및 대학 학장
	13122	중·고등학교 교장 및 교감
	13123	초등학교 교장 및 교감
	13129	그 외 교육관련 관리자
	13131	법률 관리자
	13132	경찰 관리자
	13133	소방 관리자

13134	교도 관리자
13201	보험 관리자
13202	금융 관리자
13310	보건의료관련 관리자
13320	사회복지관련 관리자
13401	문화 및 예술관련 관리자
13402	디자인관련 관리자
13403	영상관련 관리자
13901	시장 및 여론 조사 관리자
13902	부동산 및 임대업 관리자
13903	인력공급 및 알선 서비스 관리자
13909	그 외 전문 서비스 관리자
25911	장학관 및 장학사
26111	판사
26112	검사
26120	변호사
26131	법무사
26140	변리사
27120	회계사
28691	바둑기사

직업군	111	
직업군의 특징	전문 사무직	
신체부위별 요구	주로 실내에서 업무를 수행 지속적인 컴퓨터 키보드 사용 그룹 111보다 신체활동의 요구도가 높음	
표준직업분류	직업코드	직업명
	13501	컴퓨터 하드웨어개발 관리자
	13502	컴퓨터 소프트웨어개발 관리자
	13503	컴퓨터 운영 관리자
	13504	통신 관리자
	13509	그 외 정보통신관련 관리자
	21124	수학 및 통계학 연구원
	21211	철학 연구원
	21212	역사학 연구원
	21213	언어학 및 문학 연구원
	21214	인류학 연구원
	21215	교육학 연구원
	21216	심리학 연구원
	21219	그 외 인문과학 연구원
	21221	정치학 연구원
	21222	경제학 연구원
	21223	경영학 연구원
	21224	사회학 연구원
	21225	사회복지학 연구원
	21226	언론학 연구원
	21229	그 외 사회과학 연구원
	22271	웹 기획자
	22272	멀티미디어 기획자
	26201	정부정책 행정 전문가
	26202	공공 행정 전문가
	27111	노무사
	27112	인사 컨설턴트
	27119	그 외 인사 및 노사 관련
	27130	세무사
	27151	경영 컨설턴트
	27152	기업 인수, 합병 전문가

27153	품질인증 심사 전문가
27159	그 외 경영 및 진단 전문가
27211	투자 및 증권 분석가
27212	신용 분석가
27221	금융 자산 운용가
27229	그 외 자산 운용가
27231	보험상품 개발자
27232	금융상품 개발자
27291	투자인수 심사원
27292	보험인수 심사원
27293	투자신탁 관리인
27299	그 외 금융 및 보험 관련 전문가
27311	상품 기획자
27312	마케팅 전문가
27352	행사전시 기획자
27353	국내 및 국제 회의 기획자
28120	번역가
28151	출판물 기획자
28152	출판물 편집자

직업군	210	
직업군의 특징	대중을 상대하는 직업	
신체부위별 요구	고도의 말하기 및 듣기 기능 요구 중간 정도의 사지기능 요구 대중을 상대해야 하므로 미용적인 기능이 중시됨	
표준직업분류	직업코드	직업명
	13124	유치원 원장
	24591	정신보건 임상심리사
	24731	헤드헌터
	24732	직업상담사
	24733	취업알선원
	24741	상담 전문가
	24742	청소년 지도사
	24811	목사
	24812	신부
	24813	승려
	24814	교무
	24819	그 외 성직자
	24891	수녀 및 수사
	24892	전도사
	27331	광고 전문가
	27332	홍보 전문가
	27340	조사 전문가
	27351	이벤트 전문가
	27441	농수산물 중개인 및 경매사
	27442	예술품 중개인 및 경매사
	27449	그 외 상품 중개인 및 경매사
	28130	통역가
	28141	기자
	28324	성우
	28331	아나운서
	28332	리포터
	28333	쇼핑호스트
	28334	비디오자키
	28335	디스크자키
	28339	그 외 아나운서 및 리포터

	28394	보조 연기자
	28461	가수
	28462	성악가
	39222	데스크 안내원
	39223	화랑 및 박물관 안내원
	39224	시설 및 견학 안내원
	39912	방문고객 상담원
	42311	결혼 상담원
	42331	장례 상담원
	42901	점술가
	42902	민속신앙 종사원
	43291	카지노 딜러
	53061	행사 및 홍보 도우미
	53062	판촉원

직업군	210-S	
직업군의 특징	대중을 상대하는 직업	
신체부위별 요구	고도의 말하기 및 듣기 기능 요구 중간 정도의 사지기능 요구 210군 중 대중을 상대하는 비중이 적은 것으로 미용에 대한 기능의 중요도가 비교적 떨어짐	
표준직업분류	직업코드	직업명
	27241	증권 중개인
	27242	선물거래 중개인
	27243	외환 딜러
	28142	논설위원
	28143	칼럼니스트
	39225	방송 안내원
	39226	전화교환 및 전화번호 안내원
	39229	그 외 안내 · 접수 사무원 및 전화 교환원
	39911	전화 상담원
	53020	통신서비스 판매원
	53030	텔레마케터
	53040	인터넷 판매원

<table>
<tr><th>직업군</th><th colspan="2">211</th></tr>
<tr><td>직업군의 특징</td><td colspan="2">사무직</td></tr>
<tr><td>신체부위별 요구</td><td colspan="2">반복적 손가락 운동, 핸들링을 중점으로 하는 업무
상당시간 키보드 작업
상지의 기능 요구도는 그룹 210보다 높으나 하지의 경우 더 낮음</td></tr>
<tr><td rowspan="31">표준직업분류</td><td>직업코드</td><td>직업명</td></tr>
<tr><td>24640</td><td>의무기록사</td></tr>
<tr><td>28221</td><td>사서</td></tr>
<tr><td>28222</td><td>기록물관리사</td></tr>
<tr><td>28360</td><td>영상녹화 및 편집 기사</td></tr>
<tr><td>31110</td><td>조세행정 사무원</td></tr>
<tr><td>31120</td><td>관세행정 사무원</td></tr>
<tr><td>31130</td><td>병무행정 사무원</td></tr>
<tr><td>31141</td><td>국가행정 사무원</td></tr>
<tr><td>31142</td><td>지방행정 사무원</td></tr>
<tr><td>31143</td><td>공공행정 사무원</td></tr>
<tr><td>31211</td><td>경영기획 사무원</td></tr>
<tr><td>31212</td><td>영업관리 사무원</td></tr>
<tr><td>31213</td><td>광고 및 홍보 사무원</td></tr>
<tr><td>31214</td><td>분양 및 임대 사무원</td></tr>
<tr><td>31215</td><td>판매 사무원</td></tr>
<tr><td>31219</td><td>그 외 기획 및 마케팅 사무원</td></tr>
<tr><td>31221</td><td>인사 및 노무 사무원</td></tr>
<tr><td>31222</td><td>교육 및 훈련 사무원</td></tr>
<tr><td>31230</td><td>자재관리 사무원</td></tr>
<tr><td>31241</td><td>생산관리 사무원</td></tr>
<tr><td>31242</td><td>품질관리 사무원</td></tr>
<tr><td>31250</td><td>무역 사무원</td></tr>
<tr><td>31261</td><td>도로운송 사무원</td></tr>
<tr><td>31262</td><td>철도운송 사무원</td></tr>
<tr><td>31263</td><td>수상운송 사무원</td></tr>
<tr><td>31264</td><td>항공운송 사무원</td></tr>
<tr><td>31270</td><td>총무 사무원</td></tr>
<tr><td>31310</td><td>회계 사무원</td></tr>
<tr><td>31320</td><td>경리 사무원</td></tr>
<tr><td>31411</td><td>관리 비서</td></tr>
</table>

31412	일반 비서
31421	약국 전산 관리원
31422	전산 자료 입력원
31423	사무 보조원
32010	출납창구 사무원
32021	보험 심사원
32022	보험 사무원
32031	은행 사무원
32032	금융 사무원
32040	신용추심원
33011	법무 사무원
33012	특허 사무원
33019	그 외 법률관련 사무원
33020	감사 사무원
39101	통계 사무원
39102	통계 및 설문조사 사무원
39109	그 외 통계관련 사무원
39210	여행 사무원
39221	예약 및 접수 사무원
52121	항공권 판매원

<table>
<tr><th>직업군</th><th colspan="2">212</th></tr>
<tr><td>직업군의 특징</td><td colspan="2">연구원</td></tr>
<tr><td>신체부위별 요구</td><td colspan="2">실내에서 업무를 수행하며 서서 일하는 경우가 있음
그룹 211보다 손을 적게 사용
그룹 211보다 척추 부담이 약간 높음
직업상 다른 사람을 상대할 경우는 많지 않음</td></tr>
<tr><td rowspan="30">표준직업분류</td><td>직업코드</td><td>직업명</td></tr>
<tr><td>21111</td><td>생물학 연구원</td></tr>
<tr><td>21112</td><td>의학 연구원</td></tr>
<tr><td>21113</td><td>약학 연구원</td></tr>
<tr><td>21114</td><td>농학 연구원</td></tr>
<tr><td>21115</td><td>임학 연구원</td></tr>
<tr><td>21116</td><td>수산학 연구원</td></tr>
<tr><td>21117</td><td>식품학 연구원</td></tr>
<tr><td>21118</td><td>축산 및 수의학 연구원</td></tr>
<tr><td>21119</td><td>그 외 생명과학 연구원</td></tr>
<tr><td>21121</td><td>물리학 연구원</td></tr>
<tr><td>21122</td><td>화학 연구원</td></tr>
<tr><td>21123</td><td>천문 및 기상학 연구원</td></tr>
<tr><td>21125</td><td>환경 및 해양과학 연구원</td></tr>
<tr><td>21129</td><td>그 외 자연과학 연구원</td></tr>
<tr><td>21311</td><td>생물학 시험원</td></tr>
<tr><td>21312</td><td>의료과학 시험원</td></tr>
<tr><td>21319</td><td>그 외 생명과학 시험원</td></tr>
<tr><td>21321</td><td>농업 시험원</td></tr>
<tr><td>21322</td><td>임업 시험원</td></tr>
<tr><td>21323</td><td>어업 시험원</td></tr>
<tr><td>21331</td><td>물리학 시험원</td></tr>
<tr><td>21332</td><td>화학 시험원</td></tr>
<tr><td>21333</td><td>천문 및 기상학 시험원</td></tr>
<tr><td>21334</td><td>환경 및 해양과학 시험원</td></tr>
<tr><td>21339</td><td>그 외 자연과학 시험원</td></tr>
<tr><td>22110</td><td>컴퓨터 하드웨어 기술자 및 연구원</td></tr>
<tr><td>22121</td><td>통신기기 기술자 및 연구원</td></tr>
<tr><td>22122</td><td>통신장비 기술자 및 연구원</td></tr>
<tr><td>22123</td><td>통신기술 기술자 및 연구원</td></tr>
</table>

22124	통신망운영 기술자 및 연구원
22129	그 외 통신공학 기술자 및 연구원
22211	정보통신 컨설턴트
22212	컴퓨터시스템 감리 전문가
22213	컴퓨터시스템 설계분석가
22221	시스템 소프트웨어 설계분석가
22222	시스템 소프트웨어 프로그래머
22231	응용 소프트웨어 설계분석가
22232	게임 프로그래머
22233	네트워크 프로그래머
22239	그 외 응용 소프트웨어 프로그래머
22241	데이터베이스 설계, 분석가
22242	데이터베이스 프로그래머
22243	데이터베이스 관리자
22250	네트워크시스템 개발자
22260	컴퓨터 보안 전문가
22281	웹 마스터
22282	웹 엔지니어 및 웹 프로그래머
22300	정보 시스템 운영자
23111	건축가
23112	건축감리 기술자
23113	건축구조설계 기술자
23114	건축시공 기술자
23115	건축설비 기술자
23116	건축안전환경 기술자
23119	그 외 건축관련 기술자
23130	조경 기술자
23141	도시계획 및 설계가
23142	교통계획 및 설계가
23143	교통안전 연구원
23144	교통영향 평가원
23160	건설자재 시험원
23211	석유화학 기술자 및 연구원
23212	고무 및 플라스틱 기술자 및 연구원
23213	농약 및 비료 기술자 및 연구원

23214	도료제품 기술자 및 연구원
23215	화장품 및 비누제품 기술자 및 연구원
23219	그 외 화학공학 기술자 및 연구원
23221	석유화학 시험원
23222	고무 및 플라스틱 시험원
23223	농약 및 비료 시험원
23224	도료제품 시험원
23225	화장품 및 비누제품 시험원
23229	그 외 화학공학 시험원
23311	금속공학 기술자 및 연구원
23312	요업·세라믹 공학 기술자 및 연구원
23313	시멘트공학 기술자 및 연구원
23319	그 외 금속·재료 공학 기술자
23321	금속공학 시험원
23322	요업·세라믹 공학 시험원
23323	시멘트공학 시험원
23329	그 외 금속·재료 공학 시험원
23511	전기제품개발 기술자 및 연구원
23512	발전설비 기술자 및 연구원
23513	송·배전실비 기술자 및 연구원
23514	전기계측제어 기술자 및 연구원
23515	전기감리 기술자 및 연구원
23516	전기안전 기술자 및 연구원
23519	그 외 전기공학 기술자 및 연구원
23521	전자제품개발 기술자 및 연구원
23522	반도체공학 기술자 및 연구원
23523	전자계측제어 기술자 및 연구원
23524	전자의료기기개발 기술자 및 연구원
23529	그 외 전자공학 기술자 및 연구원
23531	금형공학 기술자 및 연구원
23532	플랜트공학 기술자 및 연구원
23533	냉·난방 및 공조 공학 기술자 및 연구원
23534	건설기계공학 기술자 및 연구원
23535	산업기계공학 기술자 및 연구원
23536	자동차공학 기술자 및 연구원

23537	조선공학 기술자 및 연구원
23538	비행기 · 철도차량 공학 기술자 및 연구원
23539	로봇 및 그 외 기계공학 기술자 및 연구원
23541	전기공학 시험원
23542	전자공학 시험원
23543	기계공학 시험원
23731	항공교통 관제사
23732	선박교통 관제사
23733	철도교통 관제사
23910	식품공학 기술자 및 연구원
23921	섬유소재개발 기술자 및 연구원
23922	섬유공정개발 기술자 및 연구원
23923	염색개발공학 기술자 및 연구원
23930	가스 · 에너지 기술자 및 연구원
23951	식품공학 시험원
23952	섬유공학 시험원
23953	가스 및 에너지 시험원
24401	영양사
24510	임상병리사
24620	위생사
25912	교육 연구관 및 교육 연구사
25919	그 외 교육 전문가
25920	대학 교육조교
27140	관세사
27250	손해사정인
27411	감정평가사
27412	감정사
28111	방송작가
28112	작가 및 평론가
28113	광고문 작성가
28114	스크립터
28119	그 외 작가 및 관련 전문가
28311	감독 및 연출가
28432	만화영화 작가
28632	경기기록원

	39913	모니터 요원
	39991	출판 및 자료편집 사무원
	39999	그 외 사무원
	41291	보안 관제원
	41292	유통 및 매장 감시원

직업군	213	
직업군의 특징	기술자 및 현장 연구원	
신체부위별 요구	실내와 실외에서 작업 가끔씩 등산하거나 고르지 못한 곳에 다님 그룹 211, 212에 비해 하지의 요구도가 높음	
표준직업분류	직업코드	직업명
	23121	토목구조설계 기술자
	23122	토목시공 기술자
	23123	토목안전환경 기술자
	23124	토목감리 기술자
	23129	그 외 토목관련기술자
	23151	측량 및 지리정보 기술자
	23152	사진측량 및 분석가
	23153	지도제작 기술자
	23154	지리정보시스템 전문가
	23941	소방설계 기술자 및 연구원
	23942	소방공사 기술자 및 연구원
	23943	소방공사 감리 기술자 및 연구원
	23949	그 외 소방공학 기술자 및 연구원
	23991	소방공학 시험원
	23999	그 외 공학관련 기술자 및 시험원
	28211	큐레이터
	28212	문화재 보존원
	28312	기술감독
	28319	그 외 감독 및 연출가

<table>
<tr><th>직업군</th><th colspan="2">213-S</th></tr>
<tr><td>직업군의 특징</td><td colspan="2">기술자 및 현장 연구원</td></tr>
<tr><td>신체부위별 요구</td><td colspan="2">실내와 실외에서 작업
가끔씩 등산하거나 고르지 못한 곳에 다님
그룹 211, 212에 비해 하지의 요구도가 높음
213군 중 직업적으로 후각이 필요할 수 있는 직업</td></tr>
<tr><td rowspan="23">표준직업분류</td><td>직업코드</td><td>직업명</td></tr>
<tr><td>23411</td><td>대기환경 기술자 및 연구원</td></tr>
<tr><td>23412</td><td>수질환경 기술자 및 연구원</td></tr>
<tr><td>23413</td><td>토양환경 기술자 및 연구원</td></tr>
<tr><td>23414</td><td>소음진동 기술자 및 연구원</td></tr>
<tr><td>23415</td><td>폐기물처리 기술자 및 연구원</td></tr>
<tr><td>23416</td><td>환경영향 평가원</td></tr>
<tr><td>23419</td><td>그 외 환경공학 기술자 및 연구원</td></tr>
<tr><td>23421</td><td>대기환경 시험원</td></tr>
<tr><td>23422</td><td>수질환경 시험원</td></tr>
<tr><td>23423</td><td>토양환경 시험원</td></tr>
<tr><td>23424</td><td>소음진동 시험원</td></tr>
<tr><td>23425</td><td>폐기물처리 시험원</td></tr>
<tr><td>23426</td><td>환경영향 시험원</td></tr>
<tr><td>23429</td><td>그 외 환경공학관련시험원</td></tr>
<tr><td>23611</td><td>산업 안전원</td></tr>
<tr><td>23612</td><td>위험 관리원</td></tr>
<tr><td>23619</td><td>그 외 산업안전 및 위험관리원</td></tr>
<tr><td>23621</td><td>보건위생 검사원</td></tr>
<tr><td>23622</td><td>환경 검사원</td></tr>
<tr><td>71041</td><td>식품등급원</td></tr>
<tr><td>71042</td><td>담배등급원</td></tr>
<tr><td>99991</td><td>환경 감시원</td></tr>
</table>

직업군	214	
직업군의 특징	육체적으로 활동량이 많은 사무직(교육직, 소매업) 및 실무관리자	
신체부위별 요구	언어, 청각, 시각적인 요구도가 매우 높음 손가락 동작 및 수작업에 대한 요구도가 높음 척추와 하지 힘의 요구도는 200 직업군 중 가장 높음	
표준직업분류	직업코드	직업명
	14111	건설관련 관리자
	14112	광업관련 관리자
	14121	전기관련 관리자
	14122	가스관련 관리자
	14123	수도관련 관리자
	14124	증기 및 온수 관련 관리자
	14131	식품생산 관리자
	14132	섬유 및 의복 제품생산 관리자
	14133	화학제품생산 관리자
	14134	금속제품생산 관리자
	14135	기계제품생산 관리자
	14136	전기 · 전자 제품생산 관리자
	14139	그 외 제품생산관련 관리자
	14901	농림어업관련 관리자
	14902	수리 및 정비 관련 관리자
	14909	그 외 건설 · 전기 및 생산 관련 관리자
	15111	영업관련 관리자
	15112	판매관련 관리자
	15113	무역관련 관리자
	15121	육상운송 관리자
	15122	해상운송 관리자
	15123	항공운송관련 관리자
	15211	숙박관련 관리자
	15212	여행관련 관리자
	15213	오락 및 스포츠 관련 관리자
	15219	그 외 숙박 · 여행 · 오락 및 스포츠 관련관리자
	15220	음식서비스관련 관리자
	15301	환경관련 관리자
	15302	청소관련 관리자
	15303	경비관련 관리자

15901	회원단체관련 관리자
15909	그 외 판매 및 고객 서비스 관리자
28421	사진작가
28422	사진기자
28423	사진가
28531	인테리어 디자이너
28532	디스플레이어
28533	무대 및 세트 디자이너
43232	노래방 종사원
43239	그 외 오락시설 종사원
52111	의류 판매원
52112	화장품 판매원
52113	가전제품 판매원
52114	가구 판매원
52115	신발 및 액세사리 판매원
52116	서적, 문구 및 음반 판매원
52117	원예 작물 판매원
52118	농수산물 판매원
52119	그 외 상점 판매원
52201	자동차 대여원
52202	도서 및 비디오 테이프 대여원
52203	사무용품 대여원
52204	생활용품 대여원
52205	오락 및 스포츠용품 대여원
52209	그 외 상품 대여원

<table>
<tr><th>직업군</th><th colspan="2">215</th></tr>
<tr><td>직업군의 특징</td><td colspan="2">일반 교육자</td></tr>
<tr><td>신체부위별 요구</td><td colspan="2">실내에서 업무를 수행하며 서서 일하는 경우가 있음
그룹 211보다 손을 적게 사용
그룹 211보다 척추 부담이 약간 높음</td></tr>
<tr><td rowspan="32">표준직업분류</td><th>직업코드</th><th>직업명</th></tr>
<tr><td>24303</td><td>보건 교사</td></tr>
<tr><td>24402</td><td>영양 교사</td></tr>
<tr><td>25111</td><td>인문계열 교수</td></tr>
<tr><td>25112</td><td>사회계열 교수</td></tr>
<tr><td>25113</td><td>자연계열 교수</td></tr>
<tr><td>25114</td><td>공학계열 교수</td></tr>
<tr><td>25115</td><td>의약계열 교수</td></tr>
<tr><td>25116</td><td>교육계열 교수</td></tr>
<tr><td>25121</td><td>인문계열 시간강사</td></tr>
<tr><td>25122</td><td>사회계열 시간강사</td></tr>
<tr><td>25123</td><td>자연계열 시간강사</td></tr>
<tr><td>25124</td><td>공학계열 시간강사</td></tr>
<tr><td>25125</td><td>의약계열 시간강사</td></tr>
<tr><td>25126</td><td>교육계열 시간강사</td></tr>
<tr><td>25211</td><td>국어 교사</td></tr>
<tr><td>25212</td><td>수학 교사</td></tr>
<tr><td>25213</td><td>사회 교사</td></tr>
<tr><td>25214</td><td>과학 교사</td></tr>
<tr><td>25216</td><td>실업 교사</td></tr>
<tr><td>25217</td><td>외국어 교사</td></tr>
<tr><td>25219</td><td>그 외 중·고등학교 교사</td></tr>
<tr><td>25411</td><td>국어 강사</td></tr>
<tr><td>25412</td><td>수학 강사</td></tr>
<tr><td>25413</td><td>사회 강사</td></tr>
<tr><td>25414</td><td>과학 강사</td></tr>
<tr><td>25415</td><td>외국어 강사</td></tr>
<tr><td>25419</td><td>그 외 문리 및 어학 강사</td></tr>
<tr><td>25420</td><td>컴퓨터 강사</td></tr>
<tr><td>25491</td><td>교육연수기관 강사</td></tr>
<tr><td>25492</td><td>기업체 직무훈련 강사</td></tr>
<tr><td>25499</td><td>그 외 문리기술 및 예능 강사</td></tr>
</table>

<table>
<tr><th>직업군</th><th colspan="2">215-S</th></tr>
<tr><td>직업군의 특징</td><td colspan="2">특수 교육자</td></tr>
<tr><td>신체부위별 요구</td><td colspan="2">실내에서 업무를 수행하며 서서 일하는 경우가 있음
그룹 211보다 손을 적게 사용
그룹 211보다 척추 부담이 약간 높음
215군 중 신체활동에 대한 부담이 높은 직업</td></tr>
<tr><td rowspan="25">표준직업분류</td><th>직업코드</th><th>직업명</th></tr>
<tr><td>24593</td><td>언어치료사</td></tr>
<tr><td>24594</td><td>음악 및 미술 치료사</td></tr>
<tr><td>24710</td><td>사회복지사</td></tr>
<tr><td>24750</td><td>시민 단체 활동가</td></tr>
<tr><td>24791</td><td>복지시설 생활지도원</td></tr>
<tr><td>24799</td><td>그 외 사회복지관련 종사원</td></tr>
<tr><td>25117</td><td>예체능계열 교수</td></tr>
<tr><td>25127</td><td>예체능계열 시간강사</td></tr>
<tr><td>25215</td><td>예체능 교사</td></tr>
<tr><td>25220</td><td>초등학교 교사</td></tr>
<tr><td>25231</td><td>시각장애 교사</td></tr>
<tr><td>25232</td><td>청각장애 교사</td></tr>
<tr><td>25239</td><td>그 외 특수교육 교사</td></tr>
<tr><td>25300</td><td>유치원 교사</td></tr>
<tr><td>25431</td><td>디자인 강사</td></tr>
<tr><td>25432</td><td>이미용 강사</td></tr>
<tr><td>25434</td><td>요리 강사</td></tr>
<tr><td>25439</td><td>그 외 기술 및 기능계 강사</td></tr>
<tr><td>25441</td><td>음악 강사</td></tr>
<tr><td>25442</td><td>미술 강사</td></tr>
<tr><td>25443</td><td>무용 강사</td></tr>
<tr><td>25449</td><td>그 외 예능 강사</td></tr>
<tr><td>25991</td><td>보조 교사</td></tr>
<tr><td>25999</td><td>그 외 교사</td></tr>
</table>

직업군	220	
직업군의 특징	의학, 디자인 등에 있어서의 정밀 작업자	
신체부위별 요구	시각적인 요구도가 매우 높음 상지의 정밀도가 요구되며 200번대 직업군 중 요구도가 가장 높음 손가락 동작 및 팔의 장애에 있어서 가장 큰 영향 하지의 요구도는 높지 않음 고위 뇌기능의 요구도가 최고 수준	
표준직업분류	직업코드	직업명
	24111	내과 전문 의사
	24112	외과 전문 의사
	24113	소아과 전문 의사
	24114	산부인과 전문 의사
	24115	정신과 및 신경과 전문 의사
	24116	안과 및 이비인후과 전문 의사
	24117	피부과 및 비뇨기과 전문 의사
	24118	방사선과 및 병리과 전문 의사
	24119	그 외 전문 의사
	24120	일반 의사
	24130	한의사
	24141	치과 전문 의사
	24201	약사
	24202	한약사
	28411	화가
	28412	조각가
	28413	서예가
	28431	만화가
	28441	국악인
	28442	국악 연주가
	28443	국악작곡 및 편곡가
	28444	전통 예능인
	28451	지휘자
	28452	작곡가 및 편곡가
	28453	연주가
	28692	프로게이머
	28991	마술사

직업군	221	
직업군의 특징	재단사, 공예원	
신체부위별 요구	시각 및 손의 정밀한 작업 필요 반복적인 손가락 동작 및 수공구의 이용 고위 뇌기능의 요구도는 220군에 비해 떨어짐	
표준직업분류	직업코드	직업명
	22402	방송송출장비 기사
	23630	비파괴 검사원
	23961	건축 캐드원
	23962	토목 캐드원
	23963	기계 캐드원
	23964	전기 · 전자 장비 캐드원
	23969	그 외 캐드원
	24530	치과기공사
	24540	치과위생사
	24599	그 외 치료사
	24630	안경사
	28372	영사기사
	28399	그 외 연극/영화 및 영상 관련 종사자
	28511	자동차 디자이너
	28512	가구 디자이너
	28519	그 외 제품 디자이너
	28521	직물 디자이너
	28522	의상 디자이너
	28523	액세서리 디자이너
	28524	가방 및 신발 디자이너
	28541	광고 디자이너
	28542	포장 디자이너
	28543	북 디자이너
	28544	삽화가
	28545	색채 전문가
	28546	활자 디자이너
	28549	그 외 시각 디자이너
	28551	웹 디자이너
	28552	멀티미디어 디자이너
	28553	게임그래픽 디자이너

	61394	감별사
	72111	직물 패턴사
	72112	가죽 패턴사
	72113	모피 패턴사
	72119	그 외 패턴사
	72121	의복 재단사
	72122	신발 및 구두 재단사
	72129	그 외 재단사
	72131	직물 재봉사
	72132	가죽 및 모피 재봉사
	72133	신발재봉사
	72134	기계 자수사
	72139	그 외 재봉사
	72241	의복 수선원
	72249	그 외 수선원
	76196	휴대폰 수리원
	76197	시계 및 카메라 수리원
	79112	조화 공예원
	79115	양초 공예원
	79116	종이 공예원
	79119	그 외 공예원
	79121	귀금속 세공원
	79122	보석 세공원
	79129	그 외 귀금속 및 보석 세공원
	79999	그 외 기능관련 종사원

직업군	221-S	
직업군의 특징	재단사, 공예원	
신체부위별 요구	시각 및 손의 정밀한 작업 필요 반복적인 손가락 동작 및 수공구의 이용 고위 뇌기능의 요구도는 220군에 비해 떨어짐 221군 중 특별히 청각의 요구도가 높은 직업	
표준직업분류	직업코드	직업명
	39992	속기사
	73032	조율사

직업군	240	
직업군의 특징	단순 판매원 및 경비원	
신체부위별 요구	상하지의 요구도는 200직업군 중 평균 수준임 청각 이외에 특별히 요구도가 높은 기능은 없음	
표준직업분류	직업코드	직업명
	52122	승차권 판매원
	52123	입장권 판매원
	52124	복권 및 마권 판매원
	52129	그 외 매표원 및 복권 판매원
	52131	매장 계산원
	52132	요금 정산원
	94211	아파트 경비원
	94212	건물 경비원
	94219	그 외 경비원
	94220	검표원
	95310	주유원
	99231	주차 관리원
	99232	주차 안내원

직업군	250	
직업군의 특징	운전원(대부분 사적인 목적으로 단거리 운전)	
신체부위별 요구	시청각 능력의 요구도가 높다 상하지의 요구도는 평균 수준임	
표준직업분류	직업코드	직업명
	28911	연예인 매니저
	28912	스포츠 매니저
	28999	그 외 문화 · 예술관련 종사원
	41293	주차 단속원
	87391	자가용 운전원
	87392	렌터카 운전원
	87394	대리 운전원
	87395	대리 주차원
	87399	그 외 자동차 운전원

<table>
<tr><th>직업군</th><th colspan="2">251</th></tr>
<tr><td>직업군의 특징</td><td colspan="2">옥외 판매, 검사 및 영업소
(영업을 수행하기 위해 여러 곳으로 운전/이동)</td></tr>
<tr><td>신체부위별 요구</td><td colspan="2">영업을 위해 공공도로에서 경차량을 이용한 운전 작업 요구
상하지의 요구도는 250과 같음
타인을 상대하는 직업으로 시청각 및 미용적 기능이 요구됨</td></tr>
<tr><td rowspan="31">표준직업분류</td><th>직업코드</th><th>직업명</th></tr>
<tr><td>21021</td><td>건축자재 영업원</td></tr>
<tr><td>21023</td><td>식품 영업원</td></tr>
<tr><td>25433</td><td>자동차운전 강사</td></tr>
<tr><td>25451</td><td>학습지 교사</td></tr>
<tr><td>25459</td><td>그 외 방문교사</td></tr>
<tr><td>27320</td><td>여행상품 개발자</td></tr>
<tr><td>27420</td><td>해외영업원</td></tr>
<tr><td>27431</td><td>자동차 부품 기술 영업원</td></tr>
<tr><td>27432</td><td>전자통신 장비 기술 영업원</td></tr>
<tr><td>27433</td><td>의료장비 기술 영업원</td></tr>
<tr><td>27434</td><td>농업용 기계장비 기술 영업원</td></tr>
<tr><td>27435</td><td>산업용 기계장비 기술 영업원</td></tr>
<tr><td>27436</td><td>의약품 영업원</td></tr>
<tr><td>27439</td><td>그 외 기술 영업원</td></tr>
<tr><td>27451</td><td>부동산 컨설턴트</td></tr>
<tr><td>27452</td><td>부동산 중개인</td></tr>
<tr><td>27490</td><td>그 외 기술영업 및 중개</td></tr>
<tr><td>51010</td><td>자동차영업원</td></tr>
<tr><td>51022</td><td>인쇄 및 광고 영업원</td></tr>
<tr><td>51024</td><td>체인점 모집 및 관리 영업원</td></tr>
<tr><td>51029</td><td>그 외 일반 영업원</td></tr>
<tr><td>51031</td><td>보험 중개인</td></tr>
<tr><td>51032</td><td>보험 설계사</td></tr>
<tr><td>51033</td><td>간접 투자증권 판매인</td></tr>
<tr><td>53010</td><td>방문 판매원</td></tr>
<tr><td>53050</td><td>노점 및 이동 판매원</td></tr>
<tr><td>95392</td><td>전단지 배포원 및 벽보원</td></tr>
<tr><td>99211</td><td>계기 검침원</td></tr>
<tr><td>99212</td><td>가스 점검원</td></tr>
<tr><td>99220</td><td>수금원</td></tr>
</table>

직업군	290	
직업군의 특징	미용관련 서비스업	
신체부위별 요구	시각 및 의사소통 능력이 중요함 직업의 특성상 외모가 중시됨 200 직업군 중 팔의 요구가 높은 편임	
표준직업분류	직업코드	직업명
	42210	이용사
	42220	미용사
	42231	피부관리사
	42232	체형관리사
	42233	발관리사
	42234	손톱관리사
	42239	그 외 피부미용 및 체형 관련 종사원
	42241	메이크업 아티스트
	42242	특수 분장사
	42243	분장사
	42250	애완동물 미용사
	42291	패션코디네이터
	42292	이미지컨설턴트
	42299	그 외 미용관련 서비스 종사원
	42332	장례지도사
	42909	그 외 이미용·예식 및 의료보조 서비스 종사원

직업군	310	
직업군의 특징	연예인 및 여가 관련 종사원	
신체부위별 요구	대중을 상대하는 직업으로 언어능력 및 미용적 기능의 요구도가 전체 직업군 중 가장 높음 상지 및 하지의 기능 요구도는 중간 정도임	
표준직업분류	직업코드	직업명
	28321	배우
	28322	개그맨 및 코미디언
	28323	모델
	28329	그 외 배우 및 모델
	28642	레크레이션 기획가 및 강사
	28699	그 외 스포츠 및 레크레이션 관련 전문가
	42312	웨딩플래너
	43211	국내여행 안내원
	43212	국외여행 안내원
	43213	관광 통역 안내원
	43299	그 외 여가 및 스포츠 관련 종사원

직업군	311	
직업군의 특징	대부분의 의료직	
신체부위별 요구	언어 능력 및 상지 사용 능력이 요구됨 머리 사용이 높음	
표준직업분류	직업코드	직업명
	24301	전문 간호사
	24302	일반 간호사
	24304	조산사
	24520	방사선사
	24561	물리치료사
	24562	작업치료사
	24592	전통의료 치료사
	24660	안마사

직업군	320	
직업군의 특징	각종 조립원 및 제조원	
신체부위별 요구	손 기구를 사용한 정밀한 작업을 함 320번대 중에서 가장 손의 사용이 높음 척추와 하지의 사용은 높지 않음	
표준직업분류	직업코드	직업명
	22401	통신장비기사
	24550	의지보조기기사
	28340	촬영기사
	28350	음향 및 녹음 기사
	28371	조명기사
	28391	무대의상 관리원
	28392	소품 관리원
	28393	방송/영화연출 보조원
	72140	제화원
	72191	모자 제조원
	72192	카페트 및 가발 제조원
	72193	시트 제품 제조원
	72194	수날염원
	72195	섬유 및 펠트 관련 선별원
	72199	그 외 섬유 및 가죽 관련 기능 종사원
	72210	한복 제조원
	72221	양장 제조원
	72222	양복 제조원
	72230	모피 및 가죽의복 제조원
	72242	가죽 수선원
	72243	모피 수선원
	72244	구두 수선원
	72291	운동복 제조원
	72292	근무복 제조원
	72293	셔츠 및 바지 제조원
	72299	그 외 의복 제조원
	73011	목재케이스 및 목상자 제조원
	73019	그 외 목제품 제조관련 종사원
	73021	가구 제조원
	73031	악기제조및수리원
	76194	영상 · 전자음향기기 설치 및 수리원

	76198	광학기구 수리원
	78033	인터넷 케이블 설치 및 수리원
	79111	도자기 공예원
	79113	목 공예원
	79991	인쇄관련 기능 종사원
	79992	유리관련 기능 종사원
	83241	고무제품 조립원
	83242	플라스틱제품 조립원
	85444	공작기계 조립원
	85445	공구 조립원
	85449	그 외 일반기계 조립원
	85500	금속기계부품 조립원
	86401	전기장비 조립원
	86402	영상 · 음향 장비 조립원
	86403	전자 · 정밀 기구 조립원
	86404	가정용 전기 · 전자 제품 조립원
	86409	그 외 전기 · 전자 부품 및 제품 조립원

직업군	321	
직업군의 특징	서비스업 종사자	
신체부위별 요구	미용적 기능이 중시됨 상지의 기능 요구도가 높음 척추 및 하지의 기능 요구도는 평균 수준임	
표준직업분류	직업코드	직업명
	43110	항공기 객실승무원
	43121	선박 객실승무원
	43122	열차 객실승무원
	43221	호텔 서비스원
	43231	유원시설 및 테마파크 종사원
	43292	골프장 캐디
	44221	음식서비스 종사원
	44222	음료서비스 종사원
	44223	주류서비스 종사원
	44290	그 외 음식서비스 종사원
	95210	패스트푸드원
	95220	주방 보조원

직업군	322	
직업군의 특징	요식업	
신체부위별 요구	320번대 중에서 가장 적은 정밀 작업이 필요 미각과 후각의 능력이 가장 중시됨	
표준직업분류	직업코드	직업명
	44111	한식 주방장
	44112	한식 조리사
	44121	중식 주방장
	44122	중식 조리사
	44131	양식 주방장
	44132	양식 조리사
	44141	일식 주방장
	44142	일식 조리사
	44191	분식 조리사
	44192	커피 조리사
	44193	전통차 조리사
	44199	그 외 주방장 및 조리사
	44210	바텐더
	71010	제빵원 및 제과원
	71020	떡제조원
	71051	김치 제조 종사원
	71052	밑반찬 제조 종사원
	71091	건강원 및 탕제원 종사원
	71092	수산물가공 및 염장원
	71099	그 외 수제식품제조 종사원

직업군	330	
직업군의 특징	각종 기계 조작원	
신체부위별 요구	대부분에 있어서 평균적인 능력이 요구됨 사고의 위험으로 시각적 기능의 요구도는 비교적 높음	
표준직업분류	직업코드	직업명
	74110	금형원
	74122	주형원
	74210	제관원
	81111	곡물 및 사료 제분기 조작원
	81112	조미료 제분기 조작원
	81113	도정기 조작원
	81119	그 외 제분 및 도정관련 기계 조작원
	81121	빵 · 과자 · 떡 제조 기계 조작원
	81122	두부 및 유사제품 기계 조작원
	81123	국수 및 면류제품 기계 조작원
	81124	사탕 · 껌 및 초콜릿 제품 기계 조작원
	81129	그 외 곡물가공제품 기계 조작원
	81131	육류 가공 기계 조작원
	81132	어패류 가공 기계 조작원
	81133	낙농품 가공 기계 조작원
	81141	과실 및 채소 통조림기 조작원
	81142	과실 및 채소 살균기 조작원
	81143	과실 및 채소 냉장기 조작원
	81144	과실 및 채소 건조기 조작원
	81201	청량음료 제조기 조작원
	81202	알코올성음료 제조기 조작원
	81203	차 · 커피 및 코코아 제조기 조작원
	81209	그 외 음료 제조관련 기계 조작원
	81901	유지 제조기 조작원
	81902	조미식품 생산기 조작원
	81903	설탕 제조관련 기계 조작원
	81904	담배 제조관련 기계 조작원
	81905	건강식품 가공기 조작원
	81909	그 외 식품가공관련 기계 조작원
	82111	연조기 조작원
	82112	조방기 조작원

82113	정방기 조작원
82114	권사기 조작원
82115	섬유혼합기 조작원
82116	소면기 및 래핑기 조작원
82117	화학섬유 생산기 조작원
82119	그 외 섬유제조 기계 조작원
82121	표백기 조작원
82122	염색조색원 및 배합원
82123	날염기 조작원
82124	염색기 조작원
82129	그 외 표백 및 염색 관련 조작원
82211	제직기 조작원
82212	편직기 조작원
82219	그 외 직조기 및 편직기 조작원
82220	신발제조기 조작원 및 조립원
82291	가죽 및 모피 가공원
82292	자동 재단기 조작원
82293	자동 재봉설비 조작원
82299	그 외 직물 및 신발관련 기계 조작원 및 조립원
82301	드라이클리닝기 조작원
82309	그 외 세탁관련 기계 조작원
83111	원유처리장치 조작원
83112	석유 및 천연가스 정제장치 조작원
83113	폐유 및 재생유 처리장치 조작원
83119	그 외 석유 및 천연가스 제조 관련 제어장치 조작원
83121	화학물 분쇄기 · 마쇄기 및 혼합기 조작원
83122	화학물 가열처리장치 조작원
83123	화학물 여과기 및 분리기 조작원
83124	화학물 증류기 및 반응기 조작원
83129	그 외 화학물 가공장치 조작원
83190	그 외 석유 및 화학물 가공장치 조작원
83211	약제품 생산기 조작원
83212	화장품 생산기 조작원
83213	세제 생산기 조작원
83214	비료 생산기 조작원

83215	필름 생산기 조작원
83216	가스 생산기 조작원
83219	그 외 화학제품 생산기 조작원
83221	타이어 생산기 조작원
83222	고무제품 생산기 조작원
83229	그 외 타이어 및 고무제품 생산기 조작원
83231	플라스틱사출기 조작원
83232	플라스틱압출기 조작원
83239	그 외 플라스틱제품 생산기 조작원
84110	주조기 조작원
84120	단조기 조작원
84130	용접기 조작원
84141	광석 및 금속용광로 조작원
84142	금속용해로 및 금속가열로 조작원
84149	그 외 금속가공관련 제어장치 조작원
84151	압연기 조작원
84152	인발기 조작원
84153	연선기 조작원
84154	압출기 조작원
84155	금속열처리로 조작원
84159	그 외 금속가공 기계 조작원
84160	제관기 조작원
84170	판금기 조작원
84211	차량 도장기 조작원
84212	가구 도장기 조작원
84213	금속제품 도장기 조작원
84219	그 외 도장기 조작원
84221	금속 세척기 조작원
84222	전기 도금기 조작원
84223	용융 도금기 조작원
84224	금속 분무기 조작원
84225	금속코팅·광택 및 래미테이팅기 조작원
84229	그 외 도금 및 금속분무기 조작원
84311	유리제조 및 제품 가공기 조작원
84312	렌즈 및 프리즘 가공기 조작원

84319	그 외 유리제조 및 가공기 조작원
84321	도자기 제품 생산기 조작원
84322	벽돌 및 타일 생산기 조작원
84329	그 외 점토제품 생산기 조작원
84331	시멘트 및 석회 제조관련 조작원
84332	콘크리트 제품 제조관련 조작원
84339	그 외 시멘트 및 광물제품 제조기 조작원
84341	광석 및 석재 가공장치 조작원
84342	석제품 가공기 조작원
84391	유약 생산기 조작원
84392	광택제 생산기 조작원
84399	그 외 비금속제품관련 생산기 조작원
85101	선반기 조작원
85102	밀링기 조작원
85103	드릴링기 및 보링기 조작원
85104	연삭기 및 연마기 조작원
85105	프레스기 및 절단기 조작원
85106	금속절곡기 조작원
85107	머시닝센터 조작원
85109	그 외 금속공작기계 조작원
85201	냉·난방기 설비 조작원
85202	냉동·냉장기 설비 조작원
85203	공조기 설비 조작원
85301	자동조립라인 조작원
85302	산업용 로봇 조작원
86101	화력발전장치 운전원
86102	수력발전장치 운전원
86103	원자력발전장치 운전원
86104	발전터빈 조작원
86105	배전반 조작원
86109	그 외 발전 및 배전장치 조작원
86201	건물 전기 및 전자 설비 조작원
86202	공장 전기 및 전자 설비 조작원
86209	그 외 전기 및 전자 설비 조작원
86311	전기부품 제조 기계 조작원

86312	전기제품 제조 기계 조작원
86321	전자부품 제조 기계 조작원
86322	전자제품 제조 기계 조작원
87402	리프트 조작원
87403	호이스트 운전원
87409	그 외 물품이동 장비 조작원
87501	굴착기·착암기 및 채광기 조작원
87502	시추장비 조작원
88101	펌프장치 조작원
88102	정수처리장치 조작원
88103	하수처리장치 조작원
88109	그 외 상하수도 처리장치 조작원
88201	재활용 처리 기계 조작원
88202	소각로 조작원
88209	그 외 재활용 처리 및 소각로 조작원
89111	제재기 조작원
89112	목재처리기 조작원
89113	합판생산기 조작원
89119	그 외 목재가공관련 기계 조작원
89120	가구조립원
89131	펄프 제조장치 조작원
89132	종이 제조장치 조작원
89141	종이상자 및 봉투 제조기 조작원
89142	판지 라이닝기 조작원
89143	인화지 제조기 조작원
89144	위생용 종이제품 제조기 조작원
89149	그 외 종이제품 생산기 조작원
89190	그 외 목재 및 종이 관련 기계 조작원
89211	인쇄필름 출력원
89212	인쇄판 출력원
89213	오프셋인쇄기 조작원
89214	윤전인쇄기 조작원
89215	경인쇄기 조작원
89216	디지털인쇄기 조작원
89217	그라비어인쇄기 조작원

	89218	제책 및 재단용 기계 조작원
	89219	그 외 인쇄기 조작원
	89221	사진 인화 및 현상기 조작원
	89229	그 외 사진 인화 및 현상기 조작원
	89901	주입, 포장 및 봉함기 조작원
	89902	상표부착기 조작원
	89903	케이블 및 배관 부설기 조작원
	89904	공기압축기 조작원
	89909	그 외 제조관련 기계 조작원

<table>
<tr><th>직업군</th><th colspan="2">340</th></tr>
<tr><td>직업군의 특징</td><td colspan="2">대부분의 청소원</td></tr>
<tr><td>신체부위별 요구</td><td colspan="2">작업이 장비 및 빌딩 청소와 관련 있음
청소 도구를 사용
300번대 중 가장 머리 사용이 적음
상하지의 사용이 많음</td></tr>
<tr><td rowspan="26">표준직업분류</td><td>직업코드</td><td>직업명</td></tr>
<tr><td>24650</td><td>간호조무사</td></tr>
<tr><td>24720</td><td>보육 교사</td></tr>
<tr><td>42110</td><td>간병인</td></tr>
<tr><td>42191</td><td>산후조리 종사원</td></tr>
<tr><td>42192</td><td>치료사 보조원</td></tr>
<tr><td>42193</td><td>수의사 보조원</td></tr>
<tr><td>42194</td><td>복지시설 보조원</td></tr>
<tr><td>42199</td><td>그 외 의료·복지 관련 서비스 종사원</td></tr>
<tr><td>42235</td><td>목욕관리사</td></tr>
<tr><td>42320</td><td>혼례종사원</td></tr>
<tr><td>43229</td><td>그 외 숙박시설 서비스원</td></tr>
<tr><td>79911</td><td>배관 세정원</td></tr>
<tr><td>79913</td><td>방역원</td></tr>
<tr><td>79919</td><td>그 외 배관 세정원 및 방역원</td></tr>
<tr><td>94111</td><td>건물내부 청소원</td></tr>
<tr><td>94112</td><td>운송장비 청소원</td></tr>
<tr><td>94119</td><td>그 외 청소원</td></tr>
<tr><td>94122</td><td>거리 미화원</td></tr>
<tr><td>95110</td><td>가사 도우미</td></tr>
<tr><td>95120</td><td>육아 도우미</td></tr>
<tr><td>95391</td><td>매장 정리원</td></tr>
<tr><td>95399</td><td>그 외 판매관련 단순 종사원</td></tr>
<tr><td>99910</td><td>구두 미화원</td></tr>
<tr><td>99920</td><td>세탁원 및 다림질원</td></tr>
<tr><td>99999</td><td>그 외 서비스관련 단순 종사원</td></tr>
</table>

직업군	350	
직업군의 특징	배달원 및 운전원	
신체부위별 요구	공적인 목적으로 운전 운전이 주된 업무이나 화물의 하역에도 관여함 안전상의 문제로 높은 집중력 및 시각적 능력 요구	
표준직업분류	직업코드	직업명
	87201	화물열차 차장
	87202	철도 신호원
	87203	철도 수송원
	87209	그 외 화물열차 차장 및 관련 종사원
	87310	택시 운전원
	87321	시내버스 운전원
	87322	시외버스 운전원
	87323	고속버스 운전원
	87324	관광버스 운전원
	87329	그 외 버스 운전원
	87331	용달화물차 운전원
	87332	개별화물차 운전원
	87333	일반화물차 운전원
	87339	그 외 화물차 및 특수차 운전원
	87393	승합차 운전원
	92210	우편물 집배원
	92221	택배원
	92229	그 외 택배원
	92230	음식 배달원
	92291	음료 배달원
	92292	신문 배달원
	92299	그 외 배달원

<table>
<tr><th>직업군</th><th colspan="2">351</th></tr>
<tr><td>직업군의 특징</td><td colspan="2">중장비 운전원</td></tr>
<tr><td>신체부위별 요구</td><td colspan="2">작업용 기계 운전원
350과 전반적으로 요구되는 능력은 비슷함</td></tr>
<tr><td rowspan="7">표준직업분류</td><th>직업코드</th><th>직업명</th></tr>
<tr><td>87404</td><td>지게차 운전원</td></tr>
<tr><td>87503</td><td>도로정지기 운전원</td></tr>
<tr><td>87504</td><td>항타기 운전원</td></tr>
<tr><td>87505</td><td>도로포장기 및 롤러 운전원</td></tr>
<tr><td>87506</td><td>굴삭기 및 불도저 운전원</td></tr>
<tr><td>87509</td><td>그 외 건설 및 채굴 기계 운전원</td></tr>
</table>

<table>
<tr><th>직업군</th><th colspan="2">352</th></tr>
<tr><td>직업군의 특징</td><td colspan="2">대량수송수단 조종사</td></tr>
<tr><td>신체부위별 요구</td><td colspan="2">요구되는 능력은 350과 전반적으로 비슷함
더 높은 수준의 기술과 두뇌활동이 요구됨</td></tr>
<tr><td rowspan="11">표준직업분류</td><th>직업코드</th><th>직업명</th></tr>
<tr><td>23711</td><td>비행기 조종사</td></tr>
<tr><td>23712</td><td>헬리콥터 조종사</td></tr>
<tr><td>23721</td><td>선장</td></tr>
<tr><td>23722</td><td>항해사</td></tr>
<tr><td>23723</td><td>선박 기관사</td></tr>
<tr><td>23724</td><td>도선사</td></tr>
<tr><td>87101</td><td>고속철 기관사</td></tr>
<tr><td>87102</td><td>철도기관사</td></tr>
<tr><td>87103</td><td>전동차 기관사</td></tr>
<tr><td>87109</td><td>그 외 철도 및 전동차 기관사</td></tr>
</table>

<table>
<tr><th>직업군</th><th colspan="2">360</th></tr>
<tr><td>직업군의 특징</td><td colspan="2">제조업 관련 단순 종사원</td></tr>
<tr><td>신체부위별 요구</td><td colspan="2">상지를 제외한 대부분의 부위에서 낮은 요구도
두뇌활동의 요구는 300번대 직업군에서 가장 낮음</td></tr>
<tr><td rowspan="5">표준직업분류</td><th>직업코드</th><th>직업명</th></tr>
<tr><td>93001</td><td>수동 포장원</td></tr>
<tr><td>93002</td><td>수동 상표부착원</td></tr>
<tr><td>93003</td><td>제품 단순선별원</td></tr>
<tr><td>93009</td><td>그 외 제조관련 단순 종사원</td></tr>
</table>

<table>
<tr><th>직업군</th><th colspan="2">370</th></tr>
<tr><td>직업군의 특징</td><td colspan="2">기계 수리원 및 정비, 조립원</td></tr>
<tr><td>신체부위별 요구</td><td colspan="2">자동차, 기계류 및 기타 장비와 관련된 기계류 관련 작업을 수행하며 어느 정도의 기술과 상당한 정도의 육체적 노력이 동시에 요구됨
최고 수준의 상지의 정밀도 및 숙련도가 요구됨</td></tr>
<tr><td rowspan="31">표준직업분류</td><td>직업코드</td><td>직업명</td></tr>
<tr><td>73022</td><td>가구 수리원</td></tr>
<tr><td>74220</td><td>판금원</td></tr>
<tr><td>74301</td><td>가스 용접원</td></tr>
<tr><td>74302</td><td>전기 용접원</td></tr>
<tr><td>74309</td><td>그 외 용접원</td></tr>
<tr><td>75101</td><td>자동차 엔진 정비원</td></tr>
<tr><td>75102</td><td>자동차 섀시 정비원</td></tr>
<tr><td>75103</td><td>자동차 전기 · 전자 정비원</td></tr>
<tr><td>75104</td><td>자동차 판금 정비원</td></tr>
<tr><td>75105</td><td>자동차 도장 정비원</td></tr>
<tr><td>75106</td><td>자동차 경정비원</td></tr>
<tr><td>75109</td><td>그 외 자동차 정비원</td></tr>
<tr><td>75211</td><td>비행기 정비원</td></tr>
<tr><td>75212</td><td>헬리콥터 정비원</td></tr>
<tr><td>75220</td><td>선박 정비원</td></tr>
<tr><td>75231</td><td>고속철 기관차 정비원</td></tr>
<tr><td>75232</td><td>철도 기관차 정비원</td></tr>
<tr><td>75233</td><td>전동차 정비원</td></tr>
<tr><td>75291</td><td>오토바이 정비원</td></tr>
<tr><td>75292</td><td>자전거 정비원</td></tr>
<tr><td>75299</td><td>그 외 운송장비 정비원</td></tr>
<tr><td>75333</td><td>지게차 정비원</td></tr>
<tr><td>76111</td><td>PC 설치 및 수리원</td></tr>
<tr><td>76112</td><td>사무기기 설치 및 수리원</td></tr>
<tr><td>76120</td><td>가전제품 설치 및 수리원</td></tr>
<tr><td>76191</td><td>감시카메라 설치 및 수리원</td></tr>
<tr><td>76192</td><td>현금인출기 설치 및 수리원</td></tr>
<tr><td>76193</td><td>포스시스템 설치 및 수리원</td></tr>
<tr><td>76195</td><td>의료기기 설치 및 수리원</td></tr>
<tr><td>76199</td><td>그 외 전기 · 전자기기 설치 및 수리원</td></tr>
</table>

76211	비행기 전기 설치원
76212	선박 전기 설치원
76213	철도차량 전기 설치원
76214	플랜트 전기 설치원
76219	그 외 산업 전기 설치원
76221	건물내 전기 설치 및 정비원
76222	비상 발전기 설치 및 정비원
76223	조명기구 설치 및 수리원
76224	전기제어장치 설치 및 정비원
76225	전기기기 설치 및 정비원
76229	그 외 내선 설치 및 정비원
77493	삭구원 및 케이블 접속원
78011	영상장비 설치 및 수리원
78012	위성방송 안테나 설치 및 수리원
78021	통신장비 설치 및 수리원
78022	기지국 설치 및 수리원
78031	통신 케이블 설치 및 수리원
78032	방송 케이블 설치 및 수리원
85410	자동차 조립원
85421	자동차 엔진 조립원
85422	자동차 차체 부분품 조립원
85429	그 외 자동차 부분품 조립원
85433	항공기 조립원
85439	그 외 운송장비 조립원
85441	공업기계 조립원
85442	농업기계 조립원
85443	건설기계 조립원

<table>
<tr><th>직업군</th><th colspan="2">380</th></tr>
<tr><td>직업군의 특징</td><td colspan="2">중간 정도의 신체 요구도가 있는 건설업 종사자. 주로 건설기능직</td></tr>
<tr><td>신체부위별 요구</td><td colspan="2">건설에 관련된 마감작업 및 전기작업을 수행하며 전반적으로 370과 요구되는 능력은 비슷하지만 서서 일하는 시간이 많아 하지의 요구도 및 노동강도가 높음
상지의 정밀도는 370에 비하여 덜 요구되는 편임</td></tr>
<tr><td rowspan="21">표준직업분류</td><td>직업코드</td><td>직업명</td></tr>
<tr><td>73040</td><td>간판 제작 및 설치원</td></tr>
<tr><td>75351</td><td>건물용 보일러 설치 및 정비원</td></tr>
<tr><td>76231</td><td>송·배전 설비 전기원</td></tr>
<tr><td>76232</td><td>지중 전력설비 전기원</td></tr>
<tr><td>76233</td><td>전기케이블 접속원</td></tr>
<tr><td>76239</td><td>그 외 외선 전기원</td></tr>
<tr><td>77120</td><td>경량 철골공</td></tr>
<tr><td>77244</td><td>내장 목공</td></tr>
<tr><td>77310</td><td>미장공</td></tr>
<tr><td>77320</td><td>방수공</td></tr>
<tr><td>77330</td><td>단열공</td></tr>
<tr><td>77341</td><td>마루설치원</td></tr>
<tr><td>77342</td><td>타일 부착원</td></tr>
<tr><td>77349</td><td>그외바닥재시공원</td></tr>
<tr><td>77351</td><td>도배공</td></tr>
<tr><td>77361</td><td>건물 도장공</td></tr>
<tr><td>77369</td><td>그 외 건축 도장공</td></tr>
<tr><td>77391</td><td>건물 영선원</td></tr>
<tr><td>77399</td><td>그 외 건축마감관련 기능 종사원</td></tr>
<tr><td>77491</td><td>점화·발파 및 화약 관리원</td></tr>
</table>

직업군	390	
직업군의 특징	중간 정도의 신체 요구도가 있는 기타 작업. 보안 요원, 운동 코치	
신체부위별 요구	고르지 못한 땅 위에서 걸어야 하거나 비탈이나 계단을 오르는 등 하지에 대한 요구가 특히 큰 작업으로, 위험 부담은 클 수 있음 척추와 하지, 체력의 요구도가 높은 편임	
표준직업분류	직업코드	직업명
	26132	집행관
	28472	안무가
	28612	코치
	41131	소년보호관
	41132	교도관
	41210	경호원
	41220	청원 경찰
	41230	무인 경비원
	41299	그 외 경호 및 보안 관련 종사원
	87604	등대원

직업군	420	
직업군의 특징	손을 많이 쓰면서도 힘든 일. 힘든 육가공 직업	
신체부위별 요구	팔에 가해지는 요구도가 큼 척추 요구도는 다른 400계열 직업과 비슷함 다리에 대한 요구도는 400계열 중 가장 낮음	
표준직업분류	직업코드	직업명
	71031	정육원
	71032	도축원
	71039	그 외 정육 및 도축 관련 종사원

<table>
<tr><th>직업군</th><th colspan="2">430</th></tr>
<tr><td>직업군의 특징</td><td colspan="2">신체 요구도가 큰 작업. 기계를 활용한 금속물의 성형</td></tr>
<tr><td>신체부위별 요구</td><td colspan="2">척추와 다리에 대한 요구도가 큰 들기와 옮기기 작업이면서 지면 높이에서 이루어짐
중량이 큰 수공구를 사용해야 하거나 팔에 많은 힘이 실리는 작업에 종사함</td></tr>
<tr><td rowspan="4">표준직업분류</td><td>직업코드</td><td>직업명</td></tr>
<tr><td>74121</td><td>목형원</td></tr>
<tr><td>74123</td><td>금속 주입원</td></tr>
<tr><td>74130</td><td>단조원</td></tr>
</table>

<table>
<tr><th>직업군</th><th colspan="2">460</th></tr>
<tr><td>직업군의 특징</td><td colspan="2">신체 요구도가 큰 들기 및 운반 작업. 상·하차 작업이나 하역 작업</td></tr>
<tr><td>신체부위별 요구</td><td colspan="2">중량물을 들고 옮기는 작업 등 척추와 하지의 요구도가 상당히 큰 편이며 척추의 요구도는 가장 높음
400계열 중 정교한 팔의 사용에 대한 요구도가 가장 낮음</td></tr>
<tr><td rowspan="7">표준직업분류</td><td>직업코드</td><td>직업명</td></tr>
<tr><td>91002</td><td>광업 단순 종사원</td></tr>
<tr><td>92101</td><td>하역 및 적재 관련 단순 종사원</td></tr>
<tr><td>92109</td><td>그 외 하역 및 적재 단순 종사원</td></tr>
<tr><td>94121</td><td>쓰레기 수거원</td></tr>
<tr><td>94123</td><td>재활용품 수거원</td></tr>
<tr><td>94129</td><td>그 외 환경 관련 미화원 및 재활용품 수거원</td></tr>
</table>

직업군	470	
직업군의 특징	신체 요구도가 큰 설치작업 또는 수리작업 종사자	
신체부위별 요구	상지의 요구도는 최고수준, 하지의 요구도도 높은 수준임	
표준직업분류	직업코드	직업명
	75234	객화차 정비원
	75311	식품기계 설치 및 정비원
	75312	섬유기계 설치 및 정비원
	75313	화학기계 설치 및 정비원
	75314	공작기계 설치 및 정비원
	75315	전자제품기계 설치 및 정비원
	75319	그 외 공업기계 설치 및정비원
	75331	크레인 설치 및 정비원
	75332	호이스트 설치 및 정비원
	75339	그 외 물품 이동 장비 설치 및 정비원
	75349	그 외 냉동·냉장·공조기 설치 및 정비원
	75359	그 외 보일러 설치 및 정비원
	75361	건설용 기계설치 및 정비원
	75362	광업용 기계설치 및 정비원
	75391	농업용 기계설치 및 정비원
	75399	그 외 기계장비 설치 및 정비원
	76234	철도 고가 전선 가설원
	85431	철도차량 조립원
	85432	선박 조립원
	87401	크레인 운전원

직업군	480	
직업군의 특징	건설업종 보조 노역자 및 일부 숙련 건설공	
신체부위별 요구	건설업 및 기타 유사 업종에서 상당히 힘든 노역에 종사하는 근로자들로 중량물 취급시 척추부 요구도가 매우 크며 힘이 많이 듬 때로 높은 곳에서의 활동이 요구됨 상하지 및 척추의 요구도가 최고 수준, 평형감각이 요구됨	
표준직업분류	직업코드	직업명
	77210	철근공
	77221	인조석 설치원
	77222	콘크리트패널 조립원
	77223	콘크리트 타설원
	77230	건축 석공
	77241	전통건물 건축원
	77242	외장 목공
	77243	형틀 목공
	77251	조적공
	77252	보도블록 설치원
	77253	석재 부설원
	77259	그 외 조적공 및 석재 부설원
	77291	비계공
	77292	건물칸막이 설치원
	77299	그 외 건설관련 기능 종사원
	77343	대리석 부착원
	77352	유리 부착원
	77370	섀시 조립 및 설치원
	77412	채석원
	77413	석재 절단원
	77499	그 외 채굴 및 토목 관련 종사원
	91001	건설 단순 종사원

<table>
<tr><th>직업군</th><th colspan="2">481</th></tr>
<tr><td>직업군의 특징</td><td colspan="2">숙련된 건설업 근로자 중 배관공</td></tr>
<tr><td>신체부위별 요구</td><td colspan="2">각종 건축물의 배관을 담당
480과 요구되는 능력은 비슷하나 숙련도가 더 요구되고 하지보다는 상지의 기능이 더 중요함</td></tr>
<tr><td rowspan="7">표준직업분류</td><th>직업코드</th><th>직업명</th></tr>
<tr><td>79211</td><td>상하수 배관공</td></tr>
<tr><td>79212</td><td>가스 배관공</td></tr>
<tr><td>79221</td><td>플랜트 배관공</td></tr>
<tr><td>79222</td><td>선박 배관공</td></tr>
<tr><td>79223</td><td>항공기 배관공</td></tr>
<tr><td>79290</td><td>그 외 배관공</td></tr>
</table>

<table>
<tr><th>직업군</th><th colspan="2">482</th></tr>
<tr><td>직업군의 특징</td><td colspan="2">기계 설치 및 정비원</td></tr>
<tr><td>신체부위별 요구</td><td colspan="2">건설 및 유지에서 높고 위험한 수준의 숙련이 필요함
400번대 직업군 중 가장 높은 상하지 및 척추의 요구도</td></tr>
<tr><td rowspan="12">표준직업분류</td><th>직업코드</th><th>직업명</th></tr>
<tr><td>75321</td><td>엘리베이터 설치 및 정비원</td></tr>
<tr><td>75322</td><td>에스컬레이터 설치 및 정비원</td></tr>
<tr><td>75323</td><td>휠체어 리프트 설치 및 정비원</td></tr>
<tr><td>75341</td><td>건물용 냉동 · 냉장 · 공조기 설치 및 정비원</td></tr>
<tr><td>77111</td><td>강구조물 가공원</td></tr>
<tr><td>77112</td><td>강구조물 건립원</td></tr>
<tr><td>77293</td><td>건물 해체원</td></tr>
<tr><td>77421</td><td>철로 설치원</td></tr>
<tr><td>77422</td><td>철로 보수원</td></tr>
<tr><td>79114</td><td>석 공예원</td></tr>
<tr><td>79912</td><td>건물외벽 청결원</td></tr>
</table>

<table>
<tr><td>직업군</td><td colspan="2">490</td></tr>
<tr><td>직업군의 특징</td><td colspan="2">경찰, 구급요원</td></tr>
<tr><td>신체부위별 요구</td><td colspan="2">예측 할 수 없고 위험한 환경에서의 근무를 요하는 일
모든 신체 능력이 상당수 필요함</td></tr>
<tr><td rowspan="4">표준직업분류</td><td>직업코드</td><td>직업명</td></tr>
<tr><td>24612</td><td>구급요원</td></tr>
<tr><td>41111</td><td>해양 경찰관</td></tr>
<tr><td>41112</td><td>일반 경찰관</td></tr>
</table>

<table>
<tr><td>직업군</td><td colspan="2">491</td></tr>
<tr><td>직업군의 특징</td><td colspan="2">농업 및 축산업</td></tr>
<tr><td>신체부위별 요구</td><td colspan="2">토지나 가축 돌보는 일을 함
육체적 요구도는 460과 비슷하나 정신적인 측면은 요구도가 다소 떨어짐</td></tr>
<tr><td rowspan="22">표준직업분류</td><td>직업코드</td><td>직업명</td></tr>
<tr><td>61110</td><td>곡식작물 재배원</td></tr>
<tr><td>61121</td><td>채소작물 재배원</td></tr>
<tr><td>61122</td><td>특용작물 재배원</td></tr>
<tr><td>61130</td><td>과수작물 재배원</td></tr>
<tr><td>61211</td><td>육묘작물 재배원</td></tr>
<tr><td>61212</td><td>화훼작물 재배원</td></tr>
<tr><td>61220</td><td>조경원</td></tr>
<tr><td>61311</td><td>젖소 사육자</td></tr>
<tr><td>61319</td><td>그 외 낙농관련 종사원</td></tr>
<tr><td>61321</td><td>육우 사육자</td></tr>
<tr><td>61322</td><td>돼지 사육자</td></tr>
<tr><td>61323</td><td>가금 사육자</td></tr>
<tr><td>61329</td><td>그 외 가축 사육 종사원</td></tr>
<tr><td>61391</td><td>양봉 종사원</td></tr>
<tr><td>61392</td><td>수렵 종상원</td></tr>
<tr><td>61393</td><td>동물 부화원</td></tr>
<tr><td>61395</td><td>동물 사육사</td></tr>
<tr><td>61399</td><td>그 외 사육관련 종사원</td></tr>
<tr><td>62011</td><td>조림 및 영림원</td></tr>
<tr><td>62091</td><td>임산물 채취 종사원</td></tr>
<tr><td>62099</td><td>그 외 임업관련 종사원</td></tr>
</table>

	63011	어패류 양식원
	63012	해조류 양식원
	63019	그 외 양식원
	87601	갑판장
	87602	갑판원
	87603	바지선 선원
	87609	그 외 선박갑판관련 승무원
	99101	농업 단순 종사원
	99102	임업 단순 종사원
	99103	어업 단순 종사원
	99104	산불 감시원

직업군	492	
직업군의 특징	스포츠 관련 종사자	
신체부위별 요구	상하지의 요구도는 400번대 직업군 중 높은 편은 아니나 높은 두뇌의 활동 및 집중력이 요구됨 전반적으로 높은 신체의 요구도	
표준직업분류	직업코드	직업명
	28611	경기감독
	28631	경기심판
	28641	스포츠 강사 및 트레이너
	28649	그 외 스포츠 강사

<table>
<tr><th>직업군</th><th colspan="2">560</th></tr>
<tr><td>직업군의 특징</td><td colspan="2">어업 및 임업 종사자</td></tr>
<tr><td>신체부위별 요구</td><td colspan="2">무겁고 큰 물건을 들어올리는 일이 필요하고, 매우 강한 힘을 발휘해야 함
상하지, 척추, 심폐기능에서 최고의 기능이 요구되지만 정신적인 요구도는 높지 않음</td></tr>
<tr><td rowspan="9">표준직업분류</td><td>직업코드</td><td>직업명</td></tr>
<tr><td>43293</td><td>응원단원</td></tr>
<tr><td>62012</td><td>벌목원</td></tr>
<tr><td>63021</td><td>원근해 어부</td></tr>
<tr><td>63022</td><td>내수면 어부</td></tr>
<tr><td>63023</td><td>해녀</td></tr>
<tr><td>77411</td><td>광원</td></tr>
<tr><td>77494</td><td>천일염생산종사원</td></tr>
<tr><td>92102</td><td>이삿짐 운반원</td></tr>
</table>

<table>
<tr><th>직업군</th><th colspan="2">590</th></tr>
<tr><td>직업군의 특징</td><td colspan="2">직업 운동선수, 소방관</td></tr>
<tr><td>신체부위별 요구</td><td colspan="2">특별히 훈련된 스킬과 몸 전체의 강한 힘을 필요로 하는 운동 능력이 있어야 함
몸의 모든 부위에 요구가 가장 높음</td></tr>
<tr><td rowspan="6">표준직업분류</td><td>직업코드</td><td>직업명</td></tr>
<tr><td>24611</td><td>119구조 대원</td></tr>
<tr><td>28471</td><td>무용가</td></tr>
<tr><td>28620</td><td>직업 운동선수</td></tr>
<tr><td>41120</td><td>소방관</td></tr>
<tr><td>77492</td><td>잠수 기능원</td></tr>
</table>

부록 2 직업에 따른 노동능력상실지수표

장애분류번호	장애명	110	111	210	210-S	211	212	213	213-S	214
1-1-1-1	고위뇌기능장애	7	7	6	6	5	7	6	6	6
1-1-1-2	간질장애	3	3	6	6	4	6	5	5	6
1-1-2-0	언어상실증	6	6	7	7	6	5	6	6	5
1-2-1-0	뇌신경손상-안면신경	2	3	7	7	4	4	4	4	6
1-2-2-0	사지기능-상지	3	5	4	4	5	5	5	5	5
1-2-3-0	사지기능-하지, 기립 및 보행	2	3	5	5	3	4	5	5	5
1-2-4-0	척수장애-배변장애	2	2	3	3	2	3	5	5	4
1-2-5-0	척수장애-배뇨장애	2	2	3	3	2	3	5	5	4
1-2-6-0	척수장애-성기능장애	1	1	1	1	1	1	1	1	1
1-2-7-0	사지기능-호흡기능	3	3	5	5	3	4	5	5	5
2-1-0-0	정신 및 행동장애	7	7	6	6	5	7	6	6	6
2-3-0-0	자폐증	7	7	6	6	5	7	6	6	6
2-3-0-0	성인 지적장애(뇌기능장애와 동일)	7	7	6	6	5	7	6	6	6
3-1-0-0	청각장애	6	6	7	7	6	5	6	6	5
3-2-0-0	평형장애	2	3	4	4	3	3	5	5	4
3-3-0-0	저작 및 연하	2	2	2	2	2	2	2	2	2
3-4-0-0	후각	1	1	1	1	1	1	1	4	1
3-4-1-0	미각	1	1	1	1	1	1	1	1	1
4-0-0-0	시각장애	6	6	6	6	6	6	6	6	6
5-1-0-0	음성언어장애(언어상실과 동일)	6	6	7	7	6	5	6	6	5
5-2-0-0	구어장애	6	6	7	7	6	5	6	6	5
6-1-0-0	성인 심장 장애	3	3	5	5	3	4	5	5	5
6-2-0-0	선천성 심장 장애	3	3	5	5	3	4	5	5	5

장애분류번호	장애명	110	111	210	210-S	211	212	213	213-S	214
7-0-0-0	호흡기장애	3	3	5	5	3	4	5	5	5
7-1-0-0	폐순환장애	3	3	5	5	3	4	5	5	5
8-1-0-0	간장애	2	2	3	3	2	3	4	4	4
8-2-0-0	상부위장관	2	2	3	3	2	3	4	4	4
8-3-0-0	하부위장관	2	2	3	3	2	3	5	5	4
8-3-1-0	장루장애	2	2	3	3	2	3	5	5	4
9-0-0-0	신장장애	2	2	3	3	2	3	5	5	4
10-1-0-0	하부요로계장애	2	2	3	3	2	3	5	5	4
10-2-0-0	남성생식계장애	1	1	1	1	1	1	1	1	1
10-3-0-0	여성생식계장애	1	1	1	1	1	1	1	1	1
13-1-0-0	척추 및 골반장애	2	3	5	5	3	4	5	5	5
13-2-0-0	상지장애(전체, 절단, 비특정)	3	5	4	4	5	5	5	5	5
13-2-2-1	견관절	2	3	3	3	3	4	4	4	4
13-2-3-1	주관절	2	3	3	3	3	4	4	4	4
13-2-4-1	손목관절	2	3	3	3	3	4	4	4	4
13-2-5-1	손	3	4	3	3	4	4	4	4	4
13-2-5-2	무지	3	4	3	3	4	4	4	4	4
13-2-5-3	인지 및 중지	3	4	3	3	4	4	4	4	4
13-2-5-4	환지 및 소지	2	3	3	3	3	3	3	3	3
13-3-0-0	하지장애(전체, 절단, 비특정)	2	3	5	5	3	4	5	5	5
13-3-1-0	족지장애(전체, 절단, 비특정)	2	3	3	3	3	4	5	5	5
13-3-2-1	하지-길이차이장애	2	2	3	3	2	2	3	3	3
13-3-3-1	족부	2	2	3	3	2	2	3	3	3
13-3-3-2	족지	2	2	3	3	2	2	3	3	3
14-1-1-0	피부장애_안면부	2	3	7	4	4	4	4	4	6
14-1-2-0	피부장애-기타	2	2	2	2	2	2	2	2	2

장애분류번호	장애명	215	215-S	220	221	221-S	240	250	251	290
1-1-1-1	고위뇌기능장애	7	6	7	5	5	4	5	5	5
1-1-1-2	간질장애	6	6	7	4	4	4	7	5	5
1-1-2-0	언어상실증	6	6	6	3	3	5	5	7	6
1-2-1-0	뇌신경손상-안면신경	4	4	5	2	2	3	3	6	6
1-2-2-0	사지기능-상지	4	5	6	6	6	4	6	5	6
1-2-3-0	사지기능-하지, 기립 및 보행	4	5	5	4	4	4	4	4	4
1-2-4-0	척수장애-배변장애	3	3	4	3	3	3	5	5	4
1-2-5-0	척수장애-배뇨장애	3	3	4	3	3	3	5	5	4
1-2-6-0	척수장애-성기능장애	1	1	1	1	1	1	1	1	1
1-2-7-0	사지기능-호흡기능	4	4	4	3	3	3	4	4	4
2-1-0-0	정신 및 행동장애	7	6	7	4	4	4	5	5	5
2-3-0-0	자폐증	7	6	7	4	4	4	5	5	5
2-3-0-0	성인 지적장애(뇌기능장애와 동일)	7	6	7	5	5	4	5	5	5
3-1-0-0	청각장애	6	6	6	3	6	6	5	7	6
3-2-0-0	평형장애	3	4	4	4	4	3	5	5	4
3-3-0-0	저작 및 연하	2	2	2	2	2	2	2	2	2
3-4-0-0	후각	1	1	1	1	1	1	1	1	1
3-4-1-0	미각	1	1	1	1	1	1	1	1	1
4-0-0-0	시각장애	6	6	7	6	6	4	6	6	7
5-1-0-0	음성언어장애(언어상실과 동일)	6	6	6	3	3	5	5	7	6
5-2-0-0	구어장애	6	6	6	3	3	5	5	7	6
6-1-0-0	성인 심장 장애	4	4	4	3	3	3	4	4	4
6-2-0-0	선천성 심장 장애	4	4	4	3	3	3	4	4	4

장애분류번호	장애명	215	215-S	220	221	221-S	240	250	251	290
7-0-0-0	호흡기장애	4	4	4	3	3	3	4	4	4
7-1-0-0	폐순환장애	4	4	4	3	3	3	4	4	4
8-1-0-0	간장애	3	3	4	3	3	3	4	4	4
8-2-0-0	상부위장관	3	3	4	3	3	3	4	4	4
8-3-0-0	하부위장관	3	3	4	3	3	3	5	5	4
8-3-1-0	장루장애	3	3	4	3	3	3	5	5	4
9-0-0-0	신장장애	3	3	4	3	3	3	5	5	4
10-1-0-0	하부요로계장애	3	3	4	3	3	3	5	5	4
10-2-0-0	남성생식계장애	1	1	1	1	1	1	1	1	1
10-3-0-0	여성생식계장애	1	1	1	1	1	1	1	1	1
13-1-0-0	척추 및 골반장애	4	5	5	4	4	4	4	4	4
13-2-0-0	상지장애(전체, 절단, 비특정)	4	5	6	6	6	4	6	5	6
13-2-2-1	견관절	3	5	5	5	5	3	5	4	5
13-2-3-1	주관절	3	5	5	5	5	3	5	4	5
13-2-4-1	손목관절	3	5	5	5	5	3	4	4	6
13-2-5-1	손	3	5	6	6	6	4	4	4	6
13-2-5-2	무지	3	5	6	6	6	4	4	4	6
13-2-5-3	인지 및 중지	3	5	6	6	6	4	4	4	6
13-2-5-4	환지 및 소지	3	4	5	5	5	3	3	3	4
13-3-0-0	하지장애(전체, 절단, 비특정)	4	5	5	4	4	4	4	4	4
13-3-1-0	족지장애(전체, 절단, 비특정)	4	5	4	3	3	3	4	4	4
13-3-2-1	하지-길이차이장애	2	3	3	3	3	2	3	3	3
13-3-3-1	족부	2	3	3	3	3	2	3	3	3
13-3-3-2	족지	2	3	3	3	3	2	3	3	3
14-1-1-0	피부장애_안면부	5	5	5	2	2	3	3	6	6
14-1-2-0	피부장애-기타	2	2	2	2	2	2	2	2	2

장애분류번호	장애명	310	311	320	321	322	330	340	350	351
1-1-1-1	고위뇌기능장애	6	6	4	5	5	4	3	5	5
1-1-1-2	간질장애	6	6	4	5	5	5	3	7	7
1-1-2-0	언어상실증	7	6	4	5	4	3	4	5	4
1-2-1-0	뇌신경손상-안면신경	7	5	4	6	7	3	4	4	3
1-2-2-0	사지기능-상지	5	6	6	6	6	5	6	6	6
1-2-3-0	사지기능-하지, 기립 및 보행	5	5	5	5	5	5	6	5	5
1-2-4-0	척수장애-배변장애	5	4	4	4	4	4	5	5	5
1-2-5-0	척수장애-배뇨장애	5	4	4	4	4	4	5	5	5
1-2-6-0	척수장애-성기능장애	1	1	1	1	1	1	1	1	1
1-2-7-0	사지기능-호흡기능	5	5	5	4	4	4	5	5	5
2-1-0-0	정신 및 행동장애	6	6	4	5	5	4	3	6	5
2-3-0-0	자폐증	6	6	4	5	5	4	3	6	5
2-3-0-0	성인 지적장애(뇌기능장애와 동일)	6	6	4	5	5	4	3	5	5
3-1-0-0	청각장애	7	6	5	5	4	5	4	6	5
3-2-0-0	평형장애	4	4	5	5	5	5	5	5	5
3-3-0-0	저작 및 연하	2	2	2	2	2	2	2	2	2
3-4-0-0	후각	1	1	1	1	7	1	1	1	1
3-4-1-0	미각	1	1	1	1	6	1	1	1	1
4-0-0-0	시각장애	6	6	6	5	6	6	5	7	6
5-1-0-0	음성언어장애(언어상실과 동일)	7	6	4	5	4	3	4	5	4
5-2-0-0	구어장애	7	6	4	5	4	3	4	5	4
6-1-0-0	성인 심장 장애	5	5	5	4	4	4	5	5	5
6-2-0-0	선천성 심장 장애	5	5	5	4	4	4	5	5	5

장애분류번호	장애명	310	311	320	321	322	330	340	350	351
7-0-0-0	호흡기장애	5	5	5	4	4	4	5	5	5
7-1-0-0	폐순환장애	5	5	5	4	4	4	5	5	5
8-1-0-0	간장애	4	4	4	4	4	4	4	4	4
8-2-0-0	상부위장관	4	4	4	4	4	4	4	4	4
8-3-0-0	하부위장관	4	4	4	4	4	4	4	4	4
8-3-1-0	장루장애	5	4	4	4	4	4	5	5	5
9-0-0-0	신장장애	5	4	4	4	4	4	5	5	5
10-1-0-0	하부요로계장애	5	4	4	4	4	4	5	5	5
10-2-0-0	남성생식계장애	1	1	1	1	1	1	1	1	1
10-3-0-0	여성생식계장애	1	1	1	1	1	1	1	1	1
13-1-0-0	척추 및 골반장애	5	5	5	5	5	4	6	5	5
13-2-0-0	상지장애(전체, 절단, 비특정)	5	6	6	6	6	5	6	6	6
13-2-2-1	견관절	5	6	6	6	6	5	6	6	6
13-2-3-1	주관절	5	6	6	6	6	5	6	6	6
13-2-4-1	손목관절	5	6	7	6	6	5	6	6	6
13-2-5-1	손	4	6	7	5	6	5	5	5	5
13-2-5-2	무지	4	6	7	5	6	5	5	5	5
13-2-5-3	인지 및 중지	4	6	7	5	6	5	5	5	5
13-2-5-4	환지 및 소지	4	6	6	5	5	4	4	4	4
13-3-0-0	하지장애(전체, 절단, 비특정)	5	5	5	5	5	5	6	5	5
13-3-1-0	족지장애(전체, 절단, 비특정)	4	4	4	4	4	4	5	5	5
13-3-2-1	하지-길이차이장애	4	4	4	4	4	3	5	4	4
13-3-3-1	족부	4	4	4	4	4	3	4	4	4
13-3-3-2	족지	3	3	3	3	3	3	4	4	4
14-1-1-0	피부장애_안면부	7	5	4	6	4	3	4	4	3
14-1-2-0	피부장애-기타	4	2	2	2	4	2	2	2	2

장애분류번호	장애명	352	360	370	380	390	420	430	460	470
1-1-1-1	고위뇌기능장애	6	3	5	4	5	4	4	3	4
1-1-1-2	간질장애	7	3	5	4	5	4	4	4	4
1-1-2-0	언어상실증	6	3	4	4	5	3	3	3	4
1-2-1-0	뇌신경손상-안면신경	4	3	3	3	4	2	2	2	3
1-2-2-0	사지기능-상지	6	5	7	6	5	7	6	6	7
1-2-3-0	사지기능-하지, 기립 및 보행	5	4	6	7	6	5	6	6	6
1-2-4-0	척수장애-배변장애	5	4	4	5	5	4	4	4	4
1-2-5-0	척수장애-배뇨장애	5	4	4	5	5	4	4	4	4
1-2-6-0	척수장애-성기능장애	1	1	1	1	1	1	1	1	1
1-2-7-0	사지기능-호흡기능	5	4	5	6	6	6	6	6	6
2-1-0-0	정신 및 행동장애	6	3	5	4	6	4	4	3	4
2-3-0-0	자폐증	6	3	5	4	6	4	4	3	4
2-3-0-0	성인 지적장애(뇌기능장애와 동일)	6	3	5	4	5	4	4	3	4
3-1-0-0	청각장애	6	3	4	4	5	3	3	3	5
3-2-0-0	평형장애	5	4	6	6	5	5	5	6	6
3-3-0-0	저작 및 연하	2	2	2	2	2	2	2	2	2
3-4-0-0	후각	1	1	1	1	1	1	1	1	1
3-4-1-0	미각	1	1	1	1	1	1	1	1	1
4-0-0-0	시각장애	7	4	6	6	5	5	6	4	6
5-1-0-0	음성언어장애(언어상실과 동일)	6	3	4	4	5	3	3	3	4
5-2-0-0	구어장애	6	3	4	4	5	3	3	3	4
6-1-0-0	성인 심장 장애	5	4	5	6	6	6	6	6	6
6-2-0-0	선천성 심장 장애	5	4	5	6	6	6	6	6	6

장애분류번호	장애명	352	360	370	380	390	420	430	460	470
7-0-0-0	호흡기장애	5	4	5	6	6	6	6	6	6
7-1-0-0	폐순환장애	5	4	5	6	6	6	6	6	6
8-1-0-0	간장애	4	4	4	4	4	4	4	4	4
8-2-0-0	상부위장관	4	4	4	4	4	4	4	4	4
8-3-0-0	하부위장관	4	4	4	4	4	4	4	4	4
8-3-1-0	장루장애	5	4	4	5	5	4	4	4	4
9-0-0-0	신장장애	5	4	4	5	5	4	4	4	4
10-1-0-0	하부요로계장애	5	4	4	5	5	4	4	4	4
10-2-0-0	남성생식계장애	1	1	1	1	1	1	1	1	1
10-3-0-0	여성생식계장애	1	1	1	1	1	1	1	1	1
13-1-0-0	척추 및 골반장애	5	4	6	6	6	5	6	7	6
13-2-0-0	상지장애(전체, 절단, 비특정)	6	5	7	6	5	7	6	6	7
13-2-2-1	견관절	6	5	7	6	5	7	6	6	7
13-2-3-1	주관절	6	5	7	6	5	7	7	6	7
13-2-4-1	손목관절	6	5	7	6	5	7	7	5	7
13-2-5-1	손	5	5	7	6	5	6	6	5	6
13-2-5-2	무지	5	5	7	6	5	6	6	5	6
13-2-5-3	인지 및 중지	5	5	7	6	5	6	6	5	6
13-2-5-4	환지 및 소지	4	4	6	5	4	5	5	4	5
13-3-0-0	하지장애(전체, 절단, 비특정)	5	4	6	7	6	5	6	6	6
13-3-1-0	족지장애(전체, 절단, 비특정)	5	4	5	6	6	5	5	6	6
13-3-2-1	하지-길이차이장애	4	3	5	6	6	4	5	5	5
13-3-3-1	족부	4	3	5	6	5	4	4	5	5
13-3-3-2	족지	4	3	5	5	5	4	4	4	5
14-1-1-0	피부장애_안면부	4	3	3	3	4	2	2	2	3
14-1-2-0	피부장애-기타	2	2	2	2	2	2	2	2	2

장애분류번호	장애명	480	481	482	490	491	492	560	590	999
1-1-1-1	고위뇌기능장애	4	5	5	6	4	6	3	6	5
1-1-1-2	간질장애	6	5	7	7	4	6	6	7	5
1-1-2-0	언어상실증	3	3	3	6	3	6	3	5	6
1-2-1-0	뇌신경손상-안면신경	3	3	3	5	3	5	3	5	4
1-2-2-0	사지기능-상지	6	6	6	7	6	5	7	7	6
1-2-3-0	사지기능-하지, 기립 및 보행	7	6	7	7	6	6	7	7	5
1-2-4-0	척수장애-배변장애	5	5	5	6	5	5	6	7	4
1-2-5-0	척수장애-배뇨장애	5	5	5	6	5	5	6	7	4
1-2-6-0	척수장애-성기능장애	1	1	1	1	1	1	1	1	1
1-2-7-0	사지기능-호흡기능	6	6	6	7	6	6	7	7	4
2-1-0-0	정신 및 행동장애	4	5	5	6	4	6	3	6	5
2-3-0-0	자폐증	4	5	5	6	4	6	3	6	5
2-3-0-0	성인 지적장애(뇌기능장애와 동일)	4	5	5	6	4	6	3	6	5
3-1-0-0	청각장애	3	3	3	6	3	6	3	6	6
3-2-0-0	평형장애	7	6	7	7	4	6	6	7	5
3-3-0-0	저작 및 연하	2	2	2	2	2	2	2	2	2
3-4-0-0	후각	1	1	1	1	1	1	1	1	1
3-4-1-0	미각	1	1	1	1	1	1	1	1	1
4-0-0-0	시각장애	6	6	7	7	4	6	5	7	6
5-1-0-0	음성언어장애(언어상실과 동일)	3	3	3	6	3	6	3	5	6
5-2-0-0	구어장애	3	3	3	6	3	6	3	5	6
6-1-0-0	성인 심장 장애	6	6	6	7	6	6	7	7	4
6-2-0-0	선천성 심장 장애	6	6	6	7	6	6	7	7	4

장애분류번호	장애명	480	481	482	490	491	492	560	590	999
7-0-0-0	호흡기장애	6	6	6	7	6	6	7	7	4
7-1-0-0	폐순환장애	6	6	6	7	6	6	7	7	4
8-1-0-0	간장애	4	4	4	5	4	4	5	5	4
8-2-0-0	상부위장관	4	4	4	5	4	4	5	5	4
8-3-0-0	하부위장관	4	4	4	5	4	4	5	5	4
8-3-1-0	장루장애	5	5	5	6	5	5	6	7	4
9-0-0-0	신장장애	5	5	5	6	5	5	6	7	4
10-1-0-0	하부요로계장애	5	5	5	6	5	5	6	7	4
10-2-0-0	남성생식계장애	1	1	1	1	1	1	1	1	1
10-3-0-0	여성생식계장애	1	1	1	1	1	1	1	1	1
13-1-0-0	척추 및 골반장애	7	6	7	7	6	6	7	7	5
13-2-0-0	상지장애(전체, 절단, 비특정)	6	6	6	7	6	5	7	7	6
13-2-2-1	견관절	6	6	6	7	6	5	7	7	6
13-2-3-1	주관절	6	6	7	7	6	5	7	7	6
13-2-4-1	손목관절	6	6	7	6	6	5	7	7	6
13-2-5-1	손	6	6	7	6	5	5	6	7	5
13-2-5-2	무지	6	6	7	6	5	5	6	7	5
13-2-5-3	인지 및 중지	6	6	7	6	5	5	6	7	5
13-2-5-4	환지 및 소지	5	5	6	6	4	4	5	7	3
13-3-0-0	하지장애(전체, 절단, 비특정)	7	6	7	7	6	6	7	7	5
13-3-1-0	족지장애(전체, 절단, 비특정)	6	6	6	6	6	6	7	7	4
13-3-2-1	하지-길이차이장애	6	6	6	6	5	5	6	7	3
13-3-3-1	족부	6	5	6	6	5	5	6	7	3
13-3-3-2	족지	5	5	6	6	5	5	6	7	3
14-1-1-0	피부장애_안면부	3	3	3	5	3	5	3	5	4
14-1-2-0	피부장애-기타	2	2	2	2	2	2	2	2	2

부록 3 노동능력상실지수에 따른 노동능력상실률

노동능력 상실지수 / 장애율	1	2	3	4	5	6	7	노동능력 상실지수 / 장애율	1	2	3	4	5	6	7
1	1	1	1	1	2	2	2	26	26	29	31	33	36	38	41
2	2	3	3	3	4	4	5	27	27	30	32	34	37	40	42
3	3	3	4	4	5	6	6	28	28	31	33	35	38	41	43
4	4	4	5	5	6	7	8	29	29	31	34	36	39	42	44
5	5	6	6	7	8	9	10	30	30	32	35	37	40	43	45
6	6	7	7	8	9	10	11	31	31	33	36	38	41	44	47
7	7	7	8	9	10	12	13	32	32	34	37	39	42	45	48
8	8	8	9	10	11	13	14	33	33	36	38	41	44	47	50
9	9	10	11	12	14	15	17	34	34	37	39	42	45	48	51
10	10	11	12	13	15	16	18	35	35	38	40	43	46	49	52
11	11	13	14	15	17	18	20	36	36	39	41	44	47	50	53
12	12	14	15	16	18	20	21	37	37	40	42	45	48	51	54
13	13	14	16	17	19	21	22	38	38	40	43	46	49	52	55
14	14	15	17	18	20	22	24	39	39	41	44	47	50	53	56
15	15	16	18	19	21	23	25	40	40	42	45	48	51	54	57
16	16	18	19	21	23	25	27	41	41	43	46	49	52	55	58
17	17	19	20	22	24	26	28	42	42	44	47	50	53	56	59
18	18	20	21	23	25	27	29	43	43	45	48	51	54	57	60
19	19	20	22	24	26	29	31	44	44	46	49	52	55	58	61
20	20	21	23	25	27	30	32	45	45	48	51	54	57	60	63
21	21	22	24	26	28	31	33	46	46	49	52	55	58	61	64
22	22	24	26	28	30	33	35	47	47	50	53	56	59	62	65
23	23	25	27	29	32	34	37	48	48	51	54	57	60	63	66
24	24	26	28	30	33	35	38	49	49	52	55	58	61	64	67
25	25	28	30	32	35	37	40	50	50	53	56	59	62	65	68

노동능력 상실지수 / 장애율	1	2	3	4	5	6	7	노동능력 상실지수 / 장애율	1	2	3	4	5	6	7
51	51	54	57	60	63	66	69	76	76	78	81	84	86	88	90
52	52	55	58	61	64	67	70	77	77	79	82	85	87	89	91
53	53	56	59	62	65	68	71	78	78	80	83	86	88	90	92
54	54	57	60	63	66	69	72	79	79	82	84	87	89	91	92
55	55	58	61	64	67	70	73	80	80	83	85	88	90	91	93
56	56	60	62	65	68	71	74	81	81	84	86	89	91	92	94
57	57	60	63	66	69	72	75	82	82	85	87	90	92	93	95
58	58	61	64	67	70	73	76	83	83	85	88	90	91	93	94
59	59	62	65	68	71	74	77	84	84	86	89	91	92	94	95
60	60	63	66	69	72	75	78	85	85	88	90	92	93	95	96
61	61	64	67	70	73	76	78	86	86	89	91	93	94	96	97
62	62	65	68	71	74	77	79	87	87	89	91	93	94	95	96
63	63	66	69	72	75	78	80	88	88	90	92	94	95	96	97
64	64	67	70	73	76	78	81	89	89	90	92	94	95	96	97
65	65	68	71	74	77	79	82	90	90	92	93	95	96	97	98
66	66	69	72	75	78	80	83	91	91	93	94	96	97	98	98
67	67	70	73	76	79	81	84	92	92	93	95	96	97	97	98
68	68	71	74	77	80	82	85	93	93	95	96	97	98	98	99
69	69	72	75	78	80	83	85	94	94	95	96	97	98	98	99
70	70	73	76	79	81	84	86	95	95	95	96	97	98	98	99
71	71	74	77	80	82	85	87	96	96	96	97	98	98	99	100
72	72	75	78	81	83	86	88	97	97	98	98	99	99	100	100
73	73	75	78	81	83	85	87	98	98	98	100	100	100	100	100
74	74	76	79	82	84	86	88	99	99	100	100	100	100	100	100
75	75	77	80	83	85	87	89	100	100	100	100	100	100	100	100

부록 4 대한의학회 회원학회

군 / 영역	'가' 군 학회	'나' 군 학회 (세부전문학회)	'다' 군 학회 (초세부전문학회)
I (생리학 계열)	대한생리학회 대한약리학회 생화학분자생물학회		
II (해부학·병리학 계열)	대한기생충학회 대한미생물학회 대한병리학회 대한해부학회	대한세포병리학회 대한체질인류학회	
III (사회·인문의학 계열)	대한법의학회 대한예방의학회 대한의사학회 한국의학교육학회	한국농촌의학-지역보건학회 한국역학회 한국의료QA학회 한국의료윤리학회 한국호스피스-완화의료학회	
IV (내과학 계열)	대한가정의학회 대한내과학회 대한소아과학회 대한신경과학회 대한신경정신의학회 대한재활의학회 대한피부과학회	대한결핵및호흡기학회 대한내분비학회 대한노인병학회 대한노인정신의학회 대한생물정신의학회 대한소아내분비학회 대한소아소화기영양학회 대한소아신경학회 대한소아신장학회 대한소아알레르기호흡기학회 대한소아청소년정신의학회 대한소아혈액종양학회 대한소화기학회 대한수면의학회 대한신생아학회 대한신장학회 대한심장학회 대한알레르기학회 대한임상약리학회 대한정신약물학회 대한피부연구학회 한국소아감염병학회 한국정신분석학회 한국정신신체의학회 한국정신치료학회	대한간질학회 대한간학회 대한고혈압학회 대한나학회 대한뇌졸중학회 대한당뇨병학회 대한비만학회 대한상부위장관-헬리코박터학회 대한소화기기능성질환-운동학회 대한소화기내시경학회 대한장연구학회 대한췌담도학회 한국심초음파학회 한국지질-동맥경화학회

영역 \ 군	'가' 군 학회	'나' 군 학회 (세부전문학회)	'다' 군 학회 (초세부전문학회)
V (외과학 계열)	대한비뇨기과학회 대한산부인과학회 대한성형외과학회 대한신경외과학회 대한안과학회 대한외과학회 대한이비인후과학회 대한정형외과학회 대한흉부외과학회	대한골관절종양학회 대한골절학회 대한기관식도과학회 대한남성과학회 대한내분비외과학회 대한대장항문학회 대한두경부외과학회 대한미세수술학회 대한미용성형외과학회 대한비과학회 대한비뇨기종양학회 대한생식의학회 대한소아외과학회 대한수부외과학회 대한스포츠의학회 대한외상학회 대한이과학회 대한주산의학회 대한척추신경외과학회 대한척추외과학회 대한폐경학회 대한혈관외과학회 한국간담췌외과학회	대한고관절학회 대한내시경복강경외과학회 대한뇌종양학회 대한뇌혈관외과학회 대한두개안면성형외과학회 대한두경부종양학회 대한배뇨장애요실금학회 대한부인종양-콜포스코피학회 대한산부인과내시경학회 대한슬관절학회 대한음성언어의학회 대한조혈모세포이식학회 대한화상학회
VI (IV · V 제외, 임상의학 계열)	대한마취과학회 대한방사선종양학회 대한영상의학회 대한응급의학회 대한직업환경의학회 대한진단검사의학회 대한핵의학회	대한수혈학회 대한임상검사정도관리학회 대한임상독성학회 대한임상미생물학회 대한자기공명의과학회 대한중환자의학회 대한초음파의학회 대한통증학회	대한근전도-전기진단의학회 대한마취약리학회
VII (연합학회)	대한감염학회 대한류마티스학회 대한면역학회 대한바이러스학회 대한암학회 대한의료정보학회 대한이식학회 대한혈액학회 한국항공우주의학회	대한골대사학회 대한병원감염관리학회 대한소아심장학회 대한의학레이저학회 대한의학유전학회 대한평형의학회 대한화학요법학회 한국뇌신경과학회 한국혈전지혈학회	대한위암학회 대한의진균학회 대한폐암학회 한국유방암학회
VIII (유관학회)	한국의학물리학회 한국조직공학-재생의학회		

찾아보기

ㄱ

ㅅ

ㅇ

ㅈ

ㅌ

ㅍ

ㅎ

L

M

P

S

대한의학회 장애평가기준 편집위원 약력

- 손명세 교수
  연세대학교 의과대학 교수
  세계보건기구 집행이사 역임
  대한의학회 부회장
  연세대학교 보건대학원 원장

- 이경석 교수
  순천향대학교 천안병원 신경외과 교수
  대한신경손상학회 회장 역임
  대한의료감정학회 회장 역임
  대한신경외과학회 편집위원장 역임
  대한의학회 정책이사(장애평가)

- 박동식 교수
  한림대학교 의과대학 재활의학과 교수
  한림대학교 치료과학 대학원장 역임
  미국전기진단의학 전문의
  미국의료감정 전문의
  대한의료감정학회 부회장
  대한재활의학회 용어위원장
  대한근전도 · 전기진단학회 수련교육위원장

- 원종욱 교수
  연세대학교 의과대학 교수
  산재보험 재심사위원회 위원
  연세대학교 보건대학원 부원장
  연세 산업보건센터 부소장

- 정양국 교수
  가톨릭대학교 의과대학 정형외과학교실 교수
  수부외과 세부전문의
  대한의료감정학회 학술이사
  미국수부외과학회 국제회원
  대한정형외과학회지 편집위원

장애평가기준

2011년 8월 30일 초판인쇄
2011년 9월 5일 초판발행

편저자 손명세 · 이경석 · 박동식 · 원종욱 · 정양국 외
발행인 안 종 만
발행처 (주) 박영사
서울특별시 종로구 평동 13-31번지
전화 (733)6771 FAX (736)4818
등록 1959. 3. 11. 제300-1959-1호(倫)

편저자와 협의하여 인지를 생략함

www.pakyoungsa.co.kr e-mail: pys@pakyoungsa.co.kr

정 가 28,000원 ISBN 978-89-6454-167-8